P.-G. Charpentier.

LES MICROBES

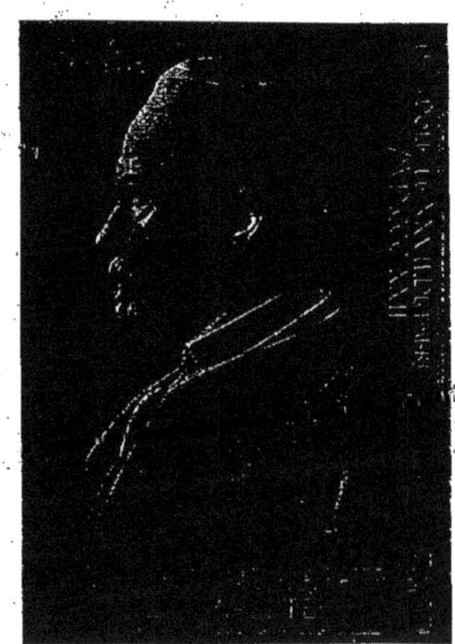

PARIS

VUIBERT & NONY ÉDITEURS

63, Boulevard Saint-Germain, 63

1909

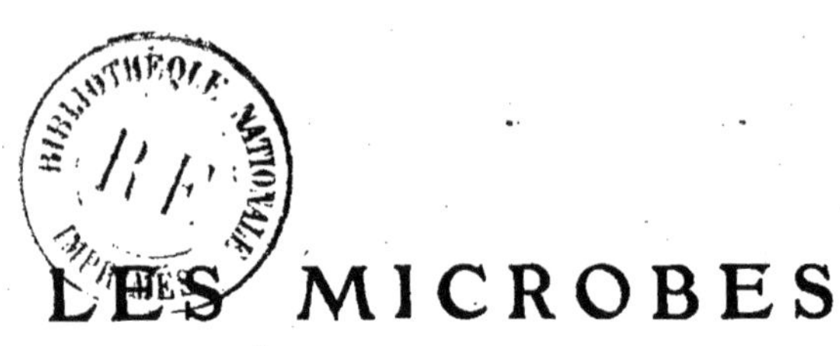

LES MICROBES

Dans la même collection que

LES MICROBES :

E. CAUSTIER. — *LES ENTRAILLES DE LA TERRE (ouvrage couronné par l'Académie française). — 3e édition.*

G. DARY. — *A TRAVERS L'ÉLECTRICITÉ. — 4e édition.*

PAUL DOUMER. — *L'INDO-CHINE FRANÇAISE,* Souvenirs *(ouvrage couronné par l'Académie française). — 2e édition.*

H. HAUSER. — *L'OR (ouvrage couronné par l'Académie française). — 2e édition.*

J. LECORNU. — *LA NAVIGATION AÉRIENNE (ouvrage couronné par l'Académie française). — 2e édition.*

G.-L. PESCE. — *LA NAVIGATION SOUS-MARINE.*

J. RICHARD. — *L'OCÉANOGRAPHIE.*

P.-G. Charpentier.

LES MICROBES

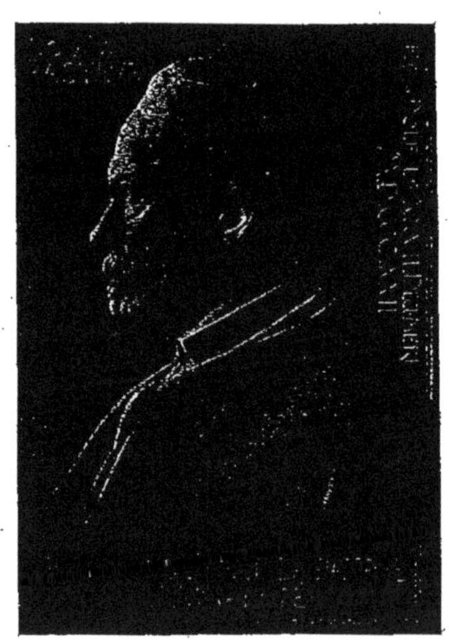

PARIS
VUIBERT & NONY ÉDITEURS
63, Boulevard Saint-Germain, 63

1909

AVANT-PROPOS

« De même que sur le revers de cette médaille, Roty, le grand artiste, a caché sous des roses la date si lourde qui pèse sur ma vie, de même vous avez voulu, mes chers confrères, donner à ma vieillesse le spectacle qui pouvait la réjouir davantage, celui de cette jeunesse si aimante et si vivante(1). »

Un jour que je relisais ces lignes de Pasteur en songeant à la grandeur de l'œuvre de celui qui les avait écrites, il m'a semblé voir une place vide dans la collection des ouvrages offerts aux jeunes gens : je connais des livres leur disant les découvertes de Pasteur, d'autres la vie intime du savant, il n'en existe pas, que je sache, pour leur conter l'histoire de la microbiologie depuis son origine jusqu'à l'heure actuelle.

C'est à combler cette lacune que j'ai visé.

Je n'ai pas voulu écrire un traité didactique, bien loin de là : prendre à sa naissance, et même avant, chacune des découvertes qui ont trait aux microbes et la suivre dans toutes ses applications, tel a été mon but. Je n'ai fait appel à la théorie que là où elle était absolument indispensable pour éclairer les phénomènes dont je parlais, et, fuyant le plus possible les considérations arides, je me suis arrêté exclusivement à tout ce qui pouvait intéresser de jeunes esprits curieux des choses de la science. La microbiologie est née en France, presque tous ses chapitres ont pour origine une découverte de Pasteur ; n'est-il pas utile, je dirai même nécessaire, de faire connaître à ceux qui sans l'étudier ne sont pas indifférents à ses progrès pourquoi elle a valu tant de gloire à notre pays ?

J'ai cru devoir exposer chaque question en remontant aussi loin que possible dans son histoire. Pour apprécier comme il convient l'immense intérêt de la microbiologie, il faut suivre à travers les âges les très lents progrès de l'hygiène, de la médecine et des industries de fermentation, puis assister au merveilleux essor qu'elles ont pris sous l'impulsion du génie de Pasteur. Seul mesure exactement le chemin parcouru celui qui consent à passer par toutes les étapes.

D'ordinaire les auteurs qui écrivent sur les sciences doivent faire abstraction des savants, j'avais la bonne fortune d'être plus libre : j'ai souvent montré ces savants

(1) Derniers mots que prononçait Pasteur, le 27 décembre 1892, pour remercier tous ceux qui étaient venus fêter, dans le grand amphithéâtre de la Sorbonne, le soixante-dixième anniversaire de sa naissance. Voir à la dernière page du livre le revers de la plaquette de M. Roty.

au travail avec leurs hésitations, leurs déboires, leurs efforts, leurs inquiétudes et leur dévouement en face de recherches dangereuses pour leur vie. Ce n'est pas sans peine qu'un homme, fût-il de génie, crée une belle œuvre ; cette peine il n'est que juste de la faire connaître.

Plusieurs personnes ont bien voulu m'aider dans mon travail, il y a pour moi grand plaisir à les remercier.

Mon maître, le Dr Roux, m'a donné à maintes reprises des avis aussi affectueux qu'éclairés, il sait combien je lui en suis reconnaissant. M. Vallery-Radot m'a permis de lui demander bien des conseils, et a toujours voulu me les prodiguer en ami ; si j'ai pu faire reproduire plusieurs portraits de Pasteur, c'est à son obligeance que je le dois ; puis son beau livre, *La vie de Pasteur,* a été pour moi une source de documents à laquelle j'ai sans cesse puisé : je suis heureux de pouvoir lui dire ici toute ma gratitude.

Comment ne saurais-je pas le plus grand gré à mes collègues de l'Institut Pasteur, MM. Abt, Binot, Burnet, Dujardin-Beaumetz, Fernbach, Jouan et Mesnil de m'avoir aidé de tout leur savoir ? C'est grâce à eux que je puis présenter aujourd'hui en toute sécurité ce livre au lecteur.

Le 1er novembre 1908.

Dr P.-G. Charpentier,
Chef de Laboratoire à l'Institut Pasteur.

LES MICROBES

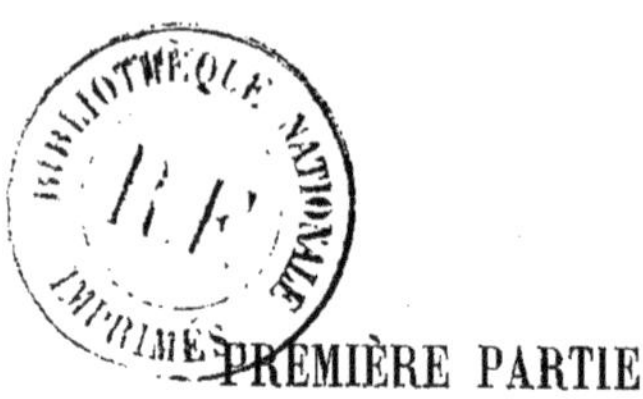

PREMIÈRE PARTIE

LA SCIENCE MICROBIENNE

Quels êtres sont les microbes ? Par quels procédés les peut-on voir ? D'où viennent-ils ? Comment réussit-on à séparer les espèces les unes des autres, pour étudier les propriétés de chacune ? Quels moyens employer pour les faire pulluler à volonté ? Comment vivent ces infiniment petits ? Y a-t-il des microbes dans l'air, dans l'eau, dans le sol ?

La première partie de ce livre répondra à ces questions ; traitant, ici de théorie et de technique, là de questions très générales, elle ne s'occupera de l'histoire particulière d'aucun microrganisme.

Théorie et technique, voilà, se dit peut-être le lecteur, des sujets qui vont manquer d'attrait. En jugeant ainsi il ne surprendra pas l'auteur.

Beaucoup d'esprits sont naturellement portés à mépriser le côté théorique des sciences. Tout ce qui, en elles, n'a pas d'application immédiate les laisse indifférents. Ils passent outre, ils croient aller au plus pressé : c'est là une grosse erreur. D'une observation isolée, aujourd'hui sans aucune portée pratique, peut sortir demain la découverte la plus féconde en applications précieuses pour l'homme et, bien entendu, il est impossible de savoir *a priori* quelle observation porte en elle un semblable avenir.

Quand Pasteur s'attaqua au problème des générations spontanées, bien des gens trouvèrent la question dépourvue d'intérêt. Que des êtres puissent prendre naissance aux dépens de substances inanimées, ou qu'ils proviennent nécessairement d'êtres semblables à eux, c'était affaire de savants, peu leur importait. Cependant ces études ont conduit directement à la découverte de la vaccination charbonneuse et de la prévention de la rage.

Pasteur sentait au plus haut degré la grandeur du rôle que jouait la théorie dans la science et, dès 1854, dans son cours à la Faculté des sciences de Lille, il s'élevait avec violence contre ceux qui la dédaignent :

« Sans la théorie, disait-il, la pratique n'est que la routine donnée par l'habitude.

La théorie seule peut faire surgir et développer l'esprit d'invention. C'est à vous surtout qu'il appartiendra de ne point partager l'opinion de ces esprits étroits qui dédaignent tout ce qui dans les sciences n'a pas une application immédiate. Vous connaissez le mot charmant de Franklin. Il assistait à la première démonstration d'une découverte purement scientifique. Et l'on demanda autour de lui : mais à quoi cela sert-il ? Franklin répond : « A quoi sert l'enfant qui vient de naître ? » Oui, messieurs, à quoi sert l'enfant qui vient de naître ? Et pourtant à cet âge de la plus tendre enfance, il y avait en vous déjà les germes inconnus des talents qui vous distinguent. Dans vos fils à la mamelle, dans ces petits êtres qu'un souffle ferait tomber, il y a des magistrats, des savants, des héros aussi vaillants que ceux qui se couvrent de gloire sous les murs de Sébastopol. De même, messieurs, la découverte théorique n'a pour elle que le mérite de l'existence. Elle éveille l'espoir et c'est tout. Mais laissez-la cultiver, laissez-la grandir et vous verrez ce qu'elle deviendra.

« Savez-vous à quelle époque il vit le jour ce télégraphe électrique, l'une des plus merveilleuses applications des sciences modernes ? C'était dans cette mémorable année 1822. Œrsted, physicien danois, tenait en main un fil de cuivre, réuni par ses extrémités aux deux pôles d'une pile de Volta. Sur sa table se trouvait une aiguille aimantée, placée sur son pivot, et il vit tout à coup (par hasard, direz-vous peut-être, mais souvenez-vous que dans les champs de l'observation, le hasard ne favorise que les esprits préparés), il vit tout à coup l'aiguille se mouvoir et prendre une position très différente de celle que lui assigne le magnétisme terrestre. Un fil traversé par un courant électrique fait dévier de sa position une aiguille aimantée. Voilà, messieurs, la naissance du télégraphe actuel. Combien plus à cette époque, en voyant une aiguille se mouvoir, l'interlocuteur de Franklin n'eût-il pas dit : « Mais à quoi cela sert-il ? » Et cependant la découverte n'avait que vingt ans d'existence quand elle donna cette application, presque surnaturelle dans ses effets, du télégraphe électrique. »

La technique ne saurait, plus que la théorie, rester complètement étrangère à celui qui, sans étudier la science par métier, s'intéresse à ses progrès. Connaître la solution d'un problème est une satisfaction pour l'esprit, comprendre comment cette solution a été obtenue en est assurément une plus grande. Qui ne connaît les principes de la technique ne peut comprendre la difficulté vaincue par le savant. Combien de découvertes n'ont été dues qu'à un perfectionnement de technique ! combien n'attendent pour voir le jour que l'homme capable de réaliser ce que beaucoup ont conçu avant lui ! Pour citer un exemple : le bacille tuberculeux, dont tous les microbiologistes soupçonnaient l'existence, n'est devenu visible que le jour où M. Koch, par un procédé particulier de coloration, parvint à le teindre autrement que les autres microrganismes.

Les derniers chapitres de cette première partie sont des plus importants : s'occupant des microbes de l'air, de l'eau et du sol, ils toucheront surtout à l'hygiène, mais pour ne le faire que d'une manière très générale, laissant à d'autres le soin du détail.

CHAPITRE I

QU'EST-CE QU'UN MICROBE?

QUELS SONT LES ÊTRES QUE L'ON APPELLE MICROBES ? — Création du mot microbe par le Dr Sédillot. — Organismes qu'il faut regarder comme des microbes. — Depuis combien de temps connaît-on les microbes ? Le P. Kircher et Leuwenhoek.

COMMENT PEUT-ON VOIR LES MICROBES ? — Le microscope. — Instruments grossissants dans l'Antiquité et le Moyen Age. — Microscope simple : Vitrum pulicarium ; microscope de Leuwenhoek. — Microscope composé : découverte du microscope composé par Zacharias Jansen ; microscope composé actuel. — Ultramicroscope. — Coloration des microbes. — En quoi consiste la coloration des microbes ? Weigert et les couleurs d'aniline. — Comment colore-t-on les microbes ?

STRUCTURE DES MICROBES. — Forme du corps. — Microbes végétaux : moisissures ; levures ; bactéries. — Microbes animaux : rhizopodes ; sporozoaires ; infusoires. — Couleur des microbes. — Structure interne.

QUELS SONT LES ÊTRES QUE L'ON APPELLE MICROBES ?

QUE FAUT-IL ENTENDRE PAR LE MOT MICROBE ? — Le mot *microbe* vient du mot grec μικρόβιος ; littéralement il signifie « dont la vie est courte », mais par extension on le prend dans le sens de petit être. Or il arrive ici ce qui arrive fréquemment, l'étymologie ne suffit pas à définir le sens du mot : une mouche comparée à un éléphant est un petit être, est-elle pour cela un microbe ?

Ce mot n'est point de date si ancienne que nous ne puissions savoir, de la bouche même de son auteur, à quels organismes il doit s'appliquer.

Le 11 mars 1878, était lue à l'Académie des sciences une note qui traitait « de l'influence des découvertes de M. Pasteur sur les progrès de la chirurgie ». Elle était du Dr Sédillot, ancien Directeur de l'École du service de santé militaire de Strasbourg qui, ayant en 1870 passé des mois dans les ambulances, suivait avec passion les travaux de Pasteur sur le rôle des microbes dans les maladies infectieuses.

« M. Pasteur a démontré, disait le Dr Sédillot, que les organismes microscopiques, répandus dans l'atmosphère, sont la cause des fermentations attribuées à l'air, qui n'en est que le véhicule et ne possède aucune de leurs propriétés.

« Ces organismes forment tout un monde composé d'espèces, de familles et de variétés, dont l'histoire, à peine commencée, est déjà féconde en prévisions et en résultats de la plus haute importance.

« Les noms de ces organismes sont très nombreux et devront être définis et, en partie, réformés. Le mot *microbe* ayant l'avantage d'être plus court et d'une signification plus générale, et mon illustre ami, M. Littré, le linguiste de France le plus compétent, l'ayant approuvé, nous l'adoptons, sans néanmoins renoncer à ceux en usage, pour la désignation des variétés plus particulièrement étudiées. »

Le mot *microbe* était créé ; il allait, selon l'heureuse expression de M. Vallery-Radot, « faire le tour du monde ».

Les microbes sont donc par définition des organismes microscopiques, c'est-à-dire de ceux que l'œil ne peut apercevoir qu'à l'aide d'instruments grossissants ; d'aucuns sont même si petits qu'ils ne seront probablement jamais visibles. Ajoutons que leur organisation est extrêmement simple : à part de rares exceptions, ils sont monocellulaires.

Depuis combien de temps connait-on les microbes ? — Posez la question autour de vous, voici très probablement ce que l'on vous répondra : « Depuis fort peu de temps, car c'est Pasteur qui a découvert les microbes. » Grave erreur : il y a plus de deux siècles que l'homme a vu pour la première fois des infiniment petits. Leur existence ne pouvait lui échapper le jour où il a eu entre les mains des lentilles grossissantes ; mais, pendant deux siècles, il les vit sans se douter du rôle immense joué par eux autour de lui et même en lui. Il fallut que Pasteur vînt pour montrer à quel point les microbes pouvaient être utiles ou nuisibles et pour révéler au public un monde connu seulement de quelques initiés.

Nous verrons plus loin que le premier microscope a été construit en Hollande à la fin du XVIe siècle. Mais à cette époque où les communications entre les divers pays n'étaient pas très fréquentes, où les savants, adonnés jusqu'alors à la scolastique du Moyen Age, ne faisaient que commencer à observer la nature de leurs propres yeux et non plus avec leur seule raison, où enfin étaient peu nombreux les constructeurs d'appareils d'optique, à cette époque la découverte du microscope ne se répandit que lentement.

Les premiers objets observés avec l'instrument furent de petits insectes, et la perfection de leur structure excita la plus vive admiration.

Tout le monde a lu la page de Pascal sur la *disproportion de l'homme* ; après avoir mis l'homme en face de l'infini de grandeur, Pascal le met en face de l'infini de petitesse :

« Mais pour lui présenter un autre prodige aussi étonnant, qu'il cherche dans ce qu'il connaît les choses les plus délicates. Qu'un ciron lui offre dans la petitesse de son corps des parties incomparablement plus petites, des jambes avec des jointures, des veines dans ces jambes, du sang dans ces veines, des humeurs dans ce sang, des gouttes dans ces humeurs, des vapeurs dans ces gouttes ; que divisant encore ces dernières choses, il épuise ses forces en ces conceptions, et que le dernier objet où il peut arriver soit maintenant celui de notre discours : il pensera peut-être que c'est là l'extrême petitesse de la nature. Je veux lui faire voir là-dedans un abîme nouveau. Je lui veux peindre non seulement l'univers visible, mais l'immensité que l'on peut concevoir de la nature, dans l'enceinte de ce raccourci d'atôme. Qu'il y voie une infinité d'univers, dont chacun a son firmament, ses planètes, sa terre, en la même proportion que le monde visible ; dans cette terre, des animaux, et enfin des cirons, dans lesquels il retrouvera ce que les premiers ont donné ; et trouvant encore dans les autres la même chose sans fin et sans repos, qu'il se perde dans ces merveilles, aussi étonnantes dans leur petitesse que les autres par leur étendue ; car qui n'admirera que notre corps, qui tantôt n'était pas perceptible pour l'univers, imperceptible lui-même dans le sein du tout, soit à présent un colosse, un monde ou plutôt un tout, à l'égard du néant où l'on ne peut arriver ? »

C'est « l'étonnement naïf de l'humanité si vieille et si jeune, qui commence à s'apercevoir de sa prodigieuse ignorance, ouvre enfin les yeux au réel et s'éveille entre deux abîmes. » (Michelet.)

Il semble bien vraisemblable que Pascal a eu connaissance des découvertes dues au microscope, mais a-t-il entendu parler des êtres que nous appelons aujourd'hui microbes ? La chose paraît peu probable : on ignore, il est vrai, le jour où on les vit pour la première fois, mais, ce que l'on sait d'une manière certaine, c'est que les plus anciens ouvrages où ils soient mentionnés ou figurés sont ceux d'Athanasius Kircher et de Leuwenhoek, datant, l'un de 1671 et l'autre de 1680 ; or Pascal mourait en 1662.

Rien ne nous oblige à supposer que personne ait devancé Kircher et Leuwenhoek dans la découverte des microbes.

COMMENT PEUT-ON VOIR LES MICROBES ?

Les microbes ne peuvent être vus qu'à l'aide d'un instrument grossissant, du microscope. Malheureusement celui-ci, toujours indispensable, ne suffit pas toujours. Tel est le cas de ces microbes si petits que les instruments les plus puissants ne permettent pas d'apercevoir ; tel est encore le cas, extrêmement fréquent, où les microbes ne sont pas les seules particules solides dans le champ du microscope ; mais ceci demande une explication.

D'une manière générale, notre œil ne peut juger de la structure des objets incolores et transparents que grâce aux différences de réfringence qui existent entre leurs diverses parties ; la visibilité des objets placés sous le microscope n'a pas d'autre cause. Or, quand on examine fortement grossis une gouttelette de pus, un fragment de fausse membrane d'angine couenneuse, de crachat d'un tuberculeux, etc., les microbes contenus dans ces produits pathologiques ne se reconnaissent guère au milieu de tous les éléments voisins ; incolores comme les membranes et les noyaux des cellules, comme toutes les granulations du protoplasma, et ayant sensiblement le même pouvoir réfringent, ils s'en distinguent fort mal. Pour ne pas renoncer à étudier les innombrables microbes qui se trouvent dans ces conditions, il faut absolument avoir recours à un artifice.

Des plus simples est celui que l'on emploie : il consiste à teindre avec une certaine couleur les microbes, et avec une autre tous les corps solides qui sont à côté d'eux. Que, par exemple, nous parvenions à colorer en rouge les bacilles tuberculeux d'un crachat et en bleu tout ce qui, dans le crachat, n'est pas bacilles tuberculeux, immédiatement les petits bâtons rouges se détacheront très nettement sur le fond bleu de la préparation et sauteront pour ainsi dire aux yeux (fig. 4 de la planche en couleurs, page 16-17).

L'emploi des matières colorantes peut rendre encore un autre service : il permet, dans quelques cas, de distinguer les uns des autres des microbes de forme identique. Imaginez en effet que, pour une raison ou pour une autre, vous désiriez reconnaître, parmi plusieurs microbes ayant tous sensiblement la même forme, les individus d'une espèce jouant un rôle physiologique donné. Bien souvent, avouons-le, il n'est aucun moyen d'y parvenir ; mais si, comme cela arrive quelquefois, les individus cherchés sont susceptibles de se colorer autrement que leurs voisins, le problème est aisé à résoudre ; on teindra ceux-ci d'une couleur et ceux-là d'une autre, revêtant ainsi d'une livrée spéciale les êtres qui intéressent spécialement.

Emploi du microscope, emploi des colorations, voilà les deux moyens auxquels on a recours pour observer les microbes. Examinons-les d'un peu près l'un et l'autre.

Le microscope.

Sans microscope, point de microbiologie ; quelques lignes sur l'instrument, sur son usage, sont donc tout à leur place ici.

Les instruments grossissants dans l'Antiquité et le Moyen Age. — Plusieurs passages des écrivains anciens, sans être absolument explicites, nous font savoir que les propriétés des loupes étaient connues dans l'Antiquité. Cinq cents ans avant J.-C., Aristophane parle des effets comburants des lentilles. A Rome, les Vestales y avaient recours pour ranimer le feu sacré et les médecins pour cautériser les plaies. Du pouvoir grossissant des loupes, les auteurs latins nous disent fort peu de choses : il semble que Sénèque l'ait connu car, raconte-t-il, Néron, myope, regardait les combats de gladiateurs au travers d'une lentille taillée dans une émeraude ; puis des descriptions très complètes d'objets extrêmement petits, ciselés par des artistes, donnent à supposer que certains travaux n'étaient point exécutés à l'œil nu.

La littérature des premiers siècles du Moyen Age est muette sur le sujet qui nous occupe. En 1100, Alhazen ben Alhazen parle très clairement des lentilles plan-convexes et de leurs propriétés.

Plus de cent ans après, celui que l'on nommait le *Docteur admirable*, le moine franciscain Roger Bacon (1214-1292), désigne les lentilles plan-convexes comme des auxiliaires utiles pour les personnes qui ont la vue courte ; s'agit-il de loupes ou de besicles ? On ne sait exactement, mais une chose est certaine, c'est qu'à la fin du XIIIe siècle et au commencement du XIVe, Alexander de Spina et Armati faisaient fabriquer des lunettes.

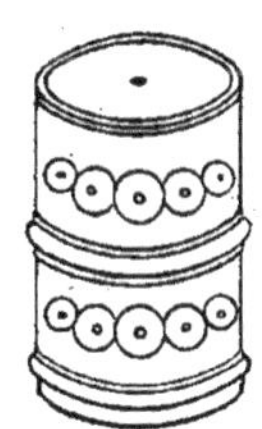

Fig. 1. — *Vitrum pulicarium*, le plus ancien microscope connu.

Encore trois cents ans, et la loupe en se perfectionnant deviendra le *microscope simple*, en même temps que le *microscope composé* sera mis entre les mains des savants.

Microscope simple. — C'est, on le sait, une simple loupe ; le nom de *microscope* lui fut donné au commencement du XVIIe siècle. En 1625 un Italien, Francesco Stelluti, dans un livre sur les abeilles, disait avoir fait ses observations avec un microscope — microscopio observavit.

Le plus ancien microscope dont nous ayons connaissance était fort simple. Il consistait en une petite boîte cylindrique (fig. 1) ; dans la face supérieure était enchâssée une lentille, dans la face inférieure deux lames de verre parallèles entre lesquelles on plaçait l'objet à examiner, le plus souvent une puce, d'où le nom de *vitrum pulicarium* que portait l'instrument.

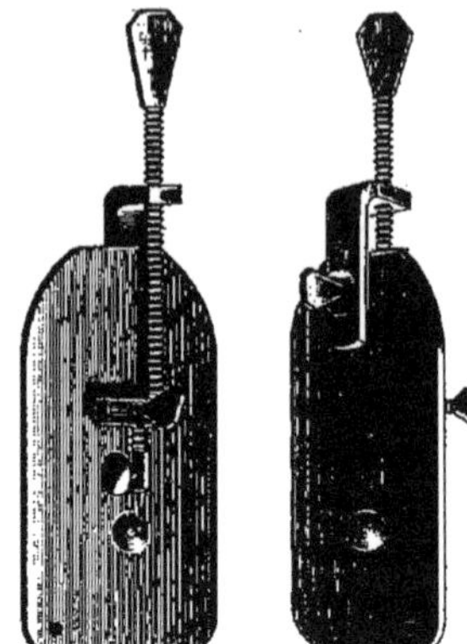

Fig. 2. — Microscope de Leuwenhoek.

Le Hollandais Leuwenhoek (1632-1723) construisit des microscopes dont nous pouvons apprécier la perfection ; membre de la Société Royale de Londres, il les légua à cette Compagnie, qui les conserve dans ses collections. Constructeur habile de lentilles en verre, en cristal, voire même en diamant, il s'appliqua à perfectionner la mise au point de l'objet à étudier. En fixant cet objet sur la pointe d'une aiguille à laquelle deux vis pouvaient imprimer deux mouvements perpendiculaires l'un sur l'autre (fig. 2), il rendit les observations très aisées.

A l'aide du microscope ainsi disposé, Leuwenhoek fit une foule de découvertes fort importantes ; il reconnut l'existence de microbes dans l'eau, dans la salive, dans le tartre des dents, dans les déjections de l'homme ; il signala des microbes en bâtonnets, en tire-bouchons, et reconnut la mobilité de certains d'entre eux. Leuwenhoek est à juste titre appelé le *Père de la micrographie*.

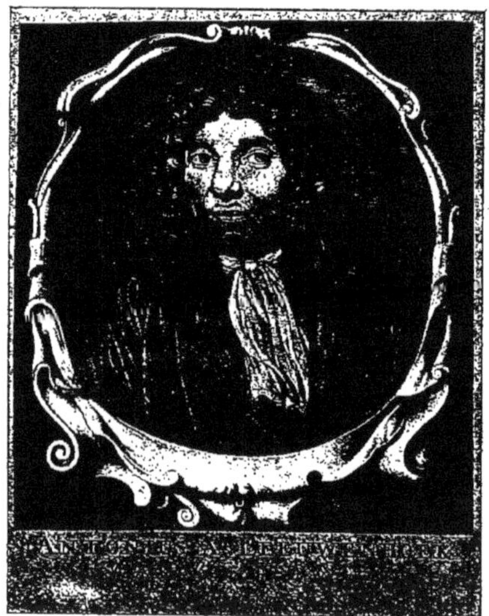

Fig. 3. — Antonius de Leuwenhock, le père de la micrographie.

Le microscope simple, que les constructeurs ont beaucoup perfectionné depuis deux siècles, rend encore aujourd'hui de grands services dans les observations n'exigeant pas un instrument très puissant. Quand on veut un fort grossissement, il faut avoir recours au microscope composé, construit sur un tout autre principe.

Microscope composé. — Le *microscope composé* est composé de plusieurs lentilles, d'où son nom.

La découverte en fut toute fortuite. Dans une petite ville de Hollande, à Middelbourg, vivait dans une boutique sans apparence, près le porche de l'église, le lunetier Hans Jansen et sa famille. Un jour de l'an 1590, dit-on, son fils Zacharias, lunetier comme son père, eut l'idée de regarder un objet au travers de deux lentilles et fut fort surpris de voir cet objet très considérablement grossi. Le microscope composé était trouvé.

La lentille tournée vers l'objet, ou *objectif,* donne, chacun le sait, une image réelle de celui-ci ; cette image, on la regarde avec la seconde lentille, l'*oculaire,* comme avec une loupe.

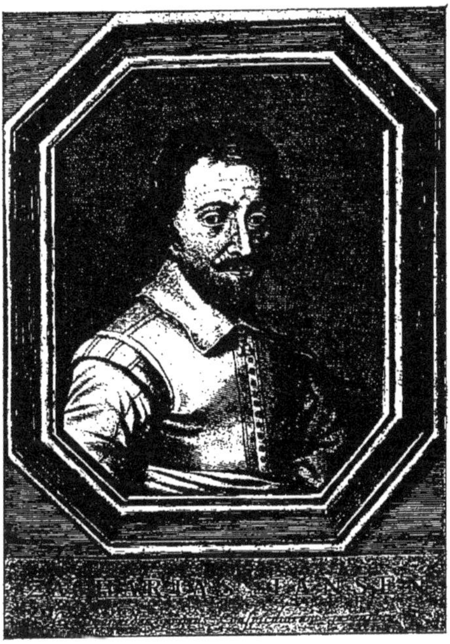

Fig. 4. — Zacharias Jansen, l'inventeur du microscope composé.

Le microscope de Jansen, dont nous donnons une reproduction (fig. 5) d'après un instrument conservé à Middelbourg, se composait de quatre tuyaux en fer doublés intérieurement d'étain et emboîtés les uns dans les autres ; l'un portait l'objectif, l'autre l'oculaire.

Les Jansen firent hommage de leur microscope au gouverneur de Belgique et à l'archiduc d'Autriche, Albert ; ce dernier le donna à Drebbel, qui le fit connaître.

Nous n'avons point à entrer ici dans l'histoire des perfectionnements que le microscope mit deux cents ans à subir pour parvenir à l'état où nous le connaissons aujourd'hui. L'étude de l'*aberration de sphéricité,* celle de l'*aberration de réfrangibilité* apprirent successivement aux constructeurs à fabriquer des lentilles donnant des images de plus en plus nettes. La découverte des *objectifs à immersion* fut la dernière des grandes améliorations apportées à l'instrument : désormais l'objet et l'objectif (s'il est très puissant) seront réunis par une goutte d'huile transparente, de pouvoir réfringent tel que les rayons lumineux ne soient pas déviés en la traversant ; à ce dispositif, l'image gagne netteté et lumière.

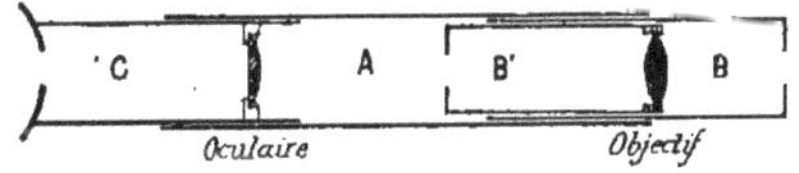

Fig. 5. — Coupe longitudinale du microscope composé de Zacharias Jansen, d'après un instrument conservé à Middelbourg : A, tube du microscope ; B, tube tourné vers l'objet ; C, tube porte-oculaire.

A la fin du xixe siècle, le microscope composé, en usage constant dans les laboratoires de microbiologie, revêt l'aspect présenté par la figure 6 ; tel est l'instrument utilisé par Pasteur, par M. Koch, et qui a servi aux belles découvertes dont tout le monde a entendu parler.

Il permet de voir des objets ayant un peu moins de $0^{mm},001$ de longueur ; c'est à peu près la puissance maxima à laquelle, d'après les lois de l'optique, il pourra jamais atteindre ; avec une très grande clarté Duclaux, dans un livre datant de plus de vingt ans, a expliqué pourquoi.

Après avoir parlé des microbes que l'on connaissait alors, il ajoutait :

« Voilà les formes visibles. Ce ne sont pas les seules, il y en a d'autres que le microscope ne nous montre pas, que nous ne verrons peut-être jamais. La visibilité d'un objet, soit à l'œil nu, soit au moyen d'un instrument quelconque, résulte d'une perturbation apportée par l'objet sur le mouvement des ondes lumineuses. L'œil, le microscope ne créent pas la perturbation ; ils doivent la recevoir toute faite, et leur rôle est de la rendre saisissable et de la transformer en sensation visuelle. Or pour que cette perturbation persiste et devienne saisissable à une distance sensible de l'objet, il faut que celui-ci ne soit pas trop petit par rapport à la longueur d'onde de la lumière incidente. C'est ainsi qu'une bouée dérange imperceptiblement le mouvement des grandes vagues et peut en revanche laisser un long sillage sur les rides de la mer calme. Ces rides à leur tour, où la distance entre deux pleins et deux creux successifs, c'est-à-dire la longueur d'onde, est seulement de quelques centimètres, conserveront une impression très faible et très fugitive d'un bâton ou d'un pieu enfoncé perpendiculairement dans l'eau.

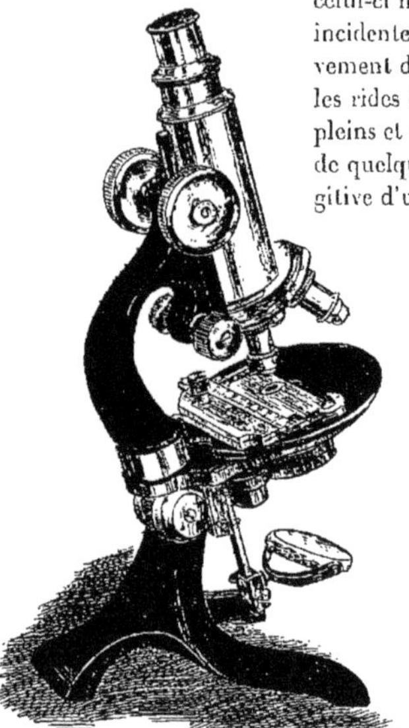

Fig. 6. — Microscope composé actuel, tel qu'il est employé dans les laboratoires de microbiologie.

« De même pour les ondes lumineuses. Si l'objet sur lequel elles se brisent est trop petit, elles perdent presque immédiatement la trace de l'impression reçue, et reprennent bientôt leur régularité de mouvement, correspondant à une impression uniforme où l'image s'efface. Or nous sommes arrivés à voir des objets ayant un millième et même avec plus de difficulté et moins de netteté, un quinze centième de millimètre ; les longueurs d'onde de la portion la plus lumineuse du spectre sont voisines d'un demi-millième, ce sont des dimensions de même ordre. Les lois de la formation des images, qu'utilisent l'œil et le microscope, ne s'appliquent plus au-dessous de cet ordre de grandeur, et il peut exister, il existe certainement des détails de structure dans les êtres déjà connus et dans les liquides parfaitement limpides en apparence des êtres que nos instruments, si perfectionnés qu'on les suppose avec leur construction actuelle, seront toujours impuissants à nous montrer.... » (Duclaux, Le microbe et la maladie).

Ainsi donc le microscope ne saurait, de par la théorie de l'optique, devenir plus puissant qu'il n'est actuellement. Remarquons en passant que, si un jour cette théorie devait être abandonnée pour faire place à une autre, peut-être pourrait-on concevoir l'existence d'instruments reculant, plus loin que le microscope actuel, les limites de la visibilité des petits objets. — Les objets trop petits pour pouvoir être étudiés en les éclairant par transparence sont dits *ultramicroscopiques*. N'y aurait-il aucun moyen de les apercevoir ?

Ultramicroscope. — Nous voyons les étoiles pendant la nuit, parce qu'elles nous paraissent lumineuses sur le fond obscur du ciel. Pourquoi ne pourrions-nous pas apercevoir les corps ultramicroscopiques, en les observant dans des conditions analogues ? Si nous les éclairions seuls dans le champ du microscope resté lui-même obscur, nous réussirions probablement à les voir, nous réaliserions un *ultramicroscope*.

C'est ce qu'ont pensé en 1903, deux savants russes, MM. Siedentopf et Zsigmondy ; dans leur appareil, l'objet était éclairé par un faisceau lumineux émané du soleil ou d'une lampe à arc, faisceau extrêmement petit arrivant perpendiculairement à l'axe du microscope de manière qu'aucun de ses rayons ne pénètre dans l'objectif.

En France, MM. Cotton et Mouton ont apporté à cet ultramicroscope des perfectionnements qui le mettent à la portée de tous (fig. 7). La lame L (fig. 8) qui porte l'objet est placée sur un prisme P à faces parallèles. Le faisceau éclairant F pénètre dans le prisme par la face *f*, se réfléchit totalement sur la face inférieure *i* et vient tomber sur la face supérieure de la lamelle *l* qui recouvre l'objet ; là il se réfléchit totalement et sorti du prisme par la face *f′* opposée à celle d'entrée. Les particules solides, qui se trouvent entre la lame et la lamelle [1], sont alors éclairées très vivement, sans qu'aucun rayon lumineux puisse pénétrer dans l'objectif ; elles sont aperçues, brillantes sur un fond noir, comme les astres dans le ciel, et leur forme reste indéterminable à l'œil de l'observateur aussi bien que celle des étoiles, car dans les deux cas il n'y a vision que grâce à des phénomènes de diffraction.

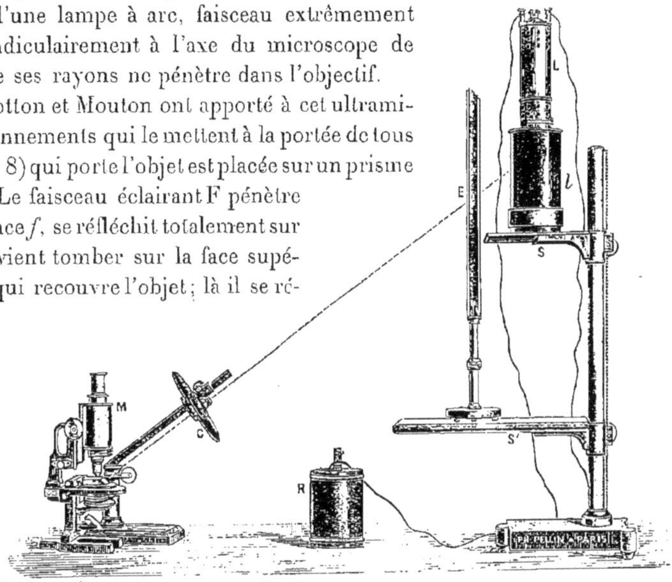

Fig. 7. — Ultramicroscope de MM. Cotton et Mouton : *l*, source lumineuse ; E, écran : C, condenseur de lumière ; M, microscope.

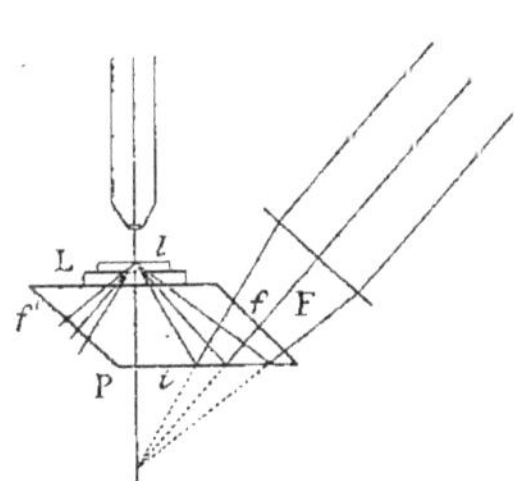

Fig. 8. — Marche des rayons lumineux dans l'ultramicroscope de MM. Cotton et Mouton.

Quelle est la grandeur des objets que permet de voir l'ultramicroscope ? 3 à 6 millionièmes de millimètre, d'après un calcul très approximatif d'ailleurs.

Jusqu'ici l'ultramicroscope n'a pas permis de découvrir les microbes, comme ceux de la rage, de la fièvre jaune, que leur petitesse soustrait à la curiosité des chercheurs ; tous ces microbes en effet, se rencontrent seulement dans les humeurs de l'organisme, où ils côtoyent une foule de particules solides, et l'instrument, incapable de révéler la forme d'un objet, ne donne point le moyen de dire, de l'un qu'il est un microbe, d'un autre qu'il n'en est pas un.

[1] On verra (page 12) que pour examiner un objet au microscope on le place dans une goutte d'eau entre deux lames de verre ; la lame supérieure très mince est appelée *lamelle*.

COLORATION DES MICROBES.

L'examen des microbes incolores, ou possédant seulement leur couleur naturelle, est, nous l'avons expliqué, insuffisant dans nombre de cas ; les méthodes de coloration rendent alors les plus grands services.

En quoi consiste la coloration des microbes? — Colorer un microbe n'est autre chose que le teindre ; l'étude des colorations microbiennes ressortit donc à celle de la teinture, et qui veut comprendre celles-là doit au préalable connaître les phénomènes de celle-ci.

Teindre des fils, des étoffes de coton, de laine, de soie, c'est les imprégner d'une couleur durable, qu'un simple lavage à l'eau, par exemple, ne puisse pas enlever. Pour qu'il y ait réellement teinture, il faut qu'il y ait pénétration de la fibre animale ou végétale par la matière colorante ; celle-ci est fixée mécaniquement quand elle est précipitée à l'intérieur de la fibre, elle est fixée chimiquement quand elle forme avec cette fibre une combinaison stable.

Les fibres animales, telles celles de laine et de soie, jouissent d'une propriété particulière très intéressante : elles peuvent être teintes par les matières colorantes dérivées de l'aniline, dites *couleurs d'aniline*. C'est sur cette propriété que repose la technique actuelle de la coloration des microbes.

Weigert le premier avait, dès 1871, réussi à colorer des microbes avec du picrocarmin ; il n'eut qu'en 1876 l'idée très heureuse de faire appel aux couleurs d'aniline, découvrant ainsi un champ qui allait se montrer des plus féconds entre ses mains d'abord, entre celles de MM. Ehrlich et Koch, ensuite.

Ce qui fait tant apprécier des microbiologistes certaines couleurs d'aniline, c'est leur *pouvoir électif*, ou leur faculté de ne pas agir de la même façon sur tous les éléments des tissus : teignant seulement les microbes et les noyaux des cellules, elles rendent visibles, dans une préparation microscopique, les microrganismes et les détails de structure qui ne le seraient pas sans elles.

Quand des microbes se colorent difficilement, on arrive à vaincre leur résistance en ayant recours à une pratique courante en teinturerie, au *mordançage*. Voici en quoi cela consiste : certaines matières colorantes ne peuvent se fixer directement sur les fibres animales ou végétales ; pour les employer, les teinturiers les font agir en présence d'une substance susceptible de se combiner à la fois avec elles et avec les fibres à teindre ; à cette substance intermédiaire on donne le nom de *mordant* : il faut opérer ainsi pour teindre des tissus avec la garance, la cochenille, la couleur jaune du bois de Cuba, etc...

Dans la coloration des microbes, les *mordants* les plus usités sont l'acide phénique, la potasse, l'huile d'aniline, que l'on ajoute au bain colorant.

Comment colore-t-on les microbes? — Ce serait ici le lieu de décrire soigneusement, et avec tous les détails qu'elles comportent, les diverses méthodes de coloration des microbes, mais nous n'en ferons rien, cette technique ne serait pas ici à sa place, elle est affaire de spécialistes.

Cependant, peut-être le lecteur a-t-il entendu dire que le bactériologiste savait constater la présence de bacilles tuberculeux dans les crachats de phtisiques, celle de bacilles diphtériques dans les fausses membranes d'une angine couanneuse, et peut-être s'est-il demandé comment se pratiquait un tel examen ? quelques mots peuvent suffire à satisfaire sa curiosité.

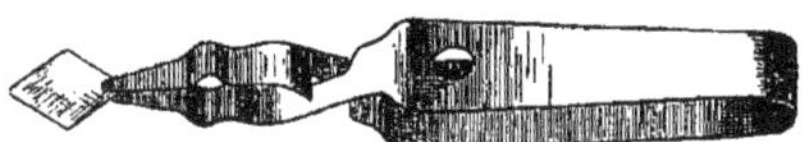

Fig. 9. — Lamelle maintenue entre les deux mors d'une pince de Cornet.

Sur une lame de verre, ou sur une petite lamelle maintenue entre les deux mors d'une pince de Cornet (fig. 9) on étale en couche très mince le produit pathologique, crachat, pus, sang, etc.... Quand la couche est bien sèche, on verse sur elle quelques gouttes d'une solution colorante qui la teint uniformément. Au bout d'un instant, on remplace cette solution par un réactif convenablement choisi, dont l'effet est de fixer très énergiquement la couleur sur les microbes et sur eux seuls. Un lavage avec un liquide approprié permet ensuite de décolorer tout dans la préparation, sauf les microbes. Enfin, avec une couleur complètement différente de la première, on teint une seconde fois tous les éléments à l'exclusion des microbes déjà colorés ; on termine en lavant à grande eau et en séchant. Si la préparation a été faite sur lame, on met sur elle une goutte d'eau qu'on recouvre d'une lamelle ; a-t-elle au contraire été faite sur lamelle, on dépose sur une lame une goutte d'eau sur laquelle on applique la lamelle en la retournant. Tout est alors prêt pour une observation microscopique (fig. 10).

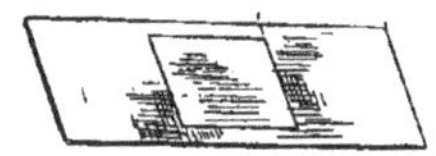

Fig. 10. — Préparation entre lame et lamelle prête pour l'examen microscopique.

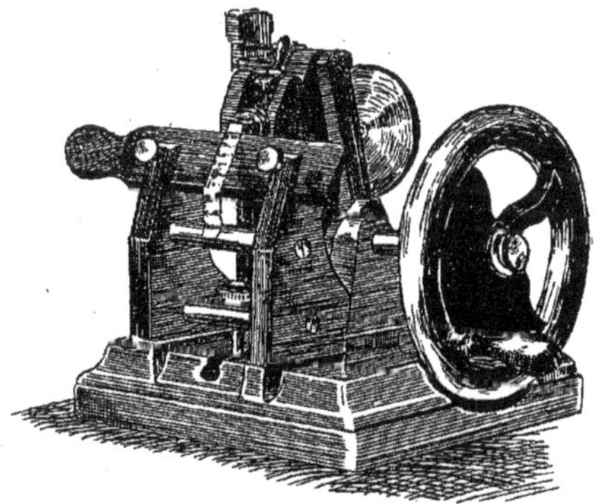

Fig. 11. — *Microtome*, ou appareil servant à faire des coupes minces dans les organes.

Souvent on désire connaître la répartition des microbes dans les tissus d'un organe ; force est alors de regarder au microscope des tranches de cet organe, suffisamment minces pour être transparentes. Un instrument spécial, le *microtome* (fig. 11), permet d'obtenir des séries de tranches, épaisses seulement de 1/200e, 1/300e et même 1/500e de millimètre ; ces coupes sont colorées comme nous l'avons indiqué plus haut.

Armé du microscope et connaissant la technique des colorations, on peut étudier complètement la *structure* des microbes.

STRUCTURE DES MICROBES

Forme du corps.

Les microbes constituent un groupe d'êtres intermédiaires entre les végétaux et les animaux proprement dits ; les uns sont nettement végétaux, d'autres nettement animaux ; entre eux flottent un grand nombre d'espèces tenant à la fois des uns et des autres, mais qu'une étude soignée permet de rapprocher soit de ceux-ci ou de ceux-là. On peut donc diviser les microbes en deux grands groupes : les *microbes végétaux* et les *microbes animaux*.

Microbes végétaux. — **Moisissures.** — Qui n'a vu sur les murs humides des caves, sur la surface de confitures exposées aux poussières de l'air, sur de vieilles chaussures conservées dans un endroit humide, un feutrage blanc, ou plus ou moins coloré en noir, brun, jaune, vert, etc..., très soyeux et quelquefois assez épais ? Ce feutrage n'est autre qu'une *moisissure* ; vu au microscope, il se montre constitué par un lacis inextricable (*mycelium*) de petits filaments qui s'enchevêtrent les uns dans les autres et portent de place en place les appareils reproducteurs de la plante (fig. 12).

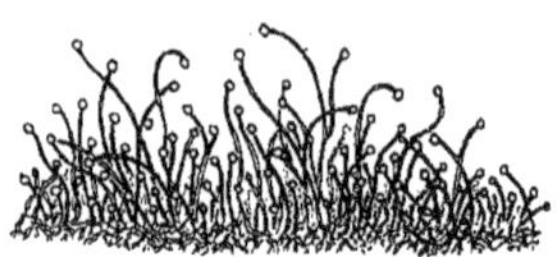

FIG. 12. — *Mycelium* d'une moisissure pourvu de ses appareils reproducteurs.

Ces moisissures, qui sont des microbes puisqu'on ne peut apercevoir aucun de leurs organes sans l'aide du microscope, sont incontestablement des champignons dont elles ont la structure et, nous le verrons au chapitre suivant, le mode de reproduction.

Levures. — Les *levures,* auxquelles l'homme doit l'alcool, sont formées de cellules ovoïdes isolées ou réunies deux par deux, et d'autres fois groupées en chapelets ramifiés (fig. 13) ; les unes sont petites, les autres grosses ; les premières naissent des secondes sous forme d'un bourgeon qui va grossissant et se sépare ensuite.

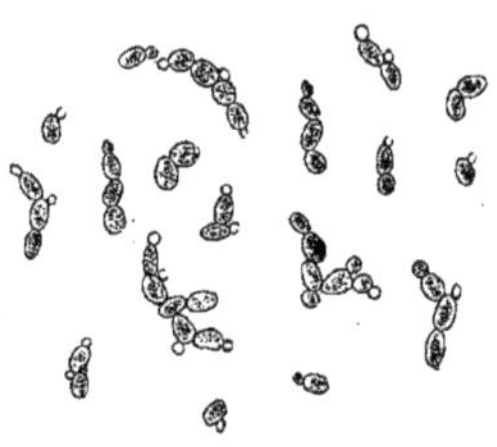

FIG. 13. — Cellules de levure.

Prenons une de ces moisissures blanches dont nous parlions il y a un instant et cultivons-la sur un liquide sucré, son *mycelium* va former un feutrage blanc à la surface du liquide ; immergeons alors la plante : en même temps que le sucre va fermenter, c'est-à-dire se dédoubler en alcool et acide carbonique, la forme du microbe se modifiera, les filaments mycéliens donneront naissance à des cellules courtes, globuleuses, rappelant absolument des cellules de levure (fig. 14). Donc certaines moisissures ressemblent, le cas échéant, à ces levures et l'on peut passer insensiblement des formes des unes aux formes des autres.

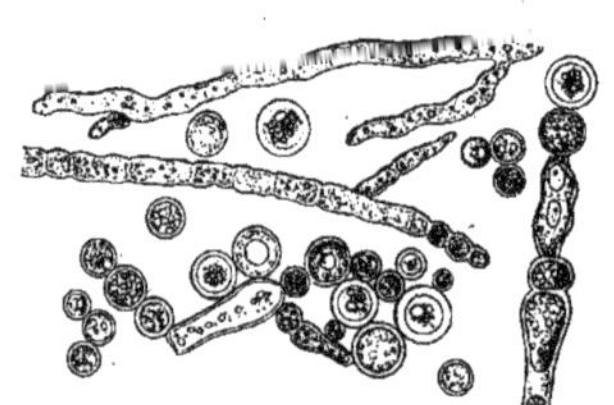

FIG. 14. — Mucor (moisissure) développé dans la profondeur d'un liquide sucré ; ses cellules sont globuleuses comme celles de la levure.

Voilà une des raisons pour lesquelles il faut regarder les levures comme des champignons ; nous en trouverons une autre en nous occupant de leur mode de reproduction.

Bactéries. — Les *bactéries* (nom tiré du mot latin *bacterium*) comprennent à l'heure actuelle un nombre énorme d'espèces microbiennes, dont beaucoup peuvent nuire à la santé de l'homme et des animaux.

Les formes des bactéries se rattachent à trois types principaux : la sphère, le

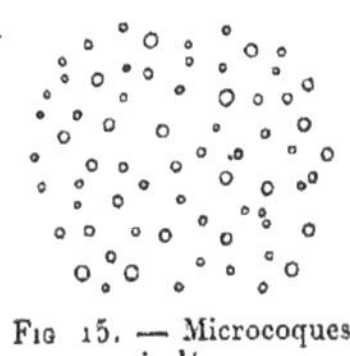
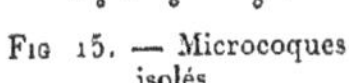

FIG 15. — Microcoques isolés.

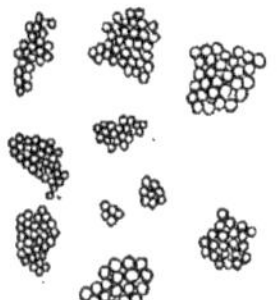

FIG. 16. — Staphylocoques.

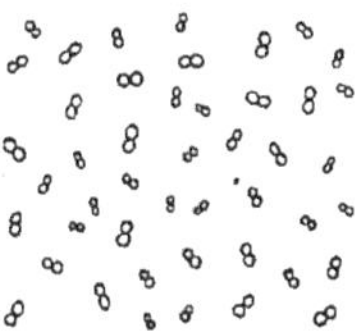

FIG. 17. — Diplocoques.

bâtonnet droit et le bâtonnet plus ou moins incurvé ; entre ces trois types se trouvent toutes les formes de passage possible.

Les *microcoques*, ou bactéries sphériques, sont isolés les uns des autres (fig. 15)

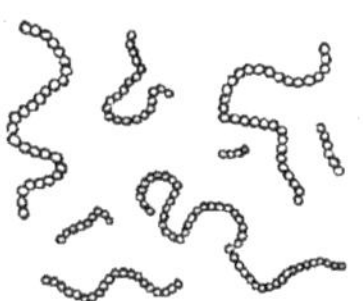

FIG. 18. — Streptocoques.

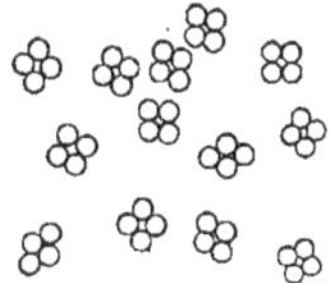

FIG. 19. — Merista.

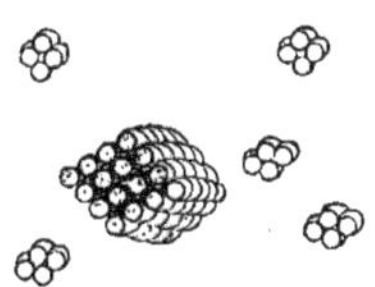

FIG. 20. — Sarcines.

ou réunis dans les *staphylocoques* (fig. 16) en amas que l'on a comparés à des grappes de raisin ; ils sont groupés 2 par 2 dans les *diplocoques* (fig. 17), en longs chapelets dans les *streptocoques* (fig. 18), 4 par 4 dans les *merista* (fig. 19), 8 par 8 dans les *sarcines* (fig. 20). La plupart des formes rondes sont immobiles, quelques-unes qui ont un mouvement propre sont munies de flagelles ou cils vibratiles.

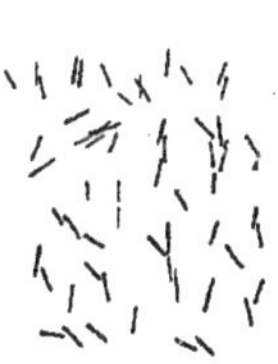

FIG. 21. — Bacilles.

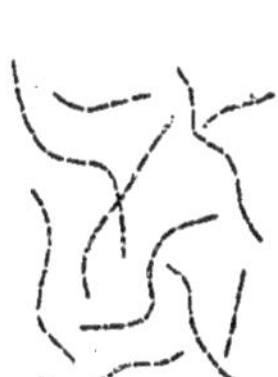

FIG. 22. — Streptobacilles.

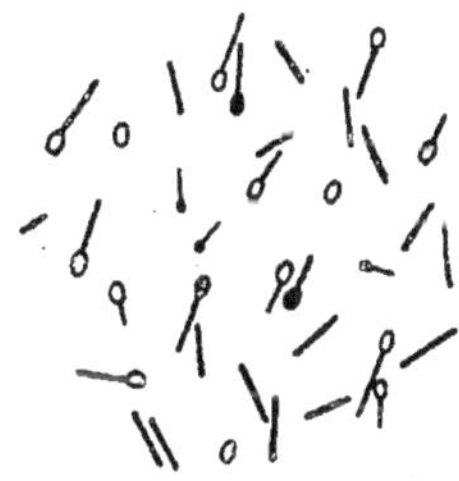

FIG. 23. — Bacilles du tétanos en forme de clous.

Les bactéries allongées en bâtonnets sont plus longues que larges ; le bâtonnet est-il droit, on lui donne le nom de *bacille* (fig. 21) ; les bacilles peuvent être presque aussi courts que les microcoques, tels les *bacteriums* ou *coccobacilles*, ou bien allongés en *filaments*. Des bacilles accolés bout à bout forment des chaînettes de *streptobacilles* (fig. 22). Les bacilles sont toujours droits, mais non toujours cylindriques : renflés en leur milieu, ils ressemblent à des navettes, renflés à une de leurs extrémités, ils prennent l'aspect de baguettes de tambour, de clous, ou encore d'épingles (fig. 23). Parmi les espèces microbiennes ayant la forme d'un bâtonnet certaines sont mobiles; leur mouvement plus ou moins vif est dû aux cils vibratiles dont ils sont munis.

Quand un bacille mobile s'incurve, il prend le nom de *vibrion*; la courbure est-elle légère, le vibrion est dit en *virgule*, comme le *Vibrion du choléra* (fig. 24); si

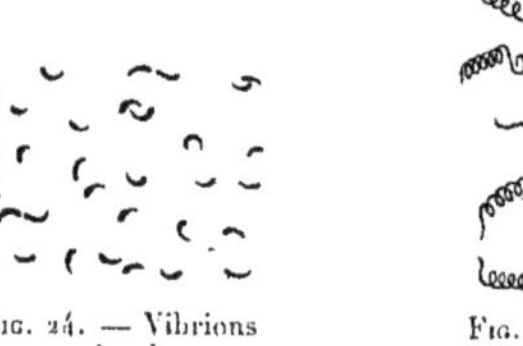

Fig. 24. — Vibrions en virgule.

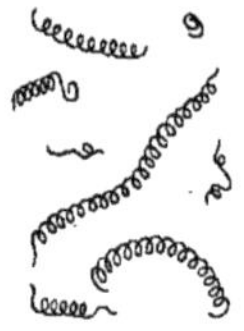

Fig. 25. — Spirilles.

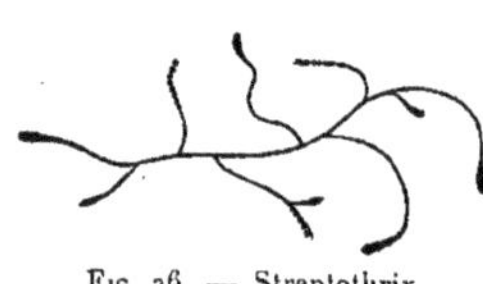

Fig. 26. — Streptothrix.

elle est très prononcée et forme plusieurs spires, le microbe est un *spirille* (fig. 25), ou un *spirochète*.

S'éloignant des bactéries types sont les *streptothrix*. Constitués par de longs filaments, souvent ramifiés et enchevêtrés (fig. 26), ils rappellent sans contredit les moisissures ; d'autre part leur forme très analogue aux formes anormales, monstrueuses pour ainsi dire, de certaines bactéries, fait qu'on ne peut les séparer de celles-ci ; on trouve tous les termes de passage entre les unes et les autres.

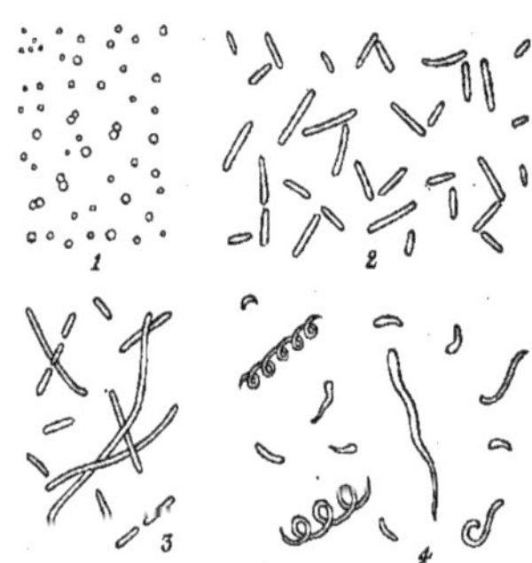

Fig. 27. — Diverses formes que peut revêtir une même bactérie, suivant son alimentation : 1, microcoques ; 2, bacilles ; 3, filaments ; 4, vibrions en virgules et spirilles.

Les bactéries, qui par les streptothrix se rapprochent des moisissures, ont d'autre part, disons-le en passant, de grandes analogies avec les *Algues bleues*, les *Cyanophycées*.

D'ailleurs, et ceci est une notion très importante à retenir, une bactérie n'est point immuable dans sa forme; la même espèce peut présenter celle d'un *microcoque*, d'un *bacille*, d'un *vibrion* ou même d'un *spirille*, suivant les conditions de vie qui lui sont faites (fig. 27). On aurait donc tort de regarder la détermination d'une bactérie comme aussi simple que celle d'une plante ou d'un animal plus élevés en organisation; il faut toujours avoir présent à l'esprit qu'un grand nombre d'espèces ont exactement la même forme et qu'une même espèce peut avoir plusieurs formes différentes. Reconnaître un microbe donné est chose souvent laborieuse: à côté de la forme il faut tenir compte des fonctions du microrganisme, c'est-à-dire de son action, soit sur les animaux, soit sur les substances chimiques. En groupant tout ce que l'on pourra apprendre sur lui, on le connaîtra suffisamment pour savoir à qui l'on a affaire.

La surface du corps des bactéries offre souvent des accidents importants. De nombreuses espèces mobiles sont munies de cils, la plupart du temps plus courts que la bactérie, mais quelquefois beaucoup plus longs, atteignant jusqu'à vingt fois sa longueur ; le nombre de cils que porte chaque individu est des plus variables : certains vibrions cholériques n'en ont qu'un ; d'autres microbes en possèdent plusieurs, qui peuvent être répartis sur toute la surface du corps, comme chez le Bacille de la fièvre typhoïde (fig. 28), ou se trouver réunis en touffes aux deux extrémités, ainsi que cela se rencontre chez les *spirilles* (fig. 29) ; enfin certaines bactéries sont pourvues de cils si nombreux, qu'elles semblent couvertes d'une toison, ce sont de véritables êtres poilus, le *Bacille du tétanos* est dans ce cas (fig. 30).

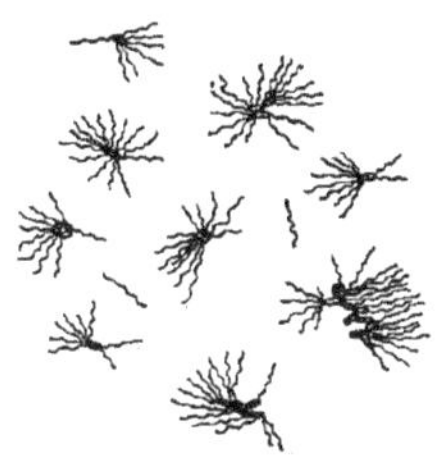

Fig. 28. — Bacilles de la fièvre typhoïde, avec leurs cils.

Au lieu de posséder des cils les bactéries peuvent être enfermées dans des *capsules*, c'est-à-dire dans une gaine de consistance molle entourant chaque individu ou chaque groupe d'individus : la capsule du *Pneumocoque*, microbe qui cause la pneumonie de l'homme, englobe les individus deux par deux (fig. 31) ; chaque capsule du *Leuconostoc mesenteroides* renferme un grand nombre de microbes, plusieurs de ces capsules réunies en amas forment une *zooglée*, qui peut atteindre le volume du poing. Ce *Leuconostoc* est appelé en France *Gomme de sucrerie* et en Allemagne *Frai de grenouille ;* cette dernière dénomination donne une juste idée du microrganisme à tous ceux qui, au printemps, ont vu flotter sur l'eau des mares les amas mucilagineux d'œufs de grenouilles. Le *Leuconostoc* est très redouté dans les sucreries, distilleries et autres industries où l'on a constamment affaire à des solutions sucrées ; il détruit le sucre avec une rapidité effrayante, quand il trouve des conditions très favorables à son développement ; ne cite-t-on pas des cas où en douze heures 50 hectolitres de dissolution de mélasses ont été transformées en une seule masse de zooglées de microbes ?

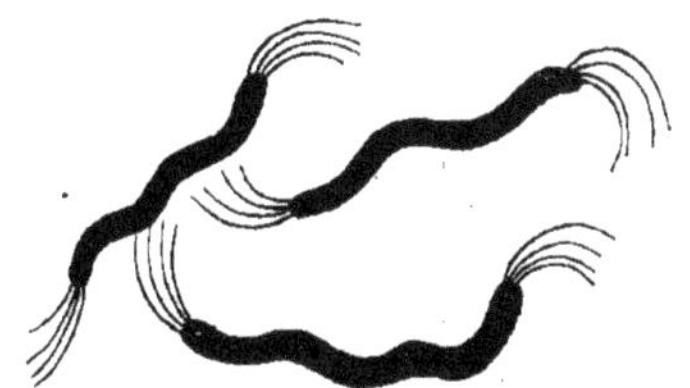

Fig. 29. — Spirilles présentant une touffe de cils à chacune de leurs extrémités.

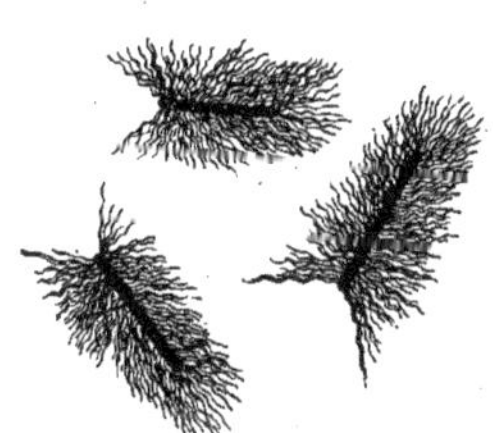

Fig. 30. — Bacilles du tétanos couverts de cils.

Que dire des dimensions des bactéries ? Extrêmement variables suivant les espèces, elles peuvent, nous l'avons déjà vu, être si petites qu'elles échappent aux plus soigneuses investigations. Le plus petit microbe que l'on ait vu, celui de la maladie qui porte le nom de *Péripneumonie des bovidés*, se présente, même grossi 2000 fois, sous la forme de très petits points ; il en faudrait mettre 2000 bout à bout pour couvrir un millimètre.

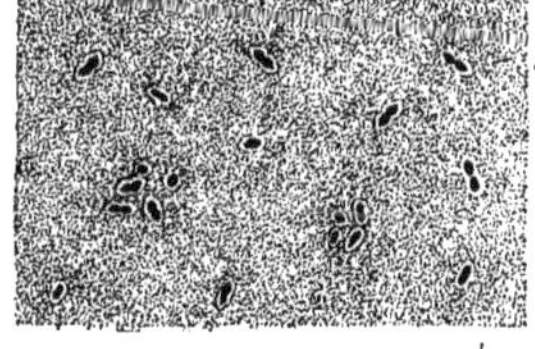

Fig. 31. — Pneumocoques dans leur capsule.

Les bactéries les mieux connues sont un peu plus grosses que ces très petits organismes. Les staphylocoques ont environ un millième de millimètre de diamètre, soit 1 μ, le *Bacille typhique* 2 à 3 μ de long sur 0,7 à 0,9 μ de large, le microbe de la maladie charbonneuse, 5 à 6 de long sur 1 à 1,5 de large. Les *streptothrix*, beaucoup plus longs, forment terme de passage entre les bactéries et les filaments des moisissures qui, eux, ne sont presque plus microscopiques, quant à leur longueur.

Microbes animaux. — A côté des microbes précédents, moisissures, levures, bactéries, qui doivent être regardés comme des végétaux, s'en trouvent d'autres que leur forme rapproche plus ou moins des animaux les plus inférieurs, des *Protozoaires*.

Rhizopodes. — On rencontre souvent dans les selles de certains malades atteints de dysenterie des êtres de consistance gélatineuse, constitués chacun d'un noyau entouré de protoplasma sans membrane d'enveloppe ; ce sont des *Amibes* (fig. 32). Pour se mouvoir, ces êtres émettent des prolongements protoplasmiques simulant des pattes, ou *pseudopodes* ; ils en fixent l'extrémité libre sur le substratum sur lequel ils se trouvent et se hissent, en quelque sorte, jusqu'à ces points d'appui ; au fur et à mesure de la progression, les pseudopodes devenus inutiles rentrent peu à peu dans la cellule, qui en émet de nouveaux et ainsi de suite. Ces êtres dont la forme varie à chaque instant appartiennent au groupe des *Rhizopodes*.

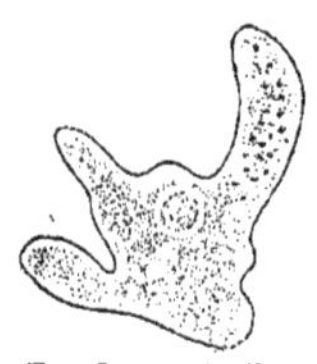

FIG. 32. — Amibe.

Sporozoaires. — Ce sont des Protozoaires qui, à un moment donné de leur évolution, propagent leur espèce par spores ; de ce nombre sont les *microsporidies* et les *coccidies*.

La *pébrine* (fig. 33), une des plus graves maladies du Ver à soie, est causée par de petits corpuscules sphériques rangés dans la famille des *microsporidies*. Très voisines de ces organismes sont les *coccidies*, qui dans le cours de leur développement changent de forme à plusieurs reprises ; l'*Hématozoaire du paludisme*, microbe spécifique de la *malaria* ou fièvre paludéenne, est une coccidie. La fig. 61 montre quels Protées sont ces coccidies ; nous reviendrons plus loin sur toutes ces formes quand nous nous occuperons de l'évolution du microrganisme.

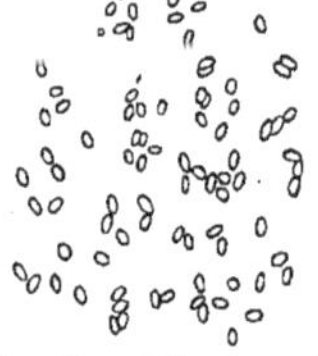

FIG. 33. — Microbes qui causent la maladie des vers à soie, appelée *pébrine*.

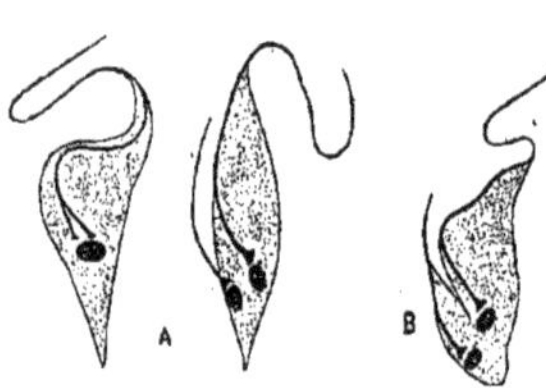

FIG. 34. — Trypanosomes.

Infusoires. — Les *trypanosomes*, dont certaines espèces sont très dangereuses, doivent être regardés comme de véritables *infusoires*. De même que les *coccidies*, les *trypanosomés* changent plusieurs fois de forme pendant leur vie. Le plus souvent ce sont des corps allongés très mobiles, munis d'une membrane ondulante dont le bord libre est fortement plissé et garni d'un long flagelle (fig. 34).

Couleur des microbes

En très grande majorité les microbes sont incolores ; les individus, observés par transparence au microscope, ne sont pas plus teintés que l'eau dans laquelle ils sont plongés ; observés à l'œil nu en grande masse, ils forment des amas blancs ou grisâtres. Cependant, certains sont colorés. Disons tout de suite que pour apercevoir la couleur de ces microbes, il ne faut pas les regarder un à un et fortement grossis car, dans ces conditions, ils paraîtraient aussi peu teintés que les globules du sang vus au microscope ; il faut au contraire examiner de gros amas de microbes, où les individus se comptent par milliers ; les véritables champs de culture obtenus, comme nous le verrons plus loin, en faisant pousser les microbes sur des milieux nutritifs solides sont particulièrement propices pour cela. On s'assure ainsi très aisément que plusieurs moisissures ont leurs spores colorées en noir, en vert glauque, en brun, etc... ; que nombre de bactéries ont une couleur souvent très vive ; les cultures du *Bacillus prodigiosus* sont rouge sang, celles de *Micrococcus pyogenes aureus* sont jaunes d'or, celles du *Bacillus violaceus* sont d'un violet noir, etc...

Il existe un groupe de bactéries, très curieuses, qui renferment dans leur protoplasma de petits grains d'un pigment violet, brun ou rouge, auquel on a donné le nom de « bactério-purpurine ». Ces bactéries, dites *bactéries pourprées,* vivent, chose étrange, dans des eaux riches en hydrogène sulfuré et ont la propriété d'accumuler des grains de soufre dans leur protoplasma.

Enfin quelques bactéries renferment de la chlorophylle comme les feuilles et sont vertes comme elles.

Structure interne

Les filaments mycéliens des moisissures peuvent être dépourvus de toute cloison transversale ; dans le protoplasma alors continu en toute la plante, se trouvent de place en place des noyaux ; le végétal ressemble à une cellule, de forme extrêmement compliquée, pourvue d'un très grand nombre de noyaux. D'autres fois les filaments sont cloisonnés de-ci de-là ; l'intervalle entre deux cloisons successives constitue une cellule complète ayant sa membrane, son protoplasma et son noyau.

La structure interne d'une cellule de levure est celle d'une cellule type.

Quant à la structure des bactéries, elle est très spéciale et donne encore matière à discussion ; ce qui paraît le plus vraisemblable, c'est que, pour le plus grand nombre, les bactéries sont formées d'un gros noyau, enfermé dans une membrane d'enveloppe ; peut-être entre les deux se trouve-t-il une lame de protoplasma extrêmement mince ?

Les *amibes,* les *coccidies,* les *trypanosomes,* étant des cellules isolées, ont chacune leur membrane, leur protoplasma et leur noyau ; elles présentent en outre quelquefois une vacuole et des granulations pigmentaires.

CHAPITRE II

COMMENT NAISSENT LES MICROBES?

Génération spontanée. — La génération spontanée dans l'Antiquité, le Moyen Age et la Renaissance. — Comment le berger Aristé vit naître des abeilles dans les entrailles corrompues d'un taureau. — Etrange méthode employée par Deucalion et Pyrrha pour peupler la terre après le déluge. — Idées de Lucrèce sur l'origine des êtres vivants. — Opinion bizarre du P. Kircher sur la naissance de certains insectes. — Curieuse origine des oies bernaches d'après Aldrovande. — Idées extraordinaires d'Ambroise Paré sur la venue au monde de quelques serpents et crapauds. — La génération spontanée dans les temps modernes. — 1. Les précurseurs de Pasteur et leurs contradicteurs. — Redi et l'origine des vers de la viande. — Harvey, Vallisnieri et Swammerdam. — Needham, Buffon et Spallanzani : mémorable discussion de Needham et de Spallanzani sur l'origine des animalcules des infusions, rôle de Buffon dans la querelle, comment Voltaire trouvait moyen de défendre la toute-puissance de Dieu en tournant Needham en ridicule. — Les conserves alimentaires du confiseur Appert. — La génération spontanée pendant la première moitié du XIXe siècle. — 2. Pasteur et la génération spontanée. — Comment Pasteur prouva que les germes de l'air sont la seule cause de l'apparition des animalcules dans les infusions. — Discussion de Pasteur avec Pouchet, Joly et Musset. — Discussion de Pasteur avec Frémy et Trécul. — Discussion de Pasteur avec le Dr Bastian.

Divers modes de multiplication des microbes. — Microbes végétaux : moisissures, levures, bactéries. — Microbes animaux : rhizopodes, sporozoaires, infusoires.

Il y a une cinquantaine d'années, si vous aviez demandé à un homme instruit d'où proviennent les animalcules — on ne parlait pas de microbes alors — qui, en quelques heures, peuplent les infusions de matières organiques animales ou végétales, il vous eût probablement répondu : « Dans certains cas, ils naissent de parents semblables à eux ; dans d'autres, ils sont produits par la matière organique inerte, qui s'organise elle-même, ils naissent sans parents, par *génération spontanée.* » Votre interlocuteur eût-il été, non point seulement un homme instruit, mais un savant, il eût vraisemblablement ajouté : « Le problème de l'origine de la vie est aussi vieux que le monde, il a été posé dès qu'il y a eu sur la terre des hommes capables de penser. Pendant une longue suite de siècles la transformation spontanée de la matière organique en êtres vivants n'a fait de doute pour personne, puis cette croyance, d'abord faiblement attaquée au XVIIe siècle, l'a été très vivement au XVIIIe et au XIXe. Rien n'en ayant encore démontré la fausseté, il faut la regarder comme toujours légitime. » C'est ainsi qu'aurait pu parler vers 1850, par exemple, J.-B. Dumas, Secrétaire perpétuel de l'Académie des sciences.

Vingt-cinq ans plus tard, la réponse eût été tout autre. Le premier venu, pour ainsi parler, vous regardant avec un sourire tant soit peu dédaigneux, vous eût dit : « Les microbes ne font pas exception à la loi qui régit la venue de tous les êtres vivants, ils proviennent tous de microbes semblables à eux, il n'y a pas dans la nature de génération spontanée. »

Comment, en vingt-cinq ans, un bouleversement aussi complet des idées, non seulement du monde savant, mais de tous les gens quelque peu cultivés, avait-il pu se produire? La chose s'était faite le plus simplement du monde : le problème passionnant de l'origine de la vie qui, pendant plus d'un siècle, avait divisé en deux camps les esprits les plus distingués et à leur suite tous ceux qui veulent bien réfléchir, avait eu enfin le bonheur d'être saisi par un homme de génie. Les expériences de Pasteur avaient entraîné toutes les convictions.

Beaucoup penseront peut-être que point n'est besoin d'en dire plus long sur une doctrine qui a aujourd'hui vécu ; rappeler les vicissitudes de la science leur semble oiseux ; les discussions les plus vives auxquelles a pu donner lieu tel ou tel problème maintenant résolu ne méritent pas à leurs yeux la moindre attention. Quelle erreur est la leur dans le cas présent. Comment! toutes les générations d'hommes, qui nous ont précédés, ont eu les idées les plus hétéroclites sur la genèse des êtres vivants, et nous ne jetterions sur elles pas même un coup d'œil. D'ailleurs, nous trouverons dans leur examen un très grand enseignement. Devant une ancienne croyance, dont l'inexactitude est aujourd'hui démontrée, il ne faut pas se moquer de la simplicité de ceux qui l'avaient; n'oublions pas que des hommes de la valeur d'Aristote, d'Ambroise Paré, de Buffon, etc..., ont cru à la génération spontanée. Qui vous dit que beaucoup de vos idées ne paraîtront pas à vos arrière-petits-neveux aussi bizarres que vous semblent celles de vos ancêtres? L'esprit humain n'aime point à se reposer dans le doute, aussi est-il porté à croire que sa compréhension des phénomènes naturels sera celle de toutes les générations à venir, c'est-à-dire qu'il possède toujours la certitude ; il faut réagir contre pareille tendance. En voulant fixer la science en l'état où vous la voyez, vous perdez de vue ses transformations journalières et vous ne prenez garde qu'il y a folie à vous imaginer qu'elle a dit son dernier mot précisément pour vous. L'étude de l'histoire de la science a ceci de bon : elle porte l'homme non point au scepticisme, car il voit tous les jours qu'il gagne du terrain sur l'erreur et sur l'inconnu, mais à la modestie qui le conduit au désir de s'instruire et de chercher du nouveau. C'est ce que montre admirablement l'histoire de la doctrine des générations spontanées.

Celle-ci, nous l'avons déjà dit, est indispensable à connaître pour qui désire comprendre les méthodes employées en microbiologie, méthodes toutes sorties des discussions auxquelles a donné lieu cette doctrine. La meilleure manière d'expliquer pourquoi et comment l'on fait des cultures microbiennes est de montrer pourquoi et comment Pasteur fut amené à les réaliser.

La question de la génération spontanée n'est d'ailleurs nullement ardue, comme le sont souvent les problèmes scientifiques ; ses éléments en sont si aisément compréhensibles qu'elle est immédiatement à la portée de tous, et c'est une bonne fortune pour ceux qui, par métier, ne sont pas versés dans les études scientifiques, d'être à même de voir l'homme aux prises avec toutes les difficultés que lui impose la recherche de la vérité et d'assister aux combats qu'il lui faut livrer pour s'en rendre maître. Si la science faite a son intérêt, l'histoire de la science a aussi le sien.

L'étude de la génération spontanée occupera la première et la plus grande partie de ce chapitre, on sait maintenant pourquoi ; celle des divers modes de multiplication des microbes viendra ensuite.

GÉNÉRATION SPONTANÉE

La *génération spontanée,* que l'on a encore dénommée *hétérogénie, génération primitive, spontiparité,* se produit là où naît un corps organisé, sans qu'il semble y en avoir un autre de même nature dont il puisse provenir ; en d'autres termes, c'est le mode de génération d'êtres qui paraissent n'avoir aucun parent.

Depuis la plus haute Antiquité, jusqu'au XVIIe siècle, la croyance à l'existence de la génération spontanée fut générale et n'a pour ainsi dire point été attaquée ; la chose passait pour toute naturelle ; notez d'ailleurs qu'il ne s'agissait pas alors d'animalcules microscopiques, c'étaient des poissons, des insectes, des êtres de toutes sortes élevés en organisation, que les anciens, les hommes du Moyen Age et de la Renaissance ne se refusaient point à voir naître spontanément.

Au XVIIe siècle, l'esprit d'observation scientifique fait son entrée dans le monde ; la question qui nous occupe est mise aussitôt sur le tapis, et y restera plus de deux siècles.

Comment envisageait-on la question de la génération spontanée jusqu'au XVIIe siècle ? Comment l'a-t-on envisagée depuis ?

Nous répondons à cette double question.

LA GÉNÉRATION SPONTANÉE DANS L'ANTIQUITÉ, LE MOYEN AGE ET LA RENAISSANCE

Les philosophes anciens avaient pour axiome : « Corruptio unius est generatio alterius ». — La vie naît de la putréfaction. — Ne voyaient-ils pas des vers, des insectes prendre naissance sur des matières animales ou végétales en putréfaction ?

Pour Aristote, tout corps sec qui devient humide, ou tout corps humide qui devient sec, peut produire des animaux s'il est capable de les alimenter ; c'est ainsi que les marais desséchés peuvent, quand les pluies viennent à les remplir d'eau, se peupler de certaines espèces de poissons ; Aristote va jusqu'à admettre que les chenilles sont produites par les plantes, que la rosée donne naissance à des insectes, que les poux naissent spontanément sur le corps des animaux supérieurs. Telle est l'opinion d'Aristote, telle sera en somme celle des savants jusqu'aux temps modernes.

Les faits étaient parfois exposés avec une telle précision, qu'ils ne pouvaient pas ne pas entraîner la conviction : témoin Diodore de Sicile, qui raconte que le soleil, en chauffant et desséchant le limon du Nil, en fait sortir une foule d'animaux dont l'origine n'est pas douteuse, puisqu'il en est encore parmi eux qui, incomplètement formés, débattent à la surface du sol leur tronc tout à fait achevé, tandis que leur train de derrière, encore informe et incomplet, reste adhérent à la terre. (D'après Pouchet.)

Virgile, dans les derniers vers des *Géorgiques,* explique comment le berger Aristé qui avait perdu ses abeilles en obtint un nouvel essaim :

« Il se rend au temple, élève quatre autels, tels qu'on les lui a indiqués et y conduit quatre taureaux d'une éclatante beauté, vierges encore du joug. Ensuite quand la neuvième aurore a paru, il offre aux mânes d'Orphée l'hommage prescrit, et rentre dans la forêt sacrée. Tout à coup, prodige incroyable ! des entrailles corrompues des victimes et à travers la peau qu'ils brisent, s'élancent en bourdonnant des essaims d'abeilles, qui s'élèvent dans les airs comme un nuage immense, et, réunies au sommet d'un arbre voisin, s'y suspendent en grappes de raisin et font plier les branches. »

Ovide raconte, dans les *Métamorphoses,* comment fut repeuplée la terre que le déluge avait rendue déserte :

« Deucalion et Pyrrha s'éloignent, voilent leurs têtes, détachent la ceinture de leurs vêtements et, soumis à l'oracle, ils jettent des pierres derrière eux. Les pierres (pourrait-on le croire si l'Antiquité ne l'attestait ?) se dépouillent de leur dureté et acquièrent peu à peu une ductilité qui se prête à de nouvelles formes ; bientôt elles s'allongent, et leur substance amollie représente quelques traits de la forme humaine encore peu sensible : tel le marbre, sous les premiers coups de ciseau, n'offre qu'une image grossière de l'homme. La partie des pierres où un suc liquide se mêle à la substance terreuse, fut changée en chair, la partie solide que rien ne peut ramollir fut changée en os : les veines conservèrent la même forme et le même nom. En quelques instants, par la volonté des dieux, les pierres que lança la main de l'époux prirent la forme de l'homme, les femmes naquirent des pierres lancées par la femme. Aussi sommes-nous une race dure faite pour les fatigues ; tout en nous révèle notre origine.

« La terre créa spontanément les autres animaux avec diverses formes. Lorsque l'eau déposée dans son sein se fut échauffée aux rayons du soleil, et que la chaleur eut mis en fermentation le limon des marais humides, le germe fécond des êtres, nourri par un sol vivifiant, s'y développa... et prit une forme particulière. Ainsi quand le Nil aux sept branches quitte les campagnes encore humides et ramène les eaux dans leur ancien lit, du haut des cieux le soleil échauffe le limon récemment déposé par le fleuve ; alors le laboureur, en retournant la glèbe, trouve un grand nombre d'animaux : les uns à peine formés et au moment même de leur naissance ; les autres n'ayant pas encore tous leurs membres ; souvent dans le même corps une partie vit, tandis que l'autre est une argile grossière. L'humidité et la chaleur, tempérées l'une par l'autre, sont la cause productrice des êtres : et quoique le feu soit opposé à l'eau, la vapeur humide engendre tout ; cette union des principes contraires est la source de la génération. Aussitôt que la terre, couverte du limon laissé par les eaux, se fut échauffée aux rayons solaires lancés du haut des airs, elle produisit des animaux sans nombre, rendit aux uns leur ancienne forme, et donna aux autres des formes nouvelles. »

Ce sont, on le voit, les idées d'Aristote qu'exprime Ovide.

Les naturalistes, les philosophes ne pensent pas autrement que les poètes. Pline le naturaliste croit à l'existence de la génération spontanée. Lucrèce expose longuement dans le *De natura rerum* ce qu'il faut penser de l'origine des êtres vivants, en disant à son ami Memmius :

« Et maintenant, tous les êtres que nous voyons doués de sensibilité sont cependant composés de principes insensibles ; il faut que tu le reconnaisses. Et cette assertion n'est ni réfutée ni contredite par les faits qui nous sont familiers et que tout le monde connaît ; ou plutôt ces faits nous conduisent, pour ainsi dire, par la main et nous amènent à croire que des êtres animés naissent, comme je le dis, de corps dénués de sentiment. On peut voir en effet des vers luisants sortir de la fange immonde, quand la terre, détrempée par les pluies excessives, entre en putréfaction. »

Pour Lucrèce la chose est aussi naturelle que la nutrition des êtres vivants, car dit-il en continuant :

« Toutes choses se métamorphosent de la même manière. Les eaux des fleuves se changent en feuillage et l'herbe des prairies en troupeaux ; les troupeaux transformés deviennent des corps humains, notre corps à son tour sert souvent à développer la force des bêtes sauvages et des oiseaux de proie. Ainsi la nature transforme toute espèce d'aliment en matière vivante, et produit de cette façon tous les organes des animaux ; à peu près comme elle fait sortir la flamme du bois sec et transforme en feu toute espèce de corps...

« Poursuivons. Quelle est l'objection qui frappe ton esprit, qui l'émeut et le porte à élever des doutes, qui l'empêche enfin de croire qu'un être sensible puisse naître de corps insensibles ? Sans doute, c'est que la pierre, le bois et la terre mélangés ensemble ne peuvent cependant manifester la sensibilité vitale. Il faut donc ici se rappeler que je ne prétends pas que tous les corps qui contribuent à former les êtres soient propres à engendrer immédiatement des organes doués de la sensibilité. Il importe de savoir d'abord quelles sont les dimensions des corps qui composent ces organes, quelle en est la forme, de quel mouvement ils sont animés, quelles dispositions, quels arrangements ils ont reçus. Or nous ne voyons rien de ce qu'il faut dans le bois et dans les mottes de terre : et cependant, quand ces corps sont entrés en décomposition par l'effet des pluies, ils enfantent des vermisseaux. Pourquoi ? C'est que les éléments de la matière, distraits de leur ancien arrangement par une modification nouvelle, s'agencent de la façon qui convient à la production d'êtres vivants. » (Lucrèce : traduction Crouslé).

I. *Zylophytam ex ramulis Liburni in Musæo Authoris.*

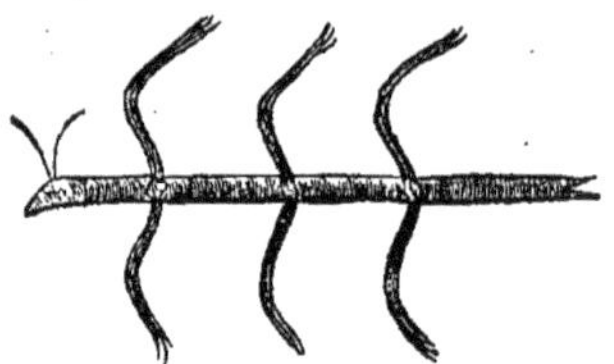

II. *Ex putrefacta palea aut junci caule.*

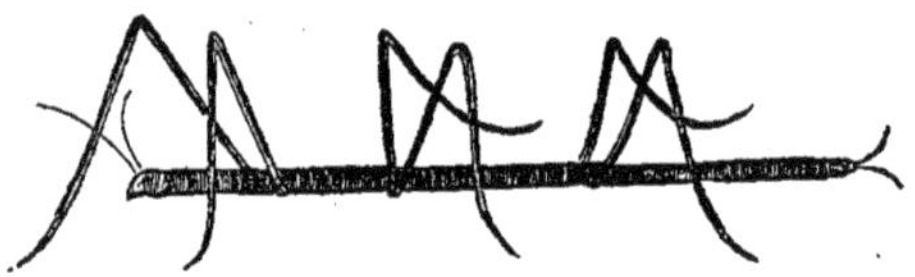

III. *Ex putrefacto Equiseto.*

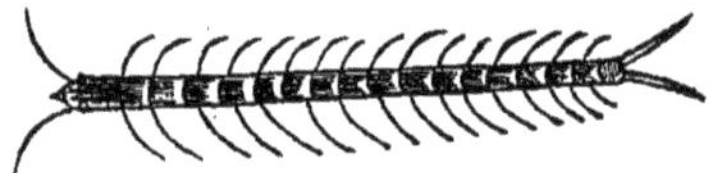

IV. *Hippuris animata.*

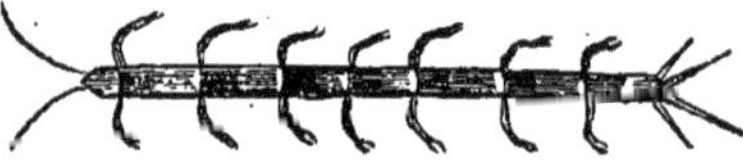

Fig. 35. — Insectes nés de petits fragments de bois, d'après le P. Kircher.

Pendant tout le Moyen Age, dans les sciences physiques et naturelles, comme en philosophie, les ouvrages d'Aristote ont force de loi. En ce temps-là, l'homme n'essaie même pas de résoudre par lui-même les problèmes que lui posent les phénomènes naturels, il en cherche la solution dans les œuvres de ses maîtres, ou dans Aristote ; or ses maîtres directement ou indirectement furent les Arabes qui avaient puisé dans le philosophe grec tout leur esprit de spéculation.

L'anecdote suivante prouve la chose jusqu'à l'évidence. Un jour un élève vint dire à son maître qu'il avait vu des taches sur le disque du soleil : « Voilà une découverte très intéressante, dit le maître, je vais y réfléchir, revenez m'en entretenir demain. » Or le lendemain l'élève obtint cette réponse typique : « Vous vous êtes trompé, j'ai relu tout Aristote, il n'y a pas de taches sur le soleil. » Le maître avait assurément raison de ne pas accepter sans contrôle l'observation du premier venu, mais il n'avait pu supposer un instant que l'on voulut regarder le moindre phénomène de ses propres yeux.

Sur la génération spontanée l'opinion du Moyen Age devait donc être, et fut, celle de l'Antiquité.

Le P. Kircher, dans son grand ouvrage *Mundus subterraneus,* explique comment les végétaux se transforment en animaux :

Conchæ anatiferæ ex arbore dependentes.

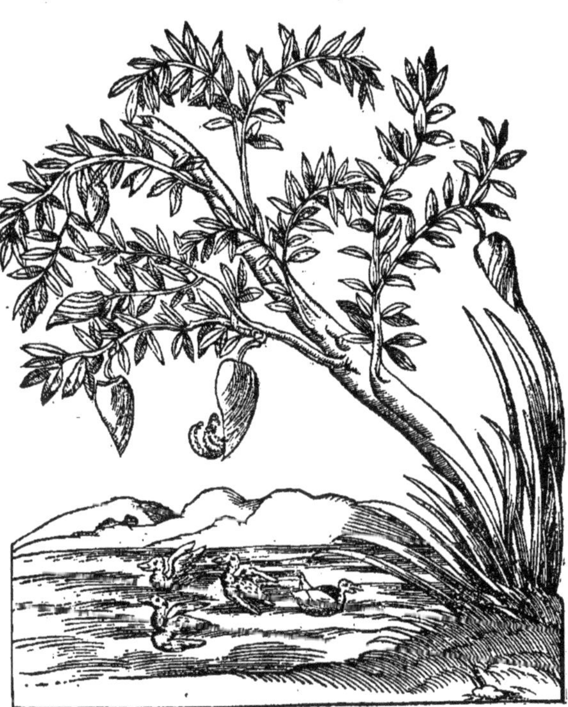

Fig. 36. — Oies bernaches nageant sous un arbre dont les fruits sont des Anatifes.

« J'ajouterai ceci qui est extraordinaire : parmi des petites branches de Liburnum, que l'on appelle vigne blanche, j'ai souvent trouvé un zoophyte (animal plante) ayant la démarche d'une araignée et dont le corps très mince est muni de six pieds et d'une tête de chenille ; en cherchant avec soin d'où pouvait provenir cet insecte, j'ai réussi à découvrir qu'il était né de petites branches fructifiées dudit Liburnum, envahies par la putréfaction : et c'est bien des fois que j'ai pu saisir cet animal né sur une branche encore verte, aussi est-ce à bon droit que je l'ai nommé zylophyte : j'en ai trouvé plusieurs, dont la partie postérieure du corps était encore en bois alors que la partie antérieure possédait la vie, qui les faisait mouvoir de côté et d'autre : j'en ai vu dont le milieu du corps, soutenu par des pieds, était identique au bois d'une petite branche de Liburnum, mais dont les pieds et la tête étaient déjà agités par la vie : aussitôt que toute la moelle de la petite branche et des six petits rameaux est transformée en être vivant, l'animal se sépare du tronc et s'avance à la manière des autres insectes hexapodes. Quand je fis voir à plusieurs des nôtres cette stupéfiante métamorphose, on ne peut dire à quel point ils admirèrent une aussi rare et aussi monstrueuse naissance, surtout quand ils virent la partie antérieure du corps mue par les pieds, tandis que la partie postérieure était encore attachée au tronc. La même chose se reproduit avec les branches d'Hippuris et avec d'autres pailles, comme le montrent les figures que je donne afin de ne rien omettre qui puisse satisfaire la curiosité du lecteur. » Ce sont ces figures que nous avons reproduites (fig. 35).

Ailleurs le P. Kircher, plein d'enthousiasme pour la génération spontanée, va jusqu'à dire qu'en ensemençant la terre avec de la poudre de serpent on peut faire une récolte de ces animaux.

Aldrovande (1522-1605), dans son grand ouvrage d'histoire naturelle, donne deux figures, que nous avons reproduites, destinées à montrer comment des oies bernaches peuvent, dans certains pays, naître comme des fruits sur les arbres. La fig. 36 représente un arbre dont les branches supportent des anatifes à la place de fruits, tandis que des bernaches nagent au-dessous. C'était en effet une croyance alors très répandue que les anatifes étaient les fruits d'un arbre (on sait depuis longtemps que ce sont des mollusques); la fig. 37 montre les diverses phases du développement d'une bernache dans la coquille d'un anatife, la légende placée sous cette figure résume les explications d'Aldrovande lui-même.

544 Vlyſsis Aldrouandi

Conchæ anatiferæ trunco adhærentes ex Lobelio.

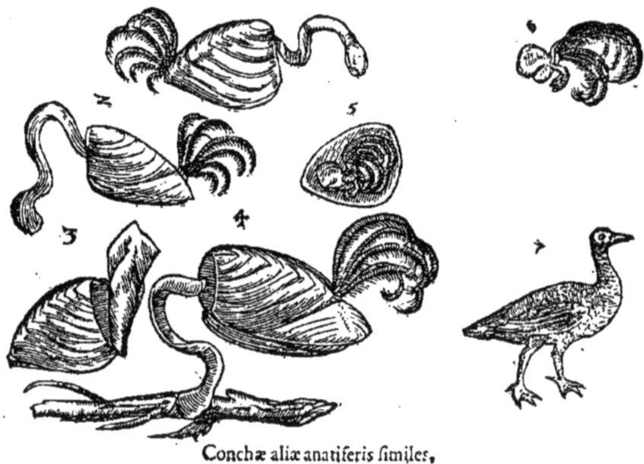

FIG. 37. — Comment une oie bernache naît d'un Anatife.

On se tromperait étrangement en s'imaginant que toutes ces idées burlesques ne pouvaient être, au XVIIe siècle, celles d'hommes intelligents et instruits.

Ne lit-on pas dans les œuvres du chirurgien de génie que fut Ambroise Paré :

« Boistuau en ses *Histoires prodigieuses* écrit : que lui étant en Avignon, un artisan ouvrant un cercueil de plomb d'un mort, bien couvert et soudé de façon qu'il n'y avait aucun air, fut mordu d'un serpent qui était enclos dedans, la morsure duquel était si venimeuse qu'il en cuida mourir. L'on peut bien donner raison de la naissance et de la vie de cet animal : c'est qu'il fut engendré de la pourriture du corps mort.

« Baptiste Léon écrit pareillement que du temps du pape Martin cinquième fut trouvé en une grande pierre solide un serpent vif enclos, n'y ayant aucune apparence de vestige par lequel il dut respirer.

« En cet endroit je veux citer une semblable histoire. Étant en une mienne vigne près le village de Meudon, où je faisais rompre de bien grandes et grosses pierres solides, on trouva au milieu de l'une d'icelles un gros crapaud vif et n'y ayant aucune apparence d'ouverture : et m'émerveillai comme cet animal avait pu naître, croître et avoir vie. Lors le carrier me dit qu'il ne s'en fallait émerveiller, parce que plusieurs fois il avait trouvé de tels et autres animaux au profond des pierres, sans apparence d'aucune ouverture. On peut aussi donner raison de la naissance et vie de ces animaux : c'est qu'ils sont engendrés de quelque substance humide des pierres, laquelle humidité putréfiée produit telles bêtes. »

Même dans la première moitié du XVIIe siècle Van Helmont (1577-1644), homme fort instruit pour son temps, indique une manière bien curieuse de se procurer des souris à volonté : « Si, dit-il, un vase renfermant du blé est bien fermé avec une chemise sale, au bout de peu de jours (soit 21) un ferment venant de la chemise, transformé par l'odeur des grains, change en souris le blé lui-même... Cela est d'autant plus admirable que les souris venant du blé et de la chemise ne sont pas petites, ne sont plus à la mamelle, ni minuscules, ni avortées, mais sont très bien formées et peuvent sauter. »

La génération spontanée dans les temps modernes

Les précurseurs de Pasteur et leurs contradicteurs. — Avec l'esprit nouveau qui au XVIIe siècle anime les sciences, la scène change. Pascal, Galilée, Leuwenhoek, Swammerdam et autres, n'acceptent plus aveuglément les idées des Anciens, ils veulent regarder les choses avec leurs propres yeux, et les regarder de très près. Cette nouvelle manière de concevoir les sciences d'observation, qui allait si fort étendre le champ des connaissances humaines, devait être néfaste à la croyance en la génération spontanée ; elle l'eût été très rapidement, si un jour le microscope n'était venu donner un regain d'actualité aux opinions anciennes que tous abandonnaient.

On eut en effet très vite la conviction qu'aucun animal élevé en organisation ne pouvait se multiplier par hétérogénie ; seule la genèse de quelques êtres, des vers intestinaux, des poux, restait douteuse ; mais selon toute probabilité, elle ne l'eût point été longtemps, si les animalcules microscopiques n'étaient venus se jeter à la traverse. Quelle origine en effet attribuer à tous ces êtres infiniment petits, qui en quelques heures se comptent par légions dans les bouillons de viande, dans les infusions de plantes ? Vous mettez aujourd'hui quelques brins de foin à macérer dans de l'eau que des observations microscopiques, aussi multipliées qu'il vous plaira, vous montrent absolument dénuée d'êtres vivants, demain cette eau fourmillera d'êtres de formes les plus diverses. D'où voulez-vous qu'ils viennent, disaient tous les hétérogénistes, si ce n'est du foin qui, au contact de l'eau, leur a donné naissance ? Et plusieurs d'ajouter : du moment que les animalcules naissent par génération spontanée, quelle impossibilité que les vers intestinaux, les poux en fassent autant ? Et voilà comment les infiniment petits vinrent tout remettre en question.

La discussion fut chaude. Prenons-la au début, elle en vaut la peine.

Redi, Harvey et leurs contemporains. — La première attaque contre la doctrine de la génération spontanée se produisit en Italie ; ce fut un membre de l'*Academia del cimento* ou Académie de l'expérience, qui la poussa.

Qui n'a vu, certains jours d'été par une forte chaleur, des morceaux de viande se couvrir en quelques heures de petits vers blancs ? Ces vers, disait-on il y a trois cents ans, naissent de la viande dont les particules, vivantes quelques jours auparavant, s'organisent à nouveau et deviennent des animaux. A cette explication s'attaqua Redi, membre de la célèbre Académie dont nous avons parlé.

Redi, ayant remarqué que les vers ne paraissent pas sur la viande si des mouches ne sont venues se poser sur elle, eut l'idée d'en envelopper un morceau d'une gaze et de l'abandonner à lui-même. Quelle ne fut pas sa satisfaction en voyant les mouches, auxquelles l'accès de la viande était interdit, venir pondre leurs œufs sur la gaze, ces œufs éclore et des vers grouiller sur la gaze, vers qui n'étaient, et n'avaient jamais été, au contact de la viande. Ceux-ci ne provenaient donc point d'une génération spontanée, ils avaient pour parents des mouches ; ils se transformaient eux-mêmes en mouches en devenant adultes : aucune différence entre leur origine et celle des autres êtres vivants.

L'expérience était topique, elle entraîna les convictions et, en détruisant l'explication généralement admise d'un fait très connu, elle ébranlait la croyance à la génération spontanée ; comment s'étonner qu'elle ait eu un grand retentissement ?

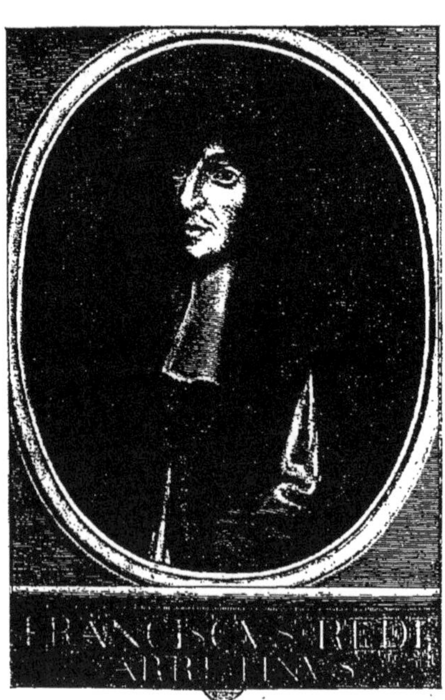

Fig. 38. — Redi.

Il est curieux de remarquer, en passant, que l'opinion de Redi avait été celle d'Homère plusieurs centaines d'années auparavant, comme le fit remarquer le Dr Bastian, l'un des contradicteurs de Pasteur. Achille, auprès du corps de Patrocle, répond à Thétis qui lui apporte les armes forgées par Vulcain : « Je vais m'armer à l'instant. Mais je crains que les mouches pénètrent dans les blessures du brave fils de Menoitios, y engendrent des vers et, souillant ce corps où la vie est éteinte, corrompent tout le cadavre. » (Iliade, traduction Leconte de Lisle.)

Redi, s'appuyant sur le résultat précis d'une expérience bien faite, avait pu être fort affirmatif : tout naturellement, quand l'expérience lui fit défaut, il le fut moins ; ainsi, après avoir reconnu que l'organisation des vers intestinaux leur permet de se reproduire par œufs, il ne voit pas d'impossibilité à ce qu'ils naissent spontanément dans l'intestin de leur hôte ; il croit cependant que les poux des quadrupèdes et des oiseaux proviennent d'œufs pondus par des poux semblables à eux et c'était là une vue bien avancée pour l'époque, car même au commencement du XIXe siècle, nombre de gens seront d'avis contraire.

S'il est un homme que l'on se croirait de prime abord autorisé à ranger parmi les plus ardents adversaires de la génération spontanée, c'est à coup sûr le médecin anglais Harvey, dont on connaît le célèbre axiome : « *Omne vivum ex ovo.* » — Tout être vivant provient d'un œuf. — Mais en lisant avec soin ses œuvres, on s'aperçoit que, loin d'avoir été un adversaire de l'hétérogénie, il en fut presque un partisan ; le mot œuf n'avait pas en effet pour lui le même sens que pour nous, Harvey entend par œuf tout ce qui peut donner naissance à un être doué de vie, par exemple, des excréments putréfiés,

Un élève de Redi, Vallisnieri, se montra encore plus intransigeant que son maître en déniant tout rôle à la génération spontanée dans la multiplication des êtres vivants.

Telle fut aussi l'opinion de Swammerdam (1637-1680), si célèbre par ses études sur les métamorphoses des insectes, et celle de Réaumur (1683-1757), quelques années plus tard.

En somme jusqu'au milieu du XVIIIe siècle, les investigations des savants sur l'origine des êtres avaient seulement porté sur des animaux relativement élevés en organisation ; elles avaient été funestes aux hétérogénistes à tel point que beaucoup, étendant aux êtres microscopiques, ou animalcules, ce qui n'avait été prouvé que pour les animaux proprement dits, croyaient à l'impossibilité de leur génération spontanée. Ainsi, dans son *Traité du microscope mis à la portée de tout le monde,* l'Anglais Backer, membre de la Société Royale de Londres, écrivait en 1743 :

« Rien ne paraît maintenant plus contraire à la raison que d'attribuer au hasard et à l'ordure, l'uniformité, la régularité et la beauté d'une créature, de vouloir que deux principes aussi misérables puissent produire en différents endroits des millions de végétaux de la même espèce, exactement semblables, même dans les moindres particularités, ou ce qui est encore plus étonnant, de prétendre qu'une matière morte et corrompue et un hasard aveugle et incertain puissent créer des animaux vivants, leur donner un cerveau, former les nerfs qui y prennent leur origine, composer un contraste de muscles, leur donner des yeux, un poumon, un cœur, un estomac, des entrailles et toutes les autres parties qui composent ces petits animaux et cela non pas d'une manière grossière, malpropre, bizarre, sans dessein et imparfaite, mais avec une subtilité, délicatesse, perfection et constance, qui est bien au-dessus de ce que les arts les plus parfaits peuvent imiter. Telle était néanmoins l'opinion non seulement des ignorants et du peuple grossier, mais des plus savants et des plus graves philosophes des siècles passés...

« J'aimerais autant dire, comme le remarque l'Auteur du spectacle de la Nature, que les rochers et les forêts engendrent des ours et des éléphants que d'avancer qu'un morceau de fromage produit des mites. Les ours naissent et vivent dans les bois et les mites dans le fromage, mais les uns et les autres doivent leur être à d'autres animaux. »

Cependant, il faut bien l'avouer, en ce qui concerne les infiniment petits, aujourd'hui nos microbes, la question de génération était fort obscure, n'ayant point été résolue, ni seulement abordée, par l'expérience ; l'opinion de chacun était encore affaire d'impression ou plutôt de passion. Le microscope, fort perfectionné depuis un siècle, permettait de faire constamment de nouvelles découvertes dans le domaine de l'histoire naturelle ; il montrait notamment des êtres en quantité innombrable là où on n'eût jamais soupçonné l'existence d'un seul. Rien donc de plus naturel qu'auprès de gens se refusant à attribuer aux animalcules une origine différente de celle des autres animaux, il y en eut nombre d'autres pour leur dire : « Nous serons de votre avis quand vous nous aurez expliqué la genèse de ces êtres aussi clairement que Redi nous a expliqué celle des vers de la viande. » Malheureusement les microbes sont des êtres délicats à manier et les expériences sur eux difficiles à réaliser ; celles qui furent tentées étaient boiteuses et ne satisfaisaient guère que leur auteur. Le mode expérimental de Redi avait été repris : on avait essayé d'empêcher les œufs des animalcules de tomber de l'air dans les infusions en recouvrant celles-ci d'une mousseline ; mais, comme on peut s'y attendre, le résultat avait laissé à désirer.

« J'ai, écrit Backer dans l'ouvrage que nous avons cité plus haut, trouvé constamment que si l'infusion de poivre, de foin est couverte d'une mousseline, ou d'une autre toile fine, il ne s'y produit que très peu d'animaux mais que si l'on ôte cette couverture, elle est dans peu de jours pleine de vie... Comme les œufs de ces petites créatures sont moins pesants que l'air, il peut se faire qu'il en flotte continuellement des millions dans l'air et que, étant portés indifféremment de tous les côtés, il en périsse un grand nombre dans des endroits qui ne conviennent pas à leur nature... Il y a des gens qui s'imaginent que les œufs de ces petits animaux sont logés dans le poivre, dans le foin ou dans toutes les autres matières que l'on met dans l'eau : mais si cela était je ne saurais comprendre comment une si petite couverture d'une toile fine, qui n'empêche pas l'air de pénétrer, pourrait empêcher ces œufs d'éclore : on doit conclure que c'est là une illusion. »

N'avait-on pas beau jeu à répondre à Backer : « Que valent vos explications, puisque de votre propre aveu, vos infusions couvertes de mousseline ne restent pas stériles ? »

Needham, Buffon et Spallanzani. — Les choses en étaient là, quand eut lieu une discussion du plus haut intérêt entre deux hommes de grande valeur, l'un prêtre irlandais, l'autre prêtre italien, l'abbé Needham et l'abbé Spallanzani. Cette discussion mérite de nous arrêter d'autant plus qu'elle fut, si l'on peut dire, la répétition générale de celle qui, cent ans plus tard, se produira entre Pasteur et ses contradicteurs. Comme elle, elle portera sur l'origine des animalcules des infusions, et sera abordée par les mêmes moyens expérimentaux. Un léger défaut de technique laissera en suspens pendant un siècle la solution d'un problème posé alors avec toute la netteté désirable.

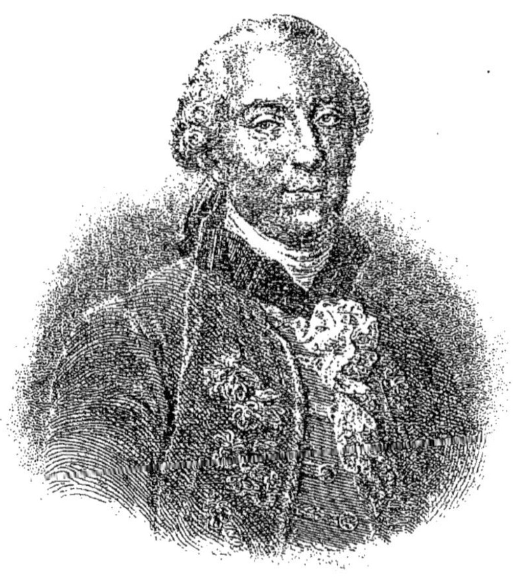

Fig. 39. — Buffon.

Pour démontrer d'une manière irréfutable que les êtres infiniment petits pouvaient naître par génération spontanée, Needham résolut de prendre une infusion complètement privée de germes organisés, de la conserver pendant quelques jours à l'abri des germes de l'air et de la mettre alors sous les yeux de tous les sceptiques qui, la voyant peuplée d'animalcules malgré les précautions prises, seraient bien obligés de s'avouer vaincus. Programme parfait, mais difficile à exécuter. Needham mit dans ses expériences beaucoup d'originalité et de talent : il enferma ses infusions dans des vases absolument clos, chauffa ceux-ci pour y détruire les germes qu'ils pouvaient contenir et les abandonna ensuite au repos pendant quelques jours. Quand il les ouvrit, il en trouva le liquide très riche en animalcules. « Or, disait Needham, la chaleur a tué tous les germes qui pouvaient exister au début dans l'infusion, germes provenant des parois du vase, de l'eau, des matières infusées ou bien de l'air : le vase étant hermétiquement clos, rien de vivant n'a pu s'y glisser après le chauffage, il est donc évident que les germes que nous y trouvons sont nés par génération spontanée. »

Ce qui était neuf dans les expériences de Needham, c'était la manière de priver de germes les infusions en les soumettant en vases clos à l'action de la chaleur. Le mode expérimental fit du reste fortune ; l'emploi de la chaleur est constant pour la stérilisation des milieux de culture dans les laboratoires de microbiologie.

On ne pouvait suspecter le talent ni la loyauté de Needham, qui était, écrit Pasteur, « observateur habile et prêtre catholique d'une foi vive, circonstance qui, dans un tel sujet, s'offrait comme garant de la sincérité de ses convictions » : aussi l'admira-t-on beaucoup.

« Deux années ne s'étaient pas écoulées depuis la publication de ses recherches que la Société royale de Londres l'admettait au nombre de ses membres. Plus tard il devint l'un des huit associés de l'Académie des sciences.

« Mais ce fut surtout par l'appui qu'il reçut du système de Buffon sur la génération, que l'ouvrage de Needham eut un grand retentissement.

« Les trois premiers volumes de Buffon de l'édition in-4° publiée de son vivant parurent en 1749. C'est dans le second volume de cette édition, quatre années après le livre de Needham, que Buffon expose son système des molécules organiques et qu'il défend l'hypothèse des générations spontanées. Il est présumable que les résultats de Needham eurent une grande influence sur les vues de Buffon, car c'est à l'époque même où l'illustre naturaliste rédigeait les premiers volumes de son ouvrage, que Needham fit un voyage à Paris, durant lequel il fut le commensal de Buffon et pour ainsi dire son collaborateur. » (Pasteur)

Voilà Buffon descendu dans l'arène à la suite de Needham, il a en mains les résultats des expériences qu'il a faites avec lui et, de sa haute autorité, consacre l'existence de la génération spontanée :

« Mes recherches et mes expériences, dit-il, sur les molécules organiques démontrent qu'il n'y a point de germes préexistants, et en même temps elles prouvent que la génération des animaux et des végétaux n'est pas univoque : qu'il y a peut-être autant de germes soit vivants, soit végétaux, qui se produisent par l'assemblage fortuit des molécules organiques, qu'il y a des animaux ou végétaux qui peuvent se reproduire par une succession constante de générations... »

La génération spontanée, qui avait trouvé en Needham un défenseur des plus avisés, trouvait au même moment un adversaire non moins avisé en l'abbé Spallanzani (1729-1799). C'était un homme d'un rare talent, « l'un des plus habiles physiologistes dont la science puisse s'honorer, le plus ingénieux, le plus difficile à satisfaire. » (Pasteur) Spallanzani comprit vite que ce n'était pas avec des mots qu'il pouvait répondre à

Needham, mais bien avec des faits ; il fallait le suivre sur son terrain et le combattre avec ses armes. « Dans plusieurs villes d'Italie, dit-il, on a vu des partis formés contre l'opinion de M. Needham, mais je ne crois pas que personne ait jamais songé à l'examiner par la voie de l'expérience. »

C'est ce qu'il fit : il accumula expériences sur expériences et, en 1765, publia à Modène la réfutation des faits avancés par Needham et des théories de Buffon.

Il prenait le problème tel que l'avait posé Needham, et il admettait que, si les expériences du savant anglais étaient exactes, ce problème était résolu :

« M. de Needham, dit-il, nous assure que les expériences ainsi disposées ont toujours réussi fort heureusement entre ses mains, c'est-à-dire que les infusions ont montré des *Infusoires* et que c'est ce qui a mis le sceau à son système.

« Si, après avoir purgé par le moyen du feu, et les substances que l'on met dans les vases, et l'air contenu dans ces mêmes vases, on porte encore la précaution jusqu'à leur ôter toute communication avec l'air ambiant, et que malgré cela, à l'ouverture des fioles, on y trouve encore des animaux vivants, cela deviendra une forte preuve contre le système des ovaires : *j'ignore même ce que ses partisans pourront y répondre.* »

Mais, ajoute Spallanzani, les expériences de Needham ne donnent pas les résultats qu'il avance : entre mes mains les infusions chauffées en vases clos restent inféondes, il ne s'y développe pas d'animalcules. Le système de Needham est donc faux, la génération spontanée n'existe pas.

Comme bien on pense, Needham ne s'avoua pas battu ; il maintint ses positions : si Spallanzani n'avait point obtenu les mêmes résultats que lui c'est qu'il s'y était mal pris, et il précisa :

« Spallanzani a scellé hermétiquement dix-neuf vases, remplis de différentes substances végétales, et il les a fait bouillir ainsi fermés pendant l'espace d'une heure. Mais de la façon qu'il a traité et mis à la torture ses dix-neuf infusions végétales il est visible que non seulement il a beaucoup affaibli, ou peut-être totalement anéanti la force végétative des substances infusées, mais aussi qu'il a entièrement corrompu, par les exhalaisons et par l'ardeur du feu, la petite portion d'air qui restait dans la partie vide de ses fioles. Il n'est pas étonnant par conséquent que des infusions ainsi traitées n'aient donné aucun signe de vie. Il en devait être ainsi.

« Voici donc ma dernière proposition et le résultat de tout mon travail en peu de mots : Qu'il se serve en renouvelant ses expériences de substances suffisamment cuites pour détruire tous les prétendus germes que l'on croit attachés aux substances mêmes ou aux parois intérieures, ou flottant dans l'air du vase : qu'il scelle ses vases hermétiquement en y laissant une certaine portion d'air sans le bouleverser : qu'il les plonge ensuite dans l'eau bouillante pendant quelques minutes, le temps seulement qu'il faut pour durcir un œuf de poule et pour faire périr les germes : en un mot qu'il prenne toutes les précautions qu'il voudra, pourvu qu'il ne cherche qu'à détruire les prétendus germes étrangers qui viennent du dehors, et je réponds qu'il trouvera toujours de ces êtres vitaux microscopiques en nombre suffisant pour prouver mes principes. S'il ne trouve à l'ouverture des vases, après les avoir laissé reposer le temps nécessaire à la génération de ces corps, rien de vital ni aucun signe de vie, en se conformant à ces conditions, j'abandonne mon système et je renonce à mes idées. C'est, je crois, tout ce qu'un adversaire judicieux peut exiger de moi. »

Needham reprochait donc à Spallanzani de trop chauffer ses ballons, ce qui viciait l'air qu'ils renfermaient et détruisait la force végétative des infusions. « La première de ces objections était acceptable bien qu'elle manquât de force et de précision à une époque où la composition de l'air était inconnue ([1]). Mais que dire de la seconde ? La force végétative des liqueurs ne rappelait-elle pas invinciblement la vertu dormitive de l'opium, ridiculisée cent ans auparavant par Molière ? Cette étrange conception a pourtant fait fortune... elle a servi de drapeau. Dans les discussions sur les générations spontanées, s'il s'est toujours trouvé des savants qui, comme Spallanzani, se sont efforcés de ne jamais aller au delà de l'expérience, il y en a toujours eu aussi qui, comme Needham, n'ont jamais hésité, en un besoin pressant, à recourir à la *force végétative,* à la *vertu génésique* des infusions, ou à d'autres conceptions non moins vagues et chimériques. Là comme partout, il y a la tribu de ceux qui aiment à se gargariser avec des mots. » (Duclaux)

Que répondit Spallanzani aux objections de Needham ? En somme rien de plus que ce qu'il avait dit dans ses premiers écrits. Il refit de très nombreuses expériences, d'où se dégagea cette conclusion : si l'on chauffait peu les infusions elles se comportaient comme celles de Needham, si on les chauffait beaucoup, elles se comportaient comme les siennes, donc Needham ne chauffait pas assez pour tuer les germes et il n'y avait pas de génération spontanée.

« Nous sommes donc portés à croire, dit-il, que ces animalcules tirent leur origine des germes qui y — dans les vases renfermant les infusions — sont renfermés, qui résistent pendant un certain temps à la violence du feu, mais qui à la fin y succombent ; et comme les animalcules des ordres supérieurs naissent seulement lorsque la chaleur a été beaucoup plus faible, il faut croire que les germes des animalcules d'ordre supérieur sont affectés beaucoup plus tôt que ceux des animalcules du dernier ordre. D'où il faudra conclure que cette foule des animalcules des ordres supérieurs qui se manifestent dans des infusions faites dans des vases ouverts, non seulement exposés à l'action de l'eau bouillante, mais encore à toute l'activité de la flamme d'un réverbère, il faudra, dis-je, conclure que cette foule d'animalcules d'ordres supérieurs y paraît alors, non parce que les germes ont résisté à une si grande chaleur, mais parce que de nouveaux germes se sont joints aux infusions après la cessation du feu. »

Spallanzani avait-il réussi les expériences qui devaient forcer Needham à abandonner ses idées ? Évidemment non, la lutte restait indécise, il n'y avait ni vainqueur ni vaincu, et l'on conçoit que les deux adversaires aient couché sur leurs positions.

Le mot de la fin n'était pas dit : il devait se faire attendre un siècle encore. Mais la querelle avait eu une importance considérable : elle avait limité le champ du débat, et quand, au XIXe siècle, la discussion sera reprise, pour être cette fois définitivement close, elle le sera sur les bases que lui avaient données Needham et Spallanzani. C'est à dessein que j'ai employé le mot « reprise », car si, dans les années qui séparent Spallanzani de Pasteur, la question des générations spontanées est toujours restée à l'ordre du jour, si même, il faut le reconnaître, elle a donné lieu de loin en loin à des expériences qui la serraient de plus en plus près, à aucun moment elle n'a provoqué de ces controverses passionnées auxquelles prend part le public lui-même.

Car le public était loin d'être resté indifférent à la lutte entre Needham et Spallanzani !

([1]) Lavoisier ne découvrit la composition de l'air qu'en 1774 : or c'est en 1769 que parut l'édition française des œuvres de Spallanzani, accompagnée des notes de Needham, qui en infirmaient les conclusions.

« Dans un opuscule de 1769, intitulé : *Les singularités de la nature,* Voltaire, qui avait un tempérament de journaliste, s'amusa de Needham, qu'il transforma en Irlandais et en jésuite pour égayer un peu la galerie. Plaisantant cette prétendue race d'anguilles qui naissent dans du jus de mouton bouilli, il disait :

« Aussitôt plusieurs philosophes s'efforcèrent de crier merveilles, et de dire : il n'y a point de germe, tout se fait, tout se régénère par une force vive de la nature. C'est l'attraction, disait l'un ; c'est la matière organisée, disait l'autre ; ce sont des molécules organiques vivantes qui ont trouvé leurs moules. De bons physiciens furent trompés par un jésuite. »

« Dans ces pages écrites d'une plume légère, il ne restait rien de ce que Voltaire appelait « la méprise ridicule, les malheureuses expériences de Needham, si bien convaincues de fausseté par M. Spallanzani et rejetées de quiconque a un peu étudié la nature. » « Il est démontré aujourd'hui aux yeux et à la raison, disait-il, qu'il n'est ni de végétal, ni d'animal qui n'ait son germe. » Dans son Dictionnaire philosophique, au mot Dieu : « Il est bien étrange, remarquait Voltaire, que les hommes en niant un créateur se soient attribué le pouvoir de créer des anguilles. » (Vallery-Radot.)

De la lutte entre les savants le public avait retenu une chose, c'est qu'en chauffant suffisamment en vase clos des infusions de viande ou de légumes on pouvait les conserver indéfiniment sans craindre leur altération ; il y avait donc possibilité de mettre en temps d'abondance des substances alimentaires en réserve et de les garder jusqu'au moment où viendrait la disette. Une grande industrie, celle des conserves alimentaires, allait naître. N'est-ce pas le cas de rappeler ici ce que nous écrivions au début de ce livre, en rappelant les propres paroles de Pasteur : on ne peut savoir *a priori* si une recherche théorique aura un résultat pratique ou non. L'étude des générations spontanées, exclusivement spéculative, sera fertile en plus d'un enseignement de ce genre ; chacun des pas qu'elle fera réellement en avant, sera marqué par une application plus ou moins importante.

Les conserves alimentaires du confiseur Appert

A la fin du XVIIIe siècle un confiseur de Paris, Appert, qui exerça sa profession rue des Lombards pendant 15 ans, réussit, après de nombreux essais, à préparer des conserves de toutes les substances alimentaires, viandes, volailles, légumes, fruits, etc. ; son procédé consistait à enfermer les aliments dans des vases hermétiquement clos qu'il chauffait dans l'eau bouillante.

Appert était-il au courant des travaux de Needham et de Spallanzani ? Il est probable qu'il en connaissait ce que tout le monde en savait de son temps, car il n'était point homme de science ; il s'intitule lui-même dans le livre qu'il a publié en 1811 pour vulgariser ses procédés :

APPERT

Propriétaire à Massy (Seine-et-Oise) ; ancien confiseur et distillateur,
Élève de la bouche de la Maison Ducale de Christian IV.

Appert ne mit jamais en avant aucune question de priorité. « L'auteur, écrit-il, ne prétend pas être le premier qui ait conservé des petits pois en bouteilles, puisqu'il est à sa connaissance que, depuis plus de cinquante ans, on a fait plusieurs essais en ce genre. » (Rappelons que ces lignes datent de 1811, que le premier ouvrage de Needham est de 1745 et celui de Spallanzani de 1763.) Il prétendait seulement avoir rendu pratique une méthode qui, avant ses recherches, donnait bien souvent des déboires à ceux qui la voulaient appliquer.

De nombreuses tentatives lui enseignèrent un tour de main permettant de préparer à coup sûr des conserves alimentaires capables de rester plusieurs années inaltérées. Il monta alors une petite usine à Massy, en Seine-et-Oise, où il exploita industriellement son procédé. L'Administration de la marine apprécia ses produits et le récompensa en lui octroyant une somme de douze mille francs.

Appert, satisfait de voir son industrie prisée, voulut faire profiter tous ses concitoyens de son expérience et publia *Le Livre de tous les ménages*.

« L'auteur ne vous dit pas, écrit-il dans l'introduction, le procédé que je vous indique, je le tiens d'une bonne ménagère, mais il vous dit, je le tiens de quarante ans de travaux et de quarante années d'expérience, je vous en garantis le succès, bien entendu toutefois que vous suivrez exactement tous les moyens qui vous sont indiqués.

« L'auteur ne vous dit pas : *vous conserverez par ce procédé tels ou tels fruits, tels ou tels légumes* : mais il vous dit : à l'aide de ce procédé vous pouvez avec sécurité transporter dans votre cave tout ce que produit votre jardin, soit au printemps, soit dans l'été, soit dans l'automne : et après plusieurs années vous trouverez ces substances végétales aussi bonnes, aussi salubres, que lorsque vous veniez de les cueillir et par une sage prévoyance vous pouvez ainsi vous garantir des privations de la disette. »

« Ce procédé, ajoute-t-il encore, s'applique non seulement aux substances végétales, mais à toutes les substances animales : c'est-à-dire aux viandes de boucherie, aux poissons, au lait, au petit lait, aux œufs et généralement à tout.

. . . .

« Quel est au surplus l'intérêt actuel de l'auteur de cette découverte ? de vendre les substances qu'il a conservées ? Il en offre en effet aux consommateurs : mais son but est de faire jouir tous les établissements publics et particulièrement les marins et tous les ménages du fruit de ses longs travaux.

« La méthode n'a plus rien de caché : il l'a décrite, il entre dans les plus petits détails : il craint tant que l'inexpérience ne fasse manquer ses procédés, qu'il croit n'en avoir jamais assez dit pour prévenir jusqu'aux moindres inconvénients.

« C'est pour vous particulièrement qu'il a écrit, tendres et intéressantes mères, qui êtes pour vos familles une seconde providence. Hâtez-vous de mettre ces procédés en pratique, hâtez-vous de recueillir avec soin le superflu de ces fruits, de ces légumes, que les saisons favorables vous offrent en abondance et dont une maturité trop prompte va bientôt vous priver. Un jour viendra où dans le triste hiver, la bouche enflammée de vos enfants malades sera délicieusement rafraîchie par ces substances salutaires. Un jour viendra où vous offrirez avec une douce satisfaction ces légumes agréables et ces fruits délicats que votre prévoyance aura su conserver. Le plaisir commandera la reconnaissance, le bonheur de votre famille sera votre récompense ; et pour faire tant de bien il ne vous aura fallu que le vouloir.

« Mais, dira-t-on avec quelque impatience, quel est donc ce principe conservateur, qui opère tant de merveilles ?

« C'est la chaleur, c'est le feu.

« Ce principe si pur agit de la même manière et opère les mêmes effets sur toutes les substances alimentaires : c'est son action bienfaisante qui, en les dégageant du ferment toujours destructible, ou en les neutralisant, leur imprime ce sceau d'incorruptibilité si fécond en heureux résultats. »

Dans le cours de son livre Appert, pris d'enthousiasme pour son industrie, écrit ces lignes qui peignent l'homme :

« Je crois devoir rapporter ici un fait d'autant plus intéressant qu'il a eu lieu sans préméditation et qu'il s'est posé en présence du jury dégustateur à la table de l'amphitryon célèbre qui en est le secrétaire perpétuel de service près l'almanach des Gourmands.

« Nous en étions au café, on le voulait à la crème, elle avait été oubliée !!!!!

« Comment remédier à cet oubli. La cloche venait de faire retentir onze fois ses sons argentins, plus de crémières...

« Un heureux souvenir rappelle tout à coup à l'amphitryon qu'il devait avoir chez lui depuis deux ans, une bouteille de crème conservée par ma méthode.

« La demander, la chercher, la trouver et la déboucher, fut l'affaire d'un instant.

« On sert le café, ma crème y est mêlée... Mille félicitations, mille éloges me sont prodigués.

« Moitié de cette crème restait encore dans la bouteille. On veut connaître la qualité du beurre qu'on pourrait en extraire : je la manipule...

« Elle est à l'instant métamorphosée en beurre frais et excellent. Nouvel étonnement, nouveaux éloges...

« Un plaisant propose d'en faire une soupe à l'oignon : elle est faite, servie et savourée par tous les convives. L'auteur de la proposition en réclame une double dose, et le jury dégustateur termine sa séance en donnant à mes procédés et à ma méthode les témoignages de la plus vive satisfaction.

« Doutes orgueilleux, défiances injustes, routines aveugles, préjugés vulgaires, ignorance meurtrière, intérêts particuliers, cédez à l'évidence et rendez hommage au principe conservateur !!!!! »

Remarquez bien que vous n'êtes pas en face d'une de ces habiles réclames qui ornent la première page de nos journaux du XXe siècle. Appert est un inventeur qui, ayant foi en son procédé, a le grand désir de convaincre ses semblables de son utilité.

La génération spontanée pendant la première moitié du XIXe siècle. — Vous vous imaginez peut-être que nous nous sommes laissé entraîner bien loin de la question de la génération spontanée ; détrompez-vous ; nous en sommes en réalité tout près et nous y rentrons d'un mot.

Pourquoi les conserves préparées par le procédé Appert demeurent-elles inaltérées ? Parce que vous avez en les chauffant tué les germes qu'elles pouvaient renfermer, eût dit Spallanzani ; parce que vous en avez altéré l'air par le chauffage, eût dit Needham. Or, au début du XIXe siècle, on pouvait savoir qui des deux avait raison ; Lavoisier avait passé dans la science et, entre autres travaux mémorables, avait fixé la composition de l'air. Gay-Lussac (1778-1850), si célèbre par ses travaux de chimie, se résolut, en 1810, à examiner l'air des conserves d'Appert, et ses expériences lui montrèrent que cet air n'était pas normal.

« On peut se convaincre, dit-il, en analysant l'air des bouteilles dans lesquelles les substances (bœuf, mouton, poisson, champignons, moût de raisin) ont été bien conservées, qu'il ne contient plus d'oxygène, *et que l'absence de ce gaz est par con-*

séquent une condition nécessaire pour la conservation des substances animales et végétales. »

Needham semblait donc avoir eu raison contre Spallanzani ; les idées qu'il avait défendues triomphaient sans conteste ; Gay-Lussac, en attribuant à l'oxygène un rôle particulier dans la décomposition des substances animales et végétales, allait exercer pendant bien des années une influence considérable tant sur la doctrine de la génération spontanée que sur la théorie des fermentations en général.

Par ailleurs, et peut-être sans s'appuyer sur les expériences de Gay-Lussac, nombre d'esprits distingués continuaient à croire à l'hétérogénie.

« La nature, disait le grand naturaliste Lamarck, à l'aide de la chaleur, de la lumière, de l'électricité et de l'humidité forme des générations spontanées ou directes à l'extrémité de chaque règne des corps vivants, où se trouvent les plus simples de ces corps. »

Dumas, l'illustre chimiste qui fut une des plus belles figures de la science française, partageait la même opinion ; cependant, apercevant encore dans la question bien des points obscurs, il souhaitait les voir éclaircis par des expériences bien faites, telles que la physique et la chimie permettaient de les concevoir.

En Allemagne, le grand savant Humboldt appuyait Bremser, fervent de l'hétérogénie jusqu'à attribuer à celle-ci la naissance des poux, tandis qu'Ehrenberg, frappé de la complexité d'organisation des infusoires — les plus parfaits des animalcules des infusions — se refusait à regarder comme possible la formation spontanée de tels êtres.

Mais, pour intéressantes que soient ces opinions de grands savants, elles ne sauraient arrêter longtemps ; ne reposant pas sur des faits expérimentaux nouveaux ou sur une manière nouvelle de concevoir ceux anciennement connus, elles ne sont que l'expression du sentiment personnel de leur auteur et n'ont point le caractère d'impersonnalité inhérent à toute doctrine vraiment scientifique.

Tout autres sont les travaux dont nous nous occupons maintenant.

Au mois de février 1837, le Docteur Schwann réalisa une expérience fort ingénieuse. Il chauffa un morceau de viande dans un ballon comme l'avait fait Spallanzani ; mais, après refroidissement, il fit arriver dans le ballon de l'air traversant un tube chauffé à une température voisine de 350°, et il constata au bout de plusieurs jours que le morceau de viande était resté inaltéré. Ce n'était donc pas la présence de l'oxygène qui empêchait la viande de se conserver ; l'argumentation de Gay-Lussac tombait d'elle-même ; cette fois Spallanzani avait raison et Needham tort. Malheureusement à côté de cette expérience si démonstrative sur la viande, il y en eut d'autres qui le furent beaucoup moins sur la levure, et le Docteur Schwann conclut ainsi :

« Pour la fermentation alcoolique, comme pour la putréfaction, ce n'est pas l'oxygène, du moins l'oxygène seul, de l'air atmosphérique qui les occasionne, mais un principe renfermé dans l'air ordinaire et que la chaleur peut détruire. » Vraie conclusion de savant qui ne veut pas aller plus loin que les résultats de ses expériences ne le lui permettent.

Schwann faisait arriver sur la viande chauffée de l'air ayant sa composition normale, mais de l'air chauffé. Schroeder et Dusch voulurent, en 1854, refaire l'expérience avec de l'air n'ayant pas subi l'action du feu : se rappelant l'expérience de Rèdi sur la viande garantie de l'accès des mouches par une gaze, et toutes les tentatives faites pour empêcher l'altération des infusions en les recouvrant d'une mousseline, ils eurent l'idée de faire passer l'air qui entrait dans leur ballon chauffé, au travers d'un tube renfermant des tampons d'ouate ou de coton, pour le débarrasser de toutes les particules qu'il pouvait tenir en suspension. Des ballons ainsi préparés, contenant de la viande et de l'eau ou du moût de bière, restaient inaltérés pendant plusieurs semaines, tandis que ceux contenant du lait ou de la viande privée d'eau, devenaient au bout de très peu de temps le siège d'une putréfaction intense.

En présence de ces faits contradictoires, Schroeder et Dusch ne purent formuler de conclusions fermes, et, en 1859, Schroeder ayant fait seul de nouvelles expériences sur ce sujet se contenta de dire :

« Je ne hasarderai pas d'essayer l'explication théorique de ces faits. On pourrait admettre que l'air frais renferme une substance active, qui provoque le phénomène de fermentation alcoolique et de putréfaction, substance que la chaleur détruirait, ou que le coton arrêterait... Faut-il regarder cette substance active comme formée de germes organisés microscopiques disséminés dans l'air ? Ou bien est-ce une substance chimique encore inconnue ? Je l'ignore. »

Schroeder et Dusch n'ont pu être très affirmatifs ni dans un sens ni dans l'autre, mais c'est de leur mémoire que date l'usage de bouchons en coton dans les laboratoires de microbiologie ; en l'introduisant dans la technique, ils ont rendu un grand service aux expérimentateurs, qui ne leur en seront jamais trop reconnaissants.

Les hétérogénistes avaient souvent invoqué en faveur de leurs idées la genèse des vers intestinaux, c'est-à-dire de ces vers, *vers solitaires, ascares, oxyures,* qui se rencontrent si souvent dans l'intestin de l'homme et des animaux supérieurs. Or de 1850 à 1860 Siebel, Leuckart, Koelliker, Van Beneden parvinrent à découvrir l'évolution, souvent fort compliquée, de ces parasites. De cette complication jugez vous-même : les œufs du ver solitaire, qui se trouvent dans les déjections de l'homme, doivent, pour éclore, être avalés par un porc ; dans l'estomac de celui-ci leur coque est dissoute, et les embryons gagnent les muscles de l'animal ; là, ils s'entourent d'une coque et restent inertes, sous le nom de *cysticerques* ; le porc qui les héberge est dit *ladre* ; qu'un homme vienne à consommer cette viande ladre, insuffisamment cuite, ces *cysticerques* se transformeront dans son tube digestif en vers solitaires. Il est facile de comprendre combien ces faits devaient paraître mystérieux à ceux qui en ignoraient l'enchaînement. Ne voyant jamais les œufs absorbés par l'homme ou le porc avec leurs aliments, ils regardaient les parasites comme dérivant par génération spontanée des matières contenues dans le tube digestif.

La découverte de la vraie origine des vers intestinaux porta à la doctrine de la génération spontanée un coup très grave en lui enlevant un de ses deux appuis. En 1860, il ne lui en restait plus qu'un : l'origine des microbes. Pasteur en le lui arrachant va la perdre irrémédiablement. Ce ne fut cependant pas faute de défenseurs qu'elle sombra : précisément à ce moment critique, elle en trouva un en la personne d'un homme fort instruit et jouissant d'une grande notoriété, Pouchet, directeur du Museum d'histoire naturelle de Rouen.

Pouchet s'efforça de réfuter tous les arguments qui, depuis deux siècles, avaient été accumulés contre l'hétérogénie : il accumula expériences sur expériences et il en réunit les résultats dans un livre qu'il fit paraître en 1859. Que faut-il penser des expériences de Pouchet ?

L'esprit dans lequel elles ont été conçues est révélé par leur auteur lui-même : « Lorsque par la méditation, dit-il, il fut devenu évident pour moi que la génération spontanée était encore un des moyens qu'emploie la nature pour la reproduction des êtres, je m'appliquai à découvrir par quels procédés on pourrait en mettre les phénomènes en évidence. » « Je me figure, écrit Duclaux, que Pasteur, comme plus tard Tyndall, dut lire ces lignes avec stupéfaction. Ainsi voilà un savant qui demande à l'expérience de lui prouver une vérité qu'il considère d'avance comme sûre, que dis-je, comme *évidente*, bien qu'elle ne lui soit arrivée que par la *méditation !* Comme l'étrangeté d'esprit et l'étrangeté de langage sont ici bien d'accord. Tyndall a remarqué qu'il aurait fallu un frein bien puissant pour retenir un esprit aussi fortement prévenu. Or, non seulement Pouchet était incapable de subir celui qui sort d'une expérience bien faite, mais c'était un expérimentateur très médiocre, toutes les fois qu'il sortait du domaine de l'histoire naturelle et qu'il arrivait dans un laboratoire. On reste interloqué devant quelques-uns de ses appareils. C'est ainsi par exemple qu'il n'hésite pas un instant à envoyer un courant de vapeur d'eau au travers d'un tube desséchant contenant de la pierre ponce imbibée d'acide sulfurique. Mais, à côté de ces défauts comme savant, il avait, comme vulgarisateur et comme polémiste, des qualités remarquables, des connaissances étendues, une hardiesse d'affirmation qui traduisait une conviction sincère, une plume alerte qui écrivait sans se lasser. »

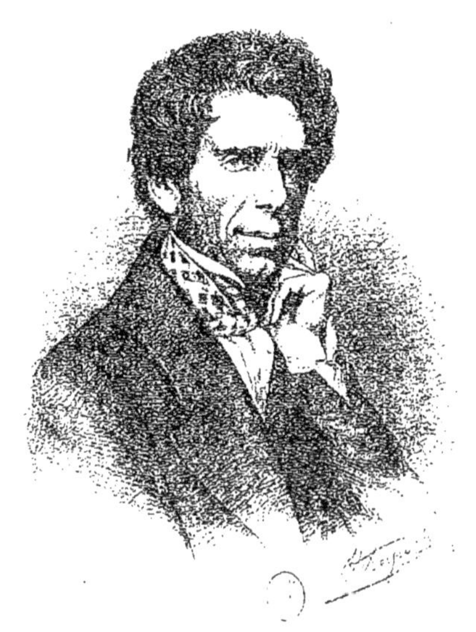

Fig. 40. — Pouchet, directeur du Muséum d'histoire naturelle de Rouen.

Pasteur et la génération spontanée. — Les expériences de Pouchet laissaient beaucoup à désirer : pourquoi ? c'est ce que l'Académie des sciences demanda aux savants d'étudier en proposant pour sujet de prix la question suivante :

« *Essayer par des expériences bien faites, de jeter un jour nouveau sur la question des générations spontanées.* »

La commission qui devait juger les mémoires était composée de MM. Geoffroy-

Saint-Hilaire, Brongniart, Milne-Edwards, Flourens rapporteur : elle demandait « des expériences précises, rigoureuses, également étudiées dans toutes leurs circonstances, et telles, en un mot, qu'il puisse en être déduit quelque résultat dégagé de toute confusion, née des expériences mêmes. »

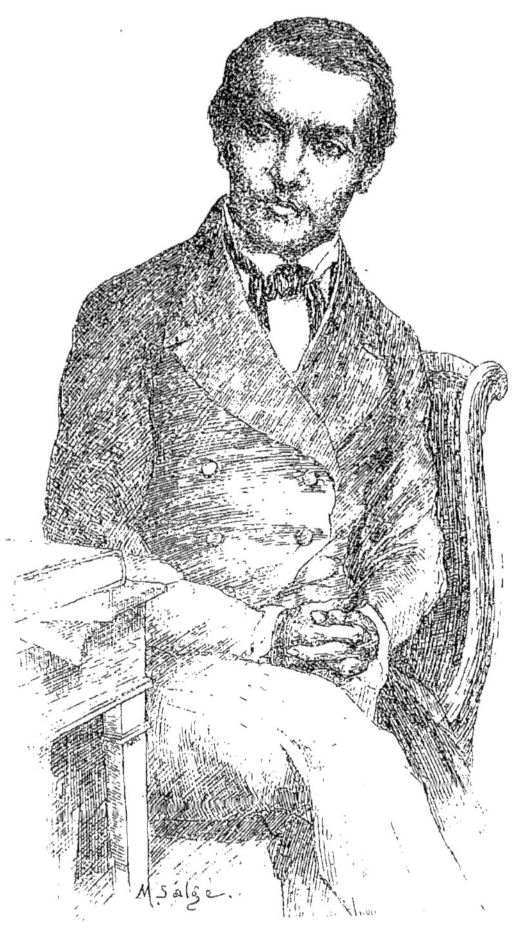

FIG. 41. — Pasteur en 1850.

Pourquoi Pasteur, alors âgé de trente-huit ans et déjà célèbre par tant de beaux travaux sur la minéralogie et sur les fermentations, tenta-t-il de répondre à la question posée par l'Académie ? Tout simplement parce que ses études sur les fermentations le portaient à ne pas croire à l'existence de générations spontanées. Il était convaincu de la *spécificité* des êtres microscopiques : pour lui chaque fermentation était causée par un animalcule particulier, et la logique qui empêchait, par exemple, d'attribuer aux mouches le miel des abeilles, interdisait aussi de regarder la fermentation alcoolique comme due au même organisme que la fermentation lactique (1) ; or la spécificité apparaissait à Pasteur comme une propriété solidement fixée dans les cellules, donc héréditaire, et par suite la génération spontanée lui semblait une chimère ; Pasteur était donc mis au pied d'un mur ; il n'avait d'autre alternative que le franchir ou s'avouer vaincu, c'est-à-dire renoncer à toutes les idées, fruits de ses longues recherches ; il n'hésita pas. Tout en voyant, mieux que personne, les difficultés du sujet et sentant combien l'on serait dur pour celui qui allait heurter de front une opinion courante, il se mit au travail avec confiance : « Il y a tant de passion et d'obscurités de part et d'autre, écrivait-il à cette

(1) Fermentation qui transforme le sucre en acide lactique.

époque à un de ses amis, qu'il ne faudra rien moins que la clarté d'un raisonnement d'arithmétique pour convaincre les adversaires de mes conclusions. J'ai la prétention d'arriver là. » (Pasteur; cité par Vallery-Radot.)

Cependant, tous ceux qui s'intéressaient à lui, à sa notoriété scientifique, ne le voyaient pas sans crainte s'engager dans une pareille voie.

Biot, le grand physicien, membre de l'Académie des sciences et de l'Académie française, aimait beaucoup Pasteur; ses travaux de cristallographie l'avaient enthousiasmé; n'écoutant que son affection pour lui, il ne lui cachait pas sa manière de voir : « Vous n'en sortirez pas, s'écriait-il. — J'essaierai, disait Pasteur timidement. » (Vallery-Radot.)

Puis, c'était Dumas, suivant depuis quarante ans avec passion les progrès de toutes les sciences, qui répondait à Pasteur lui disant le peu d'encouragement qu'il avait reçu de Biot : « Je ne conseillerais à personne de rester trop longtemps dans un pareil sujet. »

Pasteur y entra, y resta et s'en rendit maître.

Recherches de Pasteur sur les germes de l'air. — Avant de commencer ses expériences, Pasteur avait écrit à Pouchet que les conclusions de son livre « n'étaient pas fondées sur des faits d'une exactitude irréprochable. Je pense, ajoutait-il, que vous avez tort, non de croire à la génération spontanée (car il est difficile dans une pareille question de n'avoir pas une idée préconçue), mais d'affirmer la génération spontanée. Dans les sciences expérimentales on a toujours tort de ne pas douter alors que les faits n'obligent pas à l'affirmation... A mon avis la question est entière et toute vierge de preuves décisives. Qu'y a-t-il dans l'air qui provoque l'organisation? Sont-ce des germes? Est-un corps solide? Est-ce un gaz? Est-ce un fluide? Est-ce un principe tel que l'ozone? Tout cela est inconnu et invite à l'expérience. »

Pasteur se mit au travail et eut vite fait de déblayer le terrain; au bout de quelques semaines, le 6 février 1860, il pouvait, dans une courte note, donner à l'Académie des sciences la conclusion de ses premières recherches : « Gaz, fluides, électricité, magnétisme, ozone, choses connues ou choses occultes, il n'y a quoi que ce soit dans l'air, hormis les germes qu'il charrie, qui soit une condition de la vie. » (Pasteur.)

Qu'il y eût des germes dans l'air, la chose ne faisait de doute pour personne parce que c'était l'évidence même; la quantité de plantes et d'animaux inférieurs qui vivent à la surface du globe est beaucoup trop grande pour qu'il soit possible d'imaginer qu'aucun de leurs germes ne pût se trouver dans l'atmosphère. Pasteur et Pouchet étaient donc d'accord sur ce point. Mais Pouchet se livrait à des calculs savants pour prouver que ces germes ne pouvaient jouer aucun rôle dans l'apparition des animalcules des infusions. Songez, disait-il, que toute infusion, faite en tel lieu que vous voudrez, se peuple toujours en quelques heures; si vous admettez que ce sont les germes de l'air qui y amènent la vie, vous êtes forcé d'en supposer le nombre si grand qu'il dépasse l'imagination et « alors, s'écriait-il triomphalement, l'air dans lequel nous vivons, aurait la densité du fer. »

Les germes d'êtres organisés étaient-ils dans l'atmosphère aussi rares que le voulait Pouchet?

Pasteur se hâta de prouver que non et voici comment : dans un tube de verre (fig. 42) il met un tampon de coton-poudre modérément serré ; au moyen d'un aspirateur il fait, pendant vingt-quatre heures, passer dans ce tube un courant d'air lent, qui abandonne sur le coton-poudre toutes les particules solides qu'il renferme ; le tampon est ensuite dissous dans un mélange d'alcool et d'éther laissant intactes les particules solides ; celles-ci, rassemblées au fond de la liqueur et lavées à plusieurs reprises avec de l'eau, sont examinées au microscope. « On arrive ainsi, conclut Pasteur, à reconnaître qu'une petite bourre de coton exposée pendant 24 heures au courant d'air de la rue d'Ulm (le laboratoire de Pasteur était alors situé rue d'Ulm, à l'École Normale), pris à quelques mètres du sol, pendant l'été, après une succession de beaux jours, rassemble plusieurs milliers de corpuscules organisés pour une aspiration d'un litre d'air environ par minute. » (Pasteur.)

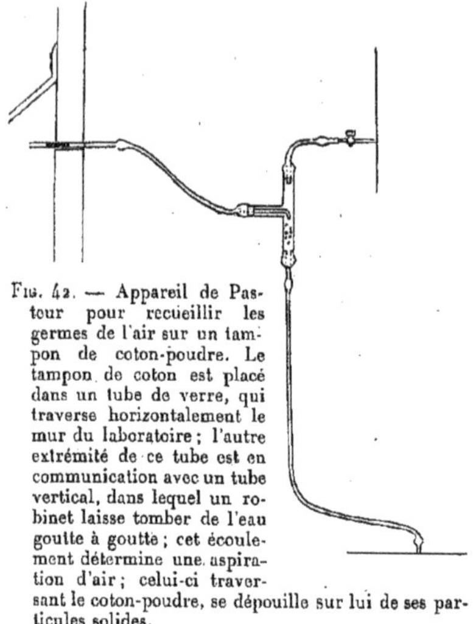

Fig. 42. — Appareil de Pasteur pour recueillir les germes de l'air sur un tampon de coton-poudre. Le tampon de coton est placé dans un tube de verre, qui traverse horizontalement le mur du laboratoire ; l'autre extrémité de ce tube est en communication avec un tube vertical, dans lequel un robinet laisse tomber de l'eau goutte à goutte ; cet écoulement détermine une aspiration d'air ; celui-ci traversant le coton-poudre, se dépouille sur lui de ses particules solides.

Les figures 43, 44, 45, extraites du mémoire de Pasteur, représentent des poussières recueillies à différents moments sur des bourres de coton ; sur ces figures, les corpuscules sphériques et ceux qui n'ont pas de forme géométrique sont organisés.

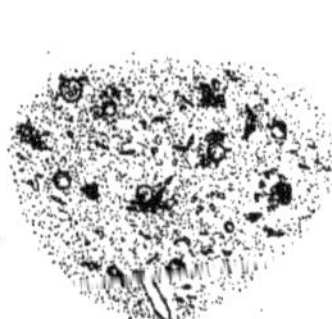

Fig. 43. — Poussières de l'air recueillies par Pasteur du 17 au 19 décembre 1859 par un froid de — 9 à — 14°.

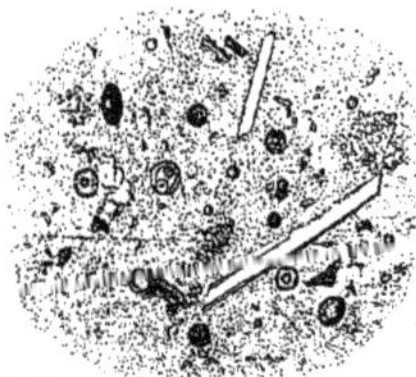

Fig. 44. — Poussières de l'air recueillies par Pasteur du 15 mai au 26 juin 1860.

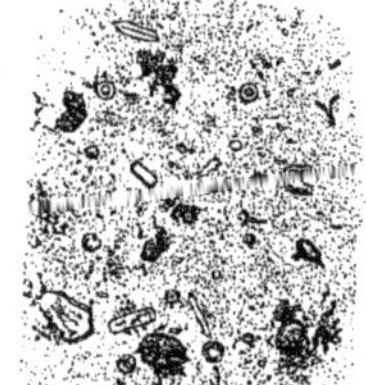

Fig. 45. — Poussières de l'air recueillies par Pasteur par un brouillard très intense du mois de février 1861.

L'air renferme donc un grand nombre de corpuscules qui semblent vivants. Le sont-ils réellement, en est-il parmi eux de féconds, c'est-à-dire pouvant donner naissance à des générations d'animalcules ?

S'ils sont vivants, se disait Pasteur, ils doivent pouvoir pulluler dans un milieu approprié ; si donc je les sème, comme l'on sème des graines, dans une de ces infusions qui se peuplent si rapidement d'êtres microscopiques, je les verrai se multiplier.

L'expérience était des plus délicates à réaliser ; elle exigeait la préparation d'infusions capables de rester stériles aussi longtemps qu'on le voudrait pour ne se peupler que le jour où on y introduirait des germes. Il fallait savoir réussir à coup sûr ce que Schwann, Schrœder et Dusch n'avaient réalisé que par hasard.

Pasteur y parvient avec un appareil très simple (fig. 46). Il effile à la lampe le col d'un ballon renfermant de l'eau sucrée, additionnée de matières albuminoïdes et minérales provenant de la levure de bière ; il met ce ballon en communication avec un tube de platine, chauffé au rouge dans un four. Il porte à l'ébullition pendant quelques minutes l'infusion contenue dans le ballon ; la vapeur se dégage par le tube de platine, en entraînant l'air qui remplit tout l'appareil. Le feu éteint sous le ballon, l'air de l'atmosphère rentre lentement en traversant le tube de platine, où il est porté à une si haute température que tous les germes vivants qu'il tient en suspension sont sûrement détruits. Pasteur ferme alors à la flamme le col du ballon et le sépare du reste de l'appareil (fig. 47).

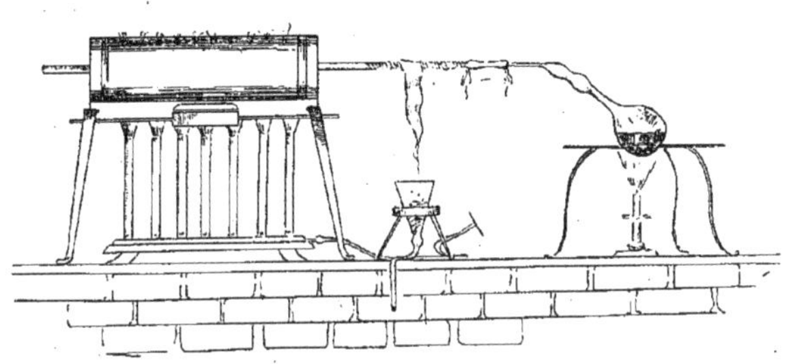

Fig. 46. — Appareil de Pasteur pour préparer une infusion capable de rester indéfiniment stérile.

Un tel ballon, contenant un liquide éminemment altérable, peut être conservé indéfiniment sans qu'aucun microbe y prenne naissance. Pasteur ayant préparé un certain nombre de ces ballons était armé pour exécuter l'expérience qu'il méditait.

Prenant l'un d'entre eux, déjà vieux de plusieurs semaines, il y fit pénétrer, avec les précautions indispensables pour éviter toute cause d'erreur, un fragment d'une des bourres de coton sur lesquelles il avait recueilli les poussières de l'air, puis il le referma à la lampe. Au bout de quelques jours il vit de petites touffes de moisissures sortir de la bourre de coton, puis le liquide se troubler : il s'assura que ce trouble était dû à la présence d'innombrables petits êtres vivants.

Dans les poussières de l'air se trouvent donc des germes et, qui plus est, des *germes féconds*, capables de faire naître la vie là où ils tombent. Il était inutile de chercher ailleurs l'origine des animalcules des infusions, les germes de l'air étaient seuls en cause.

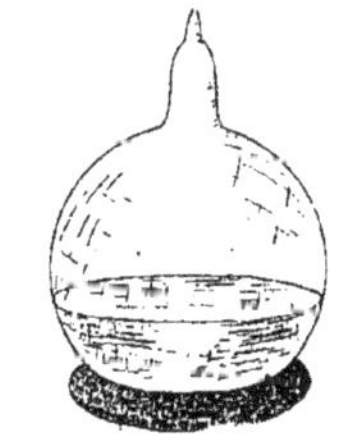

Fig. 47. — Ballon de Pasteur renfermant une infusion capable de rester stérile.

Pasteur se donna alors le plaisir de varier ses expériences. Pour assurer la stérilité d'un liquide contenu dans un ballon chauffé à l'ébullition, point n'est besoin de prendre la précaution de chauffer au rouge l'air qui le remplit pendant son refroidissement ; il suffit d'étirer le col du ballon comme l'indique la figure 48 ; l'air, en y pénétrant, se débarrassera de ses germes le long du col sinueux mouillé de vapeur d'eau, et le liquide du ballon restera indéfiniment inaltéré, quoique en communication permanente avec l'atmosphère. Vous seriez d'ailleurs mal venu à dire que le liquide ne peut pas nourrir de microbes, coupez le col du ballon (fig. 49) et quelques heures après vous verrez ce liquide fourmiller d'êtres vivants, ne pouvant évidemment provenir que de l'air. Ne prenez même pas la peine de couper le col du ballon, inclinez-le seulement de manière à y faire passer une goutte de liquide qui le parcourra dans toute sa longueur, pour retomber ensuite dans le ballon ; cette goutte, qui aura ramassé les poussières de l'air tombées dans la partie verticale du col, ramènera dans le ballon des germes qui y sèmeront la vie.

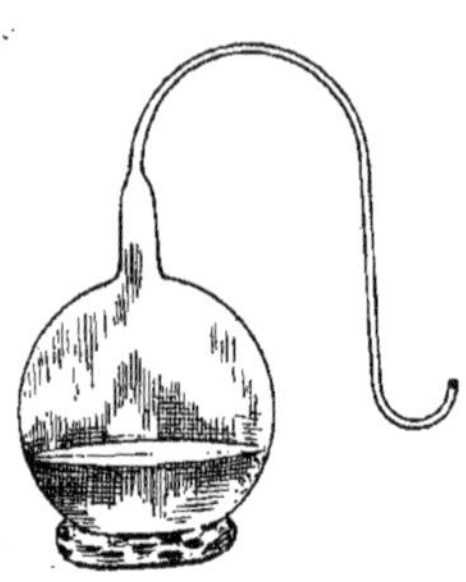

Fig. 48. — Ballon à col sinueux de Pasteur dans lequel une infusion peut rester indéfiniment inaltérée.

Toutes ces expériences réussissent à coup sûr et ne laissent place à aucun doute :

Il existe des germes dans l'air et ces germes sont l'origine des animalcules qui pullulent dans les infusions facilement altérables.

Mais alors surgit une difficulté, précisément celle qu'avait soulevée Pouchet.

La plupart du temps, il suffit d'ouvrir et de fermer sans précaution un flacon renfermant une infusion, préalablement portée à l'ébullition, pour la voir se peupler d'infiniment petits. Les germes sont-ils donc si nombreux autour de nous, qu'il soit impossible de trouver de petites portions d'air qui n'en renferment point ? Si cela était, se disait Pasteur, ces germes devraient être assez proches les uns des autres pour former un véritable brouillard ; or cela n'est pas, donc l'atmosphère doit être beaucoup moins peuplée qu'on ne croit.

Déduction conforme de tous points à la réalité des faits.

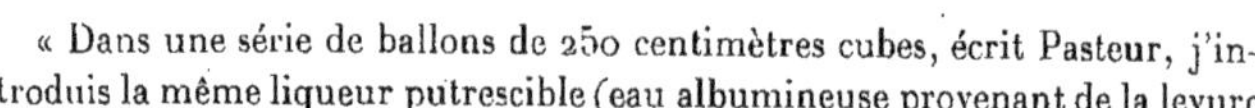

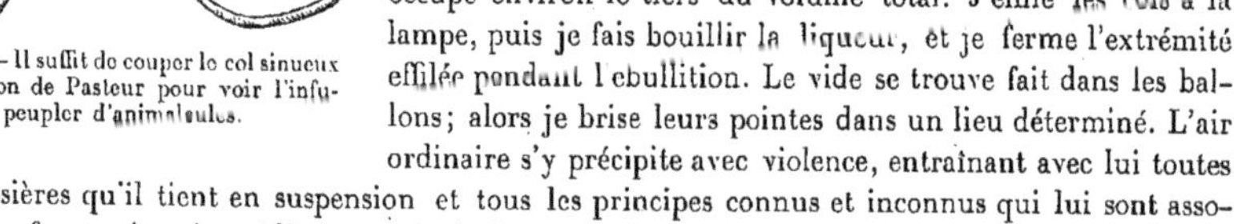

Fig. 49. — Il suffit de couper le col sinueux du ballon de Pasteur pour voir l'infusion se peupler d'animalcules.

« Dans une série de ballons de 250 centimètres cubes, écrit Pasteur, j'introduis la même liqueur putrescible (eau albumineuse provenant de la levure de bière ; la même sucrée, urine, etc.), de manière qu'elle occupe environ le tiers du volume total. J'effile les cols à la lampe, puis je fais bouillir la liqueur, et je ferme l'extrémité effilée pendant l'ébullition. Le vide se trouve fait dans les ballons ; alors je brise leurs pointes dans un lieu déterminé. L'air ordinaire s'y précipite avec violence, entraînant avec lui toutes les poussières qu'il tient en suspension et tous les principes connus et inconnus qui lui sont associés. Je referme alors immédiatement les ballons par un trait de flamme, et je les transporte dans une étuve à 25° ou 30°, c'est-à-dire dans les meilleures conditions de température pour le développement des animalcules et des Mucors [1].

« Voici les résultats de ces expériences, qui sont en désaccord avec les principes généralement admis et parfaitement conformes, au contraire, avec l'idée d'une dissémination des germes.

« Le plus souvent, en très peu de jours, la liqueur s'altère, et l'on voit naître dans les ballons, bien qu'ils soient placés dans des conditions identiques, les êtres les plus variés, beaucoup plus variés même, surtout en ce qui regarde les Mucédinées [2] et les Torulacées [3], que si les liqueurs avaient été librement exposées à l'air ordinaire. Mais, d'autre part il arrive fréquemment, plusieurs

(1) Les Mucors sont des champignons inférieurs.

(2) Les Mucédinées sont des champignons inférieurs.

(3) Les Torulacées sont des levures.

fois dans chaque série d'essais, que la liqueur reste absolument intacte, quelle que soit la durée de son exposition à l'étuve, comme si elle avait reçu de l'air calciné.

« Ce mode d'expérimentation me paraît aussi simple qu'irréprochable pour démontrer que l'air ambiant n'offre pas à beaucoup près avec continuité, la cause des générations dites spontanées, et qu'il est toujours possible de prélever dans un lieu et à un instant donnés un volume considérable d'air ordinaire, n'ayant subi aucune espèce d'altération physique ou chimique, et néanmoins tout à fait impropre à donner naissance à des Infusoires ou à des Mucédinées, dans une liqueur qui s'altère très vite et constamment au libre contact de l'air. »

Puisque la répartition des germes dans l'atmosphère n'est pas uniforme, elle doit varier suivant que l'air est tranquille ou non, que les prises sont faites au voisinage d'une ville ou sur une haute montagne, par un temps sec ou par un temps humide, etc. Ces conséquences de ses découvertes, Pasteur se hâte de les vérifier.

Les caves de l'Observatoire de Paris renferment un air si tranquille que les germes semblent devoir y être particulièrement rares. Pasteur y va faire des prises, en fait en même temps dans la cour et, comparant la teneur en germes des deux séries de prises, il conclut :

« Le 14 août 1860, écrit-il, j'ai ouvert et refermé dans les caves de l'Observatoire dix ballons contenant de l'eau de levure de bière et onze autres ballons de la même préparation dans la cour de l'établissement, à 50 centimètres du sol, par un vent léger. Tous ont été rapportés le même jour dans l'étuve de mon laboratoire, dont la température est de 25° à 30°. J'ai conservé jusqu'à ce jour tous ces ballons. Un seul de ceux ouverts dans les caves renferme une production végétale. Les onze ballons ouverts dans la cour ont tous fourni des Infusoires ou des végétaux du genre de ceux que j'ai déjà décrits. »

L'air des caves de l'Observatoire était donc tel que l'imaginait Pasteur, fort peu riche en germes.

Voyant ainsi l'expérience confirmer pleinement ses prévisions, Pasteur résolut d'examiner l'air des campagnes et celui des couches élevées de l'atmosphère.

Il partit pour Arbois où vivait encore son père.

« Il avait soixante-treize ballons ; il en ouvrit vingt à peu de distance de la tannerie paternelle, sur la route de Dôle, en suivant un vieux chemin devenu sentier qui mène au mont de la Bergère. Les vignerons qui passaient, la hotte sur le dos, se demandaient ce que faisait ce compatriote en villégiature si préoccupé de ses petits flacons. Nul ne se doutait que ce promeneur était tout simplement en train de pénétrer un des plus grands secrets de la nature..... De ces vingt ballons ouverts assez loin de toute demeure, huit donnèrent des productions organisées.

« Pasteur gagna Salins, qui peut revendiquer l'expérience historique faite sur le mont Poupet. Il gravit la montagne qui s'élève à 850 mètres au-dessus de la mer. Sur vingt ballons ouverts, cinq seulement furent altérés. Pasteur aurait voulu monter dans un aérostat pour donner la preuve que plus on s'élève moins il y a de germes et que certaines zones absolument pures n'en contiennent aucun. Il était plus facile d'aller dans les Alpes.

« Arrivé à Chamonix le 20 septembre, il se mit en quête d'un guide pour faire l'ascension du Montanvert. Dès le lendemain matin, une petite caravane de touristes d'un nouveau genre se mettait en route. Un mulet portait la caisse aux trente-trois ballons, suivi de près par Pasteur qui veillait sur cette charge précieuse et marchait le long du précipice en soutenant la caisse pour l'empêcher de vaciller.

« Au moment de faire les premières expériences, il y eut une alerte. Pasteur lui-même a consigné le fait en rendant compte à l'Académie de cette impression de voyage : « Pour refermer la pointe des ballons après la prise d'air, j'avais emporté, dit-il, une lampe éolipyle alimentée par de l'alcool. Or la blancheur de la glace frappée par le soleil était si grande qu'il me fut impossible de distinguer le jet de vapeur d'alcool enflammé, et comme ce jet de flamme était d'ailleurs un peu agité par le vent, il ne restait jamais sur le verre brisé assez de temps pour fondre la pointe et refermer hermétiquement le ballon. Tous les moyens que j'aurais pu avoir à ma disposition pour rendre la flamme visible, et par suite dirigeable, auraient inévitablement donné lieu à des causes d'erreur, en répandant dans l'air des poussières étrangères. Je fus donc obligé de rapporter à la petite auberge du Montanvert, non refermés, les ballons que j'avais ouverts sur le glacier. »

« L'auberge était une baraque ouverte à tous les vents, un vrai refuge de savant qui ne différait

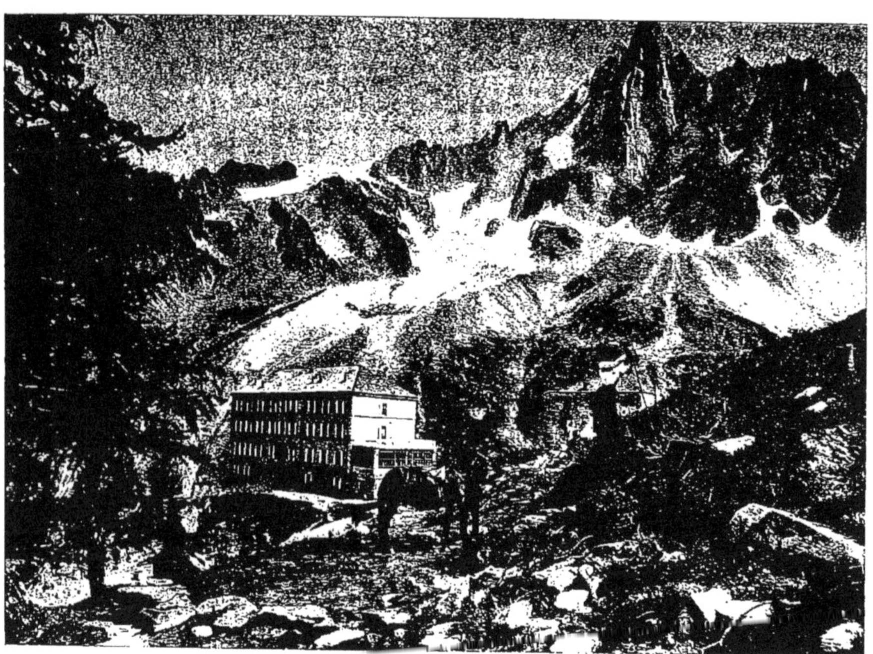

FIG. 50. — Le Montanvert, sur lequel Pasteur fit une de ses mémorables expériences.

guère des laboratoires d'alors. Les treize ballons ouverts furent exposés aux poussières de la chambre où Pasteur passa la nuit. Le mot « exposés » est le mot juste, car presque tous furent altérés.

« Pendant ce temps-là, le guide avait été envoyé à Chamonix : il fallait recourir au ferblantier du village pour faire modifier la lampe en vue de l'expérience.

« Le lendemain matin, vingt ballons, qui devaient rester célèbres dans le monde des expérimentateurs, furent apportés sur la Mer de glace. Pasteur fit la prise d'air avec des précautions infinies. Ces détails, il aimait à les rappeler à ceux qui croient tout facile et ne doutent de rien. Après avoir tracé avec une lame d'acier un trait sur le verre, se défiant des poussières qui auraient été une cause d'erreur, il commença par chauffer assez fortement le col et la pointe effilée des ballons dans la flamme de la petite lampe à alcool. Élevant alors le ballon au-dessus de sa tête, dans une direction opposée au vent, il brisa la pointe avec une pince en fer dont les longues branches avaient été, elles aussi, passées dans la flamme pour brûler les poussières qui pouvaient être à leur surface et qui auraient été en partie chassées dans le ballon par la brusque rentrée de l'air. De ces vingt ballons refermés aussitôt, un seul fut altéré. « Si l'on rapproche tous les résultats auxquels je suis arrivé jusqu'à présent, écrivait-il le 5 novembre 1860, en faisant à l'Académie des sciences la relation de ce voyage, on peut affirmer, ce me semble, que les poussières en suspension dans l'air sont l'origine exclusive, la condition première et nécessaire de la vie dans les infusions. » (Vallery-Radot.)

Discussion de Pasteur avec Pouchet, Joly et Musset. — Les conclusions de Pasteur étaient formelles et établies le plus solidement du monde, parce que sur des faits indiscutables. Pour tout esprit non prévenu la question était tranchée ; il n'y avait plus place pour deux opinions, il fallait de toute nécessité se ranger à celle de Pasteur.

Cependant c'est ce qui n'eut pas lieu.

Pour la plupart de ceux, savants et hommes du monde, qui se passionnaient pour le problème des générations spontanées, c'était moins d'une question scientifique qu'il s'agissait, que d'une doctrine, voire même d'un dogme. C'est en vain que Pasteur avait dit : « Il n'y a ici ni religion, ni philosophie, ni athéisme, ni matérialisme, ni spiritualisme qui tiennent. Je pourrais même ajouter : Comme savant, peu m'importe. C'est une question de fait ; je l'ai abordée sans idée préconçue, aussi prêt à déclarer, si l'expérience m'en avait imposé l'aveu, qu'il existe des générations spontanées, que je suis persuadé aujourd'hui que ceux qui les affirment ont un bandeau sur les yeux. » Les affirmations de Pasteur, en niant la création actuelle d'êtres vivants par les seules forces de la nature, venaient à l'appui des idées religieuses courantes ; aussi une foule de gens, sans aucune compétence scientifique d'ailleurs, voyant ébranlées leurs opinions philosophiques, et même politiques, se crurent-ils en droit de prendre part au débat. Et l'on vit, ce que l'on avait vu cent ans auparavant, le public lui-même s'intéresser aux discussions des hommes de science.

Malheureusement celles-ci n'aidèrent que peu à la découverte de la vérité ; la querelle qui avait eu lieu sur le même sujet au XVIIIe siècle, avait dû son intérêt à la vigueur d'esprit de Needham et de Spallanzani ; ici, Pasteur seul savait ce qu'était une expérience démonstrative ; en quatre années de controverse ses adversaires n'ont pu, comme le fera plus tard le Dr Bastian, lui opposer une seule objection sérieuse qui, en l'incitant à de nouvelles recherches, l'eût mis sur la voie de découvertes qu'il ne devait faire que plus tard.

Naturellement, la première voix qui s'éleva contre la sienne fut celle de Pouchet ; mauvais expérimentateur, Pouchet était incapable d'apprécier le talent de Pasteur et ne comprenait pas que la discussion avait changé d'allure le jour où un maître était descendu dans l'arène. A ce premier contradicteur vinrent bientôt s'en adjoindre deux autres, deux jeunes savants de Toulouse, Joly, professeur de zoologie à la Faculté des Sciences, et Musset, chef d'institution.

Pouchet, Joly et Musset firent d'abord à Pasteur des objections sans portée, que ce dernier se contentait de relever de temps en temps, attendant le moment propice pour s'engager à fond.

L'occasion se présenta le 21 septembre 1863 ; ce jour-là, Pouchet, Joly et Musset vinrent annoncer à l'Académie qu'ayant ouvert et fermé sur les glaciers de la Maladetta, à 3000 mètres d'altitude, avec toutes les précautions indiquées par Pasteur, des ballons préparés comme les siens, ils les avaient tous vus s'altérer en peu de temps, que par suite « l'air de la Maladetta, et en général l'air des hautes montagnes, n'est pas impropre à provoquer une altération quelconque dans une liqueur éminemment putrescible », et ils ajoutaient : « l'hétérogénie, ou production d'un nouvel être, dénué de parents, mais formé aux dépens de la matière organique ambiante, est pour nous une réalité. »

C'était nier l'exactitude des expériences du Poupet et du Montanvert ; on ne pouvait attaquer plus nettement et plus complètement les travaux de Pasteur : aussi ce dernier se hâta-t-il de saisir la balle au bond, et mit-il Pouchet, Joly et Musset au défi de prouver d'une manière irréfutable le résultat de leurs expériences.

Devant une semblable mise en demeure, ces messieurs demandèrent à l'Académie de vouloir bien nommer une commission qui dirait de quel côté était la vérité.

La commission nommée le 4 janvier 1864 se composait de Flourens, Dumas, Brongniart, Milne-Edwards et Balard. Elle ne réussit qu'en juin à amener devant elle les quatre adversaires ; les trois hétérogénistes avaient trouvé moyen de lui échapper pendant près de six mois, sous prétexte que l'hiver pouvait être défavorable à la génération spontanée. La tâche de la commission semblait devoir être ardue, elle fut des plus aisées. Pouchet, Joly et Musset refusèrent tout simplement la lutte et les commissaires n'eurent qu'à enregistrer une victoire de plus à l'actif de Pasteur.

Ce qu'il y a de plus extraordinaire dans l'affaire, c'est que si Pasteur avait raison, ses contradicteurs n'avaient point tort ; leur expérience de la Maladetta était parfaitement exacte et si, étant plus sûrs d'eux-mêmes, ils l'eussent répétée devant les juges, ils les eussent laissés extrêmement perplexes, car personne n'eût su expliquer pourquoi les deux résultats contradictoires étaient également justes.

Disons tout de suite que cela tenait à ce que Pasteur mettait dans ses ballons de l'eau de levure et Pouchet, Joly et Musset de l'eau de foin. A quels détails minuscules tiennent les choses de la nature ! L'eau de levure portée à 100° ne renferme plus de germes vivants, elle est stérilisée ; l'eau de foin ne l'est pas, parce qu'elle contient toujours les spores du *Bacillus subtilis*, qui ne meurent pas à 100° ; inertes tant que le ballon est vide d'air, ces spores germent et produisent des microbes aussitôt qu'elles ont le contact de l'oxygène. Mais ces faits étaient inconnus en 1864 et il faudra attendre plus de dix ans pour les voir entrer dans la science.

La défection des trois hétérogénistes au moment du combat équivalait à une défaite ; ils s'efforcèrent de continuer l'agitation dans le public, mais ce fut peine perdue. Pour les gens sensés le débat était clos.

Discussion de Pasteur avec Frémy et Trécul. — Cependant quelques années plus tard, en 1871, un des confrères de Pasteur à l'Académie, Frémy, alors professeur à l'École Polytechnique, voulut recommencer avec lui l'ancienne querelle. Frémy n'avait jamais étudié que la chimie proprement dite ; il se trouvait donc très mal préparé à discuter la question des générations spontanées avec un homme qui, son génie mis à part, observait depuis plus de quinze ans les infiniment petits. Trécul, homme des plus droits et des plus désintéressés que l'on ait vus, trouva bon de se ranger à côté de Frémy ; il n'avait pas non plus, car aucun de ses travaux ne l'y avait porté, saisi la rigueur des méthodes de Pasteur. Aussi celui-ci fut-il irrité d'avoir toujours à réfuter des arguments sans valeur aucune, vieux d'ailleurs de près de dix ans, et de voir méconnu ce qu'il avait le droit de regarder comme la vérité :

« Je puis assurer à M. Trécul, notre savant confrère, répondit-il, qu'il eût trouvé dans les mémoires que j'ai publiés des réponses décisives sur la plupart des questions qu'il vient de soulever. Je suis vraiment surpris de le voir aborder la question des générations dites spontanées, en n'ayant à son service que des faits douteux et des observations aussi incomplètes. Mon étonnement n'a pas été moindre qu'à la dernière séance, lorsque M. Frémy s'est engagé dans le même débat, n'ayant à produire que des opinions surannées, sans le moindre fait positif nouveau. » Puis, sa voix se faisant plus âpre à mesure que ses deux adversaires lui opposaient de nouveaux arguments toujours aussi faibles : « Savez-vous, s'écriait-il, ce qui vous manque, à vous, M. Frémy, c'est l'habitude du microscope, et à vous, M. Trécul, c'est l'habitude du laboratoire. »

De cette discussion, qui en réalité ne touchait point au fond du sujet, Pasteur eut cependant l'art de faire sortir « une foule de notions curieuses sur la distribution des germes dans l'air, sur la répartition des levures sur les pellicules des grains de raisin » car « il n'y avait pas de discussions stériles avec Pasteur. » (Duclaux.)

Discussion de Pasteur avec le Docteur Bastian. — Toute différente fut la controverse qu'il eut à soutenir avec un jeune médecin anglais, le Dr Bastian, Professeur d'Anatomie Pathologique à l'University College de Londres, aujourd'hui Membre de la Société Royale de Londres ; elle fut des plus fécondes en résultats de premier ordre.

« Vous n'avez jamais réussi à voir la matière inerte se transformer en êtres vivants, dit le Dr Bastian à Pasteur, cela est fort étrange, car la chose est bien facile à observer. Prenez de l'urine, faites-la bouillir, rendez-la ensuite neutre ou légèrement alcaline en y ajoutant une petite quantité d'une solution de potasse également bouillie et mettez-la dans une étuve à 50°. Au bout d'une dizaine d'heures vous constaterez qu'elle est peuplée d'une foule de bactéries. Tout ayant été chauffé à l'ébullition, les microbes ne peuvent venir que de la matière organique qui s'est organisée, vous avez assisté à une génération spontanée. »

Pasteur fit l'expérience et reconnut l'exactitude des faits avancés ; il se mit aussitôt à en chercher la véritable explication, trop de raisons l'empêchant de souscrire à celle du Dr Bastian ; depuis 1864 la science avait marché, l'existence de la spore chez certains microbes était connue et Pasteur fut bientôt à même de donner à son adversaire l'interprétation juste des faits qu'il lui opposait.

« M. Bastian dit : « Ces faits prouvent la génération spontanée. » Et moi je réponds qu'il n'en est rien, qu'ils démontrent seulement que certains germes d'organismes inférieurs résistent à la température de 100°, dans les milieux neutres ou légèrement alcalins, sans doute parce que leurs enveloppes ne sont pas, dans ces conditions, pénétrées par l'eau, et qu'elles le sont, au contraire, si le milieu où on les chauffe est légèrement acide. » (Pasteur.)

Voilà donc pourquoi les ballons portés sur la Maladetta par Pouchet, Joly et Musset, ne s'étaient pas comportés comme ceux de Pasteur sur le Poupet et sur le Montanvert ; l'eau de foin qu'ils contenaient renfermait des spores de *Bacillus subtilis,* résistant très bien à la température de 100°, l'eau de levure employée par Pasteur n'en renfermait point, comme nous l'avons expliqué plus haut. Tout s'éclairait.

Naturellement le Dr Bastian ne voulut pas admettre la manière de voir de Pasteur ; il prolongea la discussion pendant plus d'un an. Pasteur y mit fin, au mois de juillet 1877, par une expérience qui prouvait ses dires d'une façon irréfutable ; il fit voir que si le Dr Bastian avait chauffé l'urine de ses ballons, non plus à 100° mais à 110°, il aurait constaté qu'elle se conserve indéfiniment sans jamais se peupler de microbes ; à 110° en effet tous les microbes sans aucune exception sont tués, pourvu qu'ils soient humides.

Les expériences que le Dr Bastian avait imaginées pour défendre la doctrine des générations spontanées, avaient eu leur bon côté ; elles avaient forcé Pasteur à de nouvelles recherches, que la fécondité de son esprit lui fit multiplier de mille façons ; de ces recherches datent une foule de remarques qui trouvèrent dans la suite leur application ; la technique microbienne actuelle est, pour une grande part, fille des expériences suggérées à Pasteur par le travail du Dr Bastian. Elle a été exposée dans la thèse de Chamberland (Paris, 1879) qui avait été le collaborateur de Pasteur dans sa discussion avec le savant anglais.

Ainsi se termina sur un mot de Pasteur le grand débat, vieux de deux cents ans, sur la génération spontanée.

DIVERS MODES DE MULTIPLICATION DES MICROBES

Les microbes ne naissent pas spontanément, ils descendent tous d'un microbe semblable à eux. Naturellement, c'est d'ailleurs ce qui fait l'intérêt de son étude, le mode de multiplication varie de l'un à l'autre ; nous l'examinerons successivement dans les divers groupes d'infiniment petits.

Microbes végétaux. — **Moisissures.** — Le mycelium des moisissures n'a pas de croissance limitée, les tubes mycéliens s'allongent, se ramifient, s'enchevêtrent sans fin ; que l'on vienne à détacher un fragment du mycelium d'un *Aspergillus,* par exemple, encore dépourvu de fructifications, et qu'on le porte sur un liquide nutritif approprié, il va continuer à se développer, c'est-à-dire reproduire un mycelium identique à celui dont il vient ; on a fait une véritable bouture.

En général ces microbes se reproduisent par spores ; ce sont des spores qui sont l'origine des touffes de moisissures, que l'on rencontre si fréquemment sur une foule de matières organiques, les confitures, le vieux fromage, le vieux pain humide, etc... Sur le mycelium d'une moisissure sporulée se dressent de place en place de petites colonnes (fig. 12) terminées de diverses manières : par un pinceau de chapelets de spores, dites *conidies*, dans les *Penicillium* (fig. 51) ; par une sphère, sur laquelle s'implantent des chapelets de *conidies*, dans les *Aspergillus* (fig. 52) ; par une sphère creuse, le *sporange*, renfermant les spores, dans les mucors (fig. 53) ; etc...

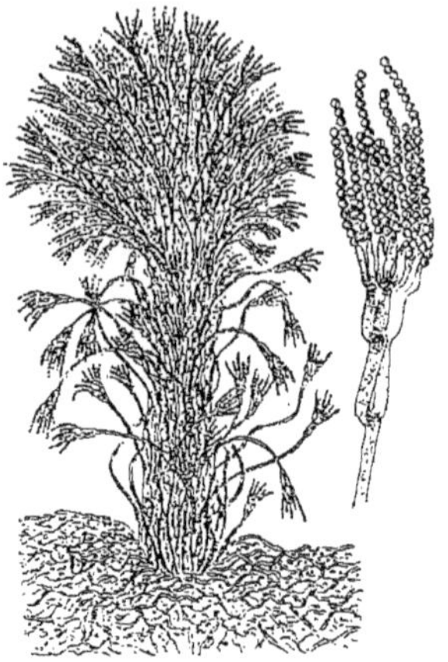

Fig. 51. — *Penicillium glaucum* ; à gauche de la figure, faisceau de filaments sporifères implantés sur le mycelium ; à droite un filament sporifère très grossi.

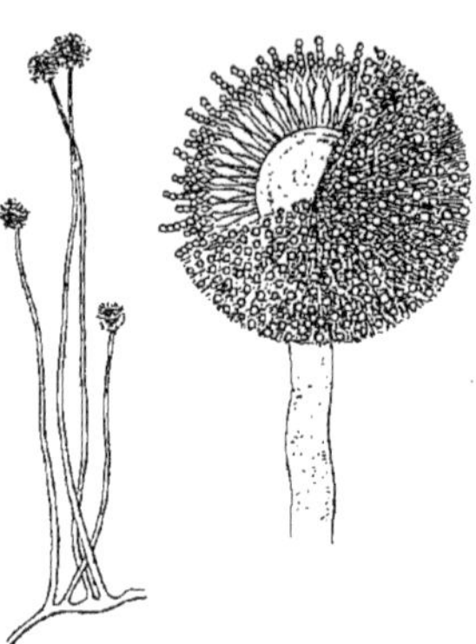

Fig. 52. — *Aspergillus niger* : à gauche de la figure, filaments sporifères implantés sur un filament du mycelium ; à droite, extrémité d'un filament sporifère portant des chapelets de spores.

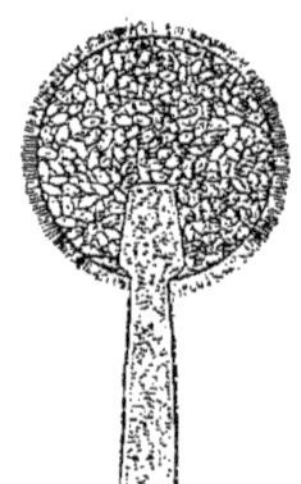

Fig. 53. — Sporange de mucor.

Parvenues à maturité, ces spores se séparent de la plante mère ; aussitôt qu'elles rencontrent un substratum nutritif convenable, elles se mettent à germer : sur un point de leur surface paraît un petit bourgeon, bientôt allongé en tube ; en se ramifiant, celui-ci donne naissance à un nouveau mycelium.

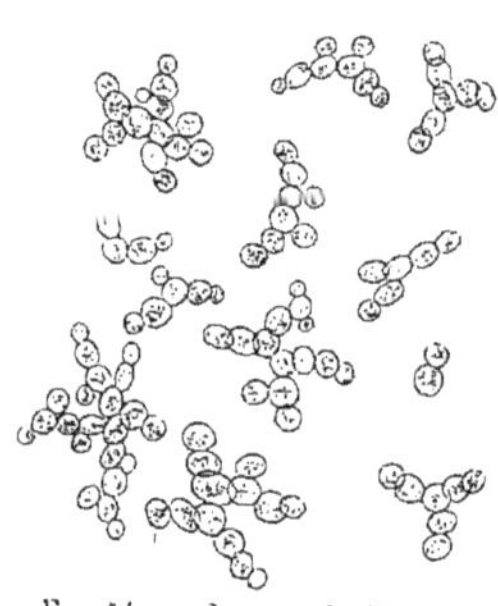

Fig. 54. — Levure de bière, de fermentation haute.

Levures. — Quand une cellule de levure va se multiplier, sur un point de sa surface proémine un petit mamelon qui grossit peu à peu jusqu'à atteindre le volume de la cellule elle-même : la cellule mère a produit une cellule fille qui, devenue à son tour cellule mère, formera une nouvelle cellule fille et ainsi de suite ; la levure s'est multipliée par *bourgeonnement*. Les cellules ainsi produites restent unies, soit en petits groupes comme dans la levure de bière de fermentation basse (fig. 13), soit en amas plus considérables comme dans celle de fermentation haute (fig. 54).

Certaines levures peuvent aussi se reproduire par spores. Se trouvent-elles sans aliments sur des corps poreux comme le plâtre, la carotte, etc... à une température de 15-25°, les cellules se transforment en petits sacs, ou *asques*, renfermant chacune 2 à 10 spores, dites *ascospores* (fig. 55) ; ces *ascospores* produisent directement de nouvelles cellules de levure, ou bien ne le font qu'après s'être fusionnées deux par deux.

La formation des spores chez les levures est tout analogue à celle observée dans nombre de champignons ; et voilà une raison qui vient s'ajouter à celle donnée page 13 pour que l'on n'hésite pas à rapprocher l'un de l'autre les deux groupes de végétaux.

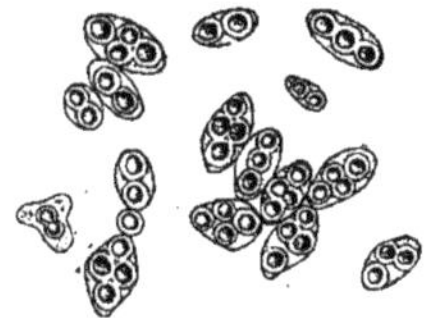

Fig. 55. — Ascospores dans des cellules de levure.

Bactéries. — Le procédé le plus général de multiplication est ici la division transversale ou *segmentation*.

Un *microcoque* va-t-il se segmenter ? il commence par s'allonger pour devenir deux fois plus long que large ; puis, vers le milieu de sa longueur, se fait une cloison interne transversale qui gagne peu à peu la surface externe et partage bientôt le microbe en deux *coccus* (fig. 56) ; ces deux *coccus* peuvent rester accolés ou se séparer complètement. Les deux bactéries issues de la première se segmentent à leur tour et ainsi de suite.

Si les plans de segmentation successifs des *coccus* sont tous dans une même direction, le groupement produit est celui des *staphylocoques* (fig. 16), *diplocoques* (fig. 17), *streptocoques* (fig. 18) ; ces plans sont-ils dans 2 directions perpendiculaires l'une sur l'autre, ils donnent naissance à des *merista* (fig. 19), dans 3 directions perpendiculaires l'une sur l'autre, à des *sarcines* (fig. 20).

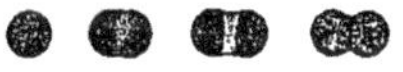

Fig. 56. — Marche de la segmentation d'un microcoque.

S'agit-il non pas de *microcoques*, mais de *bacilles* et de *vibrions* ? la segmentation s'opère d'une façon identique. Le microbe s'allonge beaucoup, vers son milieu paraît un sillon qui, en se creusant, sépare deux nouveaux *bacilles* ou *vibrions* ; chez les bacilles les cellules filles peuvent rester accolées bout à bout ou se séparer complètement ; les vibrions s'isolent presque toujours.

La rapidité de la segmentation peut être extrêmement grande, quand les conditions extérieures s'y prêtent. On s'accorde à admettre que la division d'une bactérie, dont la multiplication est rapide, se fait en 20 à 40 minutes ; ainsi un *Bacille typhique* peut en une demi-heure en produire deux autres qui, si la vitesse de division restait constante, en engendreraient plus de 16 000 000 en 12 heures. D'ailleurs la plante ne se reproduit avec cette prodigieuse fécondité que si elle a des aliments à satiété, si la température est des plus propices, etc... ; il faut en un mot que tout favorise son évolution. Fort heureusement les conditions requises sont des plus étroites, car autrement les bactéries seraient depuis longtemps restées seuls êtres vivants à la surface du globe.

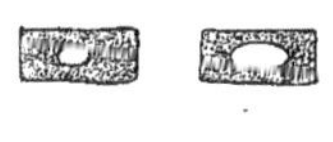

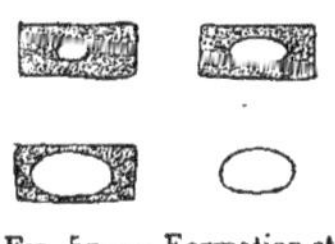

Fig. 57. — Formation et mise en liberté de la spore du *Bacillus anthracis*.

A côté de bactéries se multipliant seulement par division, d'autres peuvent produire des spores. Les spores des bactéries ont été découvertes par Pasteur, qui en indiqua l'existence dans le *Vibrion butyrique* et dans le *bacille* d'une maladie des vers à soie, appelée *flacherie*. A part de très rares exceptions (peut-être même n'y en a-t-il pas), les spores ne se rencontrent que dans les formes bacillaires des bactéries ; les microcoques en sont dépourvus.

Les spores se forment à l'intérieur du corps des bacilles et sont mises en liberté par gélification de la membrane d'enveloppe.

Le *bacille* de la maladie charbonneuse ou *Bacillus anthracis* (fig. 57), le *Bacillus subtilis* ont des spores dont le diamètre est plus petit que celui de leur corps. Quand l'inverse a lieu, quand la spore est plus grosse que le microbe, celui-ci se renfle pour la contenir ; le renflement se trouve-t-il au centre du bacille, le microbe a la forme d'un tonnelet ; est-il à une de ses extrémités, il prend l'aspect d'une épingle ; le *bacille* sporulé du *tétanos* (fig. 23) a tout à fait cette apparence d'épingle ou de clou. Une des figures de la planche en couleurs (p. 16-17) représente des *bacilles* sporulés de la maladie charbonneuse teints par un procédé spécial : les *bacilles* sont colorés en bleu et leurs spores en rouge.

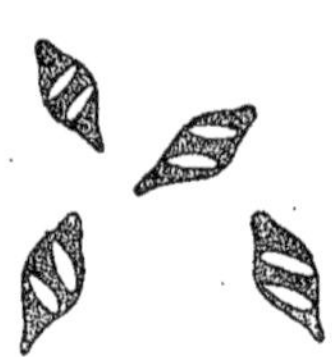
Fig. 58. — Deux spores dans les cellules du *Bacillus inflatus*.

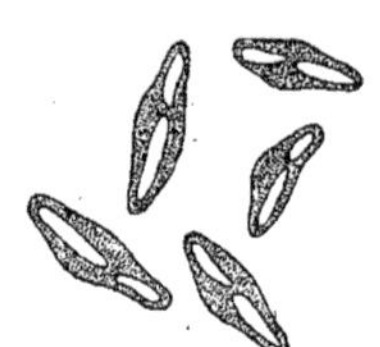
Fig. 59. — Deux spores dans les cellules du *Bacillus ventriculus*.

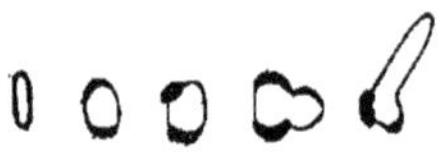

Fig. 60. — Germination de la spore du *Bacillus subtilis*.

Les spores germent dès leur mise en liberté ou plus ou moins longtemps après. Elles peuvent alors s'allonger jusqu'à se transformer directement en bacilles, mais le cas est rare : le plus souvent la membrane de la spore se rompt et par une petite ouverture sort le jeune bacille (fig. 60).

***Microbes animaux.* — Rhizopodes.** — Les *amibes* se multiplient quelquefois par bourgeonnement comme les levures, mais le plus souvent par division comme les bactéries ; cette division porte naturellement sur le noyau avant de porter sur le protoplasma. Les *amibes* peuvent aussi dans certaines circonstances s'enkyster, c'est-à-dire se revêtir d'une membrane résistante, et passer à l'état de vie ralentie ; quand les conditions extérieures s'y prêtent, ces kystes se rompent et l'animal reprend une vie active. Ici il n'y a pas formation de véritables spores.

Sporozoaires. — Les microsporidies, au nombre desquelles figure l'organisme qui cause la pébrine des vers à soie, produisent de véritables spores. A un moment donné se forment de petits corps ovoïdes munis à une de leurs extrémités d'un organe particulier, la *capsule polaire* ; cette capsule consiste en une petite cavité renfermant un long filament spiral qui, sous certaines influences, peut être projeté à l'extérieur par une ouverture *ad hoc* ; ces corps ovoïdes sont les spores du parasite auxquelles, dans le cas particulier de la maladie des vers à soie, Pasteur a donné le nom de *corpuscules*.

Les *coccidies* ont un mode de multiplication beaucoup plus compliqué (fig. 61). Prenons pour type l'évolution d'une coccidie parasite des voies biliaires du lapin, le *Coccidium oviforme* ; l'animal qui va l'héberger s'infecte en avalant des kystes mûrs

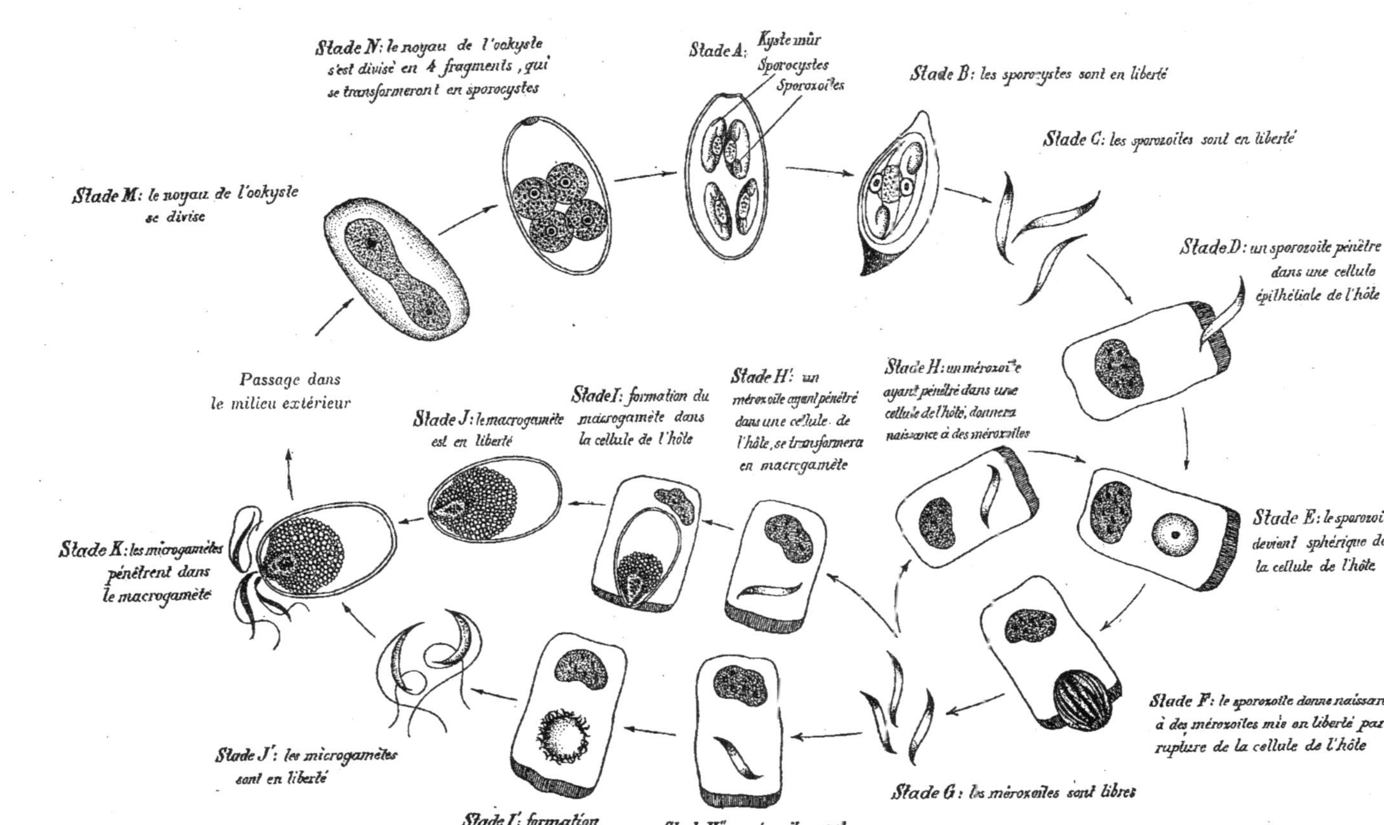
Stade M: le noyau de l'ookyste se divise
Stade N: le noyau de l'ookyste s'est divisé en 4 fragments, qui se transformeront en sporocystes
Stade A: Kyste mûr
Sporocystes
Sporozoïtes
Stade B: les sporocystes sont en liberté
Stade C: les sporozoïtes sont en liberté
Stade D: un sporozoïte pénètre dans une cellule épithéliale de l'hôte
Stade E: le sporozoïte devient sphérique dans la cellule de l'hôte
Stade F: le sporozoïte donne naissance à des mérozoïtes mis en liberté par rupture de la cellule de l'hôte
Stade G: les mérozoïtes sont libres
Stade H: un mérozoïte ayant pénétré dans une cellule de l'hôte, donnera naissance à des mérozoïtes
Stade H': un mérozoïte ayant pénétré dans une cellule de l'hôte, se transformera en macrogamète
Stade H'': un mérozoïte ayant pénétré dans une cellule de l'hôte, donnera naissance à des microgamètes
Stade I: formation du macrogamète dans la cellule de l'hôte
Stade I': formation des microgamètes dans la cellule de l'hôte
Stade J: le macrogamète est en liberté
Stade J': les microgamètes sont en liberté
Stade K: les microgamètes pénètrent dans le macrogamète
Passage dans le milieu extérieur

(stade A) ou corps ovales renfermant chacun 4 sacs ou *sporocystes* ; chaque *sporocyste* contient 2 *sporozoïtes* ayant la forme de grosses virgules. La coque des kystes se dissout dans les sucs digestifs de l'hôte ; les *sporocystes* mis en liberté (stade B) s'ouvrent pour laisser sortir les *sporozoïtes* (stade C), qui pénètrent dans les cellules épithéliales revêtant l'intestin de l'hôte (stade D) ; là ils deviennent sphériques (stade E), puis par division de leur noyau et de leur protoplasma donnent naissance à un grand nombre de *corps en croissants*, disposés comme les quartiers d'une orange, ou comme les douves d'un barillet (stade F). La cellule abritant le barillet se rompt (stade G) ; les *croissants* ou *mérozoïtes*, mis en liberté dans le tube digestif de l'hôte, vont infecter de nouvelles cellules épithéliales (stade H), où ils donneront naissance à de nouveaux *corps en croissants* qui suivront la même évolution que les premiers. Arrive cependant un moment où les *corps en croissants* vont, dans les cellules épithéliales, se comporter tout autrement : les uns deviennent sphériques, leur noyau se divise en un grand nombre de fragments qui, entourés chacun d'une mince couche de protoplasma, s'échappent de la cellule hôte (stade I') et errent librement dans l'intestin du lapin ; ces petits corps, appelés *microgamètes*, ont la forme de croissants plus ou moins contournés munis chacun de deux cils (stade J') ; d'autres *corps en croissants* prennent une forme ovalaire puis une membrane épaisse et leur noyau piriforme entouré de protoplasma se rapproche d'une de leurs extrémités pourvue d'un petit orifice nommé *micropyle* (stade I) ; ce *macrogamète mûr*, mis en liberté dans le tube digestif de l'hôte (stade J), reçoit par son *micropyle* un ou plusieurs *microgamètes* (stade K) ; l'*ookyste* est constitué ; il va mûrir dans le milieu extérieur ; pendant la maturation le noyau de l'*ookyste* subit deux bipartitions successives (stades M et N) qui donnent naissance aux *sporocystes*.

En résumé le développement du *Coccidium oviforme* peut se schématiser ainsi :

sporocystes → sporozoïtes → série de générations à macrogamètes ↗ macrogamète mûr ↘ ookyste
↘ microgamètes ↗
→ kyste mûr → sporocystes.

L'évolution d'une coccidie est un des meilleurs exemples de la complexité que peuvent atteindre chez les microbes les phénomènes de la reproduction.

Infusoires. — Les *trypanosomes* se reproduisent souvent par division. Le filament et le noyau se divisent d'abord l'un et l'autre (fig. 34, A), puis vient le tour du protoplasma (fig. 34, B) et bientôt un nouveau trypanosome est accolé au premier.

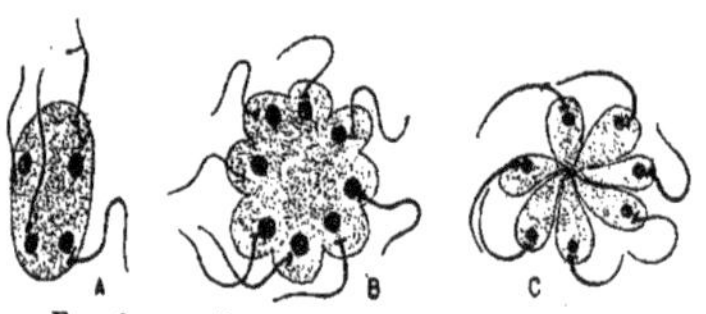

Fig. 62. — Reproduction d'un trypanosome.

D'autres fois un individu jeune va devenir ovale ; son noyau, son filament produiront plusieurs noyaux et plusieurs filaments (fig. 62, A), puis le protoplasma se segmentera à son tour (fig. 62, B et C) et plusieurs trypanosomes naîtront, qui se sépareront les uns des autres.

CHAPITRE III

COMMENT VIVENT LES MICROBES?

De la nutrition chez les microbes. — Cultures microbiennes. — Bouillons de culture. — Les microbes sont très sensibles aux moindres changements d'alimentation et se montrent quelquefois fort exclusifs dans le choix de leurs aliments : les amibes ne peuvent se nourrir que de microbes vivants. — Comment prépare-t-on un milieu de culture stérile ? Milieux naturellement stériles. Stérilisation des milieux de culture par la chaleur. Stérilisation des milieux de culture par filtration : bougies filtrantes. — Ensemencement des milieux de culture. — De la séparation des espèces microbiennes les unes des autres. Milieux de culture solides. — Phénomènes intimes de la nutrition des microbes. — Diastases. — L'aspect de certains microbes change avec l'alimentation.

Les microbes et l'oxygène. — L'oxygène est nécessaire à certains microbes et nuisible à d'autres.

Quelques phénomènes de la vie des microbes. — Microbes mobiles. — Microbes producteurs de lumière et de chaleur.

Action de la chaleur, de la lumière et de l'électricité sur les microbes.

Action des antiseptiques sur les microbes.

La vie des microbes est-elle longue ?

Les microbes, animaux ou végétaux, vivent : ils naissent, se nourrissent, respirent, sécrètent certaines substances, se reproduisent et meurent ; il en est qui se meuvent, il en est qui peuvent produire de la chaleur et de la lumière ; leur vie dépend très étroitement des moindres incidents, tant ils sont sensibles à l'influence de la chaleur, de la lumière, des substances chimiques, etc..., bref de tous les agents physiques et chimiques.

De l'étude de la vie des microbes, de l'étude aussi des circonstances qui la favorisent ou la contrarient, nous allons tirer une foule de notions des plus intéressantes ; nous apprendrons à quel point des êtres, de forme pour ainsi dire identique, peuvent physiologiquement parlant différer entre eux, et comment ces infiniment petits, très résistants à certaines causes de destruction, sont vis-à-vis d'autres extrêmement fragiles.

Laissant de côté la question de la reproduction, déjà traitée dans le chapitre précédent, nous envisagerons successivement la nutrition des microbes, leur besoin d'oxygène, leur mobilité, leur faculté de produire lumière et chaleur, la manière dont ils réagissent vis-à-vis des agents physiques et chimiques, enfin la durée de leur vie.

Mais ici se présente une difficulté.

On ne peut étudier la vie d'un être infiniment petit comme celle d'un arbre ou d'un mammifère. Qui pourrait songer, par exemple, à mesurer la quantité d'oxygène absorbée par une seule bactérie, ou la quantité d'alcool produite par un seul globule de levure pendant 24 heures ? Il s'agit de nombres si faibles qu'il faudrait, pour les déterminer, parvenir à les grossir, faire pour eux ce que fait le microscope pour le corps des microbes. Or on ne possède pas d'instrument permettant d'amplifier les fonctions d'un de ces infiniment petits, mais on sait tourner la difficulté.

Veut-on, par exemple, étudier les propriétés de l'amidon, de la caféine, du carmin? On ne prendra pas seulement la petite quantité de ces substances contenue dans un seul grain de blé, de café, ou dans une seule cochenille, mais bien celle contenue dans autant de grains, dans autant de cochenilles qu'il est nécessaire pour l'expérimentation.

Il faut agir de même avec les microbes. On opère sur des milliers, des millions, des milliards d'individus, et les nombres, tout à l'heure indéterminables parce que trop faibles, sont alors tellement grandis qu'ils sont susceptibles de mesures très précises.

Au seuil même de la microbiologie on est donc amené, première difficulté, à provoquer la multiplication des microbes, c'est-à-dire à *faire des cultures* de microbes végétaux et des troupeaux de microbes animaux. Mais une culture, toujours destinée à faciliter l'étude d'une espèce microbienne, doit comprendre les individus de celle-ci exclusivement, et voilà une deuxième difficulté qui surgit, celle de faire des *cultures pures,* des troupeaux homogènes, difficulté intimement liée à une troisième, la *séparation des espèces* les unes des autres.

Logiquement, avant de commencer l'étude de la vie microbienne, il faudrait expliquer comment on obtient des cultures pures, comment on isole une espèce; mais nous nous en abstiendrons. Ces questions sont tellement liées à celle de la nutrition, qu'elles ne sauraient en être séparées. Nous les traiterons donc ensemble.

DE LA NUTRITION CHEZ LES MICROBES

Quels aliments conviennent aux microbes? Sous quelle forme les leur offrir? Que font-ils de ceux qu'ils consomment? Ces questions, la science cherche à les résoudre pour tous les êtres vivants, mais elles sont particulièrement intéressantes à propos des microbes, l'organisation relativement simple de ces êtres permettant de les serrer de plus près.

Cultures microbiennes

Le jour où l'on chercha à faire des cultures microbiennes, il semblait que l'on n'eût qu'à imiter les botanistes dans la culture des champignons inférieurs, c'est-à-dire semer les microbes sur des milieux nutritifs solides. Il n'en a rien été cependant; la microbiologie avait déjà droit de cité dans la science, la mémorable découverte des vaccinations par virus atténués montrait au monde à quelles applications elle pouvait prétendre, que l'on ne connaissait encore aucun de ces substratums solides qui devaient être d'un usage si courant par la suite.

Et cela n'a rien de surprenant : pendant les deux siècles qui ont précédé la venue de Pasteur, les seuls infiniment petits connus étaient les animalcules des infusions.

C'était sur une infusion de foin que Pouchet, Joly et Musset avaient opéré lors de leur controverse avec Pasteur ; c'est dans les résultats d'expériences exécutées avec une solution de cendres de levure et de matières albuminoïdes que Pasteur avait trouvé des arguments pour leur répondre. Il était donc tout naturel, le jour où l'idée vint de faire pulluler des microbes dans un milieu artificiel, de s'adresser à une infusion de matière organique.

Les milieux de culture liquides ont donc été les premiers connus; ils sont encore aujourd'hui constamment utilisés. On varie leur composition suivant les êtres auxquels on les destine.

Le jour où Pasteur se proposa de démontrer la spécificité du microbe de la maladie charbonneuse, il chercha à cultiver ce microrganisme dans un milieu favorisant beaucoup son développement; le bouillon de viande, tel que le préparent les ménagères, lui paraissant se rapprocher par sa composition des humeurs de l'organisme, il y tenta la culture qu'il souhaitait. Le succès répondit à son attente; le bouillon de viande devint ainsi un *bouillon de culture,* et ce terme est resté dans la science pour désigner tous les milieux de culture liquides.

Le bouillon de viande employé dans les laboratoires de microbiologie est une macération de viande de bœuf ou de veau, additionnée de peptone et de sel marin et neutralisée, ou légèrement alcalinisée, avec de la potasse ou de la soude. C'est un milieu de choix pour presque tous les microbes pathogènes, c'est-à-dire parasites des animaux.

L'urine, le lait, le sérum du sang, etc... conviennent bien aussi à ces microrganismes et pour la même raison que le bouillon de viande.

Les microbes *saprophytes,* c'est-à-dire tous ceux qui vivent hors des organismes vivants, se développent beaucoup mieux sur le moût de bière ou infusion de malt (orge germée) dans l'eau, sur les décoctions de prunes, de fruits secs, de blé, de chou, sur le vin neutralisé, l'eau de levure, l'eau de touraillon, etc.....

Les microbes sont très sensibles aux moindres changements d'alimentation et se montrent quelquefois fort exclusifs dans le choix de leurs aliments. — Les bouillons de viande, le moût de bière, les décoctions de fruits, etc..., en un mot tous les liquides de culture dont nous venons de parler, sont des aliments trop complexes pour nous éclairer sur la délicatesse du goût des microbes. Il est heureusement aisé d'en préparer d'autres : certains microbes se développent fort bien dans des solutions de sels minéraux et de composés organiques convenablement choisis. Que dans un tel milieu l'on fasse varier la proportion et la nature des divers éléments, que l'on note en même temps les changements subis par la culture, et l'on acquerra aussitôt une foule de notions pleines d'intérêt.

C'est ainsi qu'un élève de Pasteur, Raulin, parvint en 1870 à préparer un liquide tellement bien adapté aux besoins d'une moisissure, l'*Aspergillus niger,* qu'abandonné à lui-même il fournit toujours une culture pure de ce microbe. Ce milieu, composé d'eau, de sucre candi, d'acide tartrique, de nitrate d'ammoniaque, de phosphate d'ammoniaque, de carbonate de potasse, de carbonate de magnésie, de sulfate d'ammoniaque, de sulfate de zinc, de sulfate de fer et de silicate de potasse, porte aujourd'hui dans la science le nom de *milieu*, ou *liquide*, *Raulin*.

Tous les éléments du liquide Raulin sont indispensables au développement luxuriant de la moisissure ; qu'on supprime l'un d'eux, on voit immédiatement le poids de la récolte baisser, et souvent baisser d'une manière considérable ; ensemencez par exemple les spores de la plante sur le milieu dépourvu de sulfate de zinc, vous obtiendrez une récolte environ 12 fois plus faible que sur le milieu complet ; et cependant le poids de zinc supprimé est bien faible, il ne représente que la 700e partie de la diminution de la récolte.

Un tel résultat ouvre des aperçus tout nouveaux sur l'alimentation des êtres vivants. La nutrition des plantes supérieures n'est certainement pas moins complexe que celle des microbes et, là comme ici, des phénomènes de même ordre doivent se passer. Les plantes trouvent dans les champs tous leurs aliments, mais certains sont rares et les récoltes successives en privent peu à peu le sol. La diminution de fertilité s'ensuit. Quel immense intérêt aurait donc l'agriculteur à connaître, pour les restituer à sa terre, ces éléments qui disparaissent ! « Un jour viendra peut-être où on renoncera aux fumiers encombrants et coûteux, où l'agriculteur aura dans son grenier, dans des sacs étiquetés, la quantité d'engrais à répandre sur un hectare de ses divers terrains pour en tirer telle ou telle récolte. L'expérience de l'Aspergillus prouve que cela est possible, mais l'expérience agricole prouve que ce moment n'est pas encore venu. » (Duclaux.)

Si la présence de très faibles quantités de zinc favorise beaucoup le développement de l'Aspergillus, celle de petites doses d'autres corps l'empêche complètement ; dans cet ordre d'idées la sensibilité de la plante est extrême. L'addition au *liquide Raulin* d'un *seize-cent millième* de nitrate d'argent suffit pour empêcher la germination des spores : bien plus, prenez du *liquide Raulin* normal, mettez-le non comme à l'ordinaire dans une cuvette de porcelaine, mais dans un vase en argent, et semez-y des spores d'Aspergillus ; aucun développement ne se produira ; la quantité d'argent que le liquide a pu dissoudre lui a enlevé toute sa fertilité, et cependant elle est si faible qu'aucun réactif chimique ne la peut déceler.

Comme l'Aspergillus, tous les microbes sont délicats en fait d'alimentation, certains se montrent même d'un exclusivisme tout à fait inattendu chez des êtres aussi inférieurs ; les amibes refusent obstinément les aliments inanimés, ce sont des proies vivantes qu'il leur faut ; ces microbes se nourrissent de microbes vivants ; n'essayez pas de les tromper en leur offrant morts les microbes qu'ils aiment, ils préfèrent jeûner plutôt que les manger.

Comment prépare-t-on un milieu de culture stérile? — Nous avons dit la nécessité de faire des cultures pures, c'est-à-dire des cultures où se trouve une seule espèce microbienne. Elles ne peuvent s'obtenir que dans des milieux dépourvus de germes avant leur ensemencement, en un mot *stériles*.

Comment le microbiologiste se procurera-t-il des milieux stériles? Il les trouvera tels dans la nature, ou il stérilisera ceux qu'il aura préparés artificiellement.

Milieux naturellement stériles. — Les liquides qu'on peut retirer de l'organisme, lait, urine, sérum, etc..., sont, on l'a vu, d'excellents milieux de culture pour nombre de microbes ; or, dans un individu en bonne santé, ces liquides ne contiennent point de microbes, ils sont stériles et immédiatement utilisables par qui sait les recueillir *purement* dans des *vases stérilisés*. L'opération sera faite *purement* si le liquide ne se contamine point en passant du corps de l'animal dans le vase de culture ; quant au vase, on le stérilisera en le chauffant à 180° [1] dans un four à flamber (fig. 64), après l'avoir bouché par un tampon de coton.

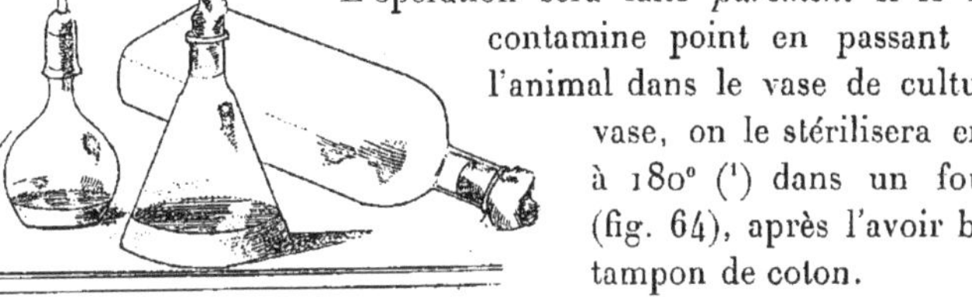

FIG. 63. — Divers vases de culture bouchés avec des tampons de coton.

Stérilisation des milieux de culture. — Préparés artificiellement, les milieux de culture renferment des germes dont l'élimination s'impose. La chaleur peut tuer ces germes, la filtration au travers d'une cloison poreuse peut en priver les liquides, d'où deux modes de stérilisation des milieux de culture.

STÉRILISATION PAR LA CHALEUR. — Jusqu'à l'époque de sa discussion avec le Dr Bastian (voy. page 47) Pasteur stérilisait les liquides nutritifs par l'ébullition ; ayant découvert alors que les spores de certains microbes résistent, en milieu alcalin, à un chauffage à 100°, il conclut à la nécessité de dépasser cette température si l'on voulait assurer la stérilisation dans tous les cas. Un peu plus tard, en 1877, Tyndall fit voir que là où échouait un seul chauffage à 100°, plusieurs réussissaient.

On peut donc stériliser les milieux de culture en les soumettant à l'action de la chaleur, soit une seule fois si la température dépasse 100°, soit à plusieurs reprises si elle n'atteint que 100°, et *a fortiori* 58° comme il arrive quelquefois.

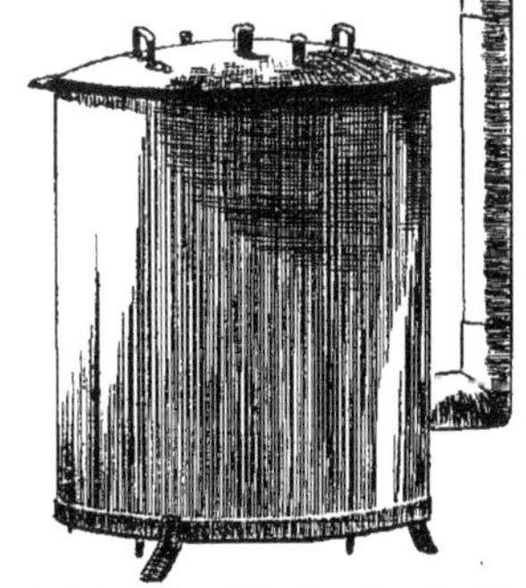

FIG. 64. — Four à flamber où sont stérilisés à 180° les vases de culture.

Pour porter l'eau à plus de 100° — les milieux de culture se comportent évidemment comme l'eau en la circonstance — il faut la chauffer sous une pression supérieure à la pression atmosphérique (les lois de l'ébullition l'enseignent). Ce chauffage sous pression se fait dans l'*autoclave* (fig. 65), imaginé par un élève de Pasteur, Chamberland : cet appareil n'est autre chose qu'une marmite de Papin très heureusement modifiée dans le but proposé : au-dessus de la petite quantité d'eau nécessaire pour remplir de vapeur tout l'appareil est placé un panier en toile métallique contenant les objets à stériliser. Le manomètre porté par le couvercle indique à la fois la pression et la température de la vapeur. D'ordinaire, pour stériliser les milieux de culture, on élève la température jusqu'à 115° et on l'y maintient pendant un quart d'heure.

Si l'on ne veut, ou ne peut, porter le milieu de culture à plus de 100°, on le stérilise en le chauffant trois fois à 100°, un intervalle de vingt-quatre heures séparant deux opérations successives. Le pourquoi de cette méthode? Le voici : une spore qui a subi sans périr un chauffage à 100° est assez

(1) On verra plus loin pourquoi il faut atteindre une température aussi élevée.

atteinte dans sa vitalité pour qu'il lui soit impossible d'entrer immédiatement en germination; vient-on à renouveler le coup qu'on lui a donné, elle perd définitivement la faculté de germer, elle est tuée.

Certains liquides ne peuvent être portés à plus de 100° sans être profondément modifiés, tel le sérum du sang qui, déjà à 65-70°, se coagule comme l'albumine d'œuf. On se contente de chauffer ces liquides à 58° (la plupart des microbes périssent à cette température) à plusieurs reprises, en séparant chaque chauffage du suivant par un intervalle de vingt-quatre heures.

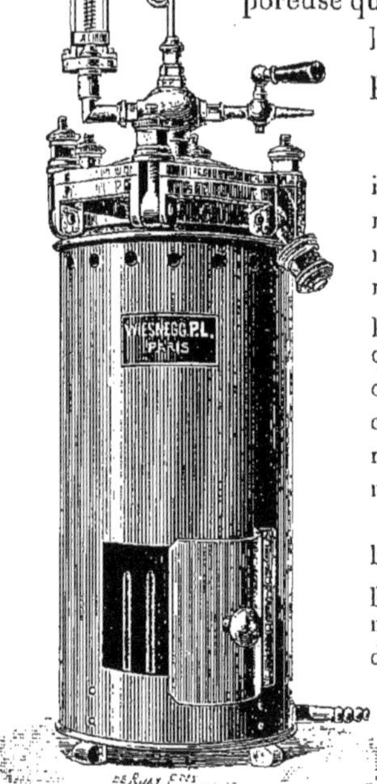

Fig. 65. — Autoclave de Chamberland où les milieux de culture peuvent être chauffés à plus de 100°.

Stérilisation par filtration. — Un filtre est une substance poreuse qui se laisse traverser par les liquides, mais arrête au passage les moindres particules solides. Plus les pores sont fins, plus les corpuscules retenus par le filtre sont ténus.

En 1877 Pasteur, pour débarrasser une culture de ses microbes, imagina de la faire passer au travers de petits disques en plâtre et réussit ainsi à obtenir un liquide complètement dépourvu de microrganismes. Ce fut là le point de départ d'une méthode toute nouvelle de stérilisation, qui n'a pas tardé à se montrer des plus précieuses ; on fait appel à elle dans les laboratoires toutes les fois que l'on veut, comme Pasteur, enlever à une culture ses microbes, ou bien stériliser des milieux qu'on ne peut chauffer ; dans la vie courante elle rend journellement les plus grands services en donnant le moyen de priver une eau d'alimentation de ses microbes nuisibles.

Comment agit un filtre poreux ? Est-ce, ainsi que le supposent beaucoup de gens, en offrant aux microbes des canalicules trop fins pour qu'ils puissent y pénétrer ? Point : ces canalicules sont pour les microrganismes des tunnels, qu'ils parcourraient aisément, si leur dimension seule devait les en empêcher. Voici, en réalité, ce qui se produit : les microbes, arrivant sur la surface du filtre, trouvent là les orifices d'une multitude de voies de pénétration, ils s'y engagent, mais sont immédiatement collés contre la paroi par un phénomène d'adhésion moléculaire ; les premiers collés ferment la porte aux suivants et désormais l'eau seule passe. Un fait prouve la justesse de cette explication : quand un filtre fonctionne plusieurs jours de suite, il arrive un moment où le liquide filtré cesse d'être stérile, où il renferme des microbes ; n'est-ce pas chose surprenante, et combien suggestive, de voir une cloison poreuse qui, neuve, à son maximum de perméabilité, ne livrait passage à aucun infiniment petit, se laisser au contraire facilement traverser, au bout de quelques jours de service ? En fait, les microbes ne la traversent jamais, ils se multiplient dans ses pores ; les premiers individus, fixés le long des parois des canalicules, se segmentent sur place et forment peu à peu un chapelet à travers le tunnel ; un moment vient toujours où ils contaminent le liquide filtré.

Tout ceci prouve qu'un appareil ne peut fonctionner convenablement, sans être de temps en temps nettoyé et stérilisé.

Les cloisons poreuses sont faites en papier comprimé, en terre d'infusoires — pâte fabriquée avec les carapaces siliceuses de certains infusoires — et surtout en porcelaine poreuse, rappelant de tout point les vases, si connus, des éléments de pile électrique. Quant à leur forme, on a grand intérêt à leur donner celle qui, pour un même volume, présente la plus grande surface filtrante, c'est-à-dire la forme cylindrique : c'est à elle que les filtres poreux doivent leur nom de *bougies filtrantes.*

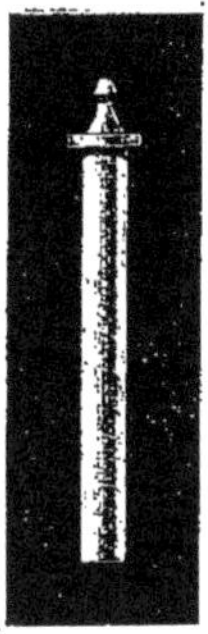

Fig. 66. — Bougie Chamberland.

La bougie la plus répandue, en France au moins, est la *bougie Chamberland* (fig. 66), en porcelaine dégourdie à 1 200° : c'est un cylindre creux, terminé à une de ses extrémités par une surface plane et à l'autre par une embase munie d'une tétine en porcelaine vernissée : comme, après usage, il faut brosser la surface poreuse pour la débarrasser des particules solides déposées sur elles, on s'arrange toujours pour que la filtration au travers de la bougie se fasse de dehors en dedans, le liquide filtré sortant par la tétine. Quand une bougie Chamberland est encrassée par un dépôt de matières solides trop adhérent pour que la brosse puisse l'enlever, elle filtre mal, c'est-à-dire très lentement, il faut la *régénérer* : on lui rend ses qualités premières en la chauffant au rouge dans un four à moufle.

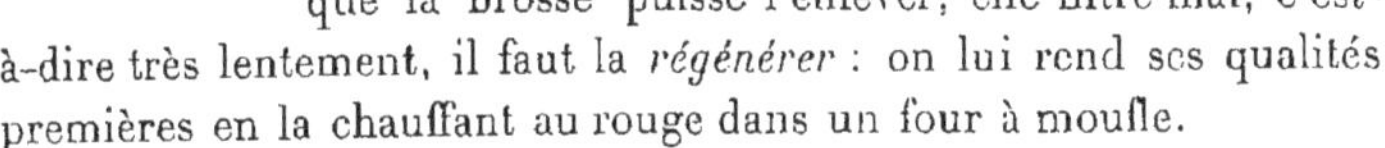

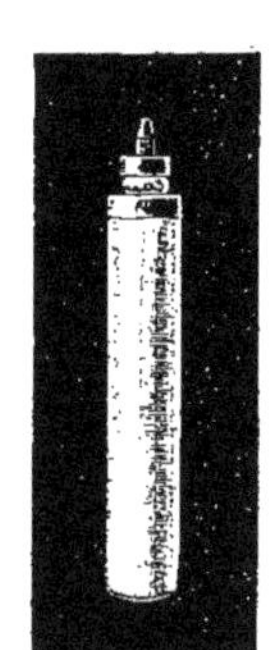

Fig. 67. — Bougie Berkefeld.

Les bougies en terre d'infusoires, dites *bougies Berkefeld* (fig. 67), filtrent plus rapidement que les bougies Chamberland ; précieuse qualité pour qui les veut faire traverser par des liquides albumineux, le sérum par exemple ; mais en revanche, leur embase (en métal ou en porcelaine suivant les cas) unie au cylindre poreux par un ciment, au lieu de ne faire qu'un avec lui comme dans la bougie Chamberland, interdit de les porter au rouge pour les régénérer ; il faut se contenter de les brosser et, comme la terre d'infusoires est tendre, on les use rapidement.

Avant de se servir d'une bougie, il est extrêmement important de s'assurer qu'elle ne présente ni fêlure, ni canalicules de gros calibres, la rendant inutilisable. La chose est aisée : immergez la bougie dans l'eau après avoir adapté à la tétine un tube de caoutchouc, qui vous permet de comprimer de l'air dans son intérieur ; si dans la paroi poreuse existe la moindre solution de continuité, l'air sous pression s'y engage et s'échappe en petites bulles très visibles, qui gagnent la surface de l'eau.

Les bougies filtrantes sont aujourd'hui d'un usage courant dans nombre de ménages ; aussi tous ces détails sont-ils utiles à connaître.

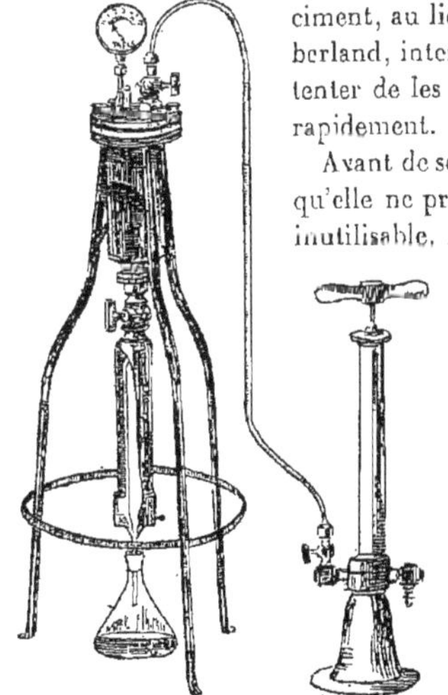

Fig. 68. — Appareil à filtration sous pression : la pompe située sur la droite de la figure comprime de l'air au-dessus du liquide contenu dans le récipient qui porte le manomètre et dans le manchon qui entoure la bougie.

Sous la seule action de la pesanteur, les liquides traversent très lentement les corps poreux ; aussi accélère-t-on presque toujours la filtration, soit en exerçant une pression sur le liquide, soit en faisant le vide dans la bougie.

Ensemencement des milieux de culture. — Semer des microbes est une opération des plus simples : avec un *fil de platine,* fixé à l'extrémité d'une baguette de verre, on prélève une trace de la substance liquide ou solide renfermant les microbes, et on la porte dans le milieu de culture (fig. 69) ; au lieu du fil de platine on peut se servir de la *pipette de Pasteur,* tube de verre effilé à l'une des extrémités, muni d'un tampon de coton à l'autre ; celle-ci mise entre les lèvres, on aspire dans la partie effilée quelques gouttes ou

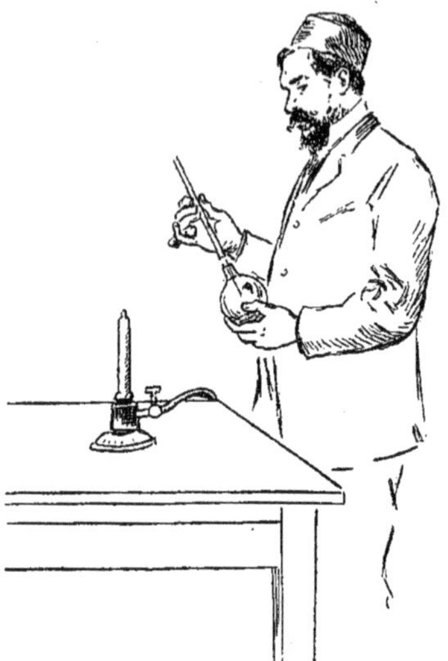

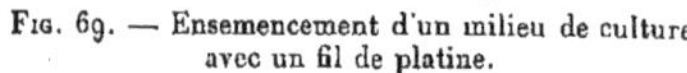

Fig. 69. — Ensemencement d'un milieu de culture avec un fil de platine.

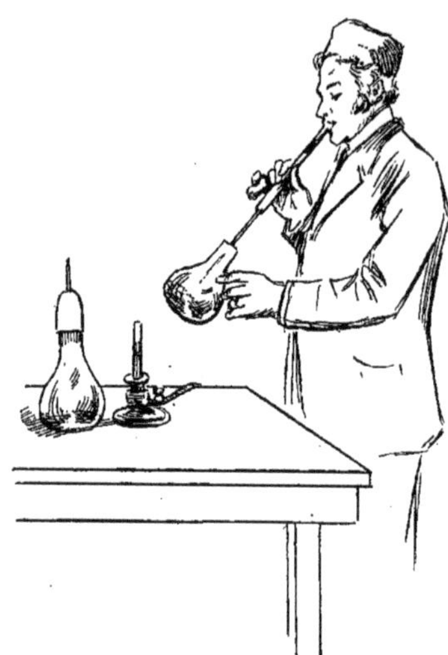

Fig. 70. — Ensemencement d'un milieu de culture avec une pipette de Pasteur.

un petit fragment de la substance riche en microbes, et on les projette dans le milieu de culture en soufflant légèrement (fig. 70).

Naturellement, fil de platine et pipette ont été, avant l'usage, passés dans la flamme, qui détruit tous les microbes étrangers adhérant par hasard à leur surface.

De la séparation des espèces microbiennes les unes des autres. — A quelques exceptions près, les microbes les plus divers se côtoyent dans la nature ; pour cultiver purement chacun, il faut n'ensemencer à la fois que des individus de la même espèce ; un triage s'impose donc : il est impossible à exécuter sous le microscope, mais il est facile à réaliser autrement.

Pasteur se trouvant en face du problème, l'avait résolu de la manière suivante : il diluait dans un liquide stérile le mélange de microbes, et étendait assez la dilution pour que chacune de ses gouttes renfermât au maximum un seul individu ; il ensemençait une série de ballons de bouillon avec ce liquide, à raison d'une goutte par ballon, et les mettait à l'étuve ; si tous les ballons ne s'altéraient pas, il concluait que ceux où se faisait le développement microbien n'avaient probablement reçu qu'un seul microrganisme ; l'examen microscopique décidait en dernier ressort de la pureté des cultures.

Le procédé de Pasteur est sûr, il a le défaut d'être d'une application longue.

Milieux de culture solides. — En 1881, M. Koch fit faire à la technique de la séparation des microbes un très grand pas.

Supposez un milieu de culture solide, des tranches de pomme de terre par exemple, et imaginez des microbes tombant sur lui : chacun d'eux se multipliera là où il se trouve, sans se mêler aux autres, et donnera naissance à un petit amas d'individus semblables à lui, appelé une *colonie*; les colonies étant à une certaine distance les unes des autres sur le substratum nutritif, rien de plus simple que d'en prélever une à volonté et de la porter dans un ballon de culture, qui ainsi se peuplera d'une seule espèce microbienne.

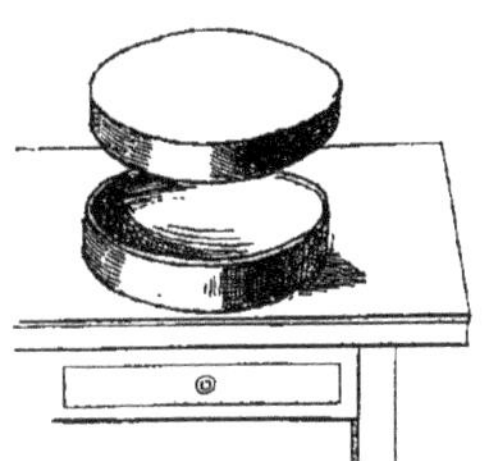

FIG. 71. — Boîte de Pétri.

Si donc, pensa M. Koch, l'on pouvait solidifier des liquides nutritifs bien adaptés aux besoins des microbes, on obtiendrait aisément sur eux des colonies isolées et la séparation d'espèces mélangées deviendrait jeu d'enfant ; alors il imagina de faire fondre de la gélatine dans du bouillon de viande chauffé ; par refroidissement le milieu se prit en une gelée transparente, la *gélatine nutritive*, offrant pour la multiplication des bactéries toutes les qualités du bouillon de viande. Et M. Koch dit aux bactériologistes : voulez-vous isoler des espèces microbiennes ? Liquéfiez, en les chauffant à 30° environ, quelques centimètres cubes de cette gélatine, répartissez-y uniformément plusieurs microbes, puis coulez le liquide sur une plaque de verre que vous recouvrirez d'une cloche pour éviter l'accès des germes atmosphériques. Au bout de quelques heures, la mince couche de gélatine présentera des colonies microbiennes éloignées les unes des autres, c'est-à-dire *séparées*.

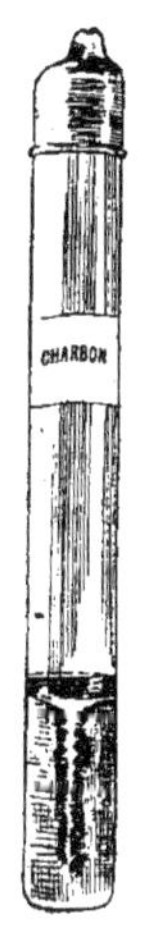

FIG. 72. — Culture en gélatine du microbe du charbon.

Aujourd'hui, on remplace la plaque de verre de M. Koch par une petite cuve cylindrique en verre, peu profonde, munie d'un couvercle, *la boîte de Pétri* (fig. 71). Les colonies développées dans la gélatine peuvent être examinées au microscope en posant la boîte de Pétri, sens dessus dessous, sur la platine de l'instrument.

La gélatine nutritive, imaginée pour séparer les espèces microbiennes, s'est trouvée d'une grande utilité pour leur diagnose, parce que les colonies de chacune d'elles revêtent des caractères spéciaux. Bien plus, enfoncez un fil de platine chargé de microbes, tous de la même espèce, dans de la gélatine solidifiée, une culture va se faire le long de la *piqûre d'ensemencement*, qui se révèlera par des arborisations quelquefois du plus gracieux effet ; or ces arborisations sont souvent caractéristiques des espèces (fig. 72).

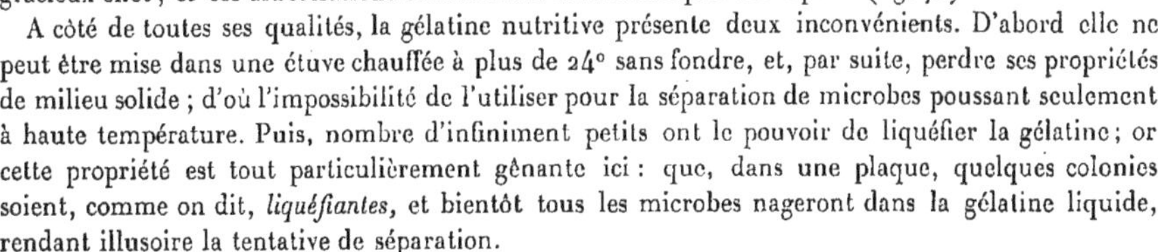

A côté de toutes ses qualités, la gélatine nutritive présente deux inconvénients. D'abord elle ne peut être mise dans une étuve chauffée à plus de 24° sans fondre, et, par suite, perdre ses propriétés de milieu solide ; d'où l'impossibilité de l'utiliser pour la séparation de microbes poussant seulement à haute température. Puis, nombre d'infiniment petits ont le pouvoir de liquéfier la gélatine ; or cette propriété est tout particulièrement gênante ici : que, dans une plaque, quelques colonies soient, comme on dit, *liquéfiantes*, et bientôt tous les microbes nageront dans la gélatine liquide, rendant illusoire la tentative de séparation.

Après bien des recherches, M. Koch employa une substance, jouissant de propriétés analogues à celles de la gélatine, mais beaucoup moins facilement liquéfiable ; c'est une drogue, le varech corné ou *agar-agar*, retirée d'une algue de la mer des Indes, le *Gelidium spiriforme*. Cet agar-agar renferme une substance gélatineuse, la *gélose*, capable de transformer en gelée 500 fois son poids d'eau. M. Koch prit donc de l'agar-agar, le fit fondre dans du bouillon chauffé à 70-80° et obtint par refroidissement une gelée, la *gélose nutritive*, qu'aucun microbe — les exceptions sont très rares — ne liquéfie et qui reste solide même à 40°. En général, pour obtenir sur de la gélose nutritive des colonies séparées, on fait sur sa surface plusieurs stries avec un fil de platine chargé de microbes une fois pour toutes ; sur les dernières stries, les colonies sont isolées les unes des autres.

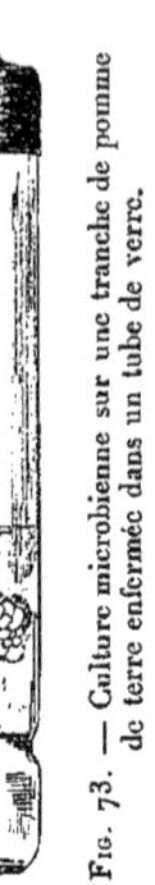

Fig. 73. — Culture microbienne sur une tranche de pomme de terre enfermée dans un tube de verre.

L'aspect des cultures sur gélose, comme celui des cultures sur gélatine, varie avec les microbes et aide à les différencier.

Remarquons en terminant que, d'une manière générale, tout substratum nutritif solide stérilisé peut remplacer la gélatine et la gélose nutritives. Sur le sérum de bœuf, le sérum de cheval, l'albumine coagulés par la chaleur, sur des tranches de pommes de terre (fig. 73), de carotte, de navet, d'artichaut, de betterave, sur de la pâte de pain, sur du pain azyme, etc., certains microbes se multiplient parfaitement. Sauf le sérum coagulé, très employé pour l'isolement des bacilles de la diphtérie, ces milieux ne servent pas en général à séparer les espèces les unes des autres, mais à fournir des cultures dont les caractères spéciaux sont utiles à la diagnose.

Quelques phénomènes intimes de la nutrition chez les microbes

Diastases. — Les aliments qui pénètrent dans le corps d'un microbe ont une destinée complexe : une partie subit une série de transformations progressives, dont l'aboutissant est la matière vivante, l'autre est brûlée pour fournir à la cellule, sous forme de chaleur, l'énergie nécessaire à toutes ces transformations. De l'œuvre qui s'accomplit au sein du protoplasma nous connaissons bien peu, mais ce peu est d'un haut intérêt.

Est-il négligeable, par exemple, le rôle de ces sécrétions cellulaires que l'on nomme *diastases* ? Jugez-en vous-même. La plupart des microbes n'assimilent leurs aliments qu'après leur avoir fait subir des modifications plus ou moins profondes : or ce sont les *diastases* qui effectuent ces modifications ; d'autre part les transformations chimiques, réalisées dans les cellules, exigent pour s'accomplir de l'énergie calorifique, aux *diastases* de leur en fournir en décomposant certains corps fermentescibles. Point de nutrition sans *diastases* : c'est tout dire de la grandeur de leur mission.

Un exemple montrera clairement ce qu'est une action diastasique.

Prenez le *milieu de Raulin* (voy. page 57), dans lequel vous aurez remplacé le sucre par de l'empois d'amidon, et semez sur lui des spores d'*Aspergillus niger* ; vous verrez la plante développer son mycelium blanc sur la surface du liquide, et celui-ci perdre peu à peu son opacité et sa viscosité ; l'empois se liquéfiera. Par quel mécanisme ? une expérience va vous l'apprendre : soutirez le liquide sur lequel nage la plante et remplacez-le par de l'eau distillée ; au bout de quelques heures, soutirez à son tour cette eau, mélangez-la à un empois d'amidon et maintenez le mélange aux environs de 65°, vous constaterez que l'empois, bien que n'ayant aucun point de contact avec une cellule vivante, se liquéfiera en quelques instants ; d'ailleurs, l'eau distillée sur laquelle a séjourné l'Aspergillus a-t-elle été chauffée à 80°, elle n'a plus aucune action sur l'empois. La conclusion s'impose : la plante sécrète dans son milieu de culture une substance peu résistante à la chaleur et capable de liquéfier l'empois d'amidon, cette substance est ce que l'on appelle une *diastase* ; dans le cas particulier, cette diastase, découverte en 1823 par Dubrunfaut, porte le nom d'*amylase*.

On connaît aujourd'hui une foule de corps analogues exerçant les actions les plus diverses. Il y a des *diastases hydrolysantes*, telle la *sucrase*, qui, fixant une molécule d'eau sur une molécule de sucre de canne, la dédouble en deux molécules de sucre de raisin. Il y a des *diastases coagulantes* et *décoagulantes* : par exemple, la *présure* coagule la caséine du lait et la *caséase* dissout la caséine coagulée par la présure. Il y a aussi des *diastases oxydantes* qui, comme la *laccase*, prennent de l'oxygène à l'air et le fixent sur des corps facilement oxydables, etc..., etc...

Toutes ces substances ont quelques propriétés communes. Comme l'amylase elles sont, presque sans exception, *peu résistantes à la chaleur* : une température de 80° leur est funeste. *Les actions qu'elles effectuent sont hors de proportion avec leur poids* : on sait par exemple préparer des amylases capables de liquéfier 2 000 fois leur poids de fécule, des présures dont un centimètre cube suffit pour coaguler dix litres de lait. Voilà une propriété bien extraordinaire, pensez-vous peut-être, en voici une qui l'est encore plus : *les diastases ne se détruisent pas en agissant* ; viennent-elles d'accomplir une action chimique, elles sont prêtes à en accomplir une autre semblable de même importance ; on se croirait en présence du mouvement perpétuel cher à beaucoup de gens, mais bien entendu il n'y a là qu'une apparence tenant à la nature des transformations chimiques réalisées. Celles-ci « n'exigent aucune dépense extérieure, aucune décomposition du corps qui les produit ; c'est le corps qui les subit, qui les alimente seul, et il suffit qu'elles soient amorcées pour qu'elles continuent. Entre parenthèses, cette idée nous fournit de suite une explication plausible de cette disproportion entre l'effet et la cause que nous avons signalée. Il y a aussi disproportion entre le volume d'un bûcher et le volume de l'allumette qui a servi à l'enflammer, entre le volume de la poudre dans une pièce d'artillerie et le volume de l'amorce. Là encore c'est que la déflagration, commencée sur un point, peut se continuer d'elle-même, en vertu de la chaleur qu'elle dégage, et si notre allumette est en état d'ignition permanente, elle pourra servir à allumer un nombre infini de bûchers. Nouvelle cause de disproportion à ajouter à la première. » (Duclaux.)

Que nous disent sur la nature des diastases leurs propriétés ? Absolument rien et nous devons avouer que la science est encore aujourd'hui sur ce point dans l'ignorance la plus complète.

Un dernier mot avant de quitter ces substances dont est si grand le rôle dans les phénomènes vitaux. Universellement répandues dans le monde des infiniment petits, elles ne le sont pas moins chez les animaux et les végétaux tant supérieurs qu'inférieurs ; les mêmes diastases se rencontrent de part et d'autre.

L'aspect de certains microbes change avec l'alimentation

Bien des causes peuvent modifier la forme des infiniment petits, par exemple un changement d'alimentation. Tel microbe sera un coccus dans un milieu alcalin, et un bacille dans un liquide acide ; tel autre, petit bacille dans du bouillon de veau, s'allongera en streptothrix dans un mélange de bouillon et de sérum. Cette plasticité du corps des bactéries explique, nous l'avons déjà fait remarquer, la difficulté d'établir une classification de microbes sur la seule considération de la forme.

Beaucoup d'infiniment petits sont colorés, comme nous l'avons vu au chapitre I, et colorés des couleurs les plus vives, rouge, violette, jaune, etc.... Qui n'a vu une grande collection de microbes se figure mal l'intensité que revêt, chez quelques-uns, la coloration. Eh bien ! ces teintes, au premier abord si caractéristiques des espèces, ne le sont en réalité point du tout ; un léger changement dans la composition du milieu de culture, et elles se modifient ou disparaissent ; par exemple le même organisme peut être incolore sur gélatine et coloré sur pomme de terre.

LES MICROBES ET L'OXYGÈNE

Pourquoi ce titre au lieu de celui plus suggestif, et certainement plus attendu, de « respiration des microbes » ? Le voici : Tous les animaux ont besoin d'oxygène soit gazeux, soit dissous, quelques-uns se contentent de peu pendant certaines périodes de leur vie, mais pour aucun ce gaz n'est malfaisant ; les plantes respirent aussi de l'oxygène, s'en passent plus aisément que les animaux, mais ne sont point incommodées par lui. Il n'en est plus ainsi dans le monde des microbes : Pasteur a découvert des êtres qui, chose bizarre ! ne peuvent sans périr supporter le contact de l'oxygène gazeux : il ne saurait être question pour eux de respiration, du moins de respiration au sens où nous l'entendons ; les rapports des microbes avec l'oxygène ne ressortissent donc pas toujours aux phénomènes respiratoires.

Beaucoup d'infiniment petits, imitant les êtres supérieurs dépourvus de chlorophylle, prennent de l'oxygène dans l'air et dégagent de l'acide carbonique : ce sont des microbes *aérobies*. Nombre d'entre eux veulent cet oxygène gazeux : semés dans un liquide, ils se développent seulement au contact immédiat de l'air, en formant une membrane, un voile superficiel, tels le *Bacille tuberculeux*, le *Bacillus subtilis* si commun dans le foin, le *Ferment acétique*, agent de la transformation de l'alcool en vinaigre, etc... Cependant la plupart des microbes aérobies ne sont pas aussi exclusifs, ils savent se contenter d'oxygène dissous dans les liquides de culture ; ceux qui troublent uniformément les bouillons, les microbes du charbon, du choléra, etc..., sont dans ce cas. Ces aérobies sont dits *stricts* : ils cessent de se multiplier dès que l'oxygène leur fait défaut.

Prenez maintenant de la levure de bière, ensemencez-la dans un ballon contenant un liquide sucré mis sous une faible épaisseur, de manière que l'air arrive largement au contact de toutes les cellules déposées sur le fond du ballon ; la levure va se multiplier avec une grande activité, et dégagera de l'acide carbonique sans produire d'alcool ; ceci vu, remplissez de liquide sucré le ballon, fermez-le avec un bouchon traversé par un tube recourbé dont l'extrémité libre plonge sous le mercure ; la levure ainsi privée d'oxygène gazeux cesse de se multiplier, mais sa vie ne s'arrête pas ; elle se manifeste seulement d'une manière nouvelle : de l'alcool paraît dans le liquide et de l'acide carbonique se dégage en grande quantité par le tube débouchant sous le mercure. Ainsi, la levure est tantôt un organisme *aérobie* qui se reproduit très activement, et tantôt un être *anaérobie* producteur d'alcool.

Les Aspergillus, les Penicillium, les Mucor, les Mycolevures, bref une foule de microbes *aérobies* peuvent, comme la levure, se passer à l'occasion d'oxygène et devenir des *anaérobies*. Tous cependant sentent de temps en temps la nécessité d'être revivifiés par l'oxygène ; un élève de Pasteur, M. Denys Cochin, en maintenant pendant un grand nombre de générations la levure à l'abri de l'air, est parvenu à éteindre en elle toute manifestation vitale ; quelques bulles d'oxygène la ranimaient bien vite.

Ceci nous amène insensiblement à parler des êtres *anaérobies stricts*, pour qui l'oxygène gazeux est un élément, non seulement indifférent mais dangereux à l'égal d'un poison. Pasteur les découvrit en 1861 ; observant sous le microscope, à l'aide d'un dispositif spécial, des *Vibrions butyriques* à l'abri de l'air, il les vit animés de mouvements très rapides ; laissait-il arriver un peu d'oxygène autour d'eux, il constatait instantanément leur immobilisation. Pasteur a si bien décrit la manière différente de se comporter dans l'air des aérobies et des anaérobies, que nous ne pouvons mieux faire, pour l'expliquer au lecteur, que de rappeler ce qu'il en disait, en 1873, dans ses *Études sur la bière :*

« Une observation des plus simples prouve l'influence mortelle de l'air atmosphérique sur les vibrions. Par le mode d'examen » à l'abri de l'air — dont il est parlé plus haut — « nous avons reconnu combien étaient remarquables et faciles à mettre en évidence les mouvements des vibrions quand on les prive absolument du contact de l'air. Répétons cette observation, en même temps que sur le même liquide, on fera l'examen microscopique à la manière ordinaire, c'est-à-dire en déposant une goutte de liquide sur une lame de verre, qu'on recouvre ensuite d'une petite lamelle, toutes manipulations qui placent forcément la goutte liquide en contact avec l'air, ne fût-ce qu'un instant très court. On sera aussitôt surpris de la grande différence d'intensité des mouvements des vibrions observés » à l'abri de l'air et sous la lamelle.

« Bien plus, sous la lamelle on voit promptement cesser tout mouvement sur les bords là où la goutte de liquide subit l'action de l'air, tandis que les mouvements se conservent au centre d'autant plus longtemps, qu'il y a plus de vibrions pour absorber une plus grande quantité d'air sur les bords. Il ne faut même pas une grande habitude de ces observations pour reconnaître manifestement que dans les premiers instants, après que la lamelle a été déposée et que la totalité de la goutte vient d'être touchée plus ou moins dans toutes ses parties par l'air atmosphérique, les vibrions sont tous languissants, certainement malades (je ne vois pas d'autre expression pour rendre ce qu'on observe), et que, peu à peu, ils reprennent plus d'agilité vers le centre, au fur et à mesure qu'ils rentrent dans une portion du milieu mieux dépouillée d'oxygène.

« Rien de plus curieux qu'une observation corrélative et inverse de celle-ci, à laquelle donnent lieu les bactéries ordinaires. Place-t-on une goutte de liquide pleine de ces bactéries sur le porte-objet du microscope, on ne tarde pas à voir toutes les bactéries sans mouvement dans les régions du centre de la lamelle, où l'oxygène disparaît promptement par suite de la vie même des bactéries qui s'y trouvent. Au contraire, le mouvement est extraordinaire sur tout le pourtour de la lamelle, parce que l'air y arrive constamment. Malgré la mort prompte des bactéries au centre de la lamelle, on voit la vie se prolonger dans cette région, si le hasard y a enfermé une bulle d'air. Tout autour de cette bulle viennent se grouper en une couronne épaisse et grouillante une foule de bactéries qui tombent sans vie apparente et se dispersent sous l'action des mouvements du liquide, dès que tout l'oxygène de la bulle a été absorbé. »

Ainsi, à côté de microbes réclamant impérieusement pour vivre de l'oxygène *gazeux*, s'en trouvent d'autres qui le fuient non moins impérieusement ; l'oxygène leur est nécessaire mais à l'état *combiné* ; ces derniers disloquent des corps complexes et sont le plus souvent des agents de fermentations.

Bien entendu, les cultures des microbes anaérobies ne se feront pas comme celles des microbes aérobies, puisqu'elles doivent être soustraites au contact de l'air. Veut-on, par exemple, cultiver en bouillon le *Vibrion septique*, le *Bacille du tétanos*, êtres essentiellement anaérobies, on ensemence leurs spores dans un ballon dont le col étranglé est en relation avec une pompe à vide d'une part et avec un appareil producteur de gaz hydrogène, qui agira comme un gaz inerte, de l'autre ; on fait le vide dans le ballon, puis on y laisse rentrer de l'hydrogène, puis de nouveau on y fait le vide et y laisse rentrer de l'hydrogène, et ainsi de suite à plusieurs reprises ; on termine en scellant le ballon à la lampe. Il est alors prêt à se peupler d'êtres anaérobies.

Nous avons constaté l'existence de microbes strictement aérobies et de microbes strictement anaérobies ; entre les uns et les autres, et de beaucoup les plus nombreux, sont les *aéro-anaérobies* ; amphibies en quelque sorte, ils se développent à volonté en présence ou en l'absence d'oxygène gazeux ; à vrai dire ils ont, suivant les espèces considérées, une légère prédilection pour l'un ou l'autre mode de vie, mais ils savent fort bien s'accommoder de celui qu'ils ne préfèrent pas. C'est précisément le cas des microbes pathogènes aérobies ; dans nos ballons de culture, ils recherchent l'oxygène gazeux ou dissous, dont ils sont bien obligés de se passer au sein des tissus animaux, où ils ne trouvent que de l'oxygène combiné.

QUELQUES PHÉNOMÈNES DE LA VIE DES MICROBES

Les mouvements des microbes. — Bien des microbes se meuvent plus ou moins rapidement dans les liquides. Examinez-les de près, et vous vous assurerez que tous sont munis de cils vibratiles, soit à leurs extrémités (fig. 29), soit sur toute la surface de leur corps (fig. 30) ; certains se lancent en droite ligne, d'autres, les spirilles (fig. 25), se déplacent en tournant comme des tire-bouchons, d'autres encore tournent sur eux-mêmes. Les amibes, dont les cellules sont en constante déformation, se meuvent, comme nous l'avons expliqué, au moyen de leurs pseudopodes.

Bien des causes influent sur la locomotion des microbes : l'oxygène, la chaleur, la lumière, les antiseptiques, etc... suppriment ou excitent la motilité suivant les cas.

Les microbes peuvent produire de la lumière et de la chaleur. — Des microbes producteurs de lumière ? Un ballon de culture remplacer une lampe ? Tous ceux qui ont visité le pavillon de l'Optique, à l'Exposition Universelle de 1900, ont pu voir cette merveille. Les microbes lumineux, sans être très fréquents, ne sont point une rareté ; on les rencontre surtout dans les eaux de la mer, sur les cadavres de poisson, mais quelquefois aussi sur des fragments de bois, de viande.

Le bouillon de hareng gélatiné convient tout particulièrement à leur développement; un ballon tapissé intérieurement d'une mince couche solidifiée de cette gélatine, ensemencée de microbes lumineux, devient, du fait de la culture, un beau globe phosphorescent; la lumière en est souvent assez vive pour permettre de lire l'heure à une montre, ou encore de photographier le ballon lui-même.

Les microbes ne produisent de lumière que dans certains milieux de culture (voyez comme l'alimentation influe sur les fonctions des infiniment petits) et si l'oxygène ne leur est point mesuré ; le froid favorise la phosphorescence ; même à une température de — 20°, elle peut ne pas s'éteindre.

Producteurs de chaleur, les microbes peuvent l'être au même titre que producteurs de lumière. Dans beaucoup de fermentations on constate qu'une élévation de température accompagne le travail microbien; la fumée qui s'échappe si souvent des tas de fumier est de la vapeur d'eau dégagée grâce à l'échauffement considérable de la masse en fermentation.

ACTION DE LA CHALEUR, DE LA LUMIÈRE ET DE L'ÉLECTRICITÉ SUR LES MICROBES

La chaleur et les microbes. — Tous les êtres vivants préfèrent des températures moyennes pour se développer, redoutant les excès de chaleur et les excès de froid. Ceci, général chez les animaux et les plantes, s'applique-t-il aux microbes?

Faites dans un même milieu une série de cultures du même organisme à des températures régulièrement échelonnées, vous constaterez l'existence de trois échelons particulièrement intéressants ; l'un marquera une limite au-dessous de laquelle il n'y a pas de multiplication, le second, le point où le développement est le plus luxuriant, le troisième, une limite au-dessus de laquelle la multiplication est nulle; bien entendu les deux températures extrêmes sont celles où la reproduction du microbe cesse, et non sa vie qui, elle, se continue au-dessous de la limite inférieure et au-dessus de la limite supérieure. Quant aux nombres de degrés qui mesurent ces températures, ils sont variables avec chaque espèce, disons plus, ils ne sont pas fixes même pour une espèce donnée; on peut fréquemment, avec de la patience et en sachant s'y prendre, faire pulluler un microbe à des températures qui, subies d'emblée, seraient funestes à son développement.

Les infiniment petits habitant les eaux, le sol, poussent souvent le mieux aux environs de 20°; d'aucuns, comme les microbes lumineux, se multiplient déjà à 0°. Les bactéries pathogènes, adaptées à vivre dans l'organisme des animaux à sang chaud, préfèrent en général des températures plus élevées voisines de 37°. Enfin, on connaît des êtres rares supportant admirablement la grande chaleur, tel un bacille, découvert par M. Miquel dans l'eau de la Seine, qui vit à 74°.

En général, les deux limites inférieure et supérieure, dont nous parlons plus haut, sont distantes d'un assez grand nombre de degrés, de 23° par exemple pour l'*Aspergillus niger*; cependant certains microbes sont à ce point de vue extraordinairement délicats; à 38° le bacille tuberculeux pousse très bien, au-dessous de 37° et au-dessus de 40° son développement est insignifiant.

Comment les microbes supportent-ils les températures très basses et très élevées? Au froid beaucoup résistent fort bien : la levure maintenue quelques instants à —90° peut encore faire fermenter du sucre; les spores de la Bactérie de la maladie charbonneuse, celles du *Bacillus subtilis*, restées vingt heures à —130°, ou cent huit heures à —70°, ne sont pas tuées.

Mais s'agit-il des températures élevées, il en va tout autrement : tel être, qui à 35° manifestera la vie la plus active, ne passera pas sans périr dix minutes dans de l'eau à 50°, ou dans une atmosphère saturée de vapeur d'eau. Nous insistons sur la présence de l'eau, parce que l'action de la chaleur est très différente suivant qu'elle s'exerce sur des organismes humides ou sur des organismes secs. Humides, les microbes sont très sensibles à la chaleur; les espèces dépourvues de spores périssent pour la plupart à 58-60°, les spores à 100-115°. En revanche un chauffage à 130° peut ne pas tuer certaines spores bien sèches. Et voilà, remarquons-le en passant, pourquoi l'autoclave, avec sa chaleur humide, stérilise à 115° des objets qui ne le seraient qu'à 180° dans le four à flamber où ne se trouve point de vapeur d'eau.

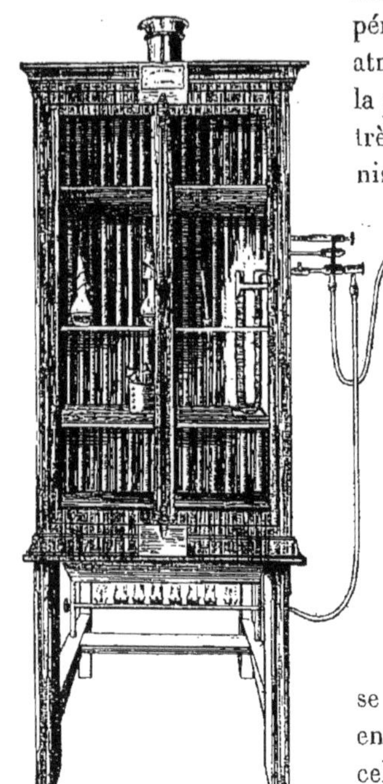

Fig. 74. — Étuve dans laquelle les cultures microbiennes sont maintenues à température constante.

Un microbe maintenu à une température qui l'empêche de se développer tout en le laissant vivre, peut voir ses fonctions et même la forme de son corps plus ou moins modifiées; un micrococcus peut ainsi se transformer en bacille, la formation des spores être entravée, des cellules colorées donner naissance à des cellules incolores, etc... ; une des modifications les plus importantes, imprimée par la chaleur à un organisme nuisible est celle qui métamorphose son pouvoir pathogène en pouvoir vaccinal, qui d'un être malfaisant fait un être bienfaisant ; nous nous occuperons plus longuement de ce phénomène quand nous étudierons la maladie charbonneuse.

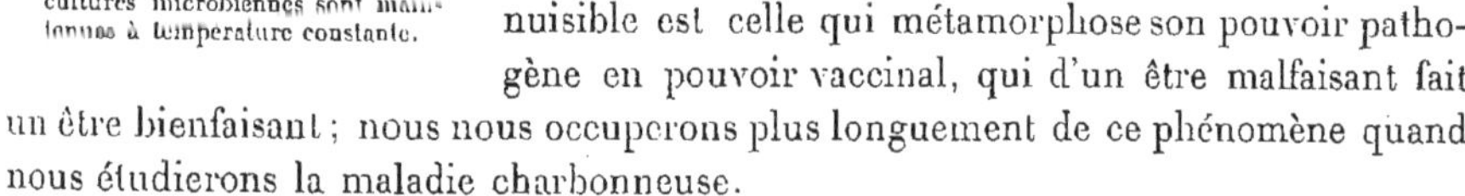

La lumière et les microbes. — L'influence de la lumière sur les microbes a donné lieu à de nombreux travaux; leur conclusion nous intéresse parce qu'elle touche de très près à l'hygiène.

D'une manière générale, la lumière agit énergiquement sur les infiniment petits; quelques heures d'insolation, et des êtres éminemment dangereux seront tués, ou suffisamment affaiblis dans leur virulence, pour ne plus avoir la force de faire périr l'homme et les animaux. Le soleil est un merveilleux agent antiseptique, la lumière diffuse, moins active naturellement, l'est incontestablement aussi. D'où cette conclusion : laissons entrer à flot la lumière partout où l'homme séjourne, en première ligne dans les hôpitaux, chambres de malades, peuplés de microbes pathogènes, en second lieu dans les maisons, qui renferment souvent des microrganismes nuisibles guettant pour se lancer sur nous le moment où notre organisme affaibli se trouvera incapable de leur résister. Et l'on conçoit ainsi pourquoi la microbiologie s'élève contre l'impôt des portes et fenêtres, tel qu'il existe chez nous : faire payer aux citoyens l'air et la lumière, ces deux agents hygiéniques par excellence, est peut-être une bonne mesure fiscale, mais assurément une mauvaise mesure sanitaire.

L'ÉLECTRICITÉ ET LES MICROBES. — Il semble très simple de faire passer un courant électrique dans une culture liquide et d'examiner l'effet produit sur les microbes. En réalité l'action du courant est ici fort complexe : elle s'exerce évidemment sur les microbes, mais elle s'exerce aussi sur le bouillon, dont elle transforme certaines substances en composés nuisibles pour les cellules. On conçoit immédiatement la difficulté de faire la part de chacune des deux actions, et l'on comprend la rareté des expériences bien conduites sur ce sujet. Nous n'en citerons qu'une : en faisant traverser par un courant électrique un liquide renfermant des amibes, on a vu toutes les cellules s'allonger dans la direction du pôle négatif et se diriger vers lui en rampant.

ACTION DES ANTISEPTIQUES SUR LES MICROBES

Au début de ce chapitre nous nous sommes occupés des substances qui peuvent nourrir les microbes, de leurs aliments, mais, en face d'elles, se dresse un groupe de corps nuisibles pour eux, les *antiseptiques,* dont il nous faut maintenant dire quelques mots. En parler ici est d'autant plus nécessaire que l'on se fait souvent d'eux une idée très fausse.

Qu'est-ce qu'un antiseptique ? Une substance qui tue les microbes, répondront bien des gens, car les doctrines pastoriennes ont si bien pénétré la médecine, que tout le monde a entendu parler des antiseptiques. Voilà une définition précise, pensez-vous. Voyez cependant combien peu ! L'oxygène tue les vibrions butyriques, Pasteur l'a montré : allez-vous conclure tout net que l'oxygène est antiseptique ? Si oui, vous oubliez que les microbes aérobies l'utilisent, qu'ils ne peuvent s'en passer. D'où cette première notion qu'une substance antiseptique pour une espèce peut être utile à une autre. Voici maintenant de l'alcool fort ; si vous le faites agir sur des cellules de ferment acétique, que nous apprendrons à connaître par la suite, vous les tuez sur-le-champ ; l'alcool est donc antiseptique pour ce microbe ; cependant, suffisamment dilué dans l'eau, il est pour lui un excellent aliment. D'où cette conclusion, qu'un corps est souvent antiseptique à certaines doses et alimentaire à des doses plus faibles. Et puis telle substance, qui en quelques minutes ne tuera pas un microbe, le fera périr si elle prolonge longtemps son action sur lui ; la durée du contact joue donc aussi un rôle. Quand on quitte le laboratoire pour aborder les questions pratiques, les choses se compliquent encore : les solutions de sublimé, ou bichlorure de mercure, tuent rapidement les bacilles tuberculeux qu'on y plonge ; mais prenez des crachats renfermant des bacilles, et immergez-les dans une solution de sublimé, très souvent les microbes ne mourront pas ; l'antiseptique en coagulant la matière albuminoïde du crachat a créé autour des bacilles une coque isolante, qui les a soustraits à l'action microbicide du sublimé.

Nous pourrions continuer à creuser toutes ces notions, mais nous en avons dit assez, croyons-nous, pour faire concevoir leur complexité et ce qu'il y a de vague dans cette qualification *d'antiseptique*, donnée couramment à des substances.

Comme la chaleur et la lumière, les antiseptiques agissent profondément sur l'organisme des microbes ; à doses non mortelles, ils changent leur forme (fig. 27), leur couleur, peuvent même les empêcher de former des spores.

LA VIE DES MICROBES EST-ELLE LONGUE ?

Les microbes vivent-ils longtemps ? C'est selon.

Conservés secs, ils meurent au bout de quelques années. Des spores de Penicillium, vieilles de six ans, peuvent encore germer ; celles d'Aspergillus ne le peuvent plus au bout de trois ans.

« J'ai, dit Duclaux, étudié, en 1882, des bourres de coton, chargées de poussières de l'air par M. Pasteur dans ses expériences de 1859 et 1860, et enfermées dans des tubes de verre : elles avaient donc à ce moment-là 22 ans. Quelques-unes étaient tout à fait noires, et renfermaient sûrement des millions de germes divers, protégés, depuis leur immobilisation dans les mailles du coton, par un mince bourrelet de cire à cacheter, contre toute immixtion de germes nouveaux. Toutes ces bourres de coton, ensemencées dans de l'eau de navets sucrée, s'y sont montrées stériles.

. . . .

« On a donc le droit de conclure qu'après 23 ans de conservation à sec et à l'obscurité il n'y a plus un seul germe vivant. »

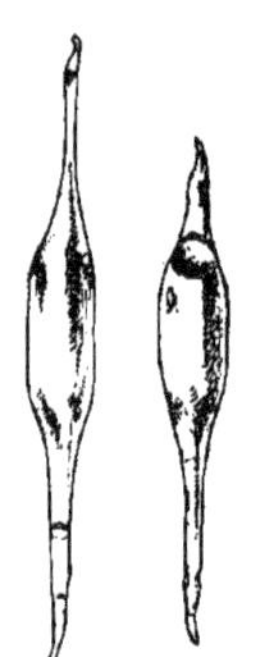

Fig. 75. — Ampoules de verre scellées à la lampe, renfermant quelques gouttes d'un bouillon de culture dans lequel les microbes se conservent très longtemps.

Tout au contraire, dans un liquide convenablement choisi, la conservation des infiniment petits est bien plus longue.

Citons, d'après Duclaux, « le cas d'un Penicillium, provenant d'un ensemencement fait en 1860 au moyen d'air pris au sommet du Panthéon, dans de l'eau de levure sucrée, contenue dans un ballon clos, et qui avait formé à la surface du liquide trois petits îlots ayant fructifié. Il y avait sûrement eu assez d'air pour suffire à l'évolution complète de la plante, mais peut-être l'oxygène avait-il peu à peu été absorbé tout entier. En tous cas, les spores ne s'étaient pas desséchées, ayant au contraire toujours été dans un air saturé d'humidité. Elles étaient encore vivantes en 1882 après 22 ans. »

Enfermés avec leur bouillon de culture dans des ampoules scellées à la lampe (fig. 75), de nombreux bacilles ont été trouvés encore vivants au bout de 19 ans. Naturellement les spores résistent plus longtemps que les bactéries adultes, les microbes sporulés plus longtemps que les non sporulés. Cependant, comme il faut s'y attendre, tout dépend des espèces considérées.

CHAPITRE IV

LES MICROBES DU SOL

Comment compte-t-on les microbes du sol? — Répartition des microbes entre les diverses couches du sol — Les microbes du sol sont-ils dangereux pour l'homme et les animaux ?

Existe-t-il des microbes dans le sol? Ce que nous avons dit au chapitre II sur les générations spontanées ne vous permet point d'en douter; le sol est peuplé et même parfois extrêmement peuplé.

Compter au microscope les microbes contenus dans un échantillon de terre est évidemment chose irréalisable, le dénombrement ne se peut faire que par une voie détournée.

Une quantité connue de terre est émulsionnée aussi parfaitement que possible dans un peu d'eau stérile et le tout réparti dans quelques centimètres cubes de gélatine nutritive fondue; cette gélatine est alors coulée dans une boîte de Petri où elle se solidifie, et enfin portée à l'étuve; concurremment avec la gélatine et de la même manière, on emploie la gélose nutritive, qui peut être mise sans inconvénient dans une étuve à température plus élevée. Sur ces milieux nutritifs, chaque microbe donne naissance à une colonie isolée, de sorte que le nombre des colonies, très facile à compter à l'œil nu, est précisément celui des microbes. La méthode, soit dit en passant, est fort défectueuse, car elle laisse échapper au dénombrement tous les organismes qui ne peuvent se développer sur la gélatine ou la gélose nutritives. Cependant, à défaut d'une autre meilleure, on l'emploie couramment. D'ailleurs, appliquée toujours dans les mêmes conditions, elle permet de comparer la richesse en microbes de deux sols différents, et ordinairement on ne lui demande pas plus; des nombres absolus importent beaucoup moins que des chiffres de comparaison.

Quels faits importants révèlent les analyses microbiennes du sol? En voici quelques-uns.

M. Maggiora de Turin a montré chiffres en main que, toutes choses égales d'ailleurs, la nature du sol influe sur sa teneur en microbes ; ainsi dans ses recherches :

Les roches anciennes renfermaient.	2 800	à	10 600	mic. par c. c.
— tertiaires.	1 650		15 000	—
— volcaniques.	27 500		29 000	—
Le terrain tourbeux.	17 200		160 000	—
Les alluvions.	45 000		128 000	—
Les terres cultivées.	60 000		11 275 000	—
La terre de la ville de Turin.	1 390 000		78 000 000	—

Là où vit l'homme, le sol est extrêmement peuplé de microrganismes. D'après une détermination de M. Miquel, un centimètre cube de terre recueilli dans un pré à $0^{m},20$ de profondeur, renfermait 800 000 bactéries, tandis qu'un même volume de boue de Paris en contenait de 225 000 000 à 2 000 000 000.

Les microbes sont-ils uniformément répartis dans les diverses couches du sol? *A priori* on peut répondre non. Les couches superficielles agissent comme un filtre sur les microrganismes entraînés par les eaux de ruissellement et les retiennent dans

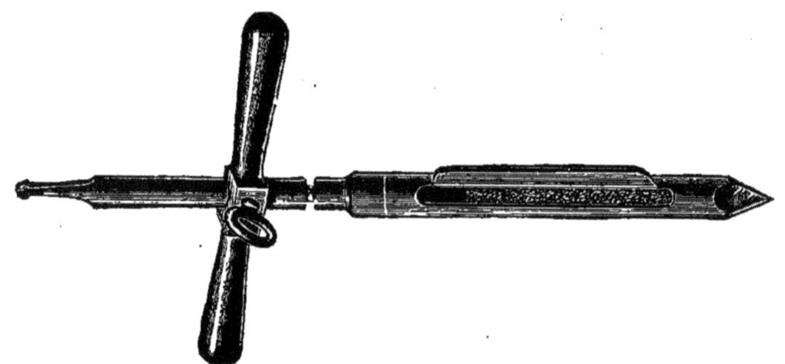

Fig. 76. — Perforateur, imaginé par M. Carl Fraenkel, pour prélever des échantillons de terre à différentes profondeurs dans le sol.

leurs mailles; première raison pour qu'elles soient plus peuplées que les couches profondes. En second lieu les microbes doivent se multiplier de préférence là où la vie leur est facile, or c'est évidemment à la surface du sol qu'ils rencontrent le plus de matière organique alimentaire, c'est donc là qu'ils pulluleront. M. Carl Fraenkel a constaté le fait expérimentalement. Il prélevait ses échantillons de terre avec un perforateur pointu (fig. 76), pourvu au-dessus de sa pointe d'une petite chambre, dont la porte s'ouvrait quand l'instrument avait pénétré à la profondeur choisie. Les nombres obtenus par M. Carl Fraenkel, aux environs de Potsdam, sont très suggestifs :

PROFONDEUR EN MÈTRES	MICROBES PAR CENTIMÈTRE CUBE	
	27 MAI	3 NOVEMBRE
0	150 000	55 000
0,50	200 000	25 000
1	2 000	7 000
1,50	15 000	2 000
2	2 000	100
2,50	500	0
3	3 000	1 500
3,50	0	50
4	0	0
4,50	100	0

Comme nous l'avons prévu, les microbes sont plus abondants à la surface du sol que dans sa profondeur, mais, chose curieuse, des couches relativement très peuplées sont voisines d'autres totalement inhabitées. Remarquez en passant que les infiniment petits sont moins abondants en hiver qu'en été : ceci n'a rien de surprenant, les basses températures et la disette relative de matière organique contrarient leur multiplication.

Combien nombreuses les espèces rencontrées ! bactéries, moisissures, levures, etc... toutes y pullulent, s'entr'aidant ou se combattant les unes les autres ; chacune lutte énergiquement pour sa vie. Ici, comme toutes les fois qu'il s'agit de concurrence vitale, il faut s'attendre à beaucoup d'imprévu ; ne voit-on pas, par exemple, même dans les couches superficielles baignées par l'air, les anaérobies vivre et se multiplier, grâce aux aérobies, qui dégagent autour d'eux de l'acide carbonique ?

La santé de l'homme et des animaux n'a, d'une manière générale, rien à redouter des microbes du sol ; rares sont les microrganismes faisant exception à cette règle, comme le Bacille du tétanos et le Vibrion septique.

Ce serait le lieu de nous demander ici à quoi s'occupent dans la terre les microbes inoffensifs pour l'homme : ces êtres accomplissent une œuvre considérable et éminemment utile ; nous en avons rejeté l'étude dans la seconde partie de ce livre au chapitre XII : *Les microbes en agriculture*.

CHAPITRE V

LES MICROBES DE L'EAU

DE LA TENEUR DES EAUX EN MICROBES. — Comment compte-t-on les microbes contenus dans une eau ? — Eaux atmosphériques. — Eaux de pluie. — Grêle. — Neige. — Glace et eaux des glaciers. — Eaux de surface. — Eaux stagnantes. — Eaux courantes. — Glace alimentaire. — Eau de mer. — Eaux de profondeur. Nappes souterraines. — Eaux de sources. — Eaux de puits. — Eaux des puits artésiens. — Que deviennent les microbes dans l'eau ?

DES EAUX POTABLES. — Qu'est-ce qu'une eau potable ? Alimentation en eau potable de la Ville de Paris à la fin du XVIIIe siècle. — Eaux naturelles potables. — Eaux de rivières. — Eaux de puits. — Eaux de source. Etude d'une source. Captage d'une source. Des eaux de source amenées à Paris. Surveillance sanitaire des sources. — Purification des eaux potables. — Filtration des eaux potables. Filtres poreux. Filtres à sable. Galeries filtrantes. Filtres à membrane filtrante minérale. — Purification des eaux potables par des agents physiques : emploi de la chaleur, emploi de l'ozone. — Purification des eaux potables par des agents chimiques.

L'eau joue un grand rôle dans la vie matérielle de l'homme. En boit-il de mauvaise qualité, il s'expose à contracter certaines maladies ; la fait-il servir à son usage domestique, il la rend malsaine, jusqu'au moment où elle s'est épurée. Or ce qui rend presque toujours une eau dangereuse pour la santé, ce sont des microbes, et ce qui rend à une eau polluée sa pureté, ce qui l'épure, ce sont d'autres microbes ; force est donc de porter sur ces êtres une très grande attention. L'étude des microbes de l'eau est un des plus importants chapitres de l'hygiène.

Toutes les eaux renferment-elles des microrganismes ? L'histoire de leur évolution à la surface du globe va nous le dire :

L'eau de la mer en s'évaporant produit de la vapeur d'eau qui, poussée par les vents sur les continents, tombe en pluie sur le sol, surtout au voisinage des montagnes ; une faible partie de cette eau de pluie s'évapore dans l'atmosphère, pour retomber plus loin en une nouvelle pluie, le reste gagne les ruisseaux et les rivières, ici en ruisselant à la surface du sol, là en pénétrant dans sa profondeur pour reparaître au jour sous forme de sources, soit à l'air libre, soit dans le lit des cours d'eau ; les ruisseaux, puis les rivières, enfin les fleuves, alimentés par le ruissellement superficiel et par les sources, reconduisent à la mer l'eau qui s'en est évaporée plus ou moins longtemps auparavant. Il faut remarquer d'ailleurs qu'une petite quantité de l'eau de pluie enfoncée dans le sol ne reparaît plus au jour, si elle a pu devenir nappe *artésienne* ; infiltrée entre deux couches argileuses imperméables, elle gagne alors les océans souterrainement. En résumé, la mer est le grand réservoir du globe ; l'eau s'en échappe continuellement et y retourne continuellement, effectuant une rotation qu'elle recommence, toujours la même.

La vapeur qui s'échappe de la mer ne renferme évidemment point de microbes ; pendant sa chute, la pluie lave l'atmosphère et saisit au passage les organismes en suspension dans l'air ; mais nous savons ceux-ci peu nombreux et nous devons penser qu'ils sont pour l'eau une faible cause de contamination. Dès que la pluie touche terre, elle se peuple, parce qu'à la surface du sol, même loin du voisinage de l'homme, les microbes sont en nombre immense (voyez page 73).

Au contact du sol l'eau s'enrichit en microbes, mais ici il faut distinguer celle qui va ruisseler superficiellement de celle qui va s'enfoncer dans la profondeur.

A mesure qu'elles font plus de chemin, les eaux de ruissellement deviennent plus impures, car elles rencontrent toujours de nouveaux microrganismes qu'elles entraînent. Tout au contraire, dans leur parcours souterrain les eaux de profondeur se dépeuplent peu à peu, parce qu'elles traversent des couches de moins en moins peuplées, et qu'elles perdent, par le jeu de phénomènes de filtration, les microbes qu'elles avaient recrutés.

Les microrganismes de l'eau viennent du sol, leur histoire est donc intimement liée à celle des microbes du sol, nous l'en avons séparée cependant, parce que les êtres qui nous intéressent en tant qu'habitants des eaux nous importent bien moins en tant qu'habitants du sol; L'étude microbienne de l'eau ressortit à l'hygiène, celle du sol surtout à l'agriculture.

Après avoir donné quelques renseignements sur la teneur en microbes des diverses eaux, nous devrions nous occuper des eaux de boisson et de l'épuration des eaux polluées ; la première question nous retiendra seule ici, l'épuration des eaux polluées se trouvant mieux à sa place à la fin de la deuxième partie de ce livre.

Ce chapitre se divisera tout naturellement en deux parties :

1°. De la teneur des eaux en microbes ;

2°. Des eaux potables.

I. — DE LA TENEUR DES EAUX EN MICROBES

Combien y a-t-il de microbes dans l'eau de pluie, la neige, la grêle, dans l'eau des cours d'eau, des sources, des puits, dans l'eau de mer, etc.....? En répondant à ces questions, théoriques en apparence, nous allons faire de l'hygiène essentiellement pratique.

Deux mots tout d'abord sur la manière de compter les microbes que renferme une eau.

N'allez pas croire l'opération possible au microscope; on ne compte pas les microbes de l'eau comme les globules du sang. Outre que ces globules sont, grâce à leur volume, bien plus faciles à observer que les microbes, ils sont infiniment plus nombreux, le sang renferme quatre à cinq milliards de globules rouges par centimètre cube, les eaux pures, quelques microbes seulement. Comment réussir avec un microscope à découvrir dans un centimètre cube d'eau, une centaine de microrganismes, par exemple ?

Ici, comme dans presque toutes les questions de microbiologie, c'est Pasteur qui a innové : en 1877, avec son collaborateur, M. Joubert, il indiqua une méthode à suivre pour compter les microbes de l'eau. Cette méthode, tout en restant la même dans son principe, a naturellement subi maints perfectionnements ; la voici telle qu'on l'applique aujourd'hui.

L'échantillon d'eau est recueilli dans un flacon *stérilisé*, que l'on ferme avec un bouchon de caoutchouc, également *stérilisé*, pour éviter l'intrusion de microbes étrangers. Pendant son transport au laboratoire, on maintient l'échantillon à très basse température, pour éviter une multiplication des microbes de l'eau, qui fausserait la numération. Le mieux est de placer la bouteille dans une boîte remplie de glace, comme le fait M. Miquel.

Quant à l'examen microbien, on l'effectue très simplement, en comptant le nombre de colonies microbiennes que donne, sur un milieu nutritif solide, un volume déterminé d'eau. Prenez 1/10 de centimètre cube d'eau, par exemple, mélangez-le avec 10 centimètres cubes de gélatine ou de gélose nutritives (voy. page 62), fondues dans une fiole conique (fig. 77) ; refroidissez la fiole pour solidifier le milieu de culture, puis portez-la à l'étuve. Chaque microbe sera le point de départ d'une colonie, bien visible au bout de quelques jours : le nombre de ces colonies sera précisément celui des microbes contenus dans 1/10 de centimètre cube d'eau.

Pour des raisons que nous avons exposées en parlant de l'analyse microbienne du sol, les chiffres obtenus sont loin d'indiquer la totalité des microbes présents dans l'eau ; ils sont intéressants cependant en ce qu'ils permettent de comparer les teneurs en microbes de différentes eaux.

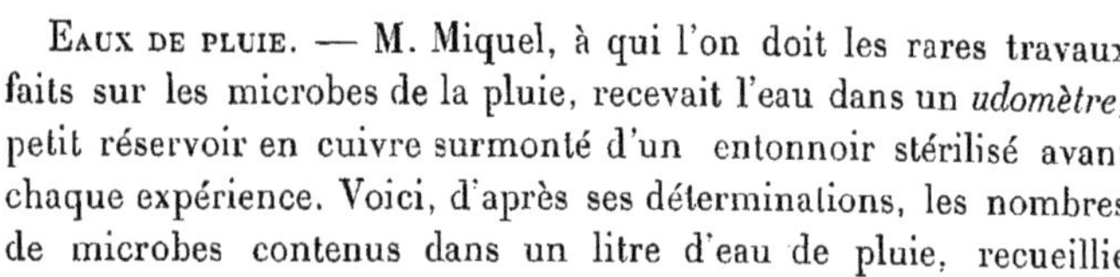
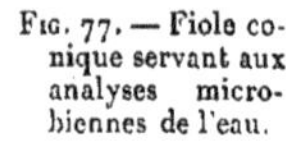

Fig. 77. — Fiole conique servant aux analyses microbiennes de l'eau.

Eaux atmosphériques. — Il s'agit ici des eaux atmosphériques, sous leurs différentes formes, avant qu'elles aient été souillées par leur contact avec le sol, c'est-à-dire de la pluie, de la grêle, de la neige et aussi de la glace des glaciers.

Eaux de pluie. — M. Miquel, à qui l'on doit les rares travaux faits sur les microbes de la pluie, recevait l'eau dans un *udomètre*, petit réservoir en cuivre surmonté d'un entonnoir stérilisé avant chaque expérience. Voici, d'après ses déterminations, les nombres de microbes contenus dans un litre d'eau de pluie, recueillie au parc de Montsouris, pendant les différents mois des années 1884 et 1885 :

MOIS	1884	1885
Janvier	»	8 000
Février	1 850	790
Mars	3 830	2 000
Avril	3 700	4 580
Mai	2 480	2 400
Juin	5 500	5 700
Juillet	»	»
Août	»	8 300
Septembre	6 980	4 560
Octobre	3 500	2 300
Novembre	5 500	»
Décembre	7 420	»

Ces chiffres montrent la grande richesse en microbes des pluies qui succèdent aux longues sécheresses des mois d'été ; un tel fait n'est point pour surprendre, la sécheresse mettant dans l'atmosphère de nombreuses poussières que les premières pluies abattent sur le sol.

Ceci donne à penser que la pluie doit renfermer plus de germes dans les endroits populeux que dans ceux inhabités ou seulement peu habités. Les expériences de M. Miquel, faites de 1883 à 1886, sont venues confirmer cette hypothèse, en établissant qu'un litre d'eau de pluie renferme 4 300 microbes à Montsouris et au même moment 19 000 dans l'intérieur de Paris ; résultats d'accord avec ceux plus anciens de Tissandier, qui avait trouvé 23 milligrammes de poussières dans un litre d'air prélevé à Paris, et seulement 4 milligrammes dans un même volume d'air pris à la campagne.

La pluie contient peu de germes, mais en jette cependant beaucoup sur le sol ; M. Miquel remarque, en effet, avec raison que notre pays, sur lequel tombent en moyenne 60 centimètres d'eau chaque année, reçoit de ce chef 5 000 000 de microbes par mètre carré.

GRÊLE. — Pour compter les microbes de la grêle, on la fait fondre, et on analyse au point de vue microbien l'eau de fusion. On reconnaît ainsi que la teneur des grêlons en microrganismes est très variable ; elle peut s'élever seulement à 40 microbes par centimètre cube, mais aussi atteindre quelquefois 20 000 ; cela dépend du grain de poussière autour duquel le grêlon s'est formé.

NEIGE. — On évalue le nombre de germes de la neige, comme celui de la grêle, en déterminant celui de son eau de fusion.

Voici les nombres obtenus par M. Janowski en Russie dans la couche superficielle de la neige :

DATES	NOMBRE DE MICROBES PAR CENTIMÈTRE CUBE	
2 février 1888	38 et	34
20 —	203	384
27 —	140	165
19 — pendant une tourmente	139	463

et dans la neige tombée depuis quelques jours :

Le 11 février, neige d'un jour	2 et	4
Le 15 — neige de 4 jours	18	20
Le 24 — neige de 3 jours	»	228
Le 2 mars, neige de 3 jours	145	212

Tous ces nombres se rapportent à la neige tombée sur des régions habitées par l'homme et les animaux ; celle que l'on trouve sur les hautes montagnes est beaucoup plus pure. Au sommet du Mont Blanc, M. Binot a pu, par trois fois, prélever 8 centimètres cubes de neige, dans la couche la plus superficielle, sans trouver un seul microbe.

L'on conçoit du reste qu'il ne saurait en être autrement ; sur les cimes élevées, aucune fermentation, aucune putréfaction, en un mot aucune multiplication microbienne ne pouvant se produire, l'atmosphère est d'une grande pureté. Seuls les vents, qui ont balayé des régions où abondent les microrganismes, peuvent en charrier jusque-là, mais ces apports sont extrêmement faibles.

GLACIERS. — Par le jeu de phénomènes sur lesquels nous ne pouvons nous étendre ici, la neige se transforme en glace sur les flancs des montagnes élevées, et donne naissance aux glaciers. La flore bactérienne de la glace ne peut donc différer de celle de la neige ; elle est moins riche cependant, car tous les microbes fragiles en ont disparu, tués par le froid, la lumière, etc... ; un à deux germes par centimètre cube, voilà à quoi se réduisent les êtres vivants dans la glace des glaciers.

Quelle est l'action du froid sur les microbes de l'eau ? Dès 1887, Prudden montrait combien cette action diffère suivant les espèces ; il suffit de 5 jours de congélation pour faire disparaître le *Bacillus prodigiosus* d'une eau qui en contient 6 300 individus par centimètre cube, tandis que sur 378 000 *Bacilles typhiques* maintenus dans la glace, 76 000 sont encore vivants au bout de 8 jours. Une série de congélations et de décongélations successives est bien plus nuisible qu'une congélation continue ; ainsi, prenons une eau renfermant 40 000 *Bacilles typhiques* par centimètre cube, congelons-la et décongelons-la à trois reprises différentes en 24 heures, elle ne renfermera plus que 90 bactéries, et si nous lui avions fait subir huit fois en 3 jours le même traitement, elle serait complètement stérilisée ; une congélation continue d'une durée de 5 jours aurait laissé 2 500 bacilles vivants. Il se passe en somme pour le froid un phénomène tout analogue à celui que nous avons signalé pour la chaleur et que Tyndall a mis à profit dans son mode de stérilisation par chauffage discontinu (voy. page 58).

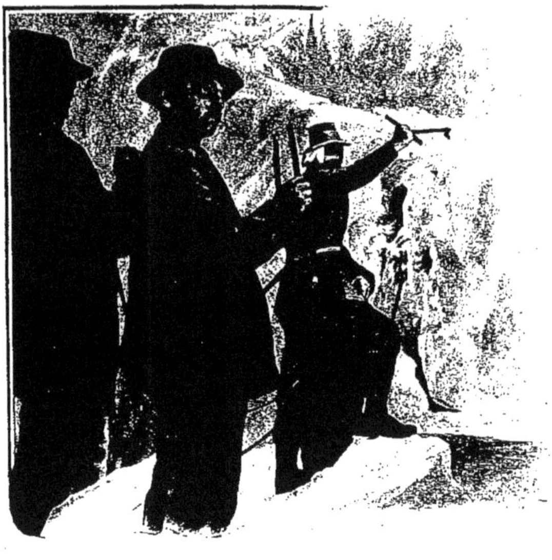

Fig. 78. — Le Dr Binot, en faisant l'ascension du Mont-Blanc, prend un échantillon de glace pour déterminer sa teneur en microbes.

Tout ceci explique pourquoi les couches profondes des glaciers renferment moins de germes que les superficielles, et pourquoi ceux qu'on y trouve appartiennent à des espèces résistantes, bactéries sporulées, levures, streptothricées et mucédinées. (Binot.)

« Au pied des glaciers le nombre des germes de la surface est bien plus considérable ; 6 à 65 par centimètre cube à la mer de Glace ; 9 à 27 au glacier des Bossons, etc.

« Les eaux des glaciers sont fort pures, leur pureté est en rapport avec la teneur en germes de la glace qui les produit en fondant. Comme celle-ci, ces eaux contiennent nombre de levures et streptothricées. Un échantillon d'eau, de la jonction, contenait 3 germes seulement par centimètre cube, un du Plan Glacier, 8 ; alors qu'un ruisseau du pied du glacier des Bossons contenait 95 germes et que l'eau de l'Arve, à Chamonix, peut en renfermer jusqu'à 7 550. » (Binot.)

La même chose a été observée en Norvège, dans le Jostedalsbrä, le plus grand glacier de l'Europe : l'eau d'un ruisseau à 50 mètres du glacier renfermait 4 à 6 bactéries par centimètre cube, et celle d'un autre ruisseau à 5 kilomètres plus loin en contenait 170 à 200.

Eaux de surface. — Ce sont les eaux qui stagnent à la surface du sol dans les lacs, les étangs, les mares, celles qui courent dans les ruisseaux, les rivières, les fleuves et enfin celles de la mer.

Toutes ces eaux, exposées constamment à des contaminations, renferment un nombre de microbes variable suivant les circonstances.

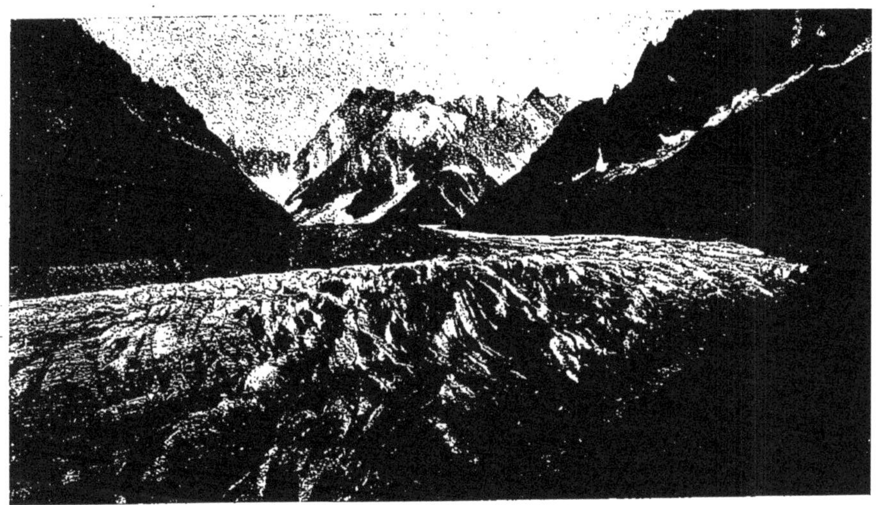

Fig. 79. — La Mer de glace.

Eaux stagnantes. — Les collections d'eau stagnante qui, par leur importance, méritent le plus de fixer l'attention, sont les lacs.

La population microbienne d'un lac est loin d'être répartie uniformément ; dense le long des rives, elle se montre très clairsemée au milieu, et cela pour deux raisons principales : d'une part les chances de contamination, très grandes au voisinage des bords, sont minimes au loin ; de l'autre, dans le calme du large, les particules solides en suspension tombent peu à peu au fond sous l'action de la pesanteur, entraînant avec elles les germes que leur propre poids pousse déjà dans la même direction.

C'est ainsi que l'eau du lac de Genève qui, près des rives, renferme jusqu'à 150 000 bactéries par centimètre cube, n'en contient que 38 loin d'elles, et le même fait s'observe pour les lacs de Zurich, de Constance et autres.

En général l'eau des lacs est relativement pure au point de vue microbien.

Eaux courantes. — Ce sont la plupart du temps des eaux très impures, sujettes qu'elles sont à des contaminations constantes par la chute des feuilles, des débris végétaux, des cadavres d'animaux grands et petits, enfin par des souillures de toutes sortes ; mais l'homme est sans contredit l'agent principal de la pollution des eaux courantes. Les agglomérations urbaines sont néfastes à la pureté des rivières.

Qu'on en juge : voici les nombres moyens de microbes que renferme chaque centimètre cube d'eau de Seine au cours de l'été.

A Ivry.	29 000
Au pont d'Austerlitz.	67 000
A Chaillot.	415 000

L'histoire de la Seine est d'ailleurs celle de tous les fleuves.

Le Rhône renferme au-dessus de	Lyon . . .	75	et au-dessous	800 microbes.	
La Saône	—	Lyon . . .	586	—	4 280 —
La Sprée	—	Berlin. . .	4 300	—	97 400 —
Le Mein	—	Wurtzbourg.	520	—	15 500 —

Comment s'étonner d'un pareil résultat? Chaque jour une énorme quantité d'eau sert dans une ville aux usages publics et privés et doit, par mesure d'hygiène, être emmenée au loin le plus rapidement possible. Cette évacuation pose aux ingénieurs un problème des plus ardus, tant est considérable la masse liquide (à Paris, elle s'élève à plus de 700 000 mètres cubes chaque jour). Faire déboucher les égouts dans la rivière voisine, qui entraîne leurs eaux avec les siennes, semble si simple que la chose a été faite maintes et maintes fois au détriment, comme bien on pense, de la pureté de la rivière ; il ne faut cependant pas perdre de vue que l'eau des cours d'eau, impurifiée dans les villes, s'épure peu à peu en aval, ainsi que nous le verrons.

La richesse en microbes d'une eau courante n'a rien de fixe, elle dépend d'un grand nombre de facteurs, notamment des saisons. C'est ce que montrent les nombres suivants, résumant les nombreuses expériences de M. Miquel sur les eaux de la Marne et de la Seine :

	MARNE — À SAINT-MAUR	SEINE — À IVRY	SEINE — AU PONT D'AUSTERLITZ	SEINE — À CHAILLOT
Hiver	158 000	100 000	144 000	274 000
Printemps	46 000	96 000	77 000	162 000
Été	23 000	29 000	67 000	415 000
Automne	120 000	75 000	112 000	232 000

Que ressort-il de ces chiffres? Un fait *a priori* paradoxal : à Ivry, au-dessus de Paris, la Seine est plus pure en été qu'en hiver. Est-ce à dire que la température élevée des mois chauds ne fait pas pulluler les microbes des eaux? Assurément non, mais deux actions contre-balancent, et au delà, cette cause de multiplication. Il y a d'abord la diminution des eaux de ruissellement, conséquence de la rareté des pluies ; la Seine est plus pure en été, parce qu'elle reçoit moins de microbes. Il y a en second lieu l'action antiseptique de la lumière, bien plus intense à cette époque qu'aux autres. Les arrosages multipliés dans la ville pendant la saison chaude et la pullulation microbienne au contact de la matière organique de l'eau souillée expliquent pourquoi au-dessous de Paris, à Chaillot, les microbes sont bien plus nombreux en été qu'en hiver.

Glace alimentaire. — Beaucoup de gens aiment à consommer de la glace, ses microbes intéressent donc l'hygiéniste au même titre que ceux de l'eau de boisson.

La glace alimentaire a deux origines. Elle peut être recueillie sur des lacs (il est rare que l'on en prélève à la surface des rivières parce que l'eau courante ne se congèle qu'exceptionnellement) et emmagasinée dans des glacières, pour être livrée à la consommation suivant les besoins ; elle peut aussi être fabriquée artificiellement par la congélation industrielle de l'eau, telle celle des carafes frappées. Dans l'un et l'autre cas elle doit être suspecte, car, nous l'avons vu, les bactéries restent fort longtemps vivantes dans la glace. Seule peut inspirer toute confiance la glace obtenue par congélation d'eau stérilisée.

Eaux de mer. — D'une manière générale, il y a fort peu de microbes dans la mer, tout au moins loin des côtes.

Sur le littoral, particulièrement au voisinage des grands ports, il en va tout autrement. Les égouts déversent dans la mer des légions de microbes, et transforment nombre d'avant-ports en infects cloaques, d'où s'échappent des odeurs nauséabondes.

Eaux de profondeur. — Nous avons vu qu'une fraction des eaux de pluie s'enfonce dans le sol pour peu qu'il soit perméable. Que deviennent ces eaux? La nature du terrain règle leur sort.

Si elles rencontrent une couche imperméable, elles s'accumulent au-dessus, glissent sur sa pente, et reviennent au jour en formant des sources là où cette couche coupe la surface du sol. C'est à cette disposition du sous-sol qu'est dû le cordon de sources qui jalonne la ligne d'affleurement des glaises vertes dans la vallée de l'Yères (département de Seine-et-Marne).

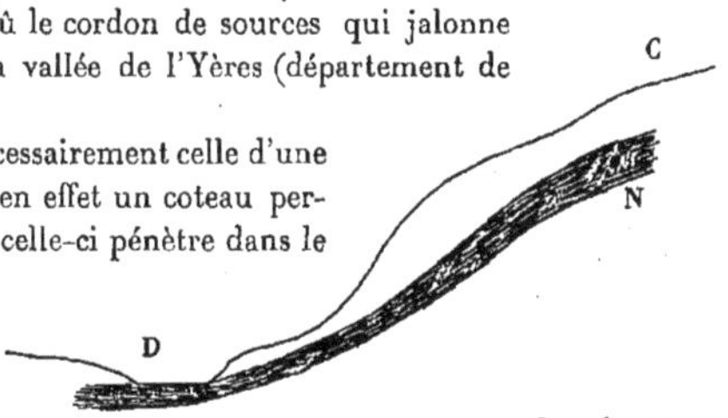

Mais l'existence d'une source n'implique pas nécessairement celle d'une couche que l'eau ne puisse franchir. Imaginez en effet un coteau perméable C (fig. 80), sur lequel tombe de la pluie; celle-ci pénètre dans le sol, puis, suivant la ligne de plus grande pente du terrain, forme une nappe souterraine N, parallèle à la surface inclinée du coteau et plus ou moins éloignée d'elle; « si, au fond de la vallée, il y a une dépression quelconque (D), un ravin creusé par les eaux superficielles, ou un lit de rivière dans le thalweg, il pourra y avoir à ce niveau tout le long de la vallée un cordon de sources comme celui de la vallée de l'Yères; mais cette fois il ne sera plus à flanc de coteau, il sera plus ou moins voisin du fond de la vallée. Tel est le cas pour la vallée de la Vanne où Paris est allé chercher des eaux de boisson ». (Duclaux.)

Fig. 80. — Parcours de la nappe des puits à flanc de coteau. C. Profil du coteau; — N. Nappe des puits; — D. Dépression du sol où vient affleurer la nappe des puits.

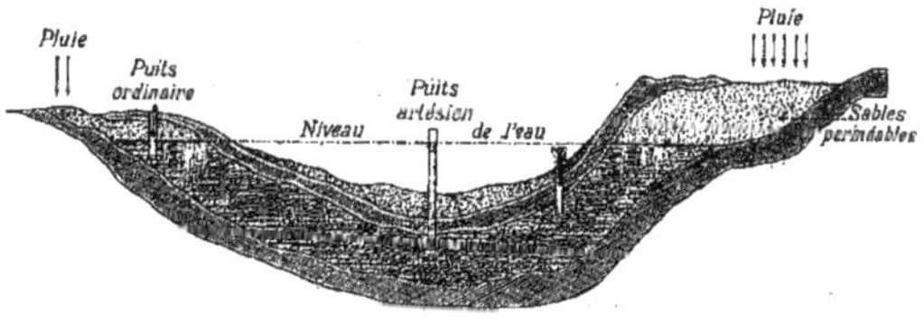

Fig. 81. — Parcours d'une nappe artésienne dans le sous-sol.

Toutes les fois que l'on creuse un puits dans le sol, on tombe sur cette nappe souterraine qui est à proprement parler la *nappe des puits* (1). Sa caractéristique est d'être partout à un niveau plus élevé que la rivière coulant au fond de la vallée. Ainsi dans Paris, « elle est à 40 mètres d'altitude à Belleville, à 36 au boulevard Magenta, à 33 aux Buttes-Chaumont, à 28 à la barrière de l'Étoile, tandis que le niveau de la Seine est à 25 mètres environ ». (Duclaux.)

Il arrive quelquefois, quand on fore un puits, que l'eau se met à jaillir brusquement à une certaine hauteur; ici la nappe des puits n'est pas en cause, mais une nappe d'une nature toute spéciale dont nous devons dire quelques mots. L'eau qui circule dans le sol peut, de par la constitution géologique du terrain, rencontrer une couche perméable (fig. 81) comprise entre deux couches imperméables; en s'infiltrant dans la première, elle donne naissance à ce que l'on appelle une *nappe artésienne*; enserrée dès lors entre deux barrières argileuses infranchissables, l'eau les suit dans tous leurs mouvements, descendant et remontant le flanc des vallées avec elles; qu'un puits tombe dans

(1) Le mot « nappe » n'implique pas forcément l'existence d'une masse d'eau continue, comme celle d'une rivière; il désigne la région du sous-sol qui est imprégnée d'eau.

cette nappe en un point déclive, aussitôt, en vertu du principe des vases communiquants, l'eau jaillira, et s'élèvera à une hauteur déterminée par l'altitude des points les plus élevés de la nappe.

Quel rapport ces quelques notions d'hydrologie souterraine ont-elles avec la teneur en microbes des eaux de profondeur? Le voici.

Nous savons que l'eau, comme tous les liquides, en passant au travers d'une bougie en terre poreuse, se dépouille de ses germes; or, considéré dans son ensemble, le sol est une masse poreuse qui doit, au même titre que les bougies de laboratoire, purifier les nappes circulant dans son intérieur; il est, en effet, très exact que certaines roches peuvent stériliser l'eau d'une manière parfaite; le fait s'observe rarement cependant, parce que le filtre naturel qu'est le sol n'a pas la perfection des appareils construits par l'homme.

Les terrains perméables sont les sables, les grès et les calcaires; les argiles sont impénétrables à l'eau. Les grès et les sables, si les grains en sont fins, constituent d'excellents filtres; les calcaires en sont très fréquemment de déplorables, et en deviennent de plus défectueux à mesure que les années marchent, parce qu'ils se détruisent à l'usage. Le carbonate de chaux, extrêmement peu soluble dans l'eau privée de gaz acide carbonique, l'est au contraire d'une manière très appréciable dans celle qui en renferme. Or, en traversant la terre arable dans laquelle sont enracinées les plantes, l'eau de pluie dissout une notable quantité de l'acide carbonique dégagé par les racines et par les multiples fermentations qui se produisent là; dès qu'elle s'infiltre dans les canalicules du calcaire, elle se met à dissoudre leurs parois, agrandissant ainsi peu à peu les pores qui doivent la priver de ses microbes; elle fait si bien, qu'à une certaine profondeur la roche est sillonnée en tous sens par un réseau de canaux plus ou moins larges, dans lesquels la circulation du liquide s'opère comme dans des conduites. De l'épaisseur de la couche encore intacte dépend la perfection de la filtration; que les fissures arrivent au voisinage de la surface et la purification de l'eau sera illusoire. De tels accidents mettent en garde contre cette croyance populaire, très profondément enracinée dans les esprits, que l'eau de source, ou de puits, n'est jamais dangereuse à boire. Pris au pied de la lettre ce vieil adage est faux, mais nous serions mal venus à lui refuser un fonds de vérité que nous pouvons, dans le langage scientifique moderne, exprimer en disant: Les eaux de profondeur ont bien moins de chances d'être riches en germes que les eaux de surface.

Les nappes souterraines intéressent l'hygiéniste au moment où elles entrent en contact avec l'homme, c'est-à-dire par les sources et par les puits. Quelles sont les qualités de ces différentes eaux?

Eaux de source. — Elles peuvent être d'une pureté absolue, témoin celles examinées par Pasteur et Joubert, par Duclaux (certaines sources de la Vanne), par Libbertz à Francfort-sur-le-Mein, par Freimuth à Dantzig; mais, nous l'avons déjà remarqué, le fait est rare; en revanche, on trouve fréquemment des eaux de source ne renfermant que quelques germes par centimètre cube; citons une source du Brunnthal avec 4 à 35 germes par centimètre cube, une source d'Iéna avec 32 à 156, une autre près de Reigate avec 8. Malheureusement une telle pureté n'est pas commune et nombre de sources laissent à ce point de vue fort à désirer. Bref, il est impossible de rien dire de général sur la teneur en microbes des eaux de source; tout dépend de la filtration: rares sont les eaux stériles, très rares sont les eaux infectes; entre ces deux extrêmes tous les termes de passage peuvent se rencontrer.

Naturellement, tout ceci concerne l'eau à sa sortie immédiate de terre; dès qu'elle a coulé à la surface du sol, ne serait-ce que l'espace de quelques mètres, l'eau de la source la plus pure est toujours plus ou moins souillée.

Eaux de puits. — Un puits est un sondage fait dans la nappe souterraine ; la pureté de l'eau qu'il donne dépend de celle de cette nappe et aussi de la façon dont le puits est construit.

Il faut autour du puits une margelle élevée, pour que les eaux de ruissellement ne s'y engouffrent pas, il faut aussi que la maçonnerie soit étanche, des fissures laisseraient passer des eaux de surface, très insuffisamment filtrées par un trop court passage dans le sol environnant.

La nappe des puits, avons-nous dit, circule à flanc de coteau à une distance variable de la surface, ses eaux ne sont donc point stagnantes comme on le croit généralement, mais bien courantes ; la rapidité de leur mouvement dépend essentiellement de la structure du sol et cette rapidité influe dans une large mesure sur leur teneur en microbes ; de deux puits alimentés par deux nappes également riches en germes, celui où l'eau se renouvelle le plus vite donne aussi l'eau la plus pure ; le fond du puits, qui plonge dans une nappe quasi stagnante, est en quelque sorte une cuvette, où l'eau est soumise aux mêmes chances de pollution que dans un étang.

Donc un bon puits voit son eau se renouveler fréquemment, et c'est travailler à son amélioration que le faire fonctionner le plus souvent possible. Comme exemple de ce que nous avançons, voici les nombres de microbes relevés par Maschek dans un puits :

Après 15 minutes de pompage continu.	458	germes par c. c.
— plusieurs heures —	140	—
Plus tard.	68	—

Dans l'eau des puits les microbes se déposent lentement sur le sol, en même temps que toutes les particules solides, formant ainsi une couche de vase souvent épaisse ; il faut bien se garder, lors des prises d'eau, de remuer cette couche, car on mettrait en suspension tous les microbes qui s'y trouvent et il faudrait attendre longtemps pour qu'ils se déposent à nouveau. Rubner l'a montré, chiffres en mains :

25 août, avant l'agitation du fond.	1 620	germes par c. c.
— à 1 heure, agitation du fond.	1 475 000	—
— à 4 heures.	196 000	—
— à 6 heures.	180 000	—
27 août, à midi.	44 000	—
21 septembre.	960	—

Il a fallu un mois pour que l'eau du puits redevînt pure, après avoir été agitée.

Eaux des puits artésiens. — Leur pureté dépend de la puissance filtrante de la couche perméable qui les abrite ; elles peuvent être presque stériles, telle celle du puits artésien de Mayence, dont 1 cc. ne renferme pas plus de 4 germes, elles peuvent être aussi fort souillées, comme à Biskra, où elles contiennent des mollusques et jusqu'à de petits poissons.

Que deviennent les microbes dans l'eau ? — Voilà des microbes dans l'eau, vont-ils se multiplier, vont-ils périr peu à peu du fait de la concurrence vitale ou bien du fait d'une action nuisible de l'eau? Questions intéressantes s'il en fut, dont nous voudrions dire quelques mots.

Les eaux naturelles renferment toujours, en plus ou moins grande quantité, des matières organiques et minérales qui peuvent suffire aux besoins alimentaires des microbes et leur permettre de se multiplier. C'est ce que bien des savants ont reconnu, entre autres Cramer qui, ayant recueilli dans un flacon stérilisé l'eau du lac de Zurich, compta

Au moment de la prise	143	microbes par c. c.
Après 24 heures	12 457	—
— 3 jours	328 543	—
— 8 —	233 452	—
— 17 —	17 436	—
— 70 —	2 500	—

Pendant les trois premiers jours, les microbes se sont multipliés très activement dans l'eau grâce aux aliments qu'ils y trouvaient, mais, chose curieuse, leur nombre diminua ensuite progressivement. M. Miquel a vérifié avec l'eau de Seine, et avec l'eau de la Vanne, la généralité de cette loi.

Remarquons, en passant, que la rapide multiplication des microbes explique pourquoi une analyse bactériologique d'eau doit suivre d'aussi près que possible la prise d'échantillon.

L'eau, après avoir vu sa population augmenter plus ou moins suivant sa teneur en matière organique, la voit diminuer peu à peu. Le mécanisme du phénomène nous échappe; nous pouvons seulement constater qu'une eau abandonnée à elle-même s'épure spontanément ; en dix ans, par exemple, de l'eau de la Vanne, renfermant 66 microbes par centimètre cube, a été complètement stérilisée.

N'est-ce pas ici le lieu de nous demander ce que deviennent dans une eau les microbes pathogènes qu'on y rencontre le plus souvent, le *Bacille de la fièvre typhoïde* et le *Vibrion du choléra?* L'expérience enseigne que tous deux, ensemencés dans une eau stérilisée, sont fort longs à disparaître; le Bacille typhique peut y rester vivant trois mois et le Vibrion cholérique plus d'un an. Aussi faut-il dire avec Duclaux :

« Les eaux potables peuvent toujours être des agents convoyeurs de maladie, et il est toujours imprudent de compter sur les actions naturelles pour les rendre inoffensives. »

II. — DES EAUX POTABLES

Qu'est-ce qu'une eau potable?

On désigne sous le nom de *potable* l'eau que peut boire l'homme sans dommage pour sa santé. La science et la médecine ont fixé les caractères qui permettent de la distinguer des eaux malsaines ; avec les progrès des connaissances humaines la désignation de ces caractères s'est modifiée et précisée.

Depuis la plus haute Antiquité jusque vers la moitié du XVIIIe siècle, on s'est souvent préoccupé de la qualité des eaux de boisson, mais pour ne le faire que superficiellement, faute de connaissances scientifiques ; une bonne eau d'alimentation devait être limpide, fraîche, agréable au goût; la limpidité, la température et la saveur étaient les seules données sur lesquelles on pouvait baser un jugement.

Lavoisier attira le premier l'attention sur l'utilité de l'analyse chimique des eaux de consommation courante : à son exemple, chimistes et hygiénistes se mirent à l'envi à étudier la composition chimique des eaux. Les analyses devinrent plus complètes et plus précises à mesure que la science se perfectionnait et, il y a quarante ans, l'*Annuaire des eaux de France* déclarait que :

« Une eau peut être déclarée bonne et potable, quand elle est fraîche, limpide, sans odeur; quand sa saveur est très faible, qu'elle n'est surtout ni désagréable, ni fade, ni salée, ni douceâtre, quand elle contient peu de matières étrangères; quand elle renferme suffisamment d'air en dissolution ; quand elle dissout le savon sans former de grumeaux et qu'elle cuit bien les légumes. »

On avait bien maintes fois constaté que l'ingestion d'eaux de mauvaise qualité était souvent suivie de diarrhées plus ou moins intenses, voire même de fièvre typhoïde, mais, comme des eaux qui semblaient propres à la consommation pouvaient causer les mêmes accidents, on ne savait que penser au juste, et, faute de mieux, c'était toujours au chimiste que l'on demandait un avis.

Un jour Pasteur vient, qui révèle le rôle des microbes dans les maladies infectieuses ; l'on ne tarde pas à reconnaître que le Bacille de la fièvre typhoïde, que le Vibrion du choléra asiatique sont souvent présents dans les eaux ; une conclusion précise s'impose alors : l'eau de boisson est dangereuse le jour où elle véhicule des germes de maladies infectieuses, comme le choléra et, bien plus souvent dans nos pays, comme la fièvre typhoïde, elle n'est potable que si elle n'en renferme pas.

Telle est, encore à l'heure actuelle, la définition de ce que l'on entend par une eau potable. Il est clair qu'elle relègue au second plan l'analyse chimique, pour porter au premier l'analyse microbienne. Pendant quelques années les microbiologistes furent regardés comme les arbitres de la qualité des eaux : n'étaient-ils pas seuls capables de dépister *Bacilles typhiques* et *Vibrions cholériques* ? Mais ils se rendirent vite compte, ces microbiologistes, de la difficulté du problème qu'on leur posait, difficulté d'ordre exclusivement technique d'ailleurs : il est souvent fort malaisé de reconnaître dans une eau le *Bacille typhique* et le *Vibrion cholérique*, tant ils ressemblent à d'autres microbes absolument inoffensifs.

La microbiologie n'étant pas toute-puissante, on la fait assister par la physique, la chimie, la géologie, bref on fait appel à une foule de méthodes se complétant mutuellement : ce n'est qu'après avoir entendu toutes ces sciences que l'on formule un jugement.

Comment l'examen d'une eau potable est-il conduit dans la pratique, nous le verrons un peu plus loin ; nous en avons assez dit pour faire comprendre ce qu'est une eau de boisson et toutes les difficultés soulevées par son examen.

Jadis, on buvait la première eau venue, pourvu que sa limpidité ne laissât pas trop à désirer ; la recherche d'une eau potable n'était donc même pas une question.

A mesure que l'on devint plus exigeant, le problème se fit plus difficile ; il est aujourd'hui extrêmement compliqué.

Bien souvent les applications pratiques permettent de juger des progrès des sciences, la question qui nous occupe est une de celles qui le prouvent. Avant d'exposer ce que l'on fait aujourd'hui en matière d'eau potable, rien de plus instructif que de jeter un rapide coup d'œil sur ce qui se passait, il y a seulement cent ans. La comparaison fera mesurer le profit immense que l'hygiène a tiré de la microbiologie.

Quelle était, à la fin du XVIIIe siècle, l'alimentation en eau d'une grande ville, de Paris, par exemple ?

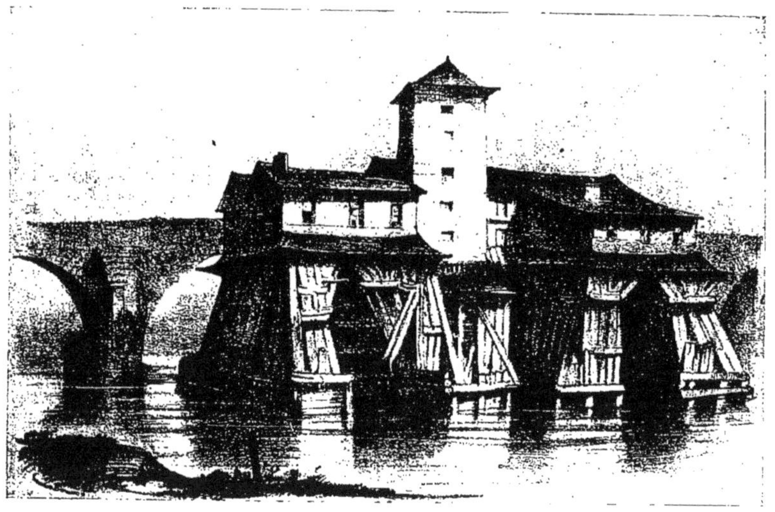

FIG. 82. — Pompes du Pont Notre-Dame, qui envoyaient autrefois l'eau de la Seine dans les fontaines publiques.

Les Parisiens buvaient de l'eau de puits, de l'eau de Seine et, en fort petite quantité, de l'eau de source.

Ce que valaient les eaux de puits, on peut s'en douter en songeant à toutes les infiltrations suspectes qui, dans une ville de plus de 500 000 âmes, devaient polluer la nappe souterraine.

L'eau de Seine était puisée par les particuliers dans le fleuve, ou bien aux fontaines publiques dans lesquelles l'envoyaient les pompes de la Samaritaine, celles du Pont Notre-Dame (fig. 82), les pompes à feu de Chaillot et du Gros-Caillou. La pureté de la Seine était-elle plus grande alors qu'aujourd'hui ? M. Bechmann nous renseigne :

« Les eaux pluviales et les eaux ménagères suivaient, dans les rues, le ruisseau central, formé par les revers inclinés des chaussées fendues, et aboutissaient à quelques rares bouches d'égout béantes et grillées où elles s'engouffraient ; puis, s'écoulant dans des galeries souterraines à radier plat et piédroits verticaux, construites à diverses époques et sans plan d'ensemble, gagnaient : sur la rive droite, l'ancien rû de Ménilmontant (fig. 83), dont les deux branches, après avoir couru au pied des coteaux de Montmartre et de Belleville, allaient se déverser, de part et d'autre dans les fossés de la Bastille et dans la Seine à Chaillot, sur la rive gauche, la Bièvre, les fossés Saint-Victor et le grand égout Guénégaud.

... La Bièvre déjà infectée par les eaux des tanneries et des mégisseries, servait de collecteur : après avoir longé le Jardin des Plantes et reçu les eaux sales de la Salpêtrière, elle allait se jeter en Seine non loin de l'emplacement actuel du Pont d'Austerlitz. Les fossés Saint-Victor débouchaient en Seine à la porte de la Tournelle, l'égout Guénégaud près du Pont-Neuf. Plus bas le fleuve recevait les égouts des Invalides et de l'École Militaire. » Ces deux établissements de l'État « pratiquaient, sans vergogne, le tout à la Seine. »

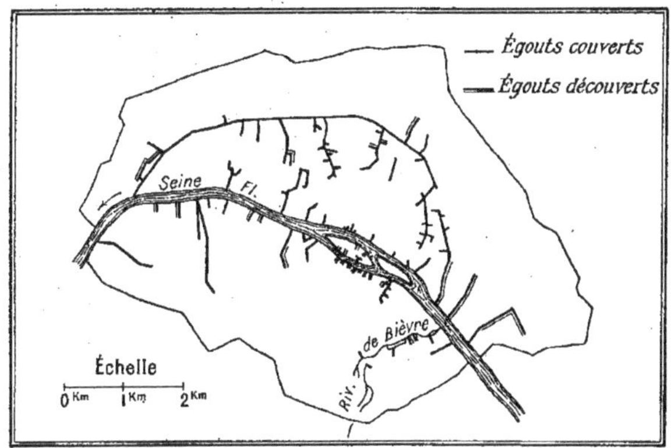

Fig. 83. — Plan des égouts de Paris en 1800 [1].

Quant aux eaux de sources, elles étaient amenées par les aqueducs du Nord et du Midi et laissaient elles-mêmes fort à désirer.

Toute cette situation peut se résumer en disant qu'à quelques exceptions près ceux des Parisiens qui n'avaient pas le bonheur de boire de l'eau de puits, trop souvent contaminée, avaient à leur disposition de l'eau d'égout, à vrai dire fort étendue d'eau de Seine.

Combien déplorable paraît aujourd'hui un tel état de choses, d'ailleurs courant à l'époque, et comment s'étonner des ravages que faisaient dans les villes les maladies transmises par l'eau de boisson ?

Aujourd'hui, en face de toutes les exigences des hygiénistes, il n'est évidemment que deux moyens de se procurer de l'eau potable : on trouver de telles dans la nature, ou purifier celles qui sont chargées de microbes dangereux. Les eaux naturelles potables et la purification des eaux de boisson vont successivement retenir notre attention.

Eaux naturelles potables.

Eaux de rivières. — L'eau des rivières, constamment exposée à des contaminations multiples, en particulier extrêmement souillée au voisinage immédiat des villes, est *a priori* suspecte. Quand, faute de mieux, on se décide à la prendre pour eau de boisson, il faut absolument la purifier comme nous le verrons plus loin.

(1) Ce cliché, ainsi que quelques-uns de ceux qui suivent, est emprunté au livre de M. Bechmann : *Notice sur le service des eaux et de l'assainissement de Paris* (Lib. Béranger).

Eaux de puits. — Dans les puits, c'est l'eau de la nappe souterraine qui est mise à jour ; cette eau souvent très pure au point de vue bactériologique le serait toujours sans les fissures que présente le sol, fissures permettant aux eaux de ruissellement très impures, à des infiltrations de fosses d'aisances de gagner la nappe ; d'ailleurs la pureté de cette nappe n'est pas seule en jeu ici, les travaux de maçonnerie du puits sont pour beaucoup dans la qualité de l'eau qu'on y puise ; combien de fois les gens ont-ils, par ignorance ou par insouciance, foré leur puits au voisinage des fumiers, permettant au purin de contaminer avec la plus grande facilité leur réservoir d'eau de boisson ?

Dans nombre de villes, l'eau est encore à l'heure actuelle fournie par des puits ; c'est une très mauvaise pratique, car si, à la campagne, l'eau d'un puits bien fait a de grandes chances d'être potable, il en va tout autrement dans les agglomérations considérables, où des infiltrations de fosses d'aisances non étanches sont toujours à redouter. Duclaux ne conte-t-il pas l'histoire d'une petite ville du Cantal dont l'eau de puits, pendant une épidémie de fièvre typhoïde, n'était autre chose que de l'urine étendue de cinquante fois son volume d'eau de pluie ?

Pour se mettre à l'abri de semblables accidents, les grandes villes se sont efforcées de supprimer les puits, en mettant à la disposition de leurs habitants des eaux de source ou des eaux de rivière filtrées. La Ville de Paris est une de celles qui ont adopté la première solution, et, dirigée par des hommes éminents, elle l'a fait avec une telle entente des besoins de l'hygiène, un tel luxe, que son alimentation en eau de source est un des modèles du genre. Études préliminaires, captation, travaux d'adduction de sources, réservoirs, tout nous arrêtera, car tout le mérite.

Eaux de sources. — Les sources qui alimentent la ville de Paris viennent toutes de coteaux calcaires, c'est-à-dire d'après ce que nous avons vu (voy. page 83) de terrains très fissurés, partant fort mauvais filtres ; elles ont été, et sont encore, l'objet d'une étude approfondie conduite comme il suit.

Étude d'une source. — Elle doit être longue, durer au moins un an, avant de permettre des conclusions fermes.

En l'espèce ce qu'il s'agit d'apprécier, c'est le pouvoir filtrant du sol ; il inspire toute confiance si aucune eau suspecte ne peut venir se mélanger à de l'eau parfaitement filtrée ; or les apports d'eau suspecte, qui de la surface ont gagné la profondeur par de larges fissures, sont d'ordinaire brusques et intermittents ; la nécessité d'une surveillance active pour les constater s'impose donc.

Le débit de la source, la température de son eau doivent être constants, les résultats de l'analyse chimique, de l'analyse bactériologique également ; une augmentation de débit, un changement notable de température, de 1 à 2° par exemple, décèlent une modification survenue dans le régime de la nappe souterraine ; la composition chimique de l'eau, sa teneur en microbes varient-elles, voit-on apparaître rapidement des espèces microbiennes nouvelles, ou voit-on des espèces rares devenir fréquentes, il y a lieu de se méfier de la source, car elle est probablement polluée.

A ces constatations, toutes du ressort du chimiste et du bactériologiste, il faut en ajouter d'autres extrêmement utiles faites, celles-là, par un géologue sur le terrain qui environne la source. La connaissance de l'inclinaison des couches géologiques, l'allure de la nappe souterraine donnent souvent les renseignements les plus précieux sur les causes possibles de contamination de l'eau.

Les communications des eaux superficielles avec la nappe d'où émerge la source, sont l'objet d'examens très soignés ; ils aboutissent à la détermination du *périmètre d'alimentation* de la source, c'est-à-dire de toute l'étendue de terrain qui lui envoie ses eaux superficielles. Dans toute cette région, la surface du sol est minutieusement explorée ; les fissures ou *bétoires,* les effondrements ou *mardelles,* dans lesquels s'engagent les eaux de ruissellement, sont relevés et font l'objet d'une étude approfondie ; que deviennent les eaux qui s'engouffrent dans les bétoires, rencontrent-elles des couches véritablement filtrantes, ou bien circulent-elles dans des tuyaux de trop grand diamètre pour y être purifiées ? Pour répondre à ces questions plusieurs méthodes ont été imaginées.

Coupe sur AOB du plan.

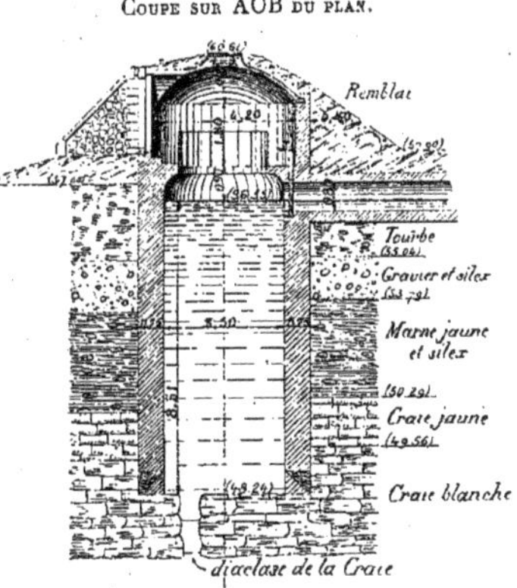

Plan.

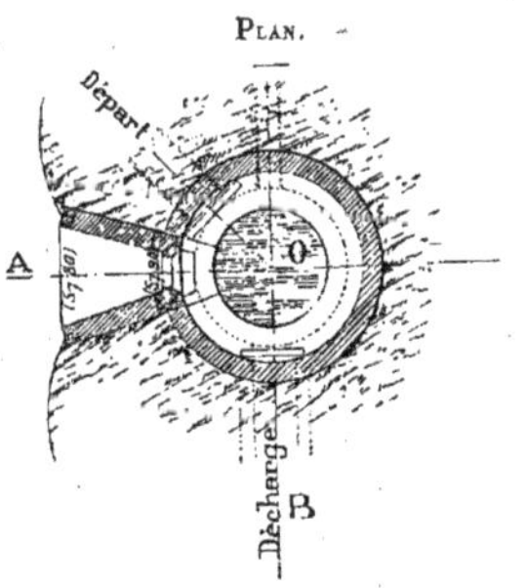

Fig. 84. — Pavillon de captage de la source dite Fontaine Saint-Thomas.

Vous vous demandez si un ruisseau, une mare, envoient leurs eaux dans la nappe qui vous intéresse, versez dans ces eaux une certaine quantité, un kilogramme par exemple, d'une substance très colorante, la *fluorescéine,* puis à intervalles de temps réguliers examinez l'eau de la source ; si vous la voyez se colorer par la fluorescéine, vous êtes sûr que la communication soupçonnée existe ; la sensibilité de la méthode est très grande : certains appareils, permettant d'observer l'eau sur une grande épaisseur, y révèlent la présence d'un cent-millionième de fluorescéine. Remarquez bien d'ailleurs que le passage de la fluorescéine, des eaux superficielles dans la nappe souterraine ne renseigne point d'une manière certaine sur le pouvoir filtrant du sol, car la matière colorante dissoute traverserait même un filtre parfait. Quand on veut apprécier ce pouvoir, on remplace la fluorescéine par de la levure de bière qui ne se trouve point dans les eaux naturelles ; si des échantillons d'eau prélevés dans la source, et ensemencés dans des solutions sucrées, y déterminent une fermentation alcoolique, on peut être certain que les globules de levure ont trouvé dans le sol des fissures assez larges pour leur livrer passage ; dès lors, il est avéré que tous les microbes des eaux superficielles peuvent passer dans la nappe sans difficulté.

La mesure de la *résistance électrique* de l'eau renseigne très exactement sur la constance de sa composition : la détermination se fait au moyen de l'appareil de Kohlrausch : un téléphone est placé sur le fil reliant l'eau à une résistanee variable à volonté ; on amène cette résistance à être égale à celle de l'eau en faisant en sorte que le bruit entendu dans le téléphone ait une intensité minima. La résistance électrique d'une eau de source varie-t-elle brusquement, il faut être en défiance, la nappe souterraine a probablement reçu un apport anormal d'eau.

C'est ainsi que la Ville de Paris étudie les eaux nouvelles qu'elle veut amener dans ses murs, et surveille celles qu'elle possède.

Captage d'une source. — Une source est reconnue bonne pour l'alimentation, que faire pour en livrer l'eau dans le plus grand état de pureté possible aux habitants de Paris ? On commence par la protéger dès sa sortie du sol contre le contact des eaux de ruissellement superficiel, cela s'appelle *capter* la source : un bassin en maçonnerie, recouvert d'un toit (fig. 84), entoure le point où elle jaillit et l'emmagasine provisoirement : deux vannes permettent de l'envoyer, l'une, *vanne de départ,* dans l'aqueduc qui l'amène à Paris, l'autre, *vanne de décharge,* dans l'ancien lit de son écoulement. En même temps que l'on exécute ces travaux, on construit l'*aqueduc de dérivation,* formé d'une ou plusieurs conduites closes sur tout leur parcours, et le *réservoir* qui emmagasine l'eau à son arrivée.

Des eaux de sources amenées à Paris. — Leur histoire remonte déjà à un demi-

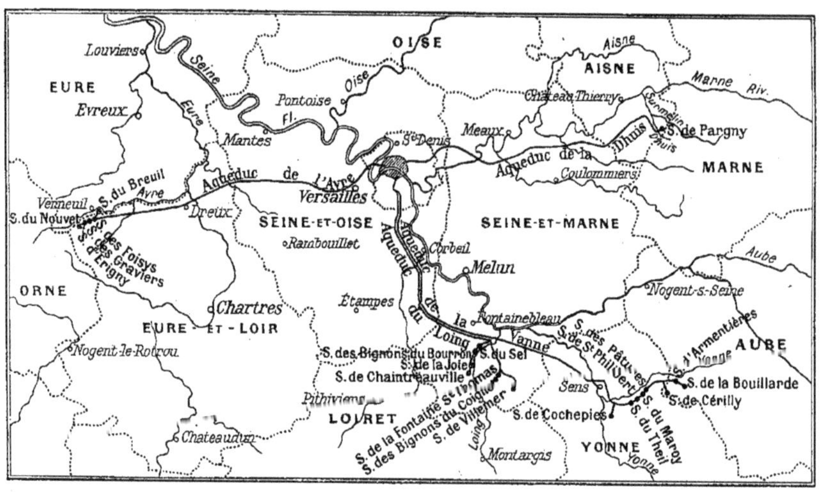

Fig. 85. — Carte des sources captées par la Ville de Paris, et des aqueducs de dérivation.

siècle ; c'est en 1859 que fut décidée sur la proposition de Belgrand, ingénieur au service de la Ville de Paris, la première adduction d'eau de source, celle de la *Dhuis*. Depuis lors, la population devenant chaque année plus nombreuse et plus exigeante sur la qualité de son eau de boisson, de nouvelles sources durent être achetées, puis captées, enfin amenées à Paris ou, comme on dit, *dérivées*.

Actuellement cinq rivières alimentent la ville, la *Dhuis*, la *Vanne, l'Avre,* le *Loing* et le *Lunain* (fig. 85).

La *Dhuis,* qui prend naissance dans la commune de Pargny (Aisne), se jette dans le Surmelin, affluent de la Marne ; elle coule à Paris depuis le 1er octobre 1865.

La source captée est aujourd'hui enfermée dans une salle ronde en maçonnerie recouverte de terre. A la suite de grandes averses l'eau devient souvent trouble en quelques heures, on cesse alors de l'envoyer dans l'aqueduc et on la met immédiatement en décharge dans l'ancien lit de la rivière. Le débit moyen de la source est de 20000 mètres cubes par vingt-quatre heures, pouvant, après les pluies abondantes, s'élever à 25000 et, dans les sécheresses prolongées, tomber à 15000.

L'aqueduc de dérivation de la Dhuis a 131 kilomètres de long; partant de la

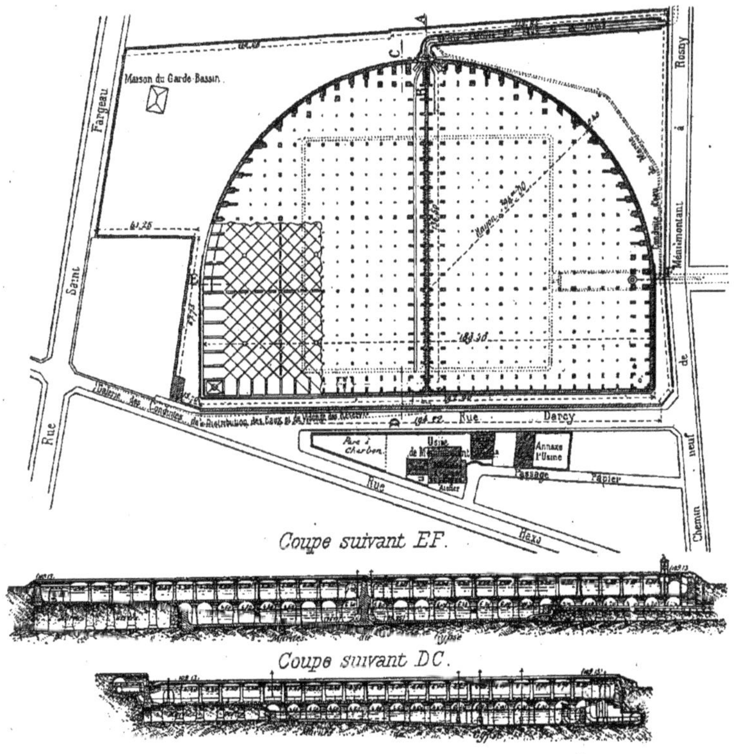

FIG. 86. — Réservoir de Ménilmontant à 2 étages ; l'étage supérieur reçoit l'eau de la Dhuis, l'étage inférieur, l'eau de la Marne.

source de Pargny, il aboutit au réservoir de Ménilmontant (fig. 86), placé sur un des points culminants de Paris ; ce réservoir à deux étages est en réalité formé de deux réservoirs superposés; dans le supérieur seul, d'une capacité de 100000 mètres cubes, est emmagasinée l'eau de la Dhuis, l'inférieur reçoit l'eau de la Marne, puisée et élevée par l'usine de Saint-Maur à Joinville-le-Pont. La butte de Belleville se trouvant à une altitude supérieure à celle du réservoir de Ménilmontant, ses habitants n'en peuvent recevoir l'eau; une usine, dite de *relais*, prend à Ménilmontant une partie de l'eau de la Dhuis et la monte dans le réservoir de Belleville.

Les sources de la *Vanne*, affluent de l'Yonne, très régulières dans leur débit, ont été achetées par la Ville de Paris de 1860 à 1865 ; leur altitude élevée permet

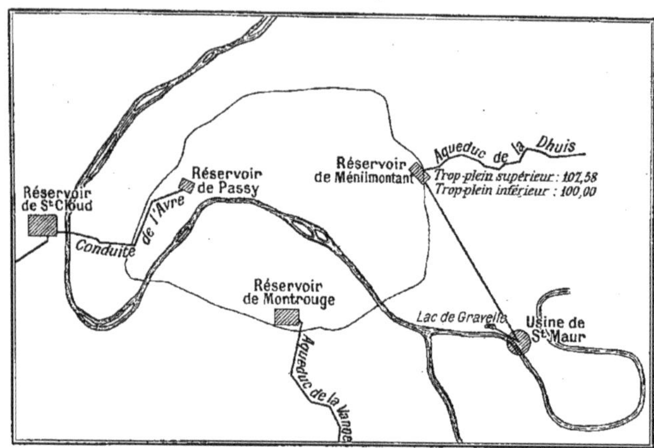

Fig. 87. — Réservoirs d'eau de source de la Ville de Paris.

aux unes, dites *sources hautes* d'arriver à Paris par la seule action de la pesanteur ; l'eau des autres, des *sources basses*, doit être relevée au niveau des premières pour pouvoir couler dans le même aqueduc.

Des sources basses, soit des sources de *Cérilly* (fig. 88), de la *Bouillarde*, d'*Armentières* et de *Gaudin* (fournissant ensemble plus de 40 000 mètres cubes par jour), part l'aqueduc de dérivation ; les eaux des sources des *Pâtures*, du *Maroy*, de *Saint-Philibert* et *Saint-Marcouf*, de *Malhortie*, de *Caprais-Roy*, de l'*Auge*, du *Chapeau*, du *Miroir*, de *Noé*, débitant 140 000 mètres cubes par jour, sont recueillies dans des aqueducs secondaires, puis dirigées sur les trois usines élévatoires de *Chigy*, de *Laforge* et de *Malay-le-Roy*, qui les montent dans l'aqueduc collecteur de dérivation.

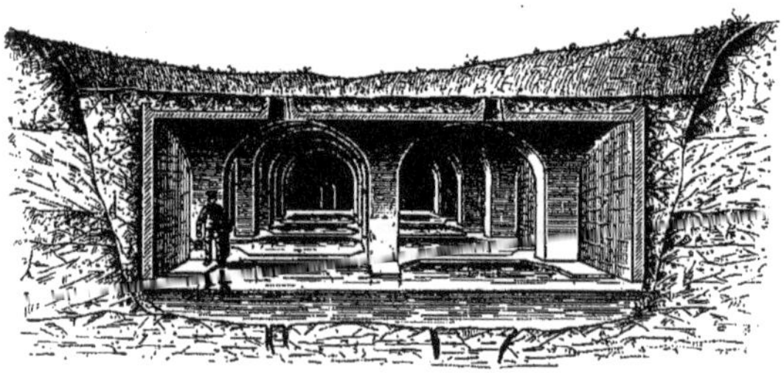

Fig. 88. — Source de Cérilly captée.

Les eaux des sources de *Cochepies*, qui en réalité ne se jetaient point dans la Vanne, sont élevées par l'usine de Maillot et mélangées à toutes les autres.

L'aqueduc de la Vanne (fig. 89) part de la source d'Armentières à 173 kilomètres de Paris, recueille sur son passage les eaux de toutes les sources captées et les amène dans le réservoir de Montsouris ou de Montrouge, qui comprend deux étages superposés recevant ensemble plus de 200 000 mètres cubes d'eau.

En 1890, une loi autorisa la Ville de Paris à dériver à son profit certaines sources alimentant l'Avre et son affluent la Vigne. Les eaux, venant des coteaux de la Forêt du Perche non loin de la Vigne, forment de petits ruisseaux et de petits lacs, puis se perdent dans le terrain calcaire sous-jacent pour ressortir sous forme de sources jaillissant de la craie. La source du *Breuil*, dans la vallée de l'Avre proprement dite, est sans contredit la meilleure, la composition de son eau est très constante ; les autres dites du *Nouvet*, d'*Erigny*, des *Graviers* et des *Foisys* (fig. 90 et 91), laissent plus à désirer. L'emploi judicieux

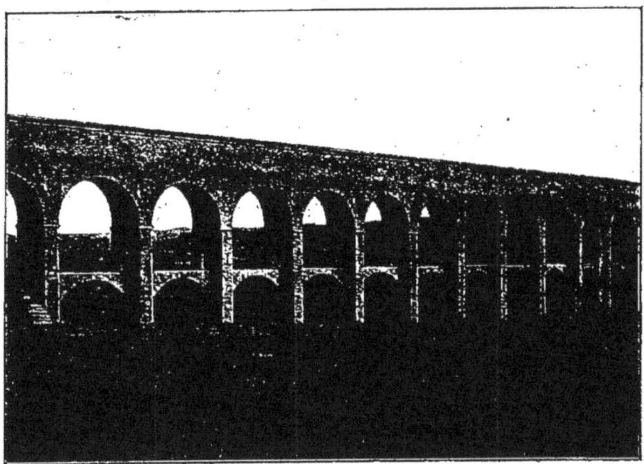

Fig. 89. — Aqueduc de la Vanne : arcades de Pont-sur-Yonne.

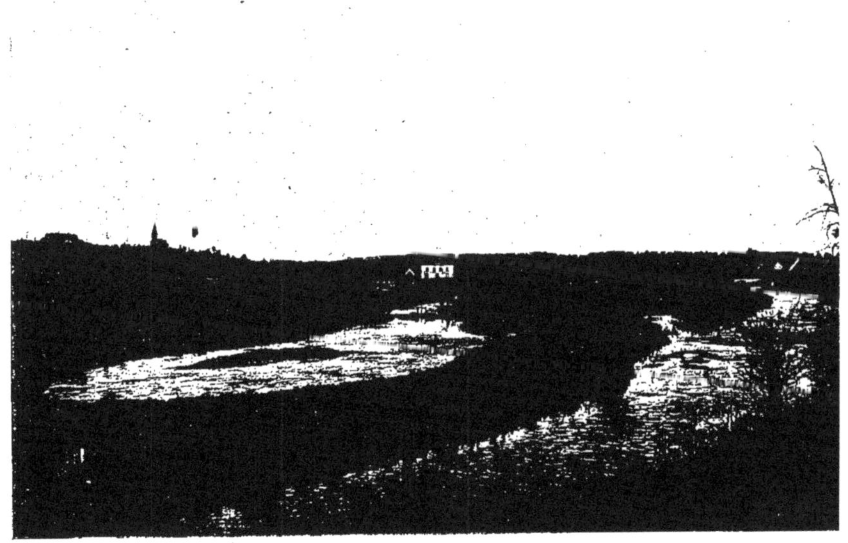

Fig. 90. — Source des Foisys avant captage.

de la fluorescéine explique pourquoi. Jetée dans le bétoire du Veau-Renard, par exemple, la matière colorante apparaît assez vite dans la source du Nouvet pour permettre d'affirmer que l'eau parcourt souterrainement 130 mètres par heure ; une communication aussi certaine a été signalée entre la source des Graviers et le bétoire du Haut-Chevrier. Le pouvoir filtrant du sol dans la région des sources de la Vigne est donc loin d'être parfait : pour éviter les pollutions accidentelles des sources, on a comblé certains bétoires et la surveillance médicale, dont nous parlons plus loin, s'exerce avec une grande rigueur dans tout le pays.

Un aqueduc secondaire recueille l'eau de la source du Breuil, un autre celle des

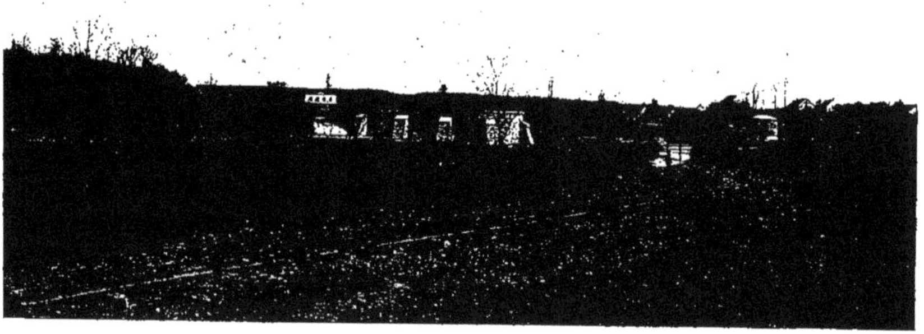

Fig. 91. — Source des Foisys après captage

sources du Nouvet, d'Erigny, des Graviers et des Foisys ; tous deux se réunissent pour former l'*aqueduc principal de dérivation*, qui débite 80 à 100 000 mètres cubes par jour. Cet aqueduc, long de 102 kilomètres, aboutit au-dessus de Saint-Cloud au réservoir de Montretout, énorme construction enfoncée dans le sol et recouverte de terre et de gazon, où 300 000 mètres cubes d'eau peuvent conserver leur fraîcheur. Le réservoir de Montretout, placé à une altitude aussi élevée que celui de Ménilmontant, alimente un des compartiments du réservoir de Passy et le joli réservoir de Montmartre, visible de loin le long de la butte à côté de la basilique du Sacré-Cœur ; ce dernier comprend trois bassins superposés, les deux supérieurs reçoivent l'eau de l'Avre montée par une usine de relais, l'inférieur de l'eau de rivière.

Le Loing est un affluent de gauche de la Seine, le Lunain, un affluent du Loing ; sept sources, captées par la ville de Paris en 1897, contribuaient à l'alimentation des deux cours d'eau ; celles de *Chaintréauville,* de la *Joie,* du *Sel* et des *bignons de Bourron,* se déversaient dans le Loing ; celles de *Villemer,* de la *Fontaine Saint-Thomas* et des *bignons du Coignet,* dans le Lunain.

Les captages ont été faits avec le plus grand soin. Très facile pour les sources de Chaintréauville et de la Joie, « le travail a été plus difficile aux autres sources qui traversaient avant l'émergence d'épaisses couches de gravier et de tourbe, et où, pour éviter des critiques analogues à celles qu'on a relatées au sujet des sources de l'Avre, on s'est imposé de traverser entièrement ces couches perméables, ainsi que la craie remaniée à laquelle elles sont superposées, pour descendre les parois des ouvrages jusque dans la craie compacte. A Bourron, quelques forages d'essai ont rencontré l'eau jaillissante, de sorte qu'au moyen de tubes métalliques étanches, de 17 à 18 mètres de longueur, on a pu recueillir assez aisément tout le produit de la source du Sel ; le même procédé a donné aussi les meilleurs résultats à peu de distance pour les bignons de Bourron. A la fontaine Saint-Thomas (fig. 84) et aux bignons du Coignet, où la craie était à une profondeur moindre, on est parvenu à descendre, à l'aide d'épuisements prolongés au moyen de pompes exceptionnellement puissantes, deux puits circulaires en maçonnerie jusque dans la craie en place, et à dégager de la sorte les fissures d'où s'échappaient les eaux ; il a suffi ensuite d'étancher les maçonneries au moyen d'un enduit de ciment et de recouvrir les puits de pavillons voûtés et enveloppés de terre gazonnée pour réaliser des ouvrages tout à fait satisfaisants. » (Bechmann.)

Deux aqueducs secondaires, l'un dans la vallée du Loing, l'autre dans celle du Lunain, recueillent toutes ces eaux dont le débit total est, chaque jour, d'environ 50 000 mètres cubes ; les sources y coulent directement par la seule gravité, sauf celles du Sel et des bignons de Bourron situées en contre-bas de l'aqueduc ; leurs eaux sont légèrement relevées par une usine élévatoire.

L'aqueduc principal de dérivation a été accolé sur la presque totalité de sa longueur à celui de la Vanne ; ce qui a exigé le relèvement des eaux des aqueducs secondaires, placés à une cote inférieure ; l'usine de Sorques y pourvoit. Les eaux du Loing et du Lunain sont emmagasinées dans le réservoir de Montsouris avec celles de la Vanne.

Toutes les eaux de source amenées à Paris sont d'une grande pureté ; prises à leur arrivée dans les réservoirs, leur teneur moyenne en microbes par centimètre cube est la suivante :

	DHUIS	VANNE	AVRE	LOING ET LUNAIN
Hiver	6 565	1 840	3 185	1 230
Printemps	1 910	940	1 115	815
Été	1 045	720	1 935	500
Automne	6 680	940	1 490	810

En résumé, les habitants de Paris disposent chaque jour des quantités suivantes d'eau de source, c'est-à-dire d'eau potable :

Dhuis	20 000 m. c.
Vanne	120 000 —
Avre	100 000 —
Loing et Lunain	50 000 —
Au total	290 000 m. c.

Par les périodes de très grande sécheresse, ce total peut tomber à 210 000 mètres cubes : 60 000 mètres cubes d'eau de Seine, filtrée à Saint-Maur et à Ivry comme nous le verrons un peu plus loin, peuvent alors venir s'ajouter à l'eau de source, et porter à la quantité respectable de 104 litres le volume d'eau vraiment potable mise quotidiennement, dans les moments de disette, à la disposition de chaque habitant.

Question de qualité mise à part, la consommation en eau d'un Parisien au commencement du XIXe siècle était comptée pour quinze litres par jour, et encore dans ces quinze litres fallait-il comprendre toute l'eau servant aux usages publics ; aujourd'hui, tant en eau de source qu'en eau de rivière, elle s'élève à 304-335 litres, soit pour toute la ville à 790 000-870 000 mètres cubes.

Surveillance des sources. — Après s'être imposé des dépenses considérables pour l'adduction de ses eaux de source, la Ville de Paris peut-elle être sûre de ne plus jamais voir éclater dans ses murs des épidémies propagées par les eaux de boisson, en particulier des épidémies de fièvre typhoïde ? Malheureusement non, parce que dans les régions calcaires, et c'est précisément le cas ici, les eaux de source sont sujettes à caution (voy. page 83). Une surveillance de tous les instants s'impose donc. Où va-t-elle s'exercer ? sur l'eau arrivée à Paris ? Nous en avons assez montré la difficulté en disant le peu de moyens dont on dispose à l'heure actuelle pour caractériser sûrement le bacille typhique. Quand il a conseillé à la Ville de Paris d'établir cette surveillance, Duclaux a parfaitement montré qu'elle ne pouvait être efficace que dans la région des sources, et nettement précisé les conditions de son fonctionnement.

« Un typhoïque laisse échapper des germes dangereux : au moment où ils sortent de l'intestin du malade, il n'y a pas d'illusion à se faire sur eux, ils sont bien définis, ce sont des bacilles typhiques. Nous sommes assurés, d'un autre côté, qu'une fois déposés sur le sol de la région qui alimente nos sources, ils peuvent arriver à Paris, et que, s'ils rencontrent des obstacles en route, ces obstacles ne les arrêtent pas tous.

« Si donc nous voulons nous en débarrasser, n'attendons pas qu'ils aient accompli ce voyage souterrain, pendant lequel ils se maquillent et prennent une physionomie d'honnêtes bacilles qui les rend impossibles à reconnaître. Tâchons de les arrêter au point de départ et nous serons débarrassés des soucis, des confusions et des lenteurs inévitables de la surveillance au point d'arrivée.

« Ce qui augmente la valeur et l'intérêt de cette conclusion, c'est que cette surveillance des typhoïques, dans tout le périmètre d'alimentation des sources, est relativement facile. Le nombre des cas est toujours restreint. Il y a, répartis sur cette surface, une vingtaine de médecins, non compris les médecins des épidémies, dont il faudrait s'assurer le concours. La fièvre typhoïde n'est pas une de ces maladies que les familles tiennent à garder secrètes, et si sa divulgation est profitable, si elle a pour corollaire des soins gratuits, une désinfection sans frais, au besoin le concours d'une garde-malade expérimentée, elle ne soulèvera aucune objection : on pourra sur d'autres points faire valoir des considérations plus élevées, celles qui commandent de ne pas s'exposer sciemment à faire du mal à son prochain. D'une manière générale, on peut dire qu'il n'est pas impossible à l'Administration d'être avertie des cas de fièvre typhoïde qui peuvent éclater dans la région d'alimentation de la Vanne, de l'Avre, de la Dhuis, du Loing, du Lunain, et d'obtenir du médecin traitant un concours qui ne nuit à personne et tourne au bien de tous, y compris le malade et son entourage. »

Tout a été fait comme le demandait Duclaux ; qu'un cas de fièvre typhoïde se produise dans le périmètre d'alimentation des sources captées, la Ville de Paris aussitôt avertie fait accepter, moyennant des secours à la famille du malade, toutes les mesures qu'elle juge nécessaires pour garantir ses eaux contre une intrusion de microbes dangereux. Depuis huit ans qu'elle est appliquée, cette surveillance médicale n'a donné que de bons résultats et n'a pas rencontré de résistance sérieuse.

Purification des eaux potables

Bien souvent l'homme ne trouve autour de lui que de l'eau malsaine ou seulement suspecte ; la purifier est pour lui une nécessité impérieuse. Or ce sont les microbes qui font le danger d'une eau, ce sont donc eux qu'il faut mettre hors d'état de nuire, en les éliminant ou en les tuant. La filtration enlève à l'eau ses microrganismes, la chaleur, l'ozone, certains composés chimiques les font périr ; suivant les cas on s'adresse à tel ou tel procédé de purification.

Filtration des eaux potables. — Autrefois on demandait à un filtre de rendre limpide une eau trouble, on exige plus aujourd'hui, on veut qu'il la débarrasse de ses microbes. Seuls les filtres à pores très fins peuvent y parvenir ; les particuliers ont recours aux bougies poreuses, les grandes agglomérations urbaines, aux filtres à sable ou aux galeries filtrantes creusées parallèlement au lit des cours d'eau.

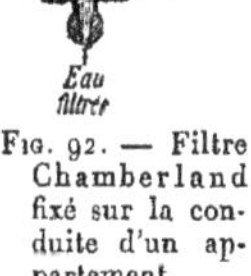

Fig. 92. — Filtre Chamberland fixé sur la conduite d'un appartement.

Filtres poreux. — Le premier en date, et le plus parfait, est la bougie Chamberland. Nous avons déjà dit sa construction, nous n'y reviendrons pas ici ; elle stérilise l'eau, comme elle stérilise les milieux de culture.

Les appareils de filtration ayant pour organe essentiel la bougie Chamberland fonctionnent, les uns sous une forte pression d'eau, les autres sous une faible. Les premiers sont directement fixés sur les conduites des appartements (fig. 92) ; dans les seconds, les bougies sont simplement immergées dans un récipient plein d'eau (fig. 93).

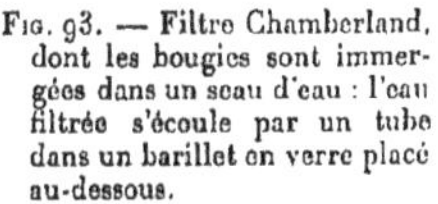
Fig. 93. — Filtre Chamberland, dont les bougies sont immergées dans un seau d'eau : l'eau filtrée s'écoule par un tube dans un barillet en verre placé au-dessous.

Sur la surface des bougies en service se dépose une couche vaseuse, fort peu perméable aux microbes, dont l'action filtrante vient s'ajouter à celle de la porcelaine ; à mesure qu'elle s'épaissit, cette couche ralentit le débit de l'appareil, il suffit de l'enlever avec une brosse pour rendre aux bougies leurs qualités originelles.

L'eau qui traverse un filtre Chamberland est d'abord rigoureusement stérile ; mais il arrive toujours un moment où elle cesse de l'être, quand des bactéries ont, ainsi que nous l'avons expliqué (voy. page 59), réussi à traverser la bougie; celle-ci doit alors être bouillie, ou desséchée puis chauffée au rouge, pour donner de l'eau absolument pure. Mais, dira-t-on, ces appareils, ne fournissant de l'eau absolument pure que pendant un court laps de temps, donnent une fausse sécurité à celui qui les emploie. Que l'on se rassure; nous n'avons aucun intérêt à boire de l'eau stérile, notre seul but doit être d'éviter les microbes dangereux, surtout le *Bacille typhique* : or celui-là ne traverse pas les bougies poreuses; nous pouvons d'ailleurs dire avec Duclaux : « Un filtre qu'on nettoie et qu'on tient propre est un paratonnerre sur une maison en temps d'orage et tout ce qu'on a pu dire sur son insécurité ne doit pas masquer aux yeux la sécurité qu'il donne. »

Les bougies poreuses convenablement entretenues fournissent de l'eau qui, au point de vue de l'hygiène, ne laisse rien à désirer; malheureusement, filtrant bien elles filtrent lentement, et ne peuvent rendre de service s'il s'agit de purifier les grandes masses d'eau qu'exige la consommation des villes. Les procédés auxquels on a recours en pareil cas sont basés sur les propriétés filtrantes du sable; ils s'efforcent d'imiter la filtration naturelle que subissent les eaux des nappes souterraines.

Filtres à sable. — Ils fournissent de l'eau potable à nombre de grandes villes, Londres, Hambourg, Zurich, par exemple; il y a encore quatre ans, Berlin était alimenté par l'eau des lacs de Tegel et de Müggel, filtrée sur des filtres à sable.

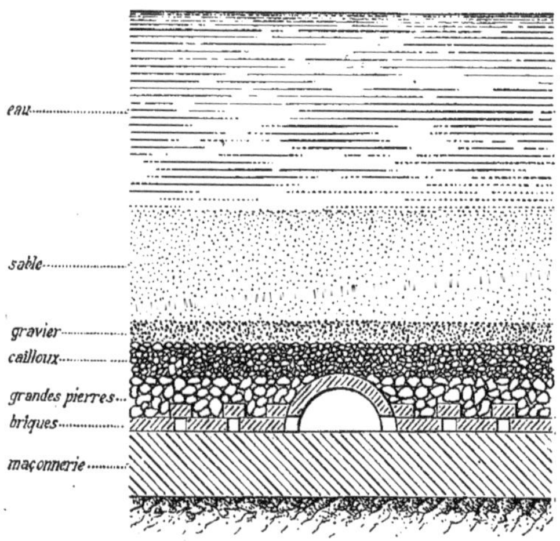

Fig. 94. — Coupe d'un filtre à sable.

A Paris, les filtres à sable de Saint-Maur et d'Ivry donnent un appoint d'eau potable, au moment où une grande sécheresse a fait baisser le débit des sources. Une nouvelle installation faite à Nanterre pourvoit aux besoins de toute une partie de la banlieue parisienne.

Un filtre à sable (fig. 94) n'est autre chose qu'un bassin à moitié rempli de pierres, de graviers et de sable fin ; ces divers éléments sont répartis régulièrement par couches superposées, les plus fins en haut; le tout repose sur des briques, laissant entre elles des intervalles pour l'écoulement de l'eau filtrée. Le premier remplissage s'opère en faisant arriver l'eau par le bas du bassin ; quand toutes les couches filtrantes sont submergées, que l'air a été complètement chassé de tous les interstices, on change le sens d'arrivée de l'eau qui coule alors directement sur le sable fin. Il est évident que les pores d'un semblable filtre sont beaucoup trop larges pour retenir les microbes, aussi la première eau sortant de l'appareil n'est-elle point purifiée du tout; mais les fines particules solides, les algues, les bactéries de l'eau se déposant sur les premiers lits de sable, forment bientôt là une couche glaireuse continue qui, elle, va constituer une véritable membrane filtrante, imperméable aux microbes. Cette couche déposée, le filtre est mûr; il purifie très bien l'eau. Chose surprenante, les microbes retenus dans la couche glaireuse contribuent, par leur masse, à former la partie active du filtre.

Naturellement le fonctionnement d'un filtre à sable demande une grande surveillance ; la charge, c'est-à-dire la hauteur de l'eau au-dessus du sable, doit être constamment la même et l'eau traverser toujours très lentement les couches filtrantes; chaque mètre carré ne peut fournir que deux mètres cubes d'eau épurée par 24 heures. Au bout d'un temps plus ou moins long, le filtre s'encrasse et le rendement diminue; il faut enlever la couche glaireuse devenue trop peu perméable; de loin en loin, toute la masse du filtre doit être nettoyée.

A Berlin, les bassins filtrants recevaient directement l'eau des lacs de Tegel et de Müggel ; mais bien souvent on ne fait arriver sur les filtres que de l'eau ayant subi une première épuration. A Hambourg, l'eau de l'Elbe, avant d'être filtrée, séjourne quelques heures dans de grands bassins, où elle abandonne une partie des particules solides qu'elle tient en suspension. A Saint-Maur (près Paris), l'opération s'effectue dans des bassins de décantation; l'eau y circule très lentement et y laisse déposer une partie de ses impuretés. A Nanterre, dans une installation récente destinée à épurer l'eau puisée dans la Seine à Suresnes, les filtres sont précédés de *dégrossisseurs Puech,* bassins remplis de gros graviers, puis de *préfiltres,* ou filtres à sable que l'on fait traverser rapidement par l'eau ; dans ces conditions les vrais filtres s'encrassent beaucoup moins vite.

Que vaut au point de vue hygiénique l'eau qui sort des bassins filtrants ? Quelques chiffres vont nous le dire.

	NOMBRE DE MICROBES PAR CENTIMÈTRE CUBE	
	avant filtration.	après filtration.
Londres. Lambeth Waterworks.	1 904	92
Berlin. Lac de Tegel.	1 366	44
— Lac de Müggel.	1 400	60
Zurich. Lac.	58	24
Paris (Saint-Maur) Marne.	79 000	630
— (Nanterre) Seine.	186 986	400

Au sortir des filtres, l'eau n'a donc pas une teneur en microbes supérieure à celle de fort bonnes eaux de source. Est-elle vraiment potable ? Certains microbes traversent les filtres, dans le nombre ne s'en trouve-t-il pas de dangereux ? La pratique, d'accord avec les expériences de laboratoire, répond négativement ; les Bacilles de la fièvre typhoïde sont retenus sur le filtre.

Les filtres à sables, tels que nous les avons décrits, sont toujours recouverts d'une couche d'eau plus ou moins haute, ils sont *submergés* ; leur fonctionnement n'a, on en conviendra, qu'une lointaine analogie avec celui des couches filtrantes du sol qui reçoivent la pluie d'une manière intermittente. C'est en réfléchissant à cela, et en voulant imiter ce qui se passe dans la nature, que M. Miquel eut l'idée, en 1906, de construire des filtres à sable *non submergés*. Ceux-ci formés, comme les autres, de pierres, de graviers et de sable, sont arrosés d'eau en quantité assez faible pour que la surface supérieure du sable ne soit jamais submergée.

Ces filtres installés à Châteaudun donnent toute satisfaction ; recevant de l'eau sans limon, ils ont fonctionné pendant deux ans sans avoir besoin de nettoyage ; ils peuvent fournir, par mètre carré de surface, 3 et jusqu'à 5 mètres cubes d'eau filtrée par 24 heures ; leur débit est donc environ double de celui des filtres submergés. Quant à la purification de l'eau, elle ne laisse rien à désirer : tombant sur le filtre avec 50 000 microbes par centimètre cube, l'eau en sort n'en renfermant plus que 2.

Galeries filtrantes. — Au lieu de puiser dans un fleuve de l'eau qu'on envoie sur des filtres à sable, on creuse quelquefois, parallèlement au lit du fleuve et séparée de lui par une certaine épaisseur de sable, une galerie dans laquelle se collecte de l'eau. De telles *galeries filtrantes* alimentent plusieurs villes en eau potable, Lyon et Toulouse entre autres.

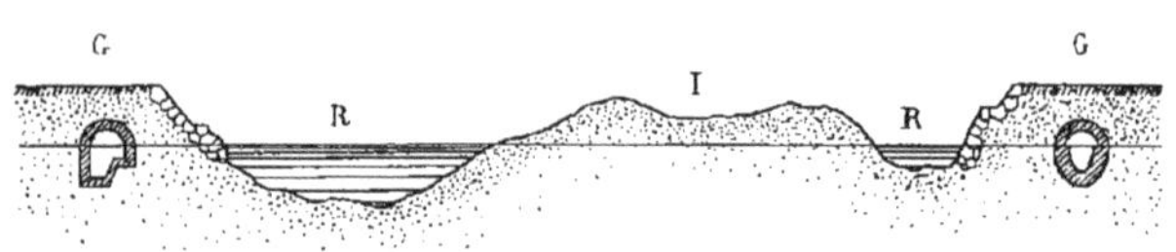

Fig. 95. — Galeries filtrantes creusées parallèlement à une rivière pour recueillir de l'eau potable :

R, rivière ; I, île au milieu de la rivière ; G, galeries filtrantes.

D'où vient l'eau des galeries ? Ne vous hâtez pas de répondre : « Du fleuve ». Vous vous tromperiez souvent. Elle peut certainement venir de lui, et est alors débarrassée de ses microbes par son passage dans le sable, mais, très fréquemment, elle n'est autre que celle de la nappe des puits qui, descendant à flanc de coteau, va donner des sources dans le lit du cours d'eau. L'eau des galeries filtrantes est donc, tantôt de l'eau venant du fleuve, tantôt de l'eau y allant ; aussi, sa pureté bactériologique doit-elle être l'objet d'études très précises.

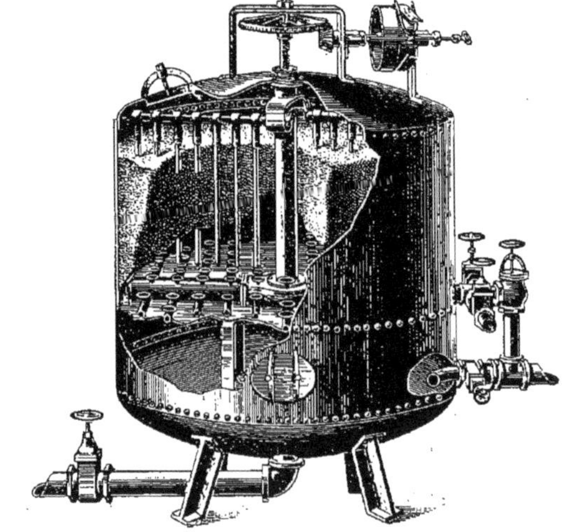

Fig. 96. — Filtre à sable américain.

Filtres à membrane filtrante minérale. — Imaginez que vous ayez déterminé dans une eau un précipité de nature colloïdale, et que vous fassiez arriver cette eau sur un filtre à sable. Que va-t-il se produire ? Le précipité formera, en se déposant sur le sable, une couche gélatineuse continue que l'eau traversera pour descendre dans le filtre, et cette couche retiendra les microbes.

Plusieurs substances minérales peuvent constituer la membrane gélatineuse.

Dans le *procédé Anderson,* l'eau est agitée, en présence de l'air, dans de grands cylindres tournants contenant des rognures de fer ; elle se charge de sels ferreux qui par oxydation se transforment en sels ferriques et précipitent de l'oxyde de fer gélatineux ; jetée alors en cascade sur un filtre à sable, elle le recouvre d'une couche de cet oxyde que les microbes traversent fort mal : dans un cas, par exemple, 755 seulement sur 76 195 purent forcer la barrière.

Dans les *filtres* dits *américains* (fig. 96) on envoie de l'eau additionnée au préalable de sulfate d'alumine ; ce sel, décomposé par le bicarbonate de chaux de l'eau, donne de l'hydrate d'alumine insoluble et de l'acide sulfurique qui se combine à la chaux ; l'hydrate d'alumine se précipite en gros flocons, entraînant l'argile et les matières en suspension, toutes substances qui, en se déposant sur le sable, forment la couche filtrante. Le débit de ces filtres est énorme ; par mètre carré de surface il peut s'élever, en 24 heures, à 120 mètres cubes (les filtres de Hambourg n'en donnent que 2). Leur puissance épuratrice est très satisfaisante ; ils privent l'eau de tout microbe.

Purification des eaux potables par les agents physiques. — Purification par la chaleur. — L'ébullition est, sans contredit, un excellent procédé de purification des eaux ; elle est à la portée de tous, n'exige point d'appareil coûteux, et bien souvent est faite sans aucune dépense appréciable en utilisant le feu qu'il faut allumer dans chaque ménage. Seules résistent à l'ébullition quelques spores de microbes absolument inoffensifs pour l'homme ; l'eau bouillie ne renferme jamais de microbes dangereux. Elle est trouble et manque d'air dissous, disent toujours ceux qui veulent médire d'elle. Qu'on prenne soin de la laisser bien reposer avant de la décanter, et elle sera limpide ; d'ailleurs le carbonate de chaux, qui, pour la plus grande part, cause ce trouble très abondant dans certaines eaux, ne peut jamais avoir qu'un bien léger inconvénient, celui de rendre l'eau un peu moins appétissante. En bouillant l'eau a perdu, il est vrai, les gaz qu'elle contenait en dissolution ; mais il ne faut pas oublier qu'elle s'aère de nouveau très vite après refroidissement pour peu qu'on l'agite, et que le simple transvasement, du récipient où elle a été chauffée dans une carafe, suffit à lui faire redissoudre beaucoup d'air. On peut affirmer que l'eau qui a été portée à 100°, est saine et ne peut jamais causer le moindre trouble de santé. Le seul inconvénient que peut présenter la stérilisation par l'ébullition, est d'obliger à préparer chaque jour une provision d'eau pour le lendemain ; ce n'est pas la dépense qui effraye, mais bien la nécessité de ne pas avoir un moment d'oubli. Il faut reconnaître aussi la difficulté d'obtenir en été de l'eau bouillie fraîche.

Bien entendu tout ceci concerne les particuliers : s'agit-il de l'alimentation d'une ville, la purification de l'eau par la chaleur devient si coûteuse qu'elle est irréalisable.

Elle peut rendre cependant des services, quand le besoin d'eau stérilisée ne doit se faire sentir que temporairement ; tel est le cas d'un village ravagé par une épidémie de fièvre typhoïde, ou encore celui d'une armée en campagne. Plusieurs appareils permettent de chauffer à 100° de grandes quantités d'eau avec une économie relative de combustible.

Purification par l'ozone. — L'ozone est un oxyde d'oxygène gazeux, autrement dit, un gaz résultant de la combinaison de l'oxygène avec lui-même. On connaît diverses manières de le préparer : la meilleure consiste à faire passer dans de l'oxygène l'effluve, c'est-à-dire une étincelle électrique peu éclairante.

Les propriétés antiseptiques de l'ozone sont très prononcées. Vient-on à faire ruisseler de l'eau chargée de microbes dans une colonne contenant des cailloux quartzeux pour multiplier les surfaces de contact et parcourue en sens inverse par un courant d'air ozoné, on la stérilise presque complètement.

Les villes de Cosne, de Nice et de Chartres purifient leurs eaux de boisson par l'ozone.

Purification des eaux potables par les agents chimiques. — Le *peroxyde de chlore,* ajouté en très petite quantité à une eau, la purifie ; le résultat obtenu, on débarrasse l'eau de l'excès de réactif en la faisant circuler sur des lits de coke.

M. Vaillard a rendu très pratique pour les armées en campagne la purification de l'eau de boisson par l'*iode.*

Trois sortes de pastilles sont préparées :

Pastille bleue.	Iodure de potassium. Iodate de soude. Bleu de méthylène.
Pastille rouge.	Acide tartrique. Sulfofuschine.
Pastille blanche.	Hyposulfite de soude.

Aussitôt arrivés à leur cantonnement, les soldats font dissoudre dans l'eau qu'ils vont boire une pastille bleue et une pastille rouge ; au bout d'un quart d'heure, l'iode mis en liberté a fait périr les microrganismes dangereux ; une pastille blanche, dissoute alors dans le liquide, transforme l'iode en iodure de sodium inoffensif pour l'homme. Ainsi en quelques minutes une eau malsaine peut être rendue potable.

CHAPITRE VI

LES MICROBES DE L'AIR

Dénombrement des germes de l'air. — La teneur de l'air en microbes n'est pas la même en tous les points de l'atmosphère. Air des villes. Air des hautes régions de l'atmosphère. — Air de la mer. — Le nombre des microbes de l'air varie avec l'époque de l'année et les heures de la journée. Variations saisonnières. Variations diurnes. — Les microbes de l'air sont-ils dangereux ?

Les expériences de Pasteur sur la génération spontanée (voy. page 42) ont prouvé la présence dans l'air de germes vivants ; en 1860 le fait parut, cela va de soi, surprenant, extraordinaire même, il doit sembler tout naturel au lecteur de ce livre : le sol est peuplé d'infiniment petits, comment l'atmosphère en serait-elle dépourvue ?

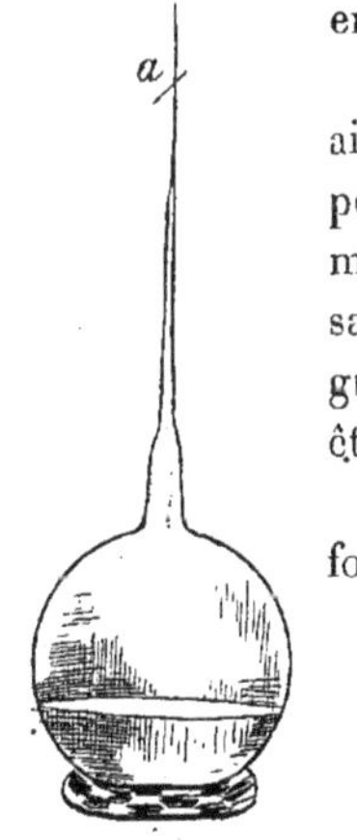

Fig. 97. — Ballon employé par Pasteur pour recueillir les germes de l'air ; a, point où le col effilé doit être brisé.

Les vents soulèvent les microbes du sol et les entraînent dans les airs, quelquefois isolés, plus souvent adhérents aux innombrables poussières qu'ils charrient. A ces organismes on peut prédire une mort assez rapide, parce qu'ils trouvent dans l'air deux causes puissantes de destruction : la dessiccation et l'action de la lumière. Malgré l'incessante entrée en ligne de nouveaux venus, l'air doit donc être relativement peu peuplé dans les conditions ordinaires.

C'est la conclusion que ses expériences avaient autorisé Pasteur à formuler. On se rappelle sa méthode de recherche : des ballons scellés à la lampe, renfermant un liquide nutritif stérilisé et vides d'air, étaient brusquement ouverts dans l'atmosphère ; l'air s'y précipitait en entraînant ses microbes, qui se trouvaient ainsi de fait ensemencés dans le liquide ; l'altération ou la stérilité ultérieure du milieu de culture, permettaient de conclure à la présence ou à l'absence de germes d'êtres vivants dans l'air entré dans les ballons ; en opérant sur un grand nombre de ballons à la fois, Pasteur reconnut que la plupart du temps quelques-uns restaient inaltérés, c'étaient deux sur dix-huit dans une expérience faite à Bellevue, dans le jardin de Dumas, treize sur dix-neuf dans une autre, exécutée sur le dôme de l'amphithéâtre du Museum.

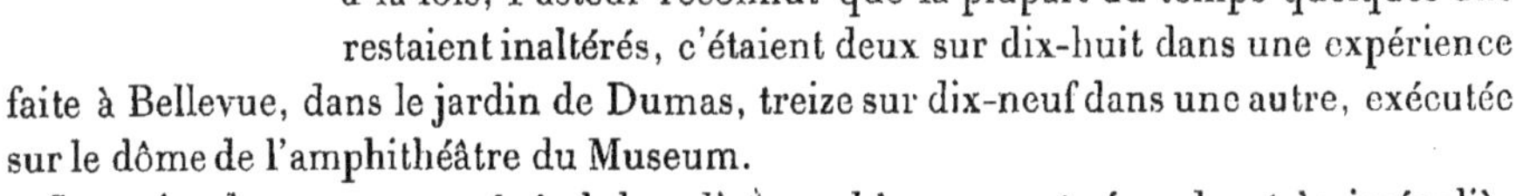

Les microbes, rares en général dans l'atmosphère, y sont répandus très irrégulièrement. L'étude de leur répartition mettra en lumière une foule de faits très intéressants, dont plusieurs complètement inattendus. Avant de l'aborder, il nous faut dire quelques mots des méthodes suivies pour la mener à bien, c'est-à-dire expliquer comment on parvient à compter les germes de l'air.

Dénombrement des microbes de l'air. — Des observations microscopiques sont, on le conçoit, incapables d'indiquer le nombre des microbes présents dans l'atmosphère ; seule la méthode des cultures le peut, et son application dans le cas actuel est fort simple : les germes présents dans

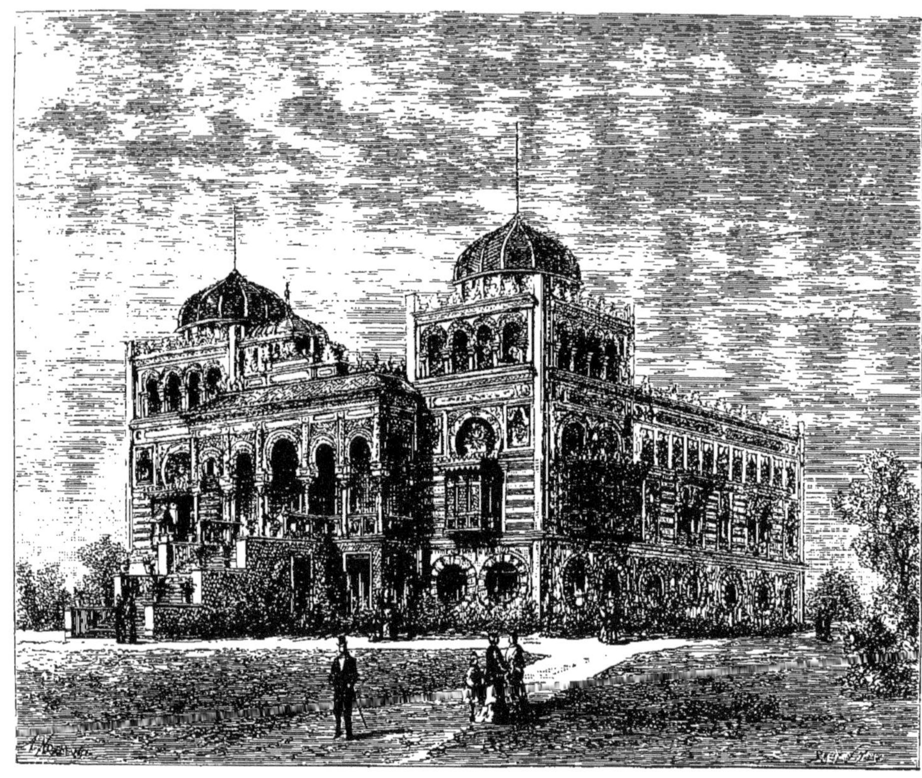

Fig. 98. — Observatoire météorologique du parc de Montsouris, où M. Miquel a fait ses nombreuses analyses microbiennes d'air et d'eau.

un certain volume d'air sont mis en suspension dans un liquide stérile, on en détermine le nombre en faisant l'analyse microbienne du liquide par le procédé des plaques de gélatine et de gélose (voy. page 76).

Comment réussit-on à saisir tous les germes d'une quantité d'air donnée, pour les mettre en suspension dans un liquide ?

Un premier procédé consiste à faire passer bulle à bulle un volume connu d'air dans de l'eau stérile ; les microbes sont retenus au passage. Au lieu d'eau, on emploie souvent de la gélatine nutritive fondue, que l'on coule immédiatement en plaques pour la numération des germes.

L'emploi des bourres *insolubles* et *solubles* relève d'un tout autre ordre d'idées. Cherchant à recueillir les germes de l'atmosphère, Pasteur imagina de faire passer un grand volume d'air à travers une bourre de coton, qui en arrêtait toutes les particules solides ; voulant ensuite examiner plus aisément ces germes, il imagina de remplacer le coton par du fulmicoton, puis de dissoudre celui-ci dans l'éther pour mettre en suspension dans un liquide tous les corpuscules de l'air. Bourres de coton insoluble et de fulmicoton soluble ne sont plus en usage aujourd'hui, mais toutes deux ont servi de types aux bourres employées actuellement.

Vous voulez faire une analyse microbienne de l'air? dans un tube de verre placez un tampon d'une substance très divisée et faites-le traverser, au moyen d'un aspirateur, par un lent courant d'air ; vous retiendrez sur le tampon toutes les particules solides de l'atmosphère et n'aurez plus qu'à les mettre en suspension dans l'eau dont vous ferez une analyse microbienne. Si la bourre est constituée par du sable ou par de l'amiante, vous vous contenterez de l'agiter très soigneusement dans le liquide ; au laboratoire de l'Observatoire météorologique de Montsouris on emploie le coton de verre que l'on broie dans l'eau en fines particules. La répartition dans le liquide des microbes recueillis sur le tampon est très simplifiée si celui-ci est formé d'une matière intégralement soluble, comme le sel marin, le sucre, le sulfate de magnésie. M. Miquel recommande tout particulièrement le sulfate de soude.

Répartition des microbes dans l'air

La répartition des microbes dans l'air peut être envisagée dans l'espace et dans le temps ; où et quand les microbes sont-ils le plus nombreux et le plus clairsemés?

La teneur de l'air en microbes n'est pas la même en tous les points de

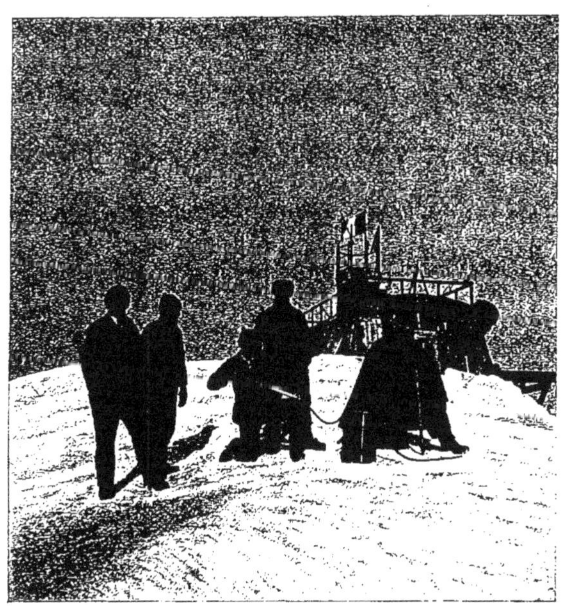

Fig. 99. — Le Dr Binot faisant une prise d'air au sommet du Mont Blanc.

l'atmosphère. — Air des villes. — Beaucoup plus peuplé, vous vous en doutez certainement, que celui des lieux inhabités, l'air des villes offre un grand intérêt, parce qu'en des points très rapprochés sa teneur en microbes est fort différente ; voici, à titre d'exemple, les moyennes de bien des déterminations faites simultanément à la place Saint-Gervais et au parc de Montsouris, c'est-à-dire au centre et à la périphérie de Paris :

NOMBRE DE BACTÉRIES PAR MÈTRE CUBE	
À LA PLACE SAINT-GERVAIS	AU PARC DE MONTSOURIS
—	—
7 570	250

L'air renferme donc à la place Saint-Gervais 7 à 8 bactéries par litre, soit 28 fois plus qu'au parc de Montsouris ; ne croyez pas que l'impureté de l'air qu'on

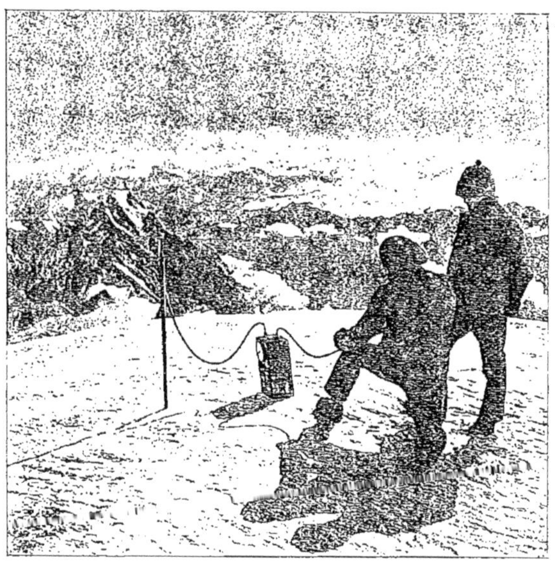

FIG. 100. — Le Dr Binot faisant une prise d'air au sommet du Mont Blanc.

respire dans les rues très fréquentées soit uniquement le fait de l'intensité de la circulation ; les cours intérieures des maisons sont, au point de vue qui nous occupe, encore plus mal partagées que les rues. M. Miquel a dénombré les germes de l'air dans la cour d'une maison du Passage Saint-Pierre, à la hauteur du rez-de-chaussée et à celle du troisième étage ; les moyennes d'un grand nombre de déterminations ont été les suivantes :

REZ-DE-CHAUSSÉE		3e ÉTAGE	
BACTÉRIES	MOISISSURES	BACTÉRIES	MOISISSURES
—	—	—	—
9 560	2 970	6 665	2 015

D'où il appert que les habitants dont les chambres prennent jour sur des cours, jouissent d'un air moins pur que les passants dans les rues les plus fréquentées.

Pénétrons maintenant dans les maisons : l'air des pièces inhabitées est très pur, celui des chambres où vit l'homme ne l'est point, et contient d'autant plus de microbes qu'il est plus agité. Voici une chambre abandonnée depuis quelques heures,

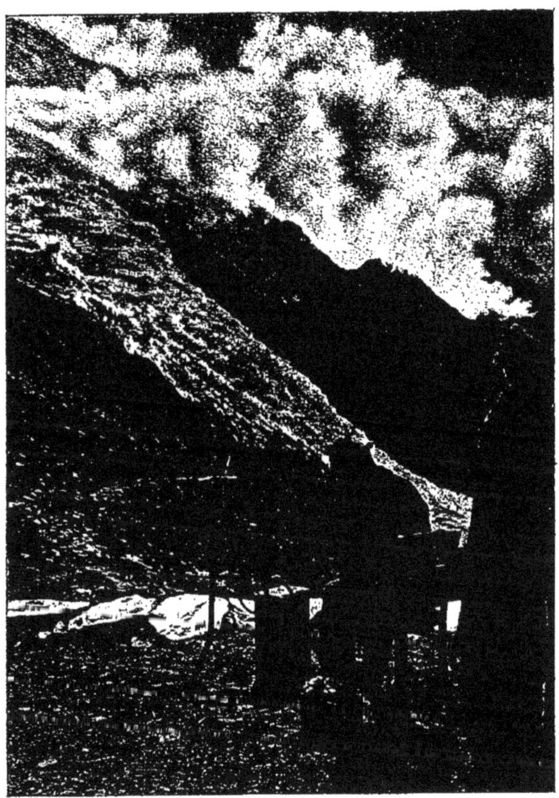

Fig. 101. — Le Dr Binot faisant une prise d'air au Plan de l'Aiguille.

dans son atmosphère se trouve un nombre minimum de germes ; y entre-t-on, immédiatement l'air s'impurifie, tous les infiniment petits déposés sur les murs, le plancher, les meubles, se mettent à voltiger de tous côtés et en un temps très court, une demi-heure par exemple, l'impureté atteindra un maximum dont elle ne se départira pas jusqu'à ce que la chambre soit de nouveau délaissée ; la porte fermée sur le visiteur qui s'en va, les microbes commencent à se déposer et, au bout d'une heure, l'air aura reconquis sa pureté première.

En fait d'habitations, les hôpitaux nous intéressent tout spécialement ; tant de malades sont accumulés dans leurs salles que nous pouvons penser *a priori* que l'air y est fort impur et peuplé d'organismes dangereux, germes d'infection purulente et d'affections contagieuses de toutes sortes. Mais que nous apprend l'expérience? En comptant les infiniment petits concurremment dans l'air d'une salle de l'hôpital de la Pitié et dans celui de la place Saint-Gervais, on trouve en moyenne les nombres suivants par mètre cube :

HOPITAL DE LA PITIÉ	PLACE SAINT-GERVAIS
55 000	7 570

Et voilà une constatation bien faite pour donner à réfléchir : l'air mis à la disposition des malades, dans un hôpital, contient douze fois plus de germes que celui dont jouissent les promeneurs dans les quartiers populeux.

Nous avons exploré l'air des rues, des maisons, descendons maintenant dans les

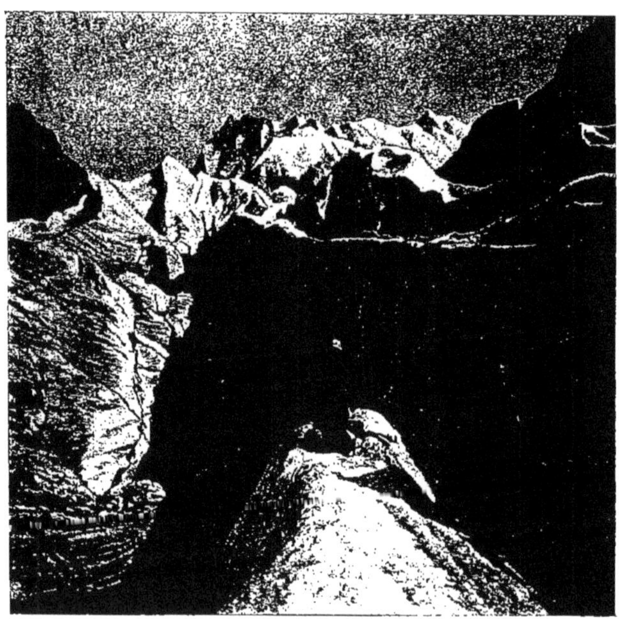

FIG. 102. — Le Dr Binot faisant une prise d'air sur la Mer de glace.

égouts et cherchons quelle est la pureté de leur atmosphère; les nombres que nous obtiendrons, mis en regard de ceux concernant la place Saint-Gervais, nous permettront de faire une comparaison fort instructive :

NOMBRE DE GERMES PAR MÈTRE CUBE

COLLECTEUR DU BOULEVARD DE SÉBASTOPOL		PLACE SAINT-GERVAIS	
Bactéries.	Moisissures.	Bactéries.	Moisissures.
3 615	3 405	7 570	2 090

L'air des égouts renferme donc autant de germes de moisissures que de bactéries, mais, chose étrange, les bactéries y sont deux fois moins nombreuses que dans la rue. Au cours d'expériences faites par des savants anglais, l'air des égouts s'est montré six fois plus pur que celui des habitations et dix fois plus que celui des écoles. L'humidité des murs des galeries souterraines explique pour une grande part des faits aussi surprenants : les infiniment petits collés contre les parois ne voltigent que peu dans une atmosphère dont l'air est d'ailleurs en repos.

Air des hautes régions de l'atmosphère. — A mesure qu'on s'élève dans les hautes régions de l'atmosphère, l'air rencontré est plus pur, témoin ces nombres obtenus par M. Miquel :

	NOMBRE DE BACTÉRIES PAR MÈTRE CUBE
Rue de Rivoli	3 220
Parc de Montsouris	320
Sommet du Panthéon	198

Montez plus haut et examinez au point de vue microbien l'air des hautes montagnes, comme Pasteur vous en a donné l'exemple dans ses mémorables expériences du Poupet et du Montanvert (voy. page 44) ; vous trouverez une atmosphère extrêmement pauvre en germes.

M. Binot, dans des analyses faites en différents points du massif du Mont Blanc, a obtenu, comme moyenne, les chiffres suivants :

	NOMBRE DE MICROBES PAR MÈTRE CUBE
Au sommet du Mont Blanc	4 à 11
Au Grand Plateau	6
Aux Grands Mulets	8
Au Plan de l'Aiguille	14
Au Montanvert	49
Sur la Mer de glace	23

Ainsi, en gravissant les flancs de la montagne, vous respirez un air de plus en plus pur, et, parvenu au sommet, vous en trouvez un presque stérile. Remarquez en passant combien le voisinage de l'homme, que nous avons vu si dangereux pour la pureté de l'eau, est préjudiciable à celle de l'air ; dans deux pièces de l'Observatoire élevé par Janssen au sommet du Mont Blanc, M. Binot a pu compter 540 et 260 microbes par mètre cube d'air.

Air des mers. — Les germes de l'air provenant du sol, il est permis de penser qu'en pleine mer l'atmosphère est peu peuplée. L'expérience parle en effet dans ce sens : à 100 kilomètres des côtes, les vents venant de la terre n'apportent guère que 4 à 5 bactéries par 10 mètres cubes. Mais, direz-vous peut-être, les vents peuvent arracher des gouttelettes d'eau au sommet des vagues et de ce chef charrier des microbes ; cela est très vrai, et il faut probablement voir là l'origine des rares microbes que poussent les vents soufflant du large.

Le nombre des microbes de l'air varie avec l'époque de l'année et les heures de la journée. — Variations saisonnières. — Dans un lieu déterminé le nombre de germes présents dans l'air varie d'un jour à l'autre et, d'une manière plus générale, d'une saison à l'autre. Voici, par exemple, les nombres moyens obtenus aux quatre saisons, par M. Miquel à la place Saint-Gervais et au Parc de Montsouris :

	NOMBRE DE MICROBES PAR MÈTRE CUBE			
	PLACE SAINT-GERVAIS		PARC DE MONTSOURIS	
	Bactéries.	Moisissures.	Bactéries.	Moisissures.
Hiver	4 305	1 345	170	145
Printemps	8 080	2 275	295	195
Été	9 845	2 500	345	245
Automne	5 665	2 185	195	230

En résumé : les infiniment petits sont plus abondants l'été que l'hiver dans l'atmosphère et, quand on recherche comment les conditions météorologiques agissent sur leur nombre, on reconnaît que la pluie le fait décroître et la sécheresse augmenter, mais que les longues périodes de temps sec le font décroître : la pluie, qui abat les microbes sur le sol, les enlève à l'atmosphère, tandis que la sécheresse les y remet en suspension ; quant aux sécheresses prolongées, elles détruisent les germes, parce qu'elles allient contre eux deux causes de destruction très importantes : la dessiccation et la lumière solaire.

Variations diurnes. — La teneur de l'air en microbes varie d'un instant à l'autre ; la chose n'aurait point lieu de surprendre si la variation n'affectait pas une marche régulière dans chaque période de vingt-quatre heures. Élevé à 6-8 heures du matin, le nombre de germes diminue peu à peu jusqu'à 2 heures de l'après-midi, puis croît jusqu'à 8-9 heures du soir, pour décroître jusqu'à deux heures du matin et se remettre à croître de 2 à 6-8 heures du matin. La cause du phénomène ? Il faut probablement l'attribuer à la production de courants d'air, alternativement chauds et froids, dans les couches d'air voisines du sol.

Les microbes de l'air sont-ils dangereux ?

Les microbes de l'air peuvent-ils faire courir des risques à notre santé ?

Fort heureusement, dans les conditions ordinaires, ces microbes sont peu redoutables, et il est aisé de comprendre pourquoi. A moins de circonstances exceptionnelles, comme celles qui se rencontrent dans une chambre de malade, les germes dangereux arrivent très rares dans l'atmosphère ; là, soumis à toutes les causes de destruction qui attendent les infiniment petits, ils perdent progressivement leur puissance malfaisante et finissent par périr dans un temps relativement court sans pouvoir pulluler ; s'accumuler dans l'atmosphère est pour eux chose impossible. Aussi, après avoir cru pendant des siècles à la transmission à grandes distances des maladies par l'air, en est-on arrivé aujourd'hui à la nier presque complètement. Quand une épidémie naît dans un pays jusque-là indemne, il faut en chercher l'origine dans des germes apportés, non point par l'air, mais par l'homme directement ou indirectement ; c'est sur cette idée que sont basés les règlements de police sanitaires actuels, dont on n'a qu'à se louer.

Bien entendu, nous n'avons pas l'absurde prétention de soutenir que des germes morbides, émanés d'un organisme malade, ne peuvent point contaminer un individu sain, le contraire est trop démontré ; mais si les diphtériques, les tuberculeux, les varioleux, etc., sont redoutables, ils ne le sont guère que pour leur entourage immédiat, il faut les approcher pour courir des risques de contagion.

DEUXIÈME PARTIE

LES MICROBES BIENFAISANTS

Fascinés que nous sommes par les microbes qui en veulent à notre santé, à notre vie, nous perdons facilement de vue ceux qui nous rendent service ; aussi certains chapitres de la deuxième partie de ce livre surprendront-ils probablement plusieurs lecteurs. Les microbes bienfaisants ont plus d'un titre à notre reconnaissance. Ils travaillent pour nous, comme des amis, avec une ardeur inlassable. Leurs espèces sont heureusement infiniment plus nombreuses et plus répandues que celles des microrganismes dangereux. Enfin, c'est leur étude qui nous a révélé l'existence de nos ennemis (Pasteur connaissait les levures, les ferments lactique, acétique, etc... avant de se douter du rôle des bactéries dans les maladies infectieuses).

Quels sont donc ces microbes bienfaisants ?

Au premier rang se placent les levures ; inutile de rappeler ici que l'alcool est leur œuvre, tout le monde le sait, mais le secret de leur travail, les conditions dans lesquelles elles l'exécutent, nous devons les faire connaître. Théorie de la fermentation alcoolique, industries du vin, du cidre, de la bière, de la distillerie, nous passerons tout en revue, aussi brièvement que possible bien entendu.

La fermentation acétique produit le vinaigre ; elle a été si bien étudiée, si bien expliquée par Pasteur, que nous ne pouvons la négliger.

Viennent ensuite des fermentations encore mal connues : dans la laiterie, la boulangerie, la préparation de la choucroute, la préparation du tabac, la tannerie, les microbes ont le principal rôle. Ce rôle, nous sommes bien loin de le connaître complètement, mais est-ce une raison pour ne point parler de lui ?

Enfin, parmi les êtres les plus dévoués à nos intérêts, se trouvent les innombrables microrganismes qui, habitant le sol, prêtent un concours de tous les instants aux cultivateurs, ou qui, peuplant les eaux, consacrent leurs efforts à faire disparaître les résidus de notre vie animale. La grandeur, l'utilité de l'œuvre des microbes bienfaisants n'est nulle part plus frappante que dans les travaux agricoles de certains infiniment petits et dans l'épuration des eaux d'égout.

CHAPITRE VII

QU'EST-CE QU'UNE FERMENTATION? — FERMENTATION ALCOOLIQUE

Les fermentations sont connues de toute Antiquité.
De la fermentation alcoolique. — La fermentation alcoolique à travers les âges : Paracelse, Van Helmont, R. Boyle, Lavoisier, Gay-Lussac, Cagniard-Latour, Schwann. — Pasteur et la fermentation alcoolique : La spécificité de la levure, vie aérobie et vie anaérobie de la levure et des autres végétaux, l'alcool est un produit de la vie anaérobie des cellules. — Comment envisage-t-on aujourd'hui la fermentation alcoolique ? — La *zymase*.

On désignait autrefois sous le nom de *fermentations* des actions chimiques dans lesquelles se produisait un dégagement gazeux. La production d'alcool et d'acide carbonique dans la cuve du vigneron, comme dans celle du brasseur, le phénomène que présente le pain qui lève, étaient des types d'actions de fermentation.

Naturellement, ces phénomènes étaient connus depuis la plus haute Antiquité; Noé avait certainement vu le bouillonnement du moût de raisin avant que ce moût prenne le goût d'alcool. D'ailleurs, le nom hébreu du vin a pour racine un mot qui signifie *bouillir,* et, dans toutes les langues, même très anciennes, les mots qui expriment l'idée de fermentation et qui désignent la levure ont tous la même étymologie (fermentation vient de *fervere, bouillir*).

Aujourd'hui la science, en faisant comprendre ce qui se passe dans une fermentation, a permis d'étendre la signification de ce terme à une foule de phénomènes dans lesquels ne se produit aucun dégagement gazeux; tous ont ceci de commun d'être des phénomènes de la vie de microbes et de présenter une disproportion énorme entre le faible poids des cellules qui travaillent et la grandeur des actions qu'elles produisent. C'est ainsi que la fabrication du vinaigre, celle de la choucroute, sont dites des fermentations.

Pour se faire une idée de ce que sont des phénomènes de cet ordre, il est nécessaire d'en étudier un au point de vue théorique ; la fermentation alcoolique est la plus répandue, la plus prisée de l'homme, la mieux connue, elle est donc toute désignée pour attirer notre attention.

Cette étude, indispensable à la compréhension de ce qui suivra, nous la ferons aussi courte que possible car elle sera toute théorique.

DE LA FERMENTATION ALCOOLIQUE

Si on presse du raisin mûr dans une cuve de vendange et qu'on l'abandonne ensuite au repos, on voit, au bout de quelques jours, le jus dégager une multitude de bulles gazeuses comme un liquide en ébullition, et perdre en même temps sa saveur sucrée pour prendre un goût spécial, très apprécié de l'homme de tout lieu et de tout temps, celui de l'alcool.

Que se passe-t-il là ?

Le dégagement gazeux, l'apparition de l'alcool, la disparition simultanée du sucre, ont tour à tour éveillé ta curiosité des chercheurs. Chaque âge a successivement apporté une pierre à l'édifice, aujourd'hui construit, qu'est la théorie de la fermentation alcoolique ; aussi, en scrutant l'idée de fermentation dans la nuit des temps, verrons-nous l'édifice s'élever peu à peu et serons-nous mieux à même de l'admirer, tel qu'il se présente à une intelligence du XXe siècle.

La fermentation alcoolique à travers les âges. — Avant le XVIe siècle, il n'y a rien d'intéressant à noter pour qui veut percer le sens des phénomènes fermentatifs ; l'homme les observe, fait constamment appel à la puissance de leurs actions pour se procurer les substances qu'ils produisent, mais son esprit, rompu aux discussions philosophiques, au raisonnement mathématique, à l'alchimie, est encore inapte à des études expérimentales.

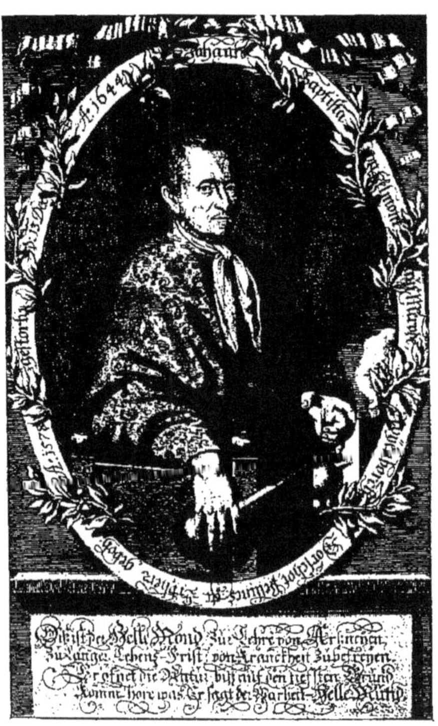

Fig. 103. — Van Helmont.

Paracelse (1493-1541), le premier, fit montre de beaucoup de jugement, en expliquant que l'alchimie n'apportait aucune lumière sur la genèse de l'alcool et qu'il fallait travailler pour dissiper l'obscurité qui régnait sur cette question.

Au XVIIe siècle Van Helmont (1577-1644) distingue l'acide carbonique des autres gaz, et, constatant sa présence dans la fermentation du vin, dans les actions chimiques qui constituent la digestion, dans les putréfactions, ouvre très heureusement la série des travaux sérieux sur les fermentations. Désormais, l'intelligence de l'homme, orientée vers l'observation des phénomènes naturels, va marcher de découverte en découverte, pressentant quelquefois la vérité bien longtemps avant de pouvoir la démontrer.

Quelle surprise n'éprouve-t-on pas par exemple, en lisant ces lignes écrites par un savant anglais, R. Boyle (1626-1691), contemporain de Van Helmont :

« Je dis de nouveau que je ne prétends pas que la chimie vulgaire peut permettre à un médecin d'expliquer tout ou partie des phénomènes pathologiques, mais que la vraie chimie peut lui servir à comprendre quelques-uns d'entre eux, que l'on ne peut guère expliquer sérieusement sans elle, et j'ajoute que celui qui comprendra entièrement la nature des ferments et des fermentations sera probablement, bien plus que celui qui l'ignore, en mesure de rendre compte d'une manière satisfaisante de divers phénomènes présentés par plusieurs maladies (les fièvres aussi bien que les autres), phénomènes qui ne seront probablement jamais bien compris sans une connaissance intime de la doctrine des fermentations. »

C'est en quelque sorte la vie de Pasteur que R. Boyle écrit deux cents ans avant qu'elle ait été vécue.

Le XVIIIe siècle est une ère de belles découvertes scientifiques. Le chimiste apprend à faire circuler les gaz dans des tubes, à les recueillir sur l'eau, à les isoler les uns des autres, en un mot à les manipuler. Ce perfectionnement dans la technique est immédiatement appliqué à l'étude des gaz dégagés au cours de la fermentation alcoolique. L'Anglais Black (1728-1799) reconnaît que ces gaz sont constitués exclusivement par de l'acide carbonique. Dès lors on sait que dans la fermentation disparaît du sucre, en même temps que prennent naissance de l'alcool et de l'acide carbonique. Comment ces corps dépendent-ils les uns des autres ? Lavoisier va le dire.

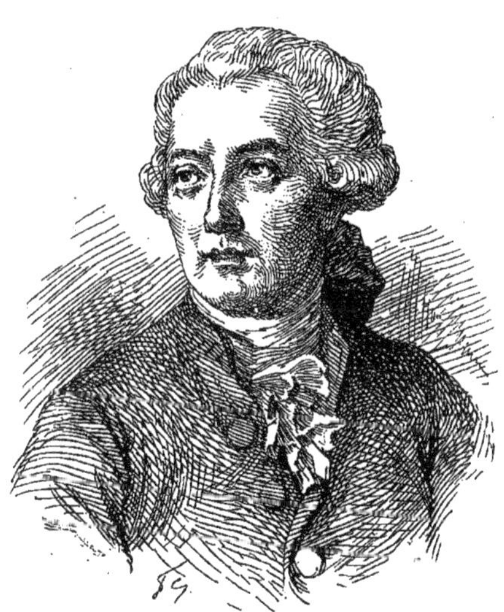

Fig. 104. — Lavoisier.

Il prend un flacon rempli d'eau, et dans cette eau il dissout une quantité connue de sucre ; il ajoute un peu de levure, et pèse le flacon avant fermentation et après ; la perte de poids exprime le poids d'acide carbonique dégagé. Par distillation il sépare l'alcool du liquide fermenté et le pèse ; des chiffres obtenus, il conclut :

« Les effets de la fermentation vineuse se réduisent donc à séparer en deux portions le sucre, qui est un oxyde, à oxygéner l'une aux dépens de l'autre pour en former de l'acide carbonique ; à désoxygéner l'autre en faveur de la première pour en former une substance combustible, qui est l'alcool ; en sorte que, s'il était possible de recombiner ces deux substances, l'alcool et l'acide carbonique, on reformerait du sucre. » Puis, voyant dans cette décomposition du sucre en alcool et acide carbonique un cas particulier d'une loi générale, il formule le fameux axiome, base de la chimie moderne : « *Rien ne se crée*, ni dans les opérations de l'art, ni dans celles de la nature, et l'on peut poser en principe que, dans toute opération, il y a une égale quantité de matière avant et après l'opération ; que la qualité et la quantité des principes est la même, et qu'il n'y a que des changements, des modifications. »

Le résultat de l'expérience de Lavoisier sur la fermentation du sucre, très net, très simple, était fait pour séduire les esprits ; il est entré tout droit dans la science sans donner lieu à la moindre discussion. Le prestige qu'il a exercé fut tel que, bien des années après la mort de l'illustre chimiste, Gay-Lussac n'hésitera pas à donner un coup de pouce aux nombres d'un de ses calculs, pour les faire cadrer avec lui, sans même se demander si les chiffres n'avaient pas raison contre les vues du Créateur de la chimie.

Chose encore plus étrange : pour faire fermenter le sucre, on était obligé d'y ajouter de la levure, et ni Lavoisier, ni ses successeurs, n'avaient pensé au rôle qu'elle jouait, ni cherché quelle était sa nature ; tous se contentaient de la regarder comme un composé chimique se multipliant pendant la fermentation.

Qu'était donc cette levure ?

Déjà, en 1680, Leuwenhoek l'avait examinée au microscope, et avait reconnu un aspect organisé à ses globules ovoïdes.

Mais cette observation passa inaperçue, et il faut attendre l'année 1828 pour voir se produire une assertion catégorique. Cagniard-Latour déclare nettement que les globules de levure (fig. 13) sont des êtres vivants « susceptibles de se reproduire par bourgeonnement, et n'agissant probablement sur le sucre que par quelque effet de leur végétation et de leur vie ». Peu après, un Allemand, Schwann (1835), va plus loin, en établissant une corrélation étroite entre le développement de la levure et la fermentation, et en disant que la levure consomme le sucre et rejette l'alcool qu'elle ne peut utiliser : vues remarquables, dont la science a par la suite prouvé la justesse, mais trop étrangères aux esprits d'alors pour être aisément acceptées. Il eût fallu les imposer comme Lavoisier fit des siennes, mais Lavoisier avait montré une expérience topique, Schwann ne le pouvait pas.

En entrant dans la question des fermentations, l'éminent chimiste allemand Liebig s'élève de toute son autorité contre ces nouveautés ; pour lui la levure est une matière morte, qui agit en se décomposant, et en communiquant son mouvement de décomposition au corps fermentescible ; au milieu du XVIIe siècle, Stahl ne soutenait pas autre chose. Ainsi compris le rôle de la levure n'expliquait pas grand'chose ; que fallait-il entendre sous le nom de décomposition du ferment et, qui plus est, de transmission de cette décomposition au corps fermentescible ? tout cela était étrange, « étrange et obscur » suivant le mot de J.-B. Dumas.

Pasteur et la fermentation alcoolique. — « Dans l'été de 1856, un industriel de Lille, M. Bigo, dont l'usine était située rue d'Esquermes, avait éprouvé, comme beaucoup d'autres cette année-là, de grands mécomptes dans la fabrication de l'alcool de betteraves. Il vint demander conseil au jeune doyen » de la Faculté des sciences, qui était Pasteur. « La perspective de rendre service, de communiquer le résultat de ses remarques aux nombreux auditeurs qui se pressaient dans l'étroit amphithéâtre de la Faculté, d'observer minutieusement les phénomènes de fermentation qui le préoccupaient à un si haut degré, fit accepter à Pasteur ces demandes d'expériences. Presque chaque jour il faisait des stations prolongées à l'usine de la rue d'Esquermes.

. . . .

« Le fils de M. Bigo, qui travaillait au laboratoire de Pasteur, a résumé dans une lettre comment ces accidents industriels devinrent le point de départ des travaux de Pasteur sur la fermentation et particulièrement sur la fermentation alcoolique. « Pasteur avait constaté au microscope que les globules étaient ronds quand la fer« mentation était saine, qu'ils s'allongeaient quand l'altération commençait et qu'ils « étaient allongés tout à fait quand la fermentation deve« nait lactique. Cette méthode très simple nous permit de « surveiller le travail et d'éviter les ennuis de fermentation « qu'on avait fréquemment jadis. » (Vallery-Radot.)

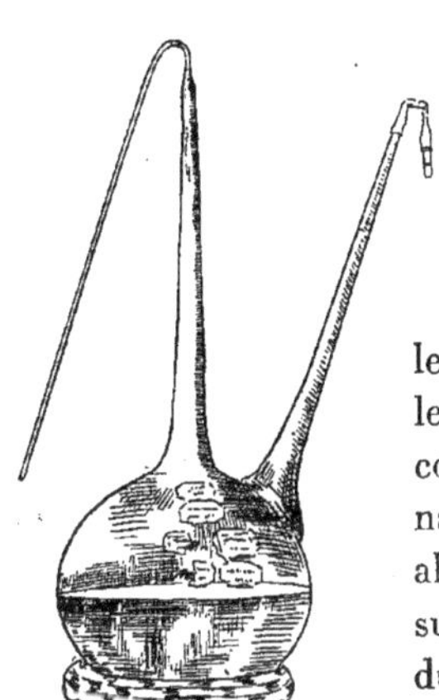
Fig. 105. — Ballon ayant servi à Pasteur dans ses études sur la fermentation alcoolique.

Voilà en germe dans l'esprit de Pasteur l'idée d'une relation entre la forme du ferment et les produits de la fermentation ; elle va y mûrir. Bientôt à côté de la levure, ferment alcoolique du sucre, Pasteur pourra montrer le corpuscule qui produit l'acide lactique, il prouvera que ce corpuscule, le *ferment lactique,* est un être vivant, bourgeonnant et se multipliant comme la levure de bière, et, chose absolument nouvelle, il établira que la transformation du sucre en acide lactique est un phénomène corrélatif de la vie du ferment.

Entre temps, Pasteur méditait et expérimentait sur la fermentation alcoolique ; il la montrait d'abord bien plus complexe que ne l'avaient crue Lavoisier, Gay-Lussac et les autres savants : la levure ne se borne pas à dédoubler le sucre en alcool et acide carbonique, dans toutes les fermentations alcooliques on trouve de petites quantités d'acide succinique et de glycérine, corps dont la présence avait échappé à Lavoisier par suite de la défectuosité de ses analyses. Quant à la formation de l'alcool, voulait-on en comprendre le mécanisme, on n'avait qu'à regarder ce qui se passait dans la fermentation lactique ; le ferment lactique est une cellule qui, en vivant, transforme le sucre en acide lactique ; de même la levure est une cellule vivante, qui donne naissance à l'alcool par les phénomènes vitaux dont elle est le siège.

D'ailleurs, et Pasteur insistait beaucoup sur ce point, la levure ne produit point d'acide lactique, ni le ferment lactique d'alcool, chaque ferment a sa fonction propre. C'était, on le voit, l'idée de spécificité, dont il a été parlé déjà au chapitre II, qui s'introduisait dans la science.

Ces notions, par leur nouveauté, heurtaient les opinions courantes ; aussi ne furent-elles pas reçues sans difficulté. Liebig surtout se montra leur adversaire acharné, mais les expériences de Pasteur furent si topiques qu'en désespoir de cause il fallut bien en admettre les résultats.

Comment ne pas admirer la simplicité avec laquelle Pasteur expliquait la fermentation alcoolique du sucre ? Prenez, disait-il, un liquide sucré renfermant quelques sels minéraux convenablement choisis, mettez-le en *couche très mince* dans le fond d'un vase et ensemencez-y de la levure ; vous verrez celle-ci bourgeonner, se multiplier activement, et cependant le liquide ne contiendra pas trace d'alcool ; les cellules ont emprunté à l'air tout l'oxygène dont elles avaient besoin. *Remplissez* au contraire complètement un ballon de ce même liquide ensemencé avec la même levure, la multiplication des cellules sera insignifiante, mais l'alcool paraîtra rapidement dans le milieu ; la levure ne trouvant pas, au-dessous de l'épaisse couche de liquide qui la surmonte, assez d'oxygène pour vivre, en a pris au sucre qu'elle a dédoublé en alcool et acide carbonique.

Dans une vie aérobie, la levure prend de l'oxygène à l'air, dans une vie anaérobie, elle en prend au sucre en le faisant fermenter ; l'on peut donc dire que *la fermentation est la vie sans air*.

Il est même possible, en s'adressant à d'autres organismes que la levure, de voir se succéder dans le même vase, et chez la même plante, les deux modes d'existence. Certains champignons inférieurs, les Penicillium par exemple, dont il a été parlé page 49, peuvent se développer à la surface de solutions de sucre additionnées de quelques sels minéraux ; ils poussent alors activement sans donner naissance à de l'alcool ; le développement une fois achevé, soustrayez le mycelium à l'action de l'air et pour cela immergez-le en agitant le ballon, les cellules manquant d'oxygène vont en prendre au sucre et aussitôt l'alcool paraît dans le liquide.

« En résumé, écrivait Pasteur en 1861, à côté de tous les êtres connus jusqu'à ce jour, et qui, sans exception (au moins on le croit), ne peuvent respirer et se nourrir qu'en assimilant du gaz oxygène libre, il y aurait une classe d'êtres dont la respiration serait assez active pour qu'ils puissent vivre hors de l'influence de l'air en s'emparant de l'oxygène de certaines combinaisons, d'où résulterait pour celles-ci une décomposition lente et progressive. Cette deuxième classe d'êtres organisés serait constituée par les ferments, de tout point semblables aux êtres de la première classe, vivant comme eux, assimilant à leur manière le carbone, l'azote et les phosphates, et comme eux ayant besoin d'oxygène, mais différant d'eux en ce qu'ils pourraient, à défaut de gaz oxygène libre, respirer avec du gaz oxygène enlevé à des combinaisons peu stables. »

Et Pasteur allait encore plus loin, montrant que les cellules des végétaux supérieurs pouvaient, elles aussi, produire de l'alcool quand on les asphyxiait.

« Un jour, raconte-t-il dans ses *Études sur la bière,* exposant ces idées dans mon laboratoire, en présence de M. Dumas, qui était très disposé à les trouver justes, j'ajoutai : Je gagerais que si je plonge une grappe de raisin dans le gaz acide carbonique, il se fera aussitôt de l'alcool et de l'acide carbonique par un travail nouveau dans les cellules de l'intérieur des grains, qui agiront alors à la manière des cellules de levure. Je vais faire cette expérience, et demain à votre arrivée (j'avais alors la bonne fortune que M. Dumas vînt travailler dans mon laboratoire), je vous en rendrai compte. Mes prévisions se réalisèrent ; puis je recherchai, en présence de cet illustre maître et avec sa participation, des cellules de levure dans les grains ; il nous fut impossible d'en trouver.

« Encouragé par ce résultat, j'opérai de nouveau sur des raisins, sur un melon, sur des oranges, sur des prunes, sur des feuilles de rhubarbe qu'on venait de cueillir dans le jardin de l'École normale, et, dans tous les cas, ces substances, plongées dans le gaz carbonique, donnèrent lieu à une production d'alcool et d'acide carbonique. Voici le résultat surprenant qu'offrirent des prunes de Monsieur. Le 31 juillet 1872, j'introduis vingt-quatre de ces prunes sous une cloche de verre que je remplis ensuite de gaz acide carbonique. Les prunes avaient été cueillies la veille. A côté de la cloche on en avait placé vingt-quatre autres, non recouvertes. Huit jours après, pendant lesquels il s'était dégagé de la cloche un volume notable de gaz acide carbonique, on retira les prunes et on les compara avec celles qui étaient restées à l'air.

« La différence était saisissante, presque incroyable : tandis que les prunes entourées d'air (on sait depuis longtemps par les expériences de Bérard que, dans cette dernière condition, les fruits absorbent l'oxygène de l'air et dégagent du gaz acide carbonique en volume à peu près égal) étaient devenues très molles, très aqueuses, très sucrées, les prunes sortant de dessous la cloche étaient très fermes, dures, à chair non aqueuse, et avaient perdu beaucoup de sucre. Enfin soumises, après qu'on les eut écrasées, à la distillation, elles fournirent 6,5 gr. d'alcool, plus de 1 % du poids total des prunes. »

Au fond, la seule chose qui distinguait la levure des autres végétaux était l'énorme quantité d'alcool qu'elle pouvait produire le cas échéant ; le rendement de son travail pouvait être industriel, le rendement du travail des plantes supérieures ne le pouvait pas.

Comment envisage-t-on aujourd'hui la fermentation alcoolique. — En voyant un très faible poids de levure amener la fermentation d'un poids considérable de sucre, on devait se demander si la décomposition du sucre n'était pas due à l'action d'une de ces substances, qui, en minime quantité, produisent des effets considérables, si, en un mot la levure ne sécrèterait pas une *diastase* dédoublant le sucre en alcool et acide carbonique. Cette hypothèse déjà faite par Traube et Cl. Bernard, et depuis par bien d'autres, n'a été vérifiée qu'en 1897 par un savant allemand M. Buchner.

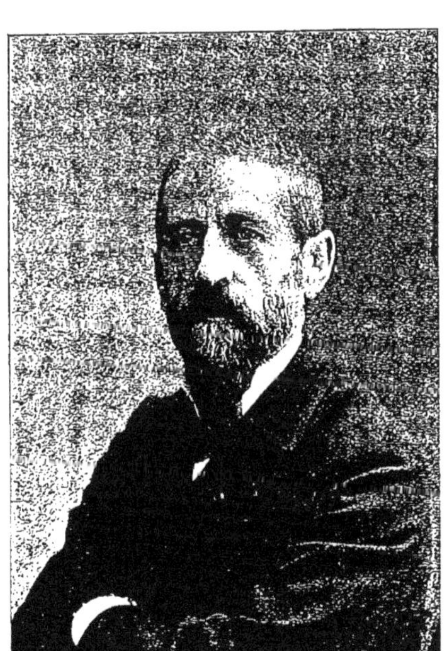

Fig. 106. — Duclaux.

En soumettant à des pressions considérables des cellules de levure broyées au préalable avec du sable, M. Buchner obtint un suc de levure qui, débarrassé de globules vivants, pouvait cependant faire fermenter le sucre. Ce suc agit très rapidement ; dix minutes après son mélange avec une solution sucrée, il provoque un abondant dégagement d'acide carbonique ; conservé à la température ordinaire pendant un ou deux jours, il perd toute son activité ; desséché il peut, sans être détruit, supporter une température de 100°. Toutes ces propriétés du suc de levure montrent qu'il renferme la diastase dont on soupçonnait depuis si longtemps l'existence. A cette diastase capable de dédoubler le sucre en alcool et acide carbonique, M. Buchner a donné le nom de *zymase*.

Comment concilier l'existence de cette zymase, le rôle qu'elle joue dans la fermentation, avec les faits avancés par Pasteur ? La levure décompose le sucre quand elle ne peut assimiler l'oxygène de l'air ; trouve-t-elle à assurer largement les besoins de sa respiration, elle ne détermine point de fermentation. La zymase n'est-elle sécrétée que dans le premier cas et point dans le second, et si, au contraire, la sécrétion n'en est point intermittente, que devient-elle quand on ne trouve point d'alcool dans le milieu de culture de la levure ?

Duclaux a proposé d'interpréter le rôle de cette diastase d'une manière fort ingénieuse en partant de ce fait que l'alcool peut, dans certaines circonstances données, être un aliment pour les cellules vivantes. La zymase constamment présente dans la levure produirait, en tout état de cause, de l'alcool aux dépens du sucre ; en vie aérobie les cellules brûleraient, à l'aide de l'oxygène de l'air, cet alcool aussitôt formé, qui n'ayant point ainsi le temps de transsuder dans le liquide extérieur, en serait absent ; en revanche la levure asphyxiée, ne pouvant brûler l'alcool, le laisserait sortir de ses cellules et s'accumuler dans le milieu. Bref, l'aération agirait non plus sur la formation de l'alcool mais sur sa consommation par la plante.

Si l'hypothèse de Duclaux n'a point le mérite d'être absolument démontrée par l'expérience, elle peut au moins, reposant sur quelques faits bien établis, rendre compte d'une manière satisfaisante de tous les phénomènes observés jusqu'ici dans la fermentation alcoolique.

CHAPITRE VIII

FERMENTATIONS ALCOOLIQUES SPONTANÉES

Le vin. — Fabrication du vin rouge. — Du moût de raisin. — Préparation du moût : vendange, foulage de la vendange. Des divers éléments du moût : matières solides en suspension, les levures de vin. Fermentation du moût : aération et foulage de la cuve. L'homme peut-il modifier la vendange ? égrappage, sucrage, emploi des levures sélectionnées. Décuvage et vieillissement du vin : soutirage du vin, pressurage du marc. — Fabrication du vin blanc. — Pressurage de la vendange avant fermentation. — D'où viennent les levures de vin ? — Vie ralentie des levures pendant l'hiver. — Maladies du vin. — Des diverses maladies microbiennes du vin : acétification, destruction de l'alcool par le *Mycoderma vini*, maladie de la *pousse*, maladie de l'*amer*, maladie de la *graisse*, maladie de la *mannite*. Comment peut-on prévenir les maladies du vin : pasteurisation.

Le cidre. — Fabrication du cidre. — Du moût de pommes. — Préparation du moût : pressurage des pommes. Des éléments du moût qui entrent en jeu dans la fermentation : les levures de cidre. — Fermentation du moût. — Maladies du cidre.

Les eaux-de-vie. — Fabrication du rhum.

Les fermentations alcooliques spontanées sont celles qui se déclarent d'elles-mêmes, sans que l'homme ait besoin d'intervenir pour les mettre en train. Le vin, le cidre, le rhum sont dus à des fermentations de cette espèce.

Comprendre leur mécanisme va être chose aisée pour le lecteur instruit par les pages précédentes des phénomènes chimiques que produit la levure dans un liquide sucré.

LE VIN

Fabrication du vin rouge

A l'automne, plus ou moins tardivement suivant les pays et les années, le raisin

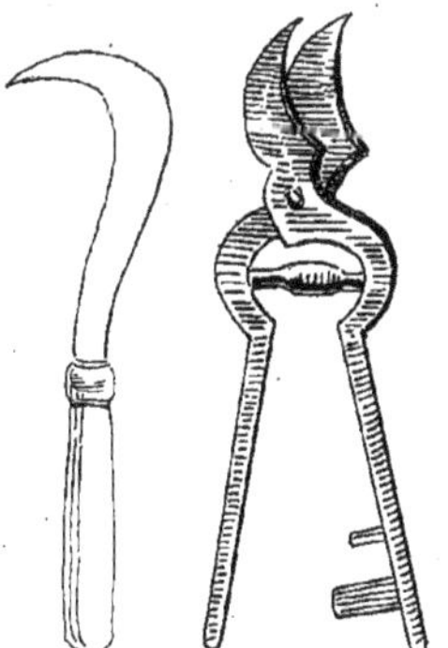

Fig. 107. — Serpette et sécateur de vendangeur.

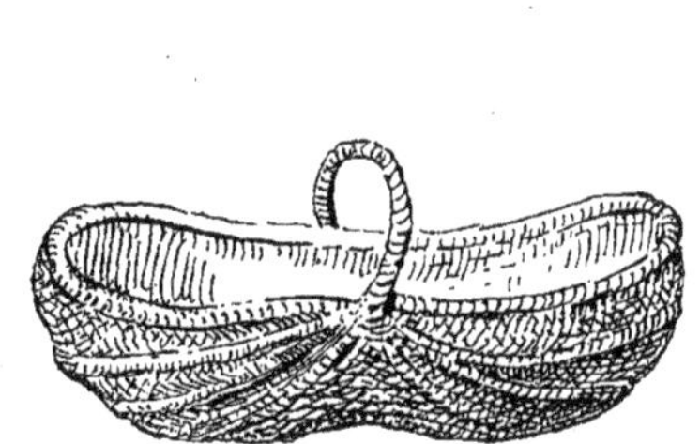

Fig. 108. — Panier à vendange de Beaune (Bourgogne).

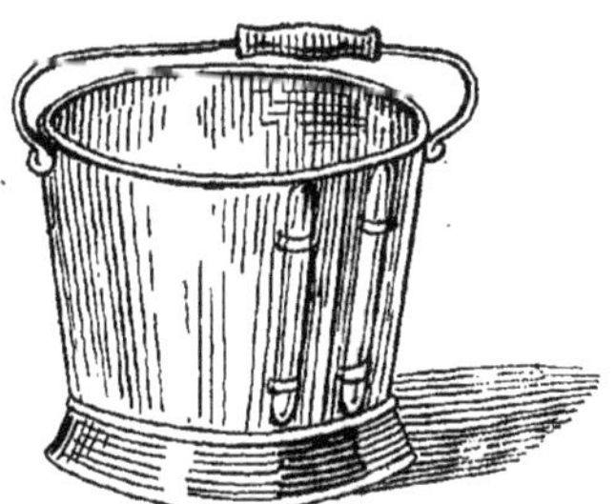

Fig. 109. — Seau à vendange du Midi.

est mûr et son jus sucré prêt à être transformé en vin. Cette transformation est complexe ; elle exige la *préparation d'un moût fermentescible,* la *fermentation* de ce moût, le *soutirage du vin* des cuves de fermentation et enfin son *vieillissement.*

Du moût de raisin. — Préparation du moût. — La *vendange* du raisin et le *foulage* des grappes qui fait sortir le jus des grains, constituent les deux phases de la préparation du moût.

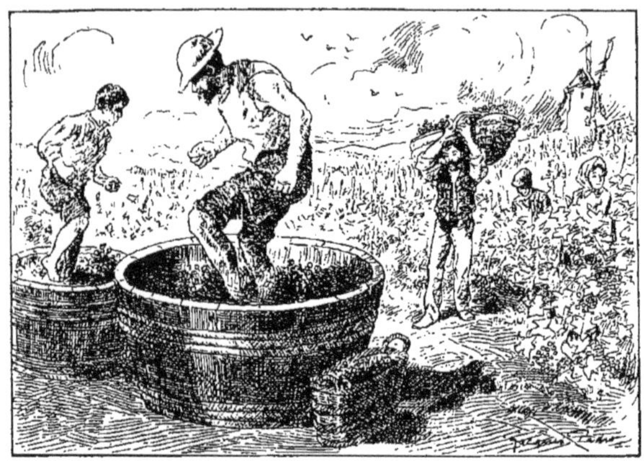

Fig. 110. — Vignerons écrasant le raisin avec leurs pieds.

Chaque vendangeur met les grappes qu'il cueille dans un panier ou un seau, suivant les habitudes locales, puis le contenu de ces paniers ou seaux est réuni dans un récipient plus grand, souvent une cuve oblongue placée sur une charrette, pour être conduit à la cuverie où le jus du raisin va se changer en vin.

Naguère les grains de raisin étaient écrasés par le pied de l'homme : des vignerons, les jambes nues (fig. 110), marchaient sur les grappes mises dans la cuve ; cette opération malpropre et laborieuse a été très avantageusement remplacée par le *foulage* mécanique ; bien des fouloirs ont été imaginés, l'un des plus simples et des plus employés (fig. 111) se compose de deux cylindres cannelés en fonte ne laissant entre eux qu'une fente étroite et tournant en sens inverse l'un de l'autre ; la vendange, versée dans un entonnoir en bois, passe entre les deux cylindres, où elle subit un écrasement parfait avant de tomber dans la cuve. Celle-ci, autrefois toujours en bois, est très souvent aujourd'hui en maçonnerie ou en ciment armé, surtout dans les grandes exploitations vignobles. Les cuves contiennent de 20 à 100 hectolitres de vendange.

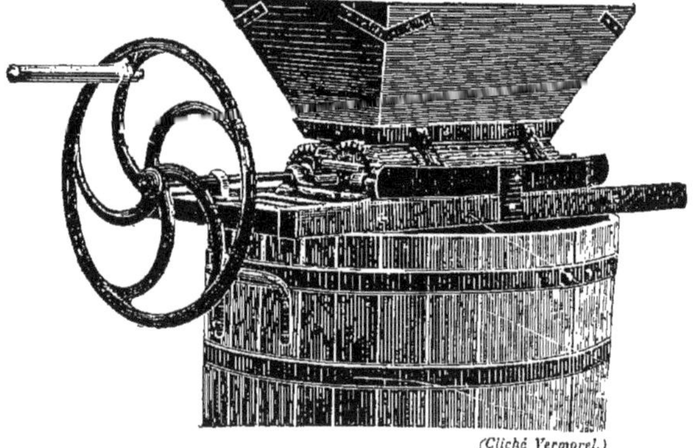

(Cliché Vermorel.)

Fig. 111. — Fouloir mécanique destiné à écraser la vendange qui est jetée dans la cuve.

Des divers éléments du moût. — La vendange broyée comprend : la pulpe, la râfle, ou bois de la grappe, la peau et les pépins, en d'autres termes un liquide, le *moût,* et des éléments solides ; elle comprend aussi la *levure* qui va provoquer la fermentation.

Le moût et les matières solides qu'il tient en suspension. — Le moût de raisin est plus ou moins riche en sucre suivant les cépages ; l'Aramon, si cultivé dans le Midi, où il donne de prodigieux rendements, produit un moût qui ne renferme guère plus de 120 à 150 grammes de sucre par litre ; ces nombres s'élèvent à 180 et 250 pour le moût des grands crus de Bordeaux et de Bourgogne, et à 250 et même 350 pour les vins de liqueur. Cette teneur en sucre est d'ailleurs essentiellement différente d'une année à l'autre pour les ceps d'une même pièce de terre, elle peut varier du simple au double.

Plusieurs substances, le bitartrate de potasse, l'acide tartrique libre, l'acide malique et d'autres acides organiques mal connus rendent acide le moût de raisin : un vin trop acide est *dur,* un vin qui ne l'est pas assez est *plat* et se conserve mal.

Les pépins contiennent du tannin, la peau des grains en contient aussi, et renferme en outre la matière colorante qui communique au vin sa belle couleur rouge rubis.

Les levures de vin. — Les levures sont très faciles à observer quand la fermentation est en marche. Dans une goutte de moût, mise sous le microscope, l'œil en découvre plusieurs espèces : les unes font œuvre utile, les autres œuvre inutile ou nuisible. Les bonnes ouvrières sont : le *Saccharomyces apiculatus,* ou levure apiculée, dont les cellules en forme de citron (fig. 112, A) dominent au début de la fermentation, le *Saccharomyces ellipsoïdeus* (fig. 112, B) dont les cellules ovales remplacent celles du Saccharomyces apiculatus à la fin de la fermentation, et le *Saccharomyces pastorianus* (fig. 112, C) qui accompagne le Saccharomyces ellipsoïdeus. Quant aux mauvaises levures, ce sont des *Torulas* (fig. 112, D), en général incapables de produire de l'alcool, et des levures dites *sauvages* qui peuvent donner mauvais goût au vin.

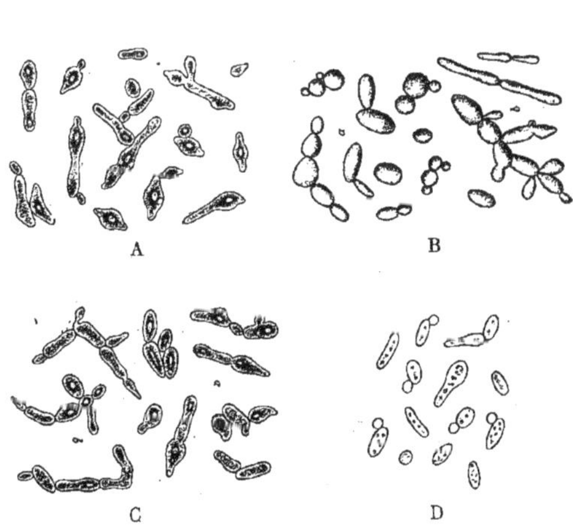

Fig. 112. — Levures de vin : *A, Saccharomyces apiculatus ; B, Saccharomyces ellipsoïdeus ; C, Saccharomyces pastorianus ; D, Torulas.*

Fermentation du moût. — Pendant quelques heures, et parfois deux ou trois jours, le moût ne fermente point dans la cuve. Les cellules de levure, qui se trouvent sur les peaux, les râfles, ne sont pas alors assez nombreuses pour produire un travail appréciable, elles doivent tout d'abord se multiplier activement. Leur prolifération dépend de l'aération et de la température du moût. L'air ne fait point défaut dans la cuve, le moût en a été saturé pendant sa préparation ; mais si, par une saison froide, la température se trouve trop basse, il faut la relever.

La fermentation commence dès que les cellules de levure sont suffisamment nombreuses. D'abord lente et révélée par quelques bulles de gaz qui viennent crever à la surface du liquide, elle devient bientôt tumultueuse et fait ressembler la cuve à une chaudière en ébullition. Le spectacle est alors saisissant, et qui veut bien penser qu'il est produit par la seule décomposition du sucre en alcool et acide carbonique, se prend d'admiration pour l'énergie avec laquelle peuvent travailler des êtres infiniment petits.

Pendant cette période de production intensive d'alcool, les bulles gazeuses s'élèvent de tous les points de la cuve et entraînent tous les éléments solides de la vendange ; râfles, peaux, pépins agglutinés les uns aux autres, forment un magma, le *chapeau*, qui coiffe le moût (fig. 113).

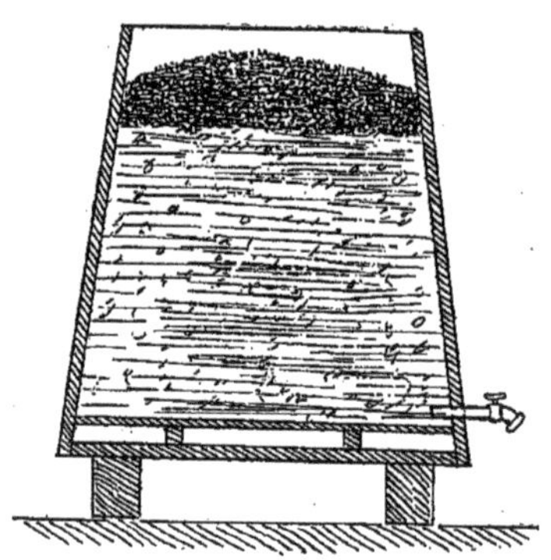

Fig. 113. — Coupe d'une cuve en fermentation ; le moût, qui ressemble à un liquide en ébullition, est surmonté du *chapeau*.

En même temps se produit un phénomène très important, le vin se colore en rouge : grâce à la présence de l'alcool, et à la température élevée (35°) que la fermentation développe dans la cuve, la matière colorante enfermée dans les pellicules se dissout dans le moût ; le liquide incolore au début de la cuvaison est rouge à la fin.

L'air joue un rôle capital dans les actions chimiques qui transforment le moût en vin. Au début, alors que la levure se multiplie très rapidement, le sucre est décomposé pour fournir des matériaux de construction aux nouvelles cellules, et l'alcool ne paraît point ; si la levure avait toujours à sa disposition autant d'oxygène qu'à ce moment-là, elle ne cesserait de proliférer, le vin en contiendrait une énorme quantité, mais ce qui le fait apprécier, l'alcool, ferait défaut. Fort heureusement, en se multipliant la levure respire d'une manière très active ; le gaz acide carbonique qu'elle dégage se dissout dans le moût, et ses cellules, bientôt de fait en vie anaérobie, se mettent à dédoubler le sucre en alcool et acide carbonique. Il faut cependant remarquer que, si la présence de ce dernier gaz est nécessaire à la production de l'alcool, celle de faibles quantités d'oxygène est indispensable à la bonne marche de la fermentation qui, dans un liquide sursaturé d'acide carbonique, se ralentit et devient interminable.

Pour que la qualité du vin ne laisse rien à désirer, la décomposition du sucre doit être achevée en sept à huit jours, force est donc au vigneron d'aérer son moût ; il le fait en injectant de l'air dans la masse en fermentation, ou bien en pompant le liquide au bas de la cuve pour le lancer en pluie fine sur le chapeau.

A la fin de la cuvaison cette aération s'effectue par un brassage ou foulage des plus énergiques. Jusqu'à ces derniers temps, les vignerons pratiquaient ce foulage d'une manière très rustique : le corps nu, ils entraient dans la cuve, écrasaient le chapeau sous leurs pieds, l'émiettaient de leurs mains et, ayant du vin jusqu'aux aisselles, remuaient la masse de toutes leurs forces ; ils devaient éviter avec grand soin de mettre la tête au-dessous du bord supérieur de la cuve, pour ne point risquer d'être asphyxiés par la couche d'acide carbonique qui recouvre constamment le chapeau. Aujourd'hui, où l'on est plus exigeant sur le chapitre de la propreté, on foule les petites cuves avec des pièces de bois. L'opération, en faisant pénétrer partout l'air à flot, donne un dernier regain à la fermentation; elle offre aussi un autre avantage, celui d'empêcher le vin de se transformer en vinaigre.

Quels facteurs influent sur cette transformation? On verra au chapitre x que le vinaigre est du vin modifié par un microbe particulier, le *ferment acétique*, être essentiellement aérobie qui ne travaille qu'au grand air. Tant que la levure décompose activement le sucre de la vendange, la couche de gaz carbonique, qui stagne sur le chapeau, rend impossible le développement du ferment acétique toujours présent dans les cuveries; mais vienne la fermentation à se ralentir, l'oxygène de l'air, dont rien n'empêche plus l'accès, va permettre au microbe nuisible de commencer son œuvre. Pour s'opposer à l'acétification du vin, il suffit de soustraire à l'action de l'air le ferment dangereux. L'immersion du chapeau dans le moût, que réalise le foulage, a précisément cet effet.

Combien de temps dure la cuvaison? Quatre à cinq jours en moyenne dans le Midi et une semaine dans les pays plus froids; mais, qu'on le sache bien, ces nombres sont très approximatifs, ils dépendent d'une foule de facteurs éminemment variables.

L'homme peut-il modifier la vendange? — On a vu l'homme intervenir au cours de la cuvaison pour chauffer le moût, pour l'aérer, il peut aussi, très utilement, changer la composition de la vendange ainsi que les levures qui doivent la transformer.

Certaines substances contenues dans la râfle se dissolvent pendant la fermentation et cela d'ordinaire sans aucun inconvénient; mais certaines années les râfles, vertes au moment des vendanges, donnent au vin une saveur âpre, le *goût de grappe* ; s'il prévoit ce défaut pour son vin, le vigneron a tout intérêt à ne pas mettre dans la cuve la totalité des râfles, ou même à les supprimer complètement ; il *égrappe*, comme on dit, c'est-à-dire enlève au moyen d'appareils spéciaux le bois d'un certain nombre de grappes ; quelques vins du Jura, par exemple, sont toujours faits avec du raisin complètement égrappé ; la râfle est absente de la cuve en fermentation.

La teneur en sucre et l'acidité du moût jouent un grand rôle, tant dans la fabrication du vin que dans sa conservation ; l'une règle le titre alcoolique, l'autre favorise la dissolution de la matière colorante et empêche le développement de microbes nuisibles. Toutes les fois que le moût manque de sucre ou d'acidité, il gagne beaucoup à être *corrigé*.

Aux moûts de grands vins on ajoute du sucre de canne, réservant le sucre de betterave à ceux de moindre qualité. Cette addition se fait au moment où la fermentation est en pleine marche. On a souvent abusé du sucrage, en l'employant à élever *considérablement* des titres alcooliques trop faibles ; c'est là une mauvaise pratique ; il y a dans le vin un équilibre entre l'alcool et les autres éléments, le détruit-on, on rompt une harmonie nécessaire et on ne fait que mauvaise besogne.

Quant au défaut d'acidité on y remédie par des additions d'acide citrique, ou plus souvent d'acide tartrique moins dispendieux ; on dissout ces acides dans un peu de moût chauffé et on verse la solution dans la cuve.

Après avoir eu l'idée de *corriger* le moût, on a songé aux ouvriers qui le changent en vin. Parmi les levures naturellement présentes dans la vendange, les unes sont bonnes, les autres mauvaises ; faire prédominer celles-là aux dépens de celles-ci a semblé chose logique et simple ; n'a-t-on pas été jusqu'à se flatter qu'un moût de cépage ordinaire donnerait un vin fin, si on le faisait fermenter par des levures prises sur des raisins de grand cru ?

On a vite reconnu que l'on voyait simple ce qui était en réalité loin de l'être, et il a fallu rabattre beaucoup des espérances hâtivement conçues.

Le bouquet d'un vin est chose fort complexe ; on ignore encore complètement en quoi il consiste, mais on vient d'apprendre qu'il dépend à la fois du cépage et des ferments ; les tout récents travaux de M. Rosenstiehl ont expliqué comment il prenait naissance et fixé la part du moût et de la levure dans son apparition.

La substance — non isolée du reste — du bouquet est produite par le cépage, mais le bouquet ne se développe dans le vin que si une levure de choix, une levure *sélectionnée*, provoque la fermentation. Un moût qui renferme la substance du bouquet, sans être ensemencé par la levure en question, donnera un vin ordinaire : et d'autre part la levure est incapable de transmettre au vin le bouquet du crû d'où elle vient, tout ce qu'elle peut faire c'est de développer dans le moût provenant d'un cépage donné celui propre à ce cépage. Cette propriété de la levure est d'ailleurs très fragile ; les cellules multipliées par cultures successives sur un milieu nutritif autre que le jus de raisin la perdent très rapidement.

En résumé, le bouquet tant apprécié des vins fins est l'œuvre du moût et de la levure et il faut évidemment renoncer à l'espoir de faire un grand vin avec un moût ne pouvant donner normalement que de la piquette.

Est-ce à dire qu'il n'y ait pas souvent intérêt à mettre dans la cuve, en même temps que la vendange, une grande quantité de levures prêtes à se mettre immédiatement au travail ? Il serait absurde de le soutenir. Dans les années mauvaises pour le vin, quand la vendange a un vilain aspect, que les grappes, en partie pourries, renferment de nombreux microbes nuisibles, le vigneron agit sagement en mêlant à son moût une grande quantité de bonnes levures, susceptibles de prendre rapidement le pas sur tous les organismes indifférents ou redoutables.

Rien de plus aisé pour lui que de se procurer les levures convenant particulièrement à son vignoble ; il n'a qu'à faire un *pied de cuve*. Quelques jours avant les vendanges, il cueille dans sa vigne du raisin très mûr, il l'égrappe, le foule et le met à cuver dans un fût défoncé en portant sa température à 25°. Comme il veut obtenir la plus grande multiplication possible de la levure, il doit veiller à ce que les cellules ne manquent point d'oxygène et pour cela aérer très énergiquement le moût toutes les deux ou trois heures ; quand le sucre est presque complètement disparu, il en remet dans le fût, afin d'alimenter de nouvelles générations de levures. Ce fût devient ainsi une réserve de ferments qui, versés dans la cuve en même temps que la vendange, déterminent une mise en marche très rapide de la fermentation.

Décuvage et vieillissement du vin. — Quand la fermentation cesse d'être tumultueuse, que les bulles d'acide carbonique se font rares, le moment est venu de *décuver,* c'est-à-dire de séparer le vin du chapeau fermenté ou *marc*. Le vin est aspiré avec une pompe et envoyé dans des foudres placés dans la cave ; chaque foudre est incomplètement rempli.

La pompe ne peut soutirer la totalité du liquide ; le marc en reste gorgé comme une éponge. Il faut absolument le presser si l'on ne veut perdre tout ce qu'il contient.

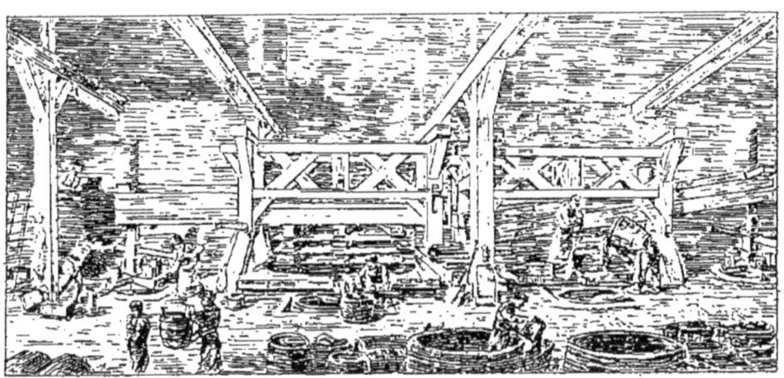

Fig. 114. — Pressoir des Ducs de Bourgogne à Chenôve (près de Dijon).

Après s'être assuré que la cuve ne renferme plus d'acide carbonique, — une bougie allumée peut alors y être maintenue sans s'éteindre — des hommes descendent au fond, enlèvent le marc et le portent sur le *pressoir*.

Depuis l'Antiquité, bien des types de pressoir ont vu le jour. Ce sont les Grecs qui ont imaginé le pressoir à vis : une pièce de bois, descendant le long d'une vis verticale, pressait le marc placé au-dessous.

Un instrument fort curieux est le pressoir des Ducs de Bourgogne ; construit en 1238, il existe encore à Chenôve, petit village près de Dijon, où il est employé tous les ans au temps des vendanges (fig. 114) : quatre énormes poutres de bois, placées en faisceau les unes contre les autres, ont une de leurs extrémités prise dans un solide bâti en bois et l'autre traversée par une vis, surmontant un très lourd cylindre en pierre ; la partie médiane des poutres repose sur des barres de bois recouvrant le marc ; il suffit de jeter les yeux sur la figure 114, pour comprendre comment, en tournant la vis du lourd cylindre, on fait fonctionner le pressoir dont le faisceau de poutres se comporte comme un levier du second genre.

Les pressoirs modernes sont bien différents. Nous ne parlerons que de l'un d'entre eux ; le *pressoir à claies* (fig. 115), d'un usage très courant aujourd'hui. Un plateau horizontal en bois, fonte, tôle, pierre ou béton, est traversé par une vis verticale sur laquelle se déplace un gros écrou fixé sur une forte pièce de bois. Le marc, mis sur le plateau est enfermé dans une barrière cylindrique de claies et recouvert de barres de bois. En manœuvrant un levier le vigneron fait descendre l'écrou le long de la vis; la pièce de bois qui supporte l'écrou vient alors presser sur les barres placées sur le marc. Le vin s'écoule par les fentes qui séparent les claies.

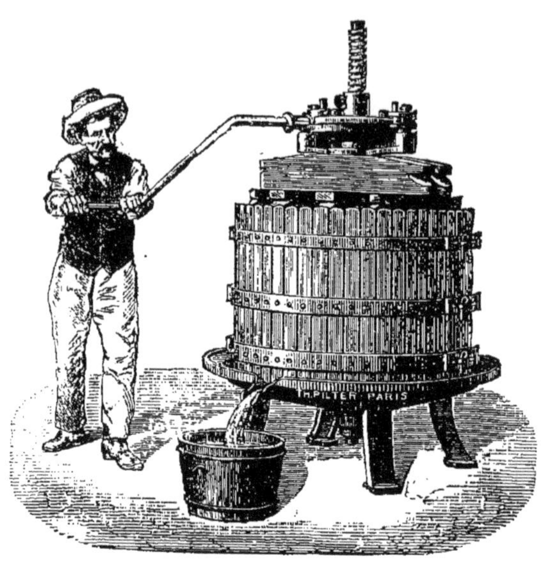

Fig. 115. — Pressoir à claies.

Le *vin de presse* représente 10 à 20 pour 100, quelquefois plus, du vin soutiré à la pompe, ou *vin de goutte*. Avec ce vin de presse on achève de remplir les foudres qui ont déjà reçu le vin de goutte.

Au sortir de la cuve le vin renferme encore un peu de sucre, moins de 10 grammes par litre; ce sucre disparaît au cours d'une *fermentation secondaire* s'effectuant dans les tonneaux, et cela rapidement si la température du cellier est d'environ 20°.

La fermentation secondaire achevée, toutes les particules solides en suspension se déposent, et le vin se clarifie ou, comme on dit, se *colle*.

Le vin collé a laissé déposer sa lie au fond du tonneau, on le soutire et on le loge dans une cave de garde fraîche où il prend peu à peu le goût de vin vieux.

Fabrication du vin blanc

Tout ce qui précède concerne la fabrication des vins rouges; celle des vins blancs est sensiblement différente : le moût est séparé aussitôt que possible de la râfle, des pépins et peaux des grains, et la fermentation s'effectue, non plus dans des cuves, mais dans des tonneaux.

Le raisin blanc est cueilli complètement mûr, les grappes avariées sont éliminées avec soin; l'écrasement et le foulage de la vendange doivent être plus parfaits ici que dans la fabrication du vin rouge. Immédiatement après le foulage, la vendange est portée sur le pressoir; le jus qui s'écoule avant et pendant le pressurage est recueilli dans une cuve, dite de *débourbage*, où il se clarifie en laissant déposer toutes ses particules solides. Si le débourbage est lent, demande par exemple plusieurs jours, la fermentation commence avant qu'il soit achevé. Il y a alors tout intérêt à entraver l'action de la levure, en mettant dans le moût de l'acide sulfureux ou du bisulfite de potasse, autrement dit, en le *mutant*. Le moût, devenu clair, est réparti dans des fûts neufs en chêne dans lesquels on laisse un vide, et additionné d'un peu de tannin ; on profite de ce transvasement pour l'aérer le plus possible s'il a été muté.

C'est alors seulement que se déclare la fermentation ; les vins blancs se faisant à basse température, le cellier ne doit pas être à plus de 15-20° ; aussi la levure travaille-t-elle lentement ; la fermentation tumultueuse dure quinze jours à trois semaines ; quand elle est terminée, on achève de remplir les fûts avec du moût fermenté et on conserve le vin dans une cave fraîche.

Certains vins blancs très prisés, le Sauternes, les vins du Rhin, sont fabriqués avec du raisin *pourri*. A la fin de l'automne, le mycelium gris cendré d'un champignon inférieur, le *Botrytis cinerea*, se développe sur les grappes ; ce mycelium pénètre à l'intérieur du grain et y opère des transformations chimiques qui communiquent au vin une saveur fort recherchée. Le Botrytis cinerea porte, à Sauternes, le nom tout caractéristique de *Pourriture noble* et, sur les bords du Rhin, celui de *Edelfaul* (pourri noble).

La consommation du vin blanc se répandant de plus en plus aujourd'hui, les vignerons ont souvent intérêt à faire du vin blanc avec du raisin noir. La chose est aisée ; la matière colorante de la peau des grains ne se dissolvant que pendant la cuvaison, il suffit, pour empêcher la coloration du vin, d'éliminer du moût les peaux avant la fermentation, c'est-à-dire de traiter le raisin rouge comme le raisin blanc. La vendange est mise sur le pressoir immédiatement après son foulage, et le moût, débourbé avec grand soin, est aussitôt réparti en fûts. En dépit des précautions prises, ce moût est légèrement rosé ; on le décolore par l'action combinée du noir animal, ou mieux végétal, et de l'aération.

D'OU VIENNENT LES LEVURES DE VIN ?

La fermentation de la vendange est spontanée ; il se trouve toujours dans la cuve assez de levures pour la déterminer. D'où viennent ces cellules ? Évidemment du raisin. Par une série d'expériences fort ingénieuses, Pasteur a fait voir qu'au moment de la maturité la levure se trouve sur le bois de la grappe, sur la peau du raisin et jamais dans l'intérieur du grain. Écrase-t-on dans un vase stérilisé une grappe de raisin mûr, la fermentation, qui toujours se déclare dans le jus au bout de quelques heures, prouve la présence de globules de levure sur la grappe ; d'ailleurs cette levure n'est point à l'intérieur des grains car, dit Pasteur, si, avec des précautions convenables, vous prélevez un peu de jus, vous constaterez qu'il ne peut provoquer la fermentation du moût, tandis que l'eau de lavage de la peau des grains, du bois des grappes la déterminera toujours.

A quelle époque les ferments paraissent-ils sur la vigne ? En cherchant à répondre à cette question, Pasteur découvrit des faits du plus haut intérêt, parce qu'inattendus.

La méthode qu'il imagina pour déceler la présence des levures était d'une grande simplicité ; elle consistait à semer de petits fragments de cep dans des tubes contenant du moût stérilisé ; les tubes qui par la suite devenaient le siège d'une fermentation, avaient évidemment reçu de la levure apportée par la semence, ceux qui ne fermentaient pas n'en avaient point reçu ; une observation des plus simples permettait donc de dire que sur tel ou tel organe de la plante se trouvaient des globules de ferments.

Muni de tubes de verre renfermant du moût stérilisé et fermés par un bouchon flambé, Pasteur allait par les vignes ; ici, il faisait tomber dans le moût un grain, là, le bois d'une grappe, là, un fragment de feuille ; revenu au laboratoire, il portait tous ses tubes à l'étuve et notait ceux dans lesquels se produisait une fermentation. De telles expériences, répétées tout l'été, lui montrèrent que la levure est toujours absente du vignoble jusqu'à la fin du mois d'août, qu'elle fait son apparition seulement au moment où commence la maturité. Aussi écrivait-il en 1876 :

« Il doit être facile de cultiver un ou plusieurs ceps de vigne de façon que les raisins, *récoltés même à l'automne,* qui auraient poussé sur ces ceps, fussent incapables de fermenter spontanément après qu'on les aurait écrasés pour en faire écouler le jus. Il suffirait de soustraire les grappes aux poussières extérieures pendant la durée de la végétation des grappes et de la maturation des grains, et de pratiquer l'écrasement dans des vases bien purgés de germes alcooliques. Tous les fruits, tous les végétaux, se prêteraient à ce genre d'importantes recherches, dont les résultats, selon moi, ne sauraient être douteux. »

Pasteur vérifia, en 1878, cette déduction si logique des faits observés. Au mois de juillet, il partit pour le Jura et, dans sa petite vigne d'Arbois, il enveloppa de coton flambé quelques grappes de ceps enfermés dans de petites serres improvisées. Il fut à même de constater, à la fin de septembre, que sur ces grappes, mûries à l'abri de toutes les poussières de l'air, ne se trouvait aucune cellule de levure ; leur jus était incapable de fermenter spontanément.

Comme toutes les découvertes très originales, celle-là donnait beaucoup à penser. Comment se fait-il que l'on puisse seulement pendant trois mois trouver des levures de vin dans la nature ? où passent-elles le reste de l'année, et en quel état ?

Pasteur s'était demandé si elles ne provenaient pas d'un champignon très répandu dans les campagnes, le *Dematium pullulans* ; à la fin de l'été, se disait-il, ce champignon donnerait naissance à de petites cellules qui seraient les levures et, à tout autre moment de l'année, à des filaments mycéliens plus longs. Chamberland a montré le mal fondé de cette hypothèse, en prouvant que « les *Dematium* ne se transforment point en levures alcooliques. »

Des recherches, dirigées dans une tout autre voie, ont appris que les levures peuvent, sans périr, passer l'hiver dans le sol (d'après Hansen), ou dans l'intestin de certains insectes, les abeilles et les guêpes par exemple — on sait en effet que les levures peuvent traverser sans dommage l'intestin de l'homme et des animaux —. Au printemps, les insectes en butinant les fleurs ensemencent dans leurs liquides sucrés des levures, qui se multiplient et, devenant le jouet du vent, se disséminent partout.

« Toutes ces causes de diffusion assurent évidemment la persistance des diverses espèces. Promenées ainsi d'une façon constante, elles s'attachent sur les surfaces grasses ou cireuses qu'elles rencontrent. Lorsqu'elles tombent sur un fruit non mûr, il leur arrive ce que Hansen a observé pour son *Saccharomyces apiculatus*, que l'inanition et la dessiccation tuent. Il a constaté que des cultures jeunes ou vieilles, étendues en couches minces sur un porte-objet ou une houppe de coton, et séchées à l'abri du soleil, sont mortes après 24 heures. Il ne faut donc pas s'étonner de n'en pas trouver sur les fruits verts. Sur les fruits mûrs, au contraire, il y a développement, et dès lors commence pour l'espèce une histoire nouvelle.

« Après l'invasion générale de l'automne, lorsque ces levures répandues partout ont présidé à la destruction de tout le sucre formé par une génération de végétaux sucrés, elles meurent en grande partie, une autre portion se cultive dans le sol pendant l'hiver ; une autre peut être emportée par les insectes hibernants dans leurs retraites d'hiver, et il y a, au printemps suivant, des germes tout prêts qui n'attendent qu'une culture dans les fleurs à nectaires ou dans les premiers fruits mûrs pour pouvoir envahir de nouveau l'ensemble du monde organique. » (Duclaux.)

Ainsi s'explique d'une manière satisfaisante la spontanéité de la fermentation dans les cuves de vendange.

Maladies du vin

Bien que la deuxième partie de ce livre soit consacrée aux microbes utiles à l'homme, l'étude des ferments de maladies des vins, êtres néfastes au premier chef, est trop naturellement à sa place ici pour être rejetée plus loin. Nous en donnons immédiatement un court aperçu.

Des diverses maladies microbiennes du vin. — Deux ferments aérobies peuvent altérer le vin, le *Mycoderma aceti* et le *Mycoderma vini*.

Le *Mycoderma aceti*, ou *ferment acétique* (fig. 136), dont il a déjà été question dans la cuvaison de la vendange, transforme l'alcool en acide acétique, c'est-à-dire change le vin en vinaigre.

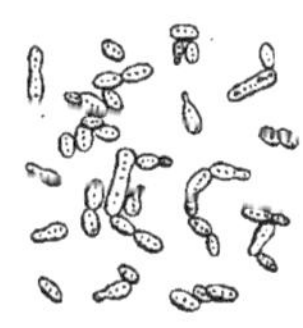

Fig. 116. — *Mycoderma vini*, ou microbe qui rend le vin *plat*.

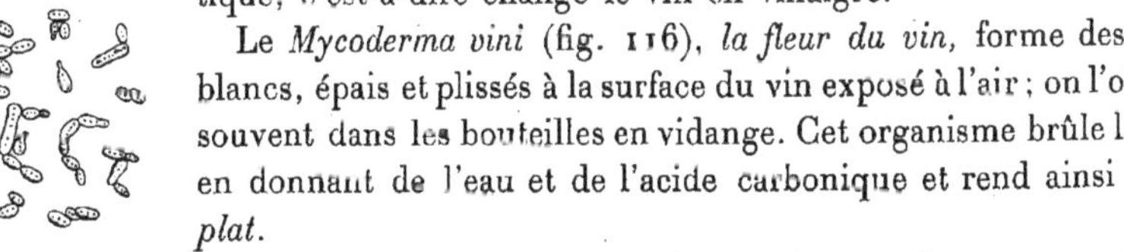

Le *Mycoderma vini* (fig. 116), *la fleur du vin*, forme des voiles blancs, épais et plissés à la surface du vin exposé à l'air ; on l'observe souvent dans les bouteilles en vidange. Cet organisme brûle l'alcool en donnant de l'eau et de l'acide carbonique et rend ainsi le vin *plat*.

Bien plus dangereux sont les nombreux ferments anaérobies découverts par Pasteur.

La maladie de la pousse, ou *de la tourne*, est caractérisée par la saveur fade qu'elle donne au vin et par un dégagement si intense d'acide carbonique dans les fûts que rupture peut s'ensuivre. De longs bâtonnets fins et flexueux (fig. 117, A), développés dans les tonneaux, sont la cause de la maladie.

Les vieux vins sont sujets à l'*amer* ou *amertume* ; cette altération produite par de courts filaments très fins (fig. 117, B) donne au vin un goût fort désagréable.

Les microbes en chapelets de grains de la *maladie de la graisse* (fig. 117, C) envahissent quelquefois les vins jeunes ou vieux et leur donnent une consistance visqueuse qui les rend filants comme de l'huile.

Enfin la *maladie de la mannite* atteint les vins pendant la cuvaison ; les petits bacilles courts, et ténus, souvent en chaînettes (fig. 117, D), qui la causent, se développent dans la cuve grâce à la température élevée produite par la fermentation. Les

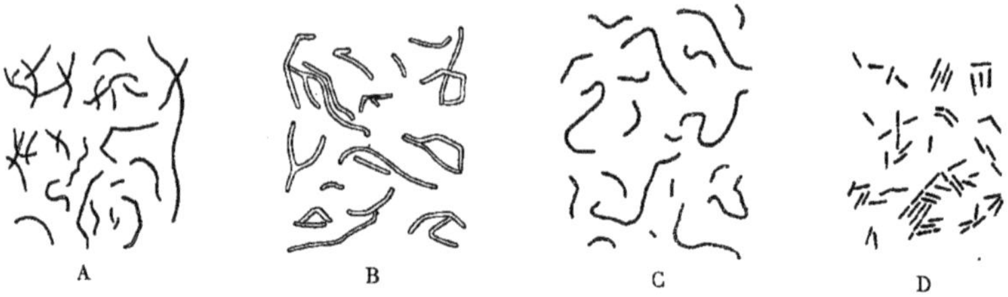

Fig. 117. — Microbes des maladies des vins :
A, microbe de la maladie de la tourne ; B, microbe de la maladie de l'amer ; C, microbe de la maladie de la graisse ; D, microbe de la maladie de la mannite.

vins mannités sont doux et aigres en même temps ; à la mannite ils doivent leur saveur sucrée, aux acides acétique et lactique leur goût aigre.

Comment peut-on prévenir les maladies des vins ? — La tâche est aisée s'il s'agit du *Mycoderma aceti* et du *Mycoderma vini* ; il suffit de soustraire le vin au contact de l'air pour empêcher le développement de ces deux microbes essentiellement aérobies.

Quant aux ferments anaérobies de maladies, on peut lutter contre leur action nuisible en les détruisant par la chaleur. Au commencement du siècle dernier, Appert, l'inventeur des conserves alimentaires [1], avait imaginé de chauffer du vin de Beaune pour qu'il pût supporter sans inconvénient son transport aux Indes ; mais ce sont les travaux de Pasteur sur les microbes des maladies des vins qui ont montré tout à la fois l'efficacité et l'innocuité du chauffage.

« Pour détruire la vitalité dans les germes des parasites du vin, a écrit Pasteur, il suffit de le porter à une température de 60°.

« J'ai reconnu, en outre, que le vin n'est jamais altéré par cette opération préalable. D'autres études m'ont fait reconnaître qu'alors même qu'une maladie est en pleine activité dans le vin, l'application de la chaleur arrête cette maladie au point où elle était arrivée.

« La couleur du vin, sa limpidité, sa saveur, son bouquet ne reçoivent du fait du chauffage préalable aucune atteinte. »

Ces dernières affirmations sont de la plus grande exactitude. Le chauffage modifie toujours, il est vrai, la saveur du vin, mais cette modification est temporaire ; au bout de quelques jours, de quelques mois, on ne peut distinguer le vin chauffé du même vin qui ne l'a pas été.

Malgré ses avantages le chauffage des vins a été fort long à entrer dans la pratique courante ; quelques insuccès au début, tenant à l'ignorance des conditions exactes dans lesquelles il devait être fait, l'ont perdu pour des années dans l'estime des vignerons.

[1] Voy. page 33.

Aujourd'hui, où l'on sait comment doit être conduite l'opération pour donner des résultats satisfaisants, on est revenu de préventions mal fondées, et la quantité des vins chauffés augmente d'année en année au grand bénéfice des pays vignobles. D'ailleurs il ne faut pas oublier que le chauffage à 60°, ou, comme l'on dit, la *Pasteurisation,* ne saurait rendre sain un vin altéré ; elle prévient seulement la maladie ou arrête sa marche sans remédier aux désordres qu'elle a causés ; on a donc toujours intérêt à chauffer préventivement tous les vins.

Pasteur recommandait de chauffer dans un bain-marie le vin en bouteilles ; celles-ci,

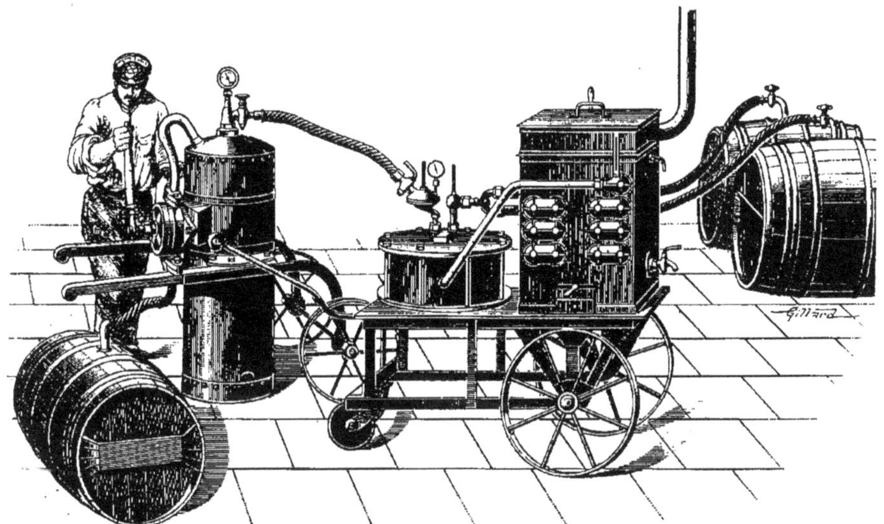

Fig. 118. — Appareil Salvator pour le chauffage des vins en fûts.

dont le bouchon est bien maintenu par un fil de fer, ou une ficelle, sont immergées dans une chaudière munie d'un faux fond et remplie d'eau qu'on porte peu à peu à 60° ; il suffit de maintenir le vin deux minutes à cette température pour être assuré de la destruction des ferments de maladie.

On a imaginé des appareils spéciaux pour pasteuriser les vins en fût : l'un des plus employés est celui de Salvator (fig. 118). Le vin, puisé dans un fût, traverse successivement deux serpentins en cuivre, des tubes de cuivre immergés dans un bain-marie à 60° et enfin deux autres serpentins en cuivre accolés aux deux premiers ; en passant dans les serpentins d'arrivée, le vin froid bénéficie de la chaleur perdue par le vin chaud dans les serpentins de sortie ; d'où une économie considérable de combustible.

LE CIDRE

L'art de faire une boisson fermentée avec des pommes est probablement dû aux

Romains ; ce sont eux qui l'ont importé en Gaule, où il ne s'est répandu que très lentement. Les plus anciens documents dans lesquels il est question de la fabrication du cidre, datent du XIIe siècle ; au XVIe, le cidre était la boisson courante des Normands.

Aujourd'hui, la Normandie, la Bretagne, le Maine, la Picardie sont par excellence les pays producteurs de cidre. La France en fabrique près de 17 millions d'hectolitres chaque année, qui représentent une valeur de 165 millions de francs ; il est vrai de dire que ces chiffres sont ceux d'une moyenne : le cidre très abondant certaines années, l'est très peu dans d'autres, la récolte des pommes peut varier du simple au quintuple.

En Espagne, en Suisse, en Allemagne, en Angleterre, en Amérique même, on sait faire du cidre.

Fabrication du cidre.

Très analogue à celle du vin, la fabrication du cidre comprend la *préparation* et la *fermentation d'un moût sucré*.

Du moût de pommes. — Préparation du moût. — Pour extraire le jus sucré, il faut absolument broyer les pommes avant de les mettre sur le pressoir. Autrefois ce broyage s'effectuait toujours dans le *tour à piler* (fig. 119) ; l'appareil que l'on rencontre en Normandie dans une multitude de fermes, consiste en une auge circulaire en pierre, dans laquelle se déplace une roue, également en pierre, mue par des hommes ou par un cheval ; les pommes, mises dans l'auge, sont écrasées par la roue. Le tour à piler, qui interdit un travail rapide et est d'un maniement peu aisé, est remplacé dans les grandes exploitations par un broyeur mécanique.

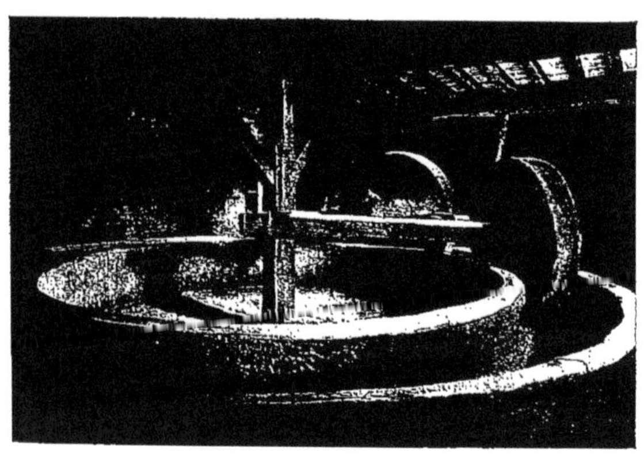

Fig. 119. — *Tour à piler* ou appareil à écraser les pommes.

La pulpe est soumise à l'action du pressoir, qui en fait sortir le jus.

Un premier pressurage est fait, qui donne une quantité de liquide représentant 45 pour 100 du poids des pommes. Quand tout écoulement a cessé, la pulpe épuisée est soumise au *rémiage* : additionnée d'eau, elle est broyée à nouveau dans le tour à piler ou dans le broyeur, puis remise sur le pressoir qui en extrait un jus dilué.

La fermentation du jus de premier pressurage donne le cidre dit *pur jus*, celle du jus de second pressurage, le *cidre de boisson* ; les deux jus mélangés fournissent, en fermentant, le *cidre marchand.*

Des éléments du moût qui entreront en jeu dans la fermentation. — Le moût de pommes doit sa saveur sucrée à un mélange de glucose et de saccharose. Le jus de premier pressurage renferme de 95 à 130 grammes de sucre par litre ; ce jus mêlé à celui du second pressurage, ou en d'autres termes le moût de cidre marchand, en contient seulement de 65 à 80 ; quant aux moûts très dilués, avec lesquels les cultivateurs font la boisson de leur famille, leur teneur en sucre ne s'élève guère à plus de 35 à 50 grammes.

M. Kayser a étudié plusieurs levures de cidre et s'est aisément rendu compte que chacune possédait des propriétés particulières. Le *Saccharomyces mali* de Duclaux, par exemple, ne fait fermenter qu'incomplètement le sucre du moût, et produit un cidre sucré ou *doux*; le *Saccharomyces mali* de Risler dédoublant, au contraire, la totalité du sucre en alcool et acide carbonique, est une levure de cidre *sec* ; le *Saccharomyces apiculatus* attaque le glucose mais respecte le saccharose, aussi fournit-il un cidre doux. Outre ces levures, vrais artisans de la fermentation, il existe dans le moût de pomme, comme dans celui de raisin, des *levures sauvages* dont l'action, dans les conditions normales, est heureusement annihilée par celle des premières.

Fermentation du moût. — Le moût, au sortir du pressoir, est mis dans des tonneaux placés dans une cave à la température de 14° environ — dans les grandes fabriques de cidre la fermentation se fait dans des cuves —. Au bout d'une douzaine d'heures, le liquide se met à travailler; l'acide carbonique en se dégageant entraîne les particules solides en suspension qui, s'agglutinant les unes aux autres, forment un *chapeau* rappelant celui de la vendange. La fermentation tumultueuse dure quelques jours et s'arrête ; les globules de levures et autres matériaux lourds se déposent au fond du tonneau, si bien que le cidre, placé au-dessus de ce dépôt et au-dessous du chapeau, se trouve *entre deux lies* ; on le transvase dans un fût très propre.

Le soutirage aère le cidre et provoque ainsi une multiplication des levures qui vont déterminer une fermentation secondaire de peu de durée. Les fûts, complètement pleins, sont logés dans une cave fraîche. Le cidre fabriqué à l'automne est bon à consommer quatre à cinq mois plus tard.

Maladies du cidre

La faible teneur du cidre en alcool — elle ne dépasse pas 7°,5 —, la quantité de sucre, quelquefois très considérable, qu'il renferme — jusqu'à 80 grammes par litre —, en font un liquide fort sujet à être envahi par des organismes étrangers.

Certains mycodermes peuvent l'altérer. La *fleur du cidre,* analogue à celle du vin, forme un voile épais à la surface du liquide ; ses cellules, décomposant l'alcool en eau et acide carbonique, rendent le cidre *plat*. Le *ferment acétique* attaque l'alcool du cidre, aussi bien que celui du vin, pour le transformer en vinaigre. Ces deux mycodermes ne peuvent supporter la privation d'oxygène, aussi suffit-il de maintenir les tonneaux complètement remplis pour s'opposer à leur développement. Tous ceux qui ont habité les pays à cidre savent que les habitudes locales empêchent fréquemment d'agir ainsi : la plupart du temps, le consommateur puise le cidre au tonneau immé-

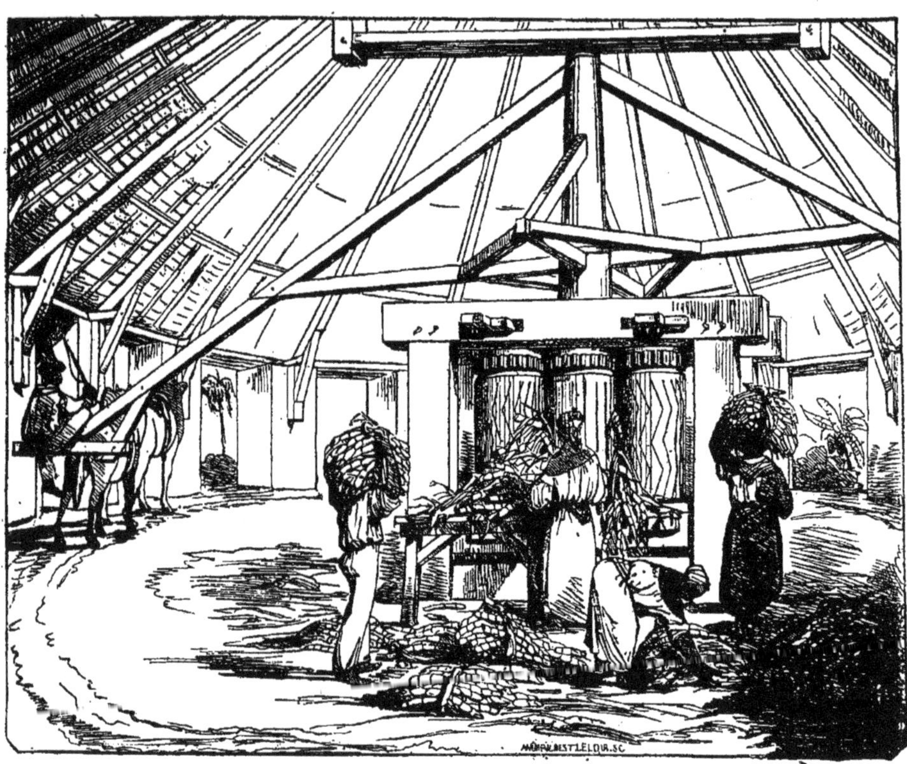

Fig. 120. — Moulin qui servait autrefois à écraser les cannes à sucre à la Martinique.

diatement avant de le boire et le fût reste, de ce fait, pendant des mois en vidange prêt à devenir la proie des mycodermes ; il est un moyen bien simple de sauvegarder dans ces conditions les qualités du liquide, c'est de répandre à sa surface une mince couche d'huile qui le soustrait au contact de l'air.

La *maladie de la graisse*, celle de *l'amer*, peuvent altérer la qualité des cidres comme celle des vins. Malheureusement la pasteurisation, si précieuse pour le vigneron, est difficilement applicable au cidre ; celui-ci chauffé à 60° prend le goût de cuit, et très souvent devient trouble du fait de la coagulation de certaines substances ; on peut, il est vrai, enlever le goût de cuit en faisant subir au cidre une nouvelle fermentation, mais la clarification du liquide est chose fort délicate ; il ne faut donc pas s'étonner que la pasteurisation soit jusqu'ici une opération peu courante en cidrerie.

LES EAUX-DE-VIE

Les eaux-de-vie sont des liquides très alcooliques obtenus par la distillation des moûts fermentés, elles sont donc l'œuvre des microbes au même titre que le vin et le cidre.

Nous n'avons à parler ici ni des eaux-de-vie de vin, ni de celles de cidre, les infini-

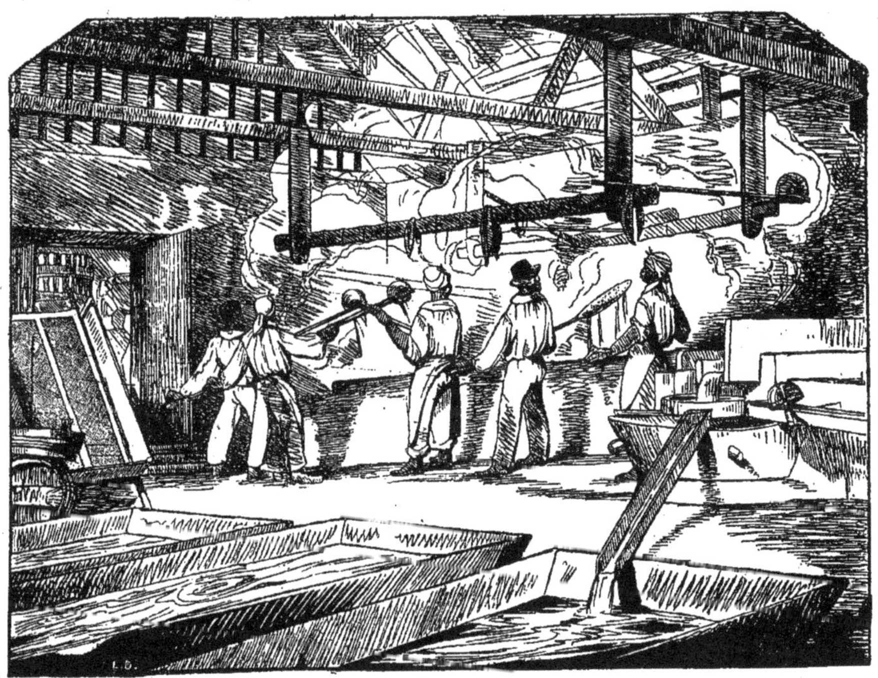

Fig. 121. — Chaudières et rafraîchissoirs pour la préparation du sirop de sucre de canne (à la Martinique). Les mélasses, résidus de la fabrication, fourniront le rhum en fermentant.

ment petits n'ayant point à intervenir dans la distillation du vin ou du cidre faits ; mais nous devons dire quelques mots de la fabrication du rhum.

Rhum. — Le rhum est une eau-de-vie retirée des produits de fermentation de la canne à sucre ; il est fabriqué là où est cultivée la canne, c'est-à-dire surtout aux Antilles. Il semble y être connu depuis fort longtemps, car dans le *Nouveau voyage aux isles de l'Amérique,* du P. Labat, on lit ces lignes écrites en 1694 : « L'eau-de-vie qu'on tire des cannes est appelée *Guildive,* les sauvages, les nègres l'appellent *tafia* », et ailleurs : « les sauvages, les nègres, les petits habitants et les gens de métier n'en cherchent point d'autre et leur intempérance sur cet article ne se peut dire. Il leur suffit que cette liqueur soit forte, violente et à bon marché, il leur importe peu qu'elle soit rude et désagréable. »

La fabrication du rhum constitue la principale source de richesse des Antilles. Avant la destruction de la ville de Saint-Pierre par l'éruption de la montagne Pelée, la Martinique et la Guadeloupe exportaient, bon an mal an, plus de 20 000 000 de litres de rhum, soit pour 7 à 8 millions de francs.

Le rhum provenant de la fermentation du jus de la canne à sucre ou *vesou,* porte le nom de *rhum de vesou*; c'est une eau-de-vie très fine, mais presque totalement consommée sur place. Le rhum d'exportation est ordinairement obtenu par distillation, après fermentation, de mélasses, résidus de fabrication du sucre de canne; ce *rhum de mélasses* est particulièrement désigné à la Guadeloupe sous le nom de *tafia.* Beaucoup plus grossier que le rhum de vesou, il se prête bien mieux que lui aux sophistications, et est par cela même plus recherché des négociants européens.

CHAPITRE IX

FERMENTATIONS ALCOOLIQUES NÉCESSITANT UN ENSEMENCEMENT DE FERMENTS

BRASSERIE. — La brasserie depuis l'Antiquité jusqu'à nos jours. — Fabrication de la bière. — Préparation du moût de bière. — Maltage : germination de l'orge, touraillage de l'orge germé, dégermage de l'orge touraillé. — Brassage : brassage par infusion et par décoction, cuisson et houblonnage du moût, refroidissement du moût stérile. — Fermentation du moût : levures de bière, fermentation haute, fermentation basse, derniers soins à donner à la bière. — Maladies microbiennes de la bière. — Trouble dû à la levure de fermentation, maladies causées par des levures sauvages, ferments de maladies de la bière, Pasteur chez les brasseurs anglais.
DISTILLERIE. — Préparation des moûts. — Fermentation des moûts. — Distillation des moûts fermentés.

Voilà, penseront peut-être quelques-uns, des fermentations de date récente dans l'industrie, car assurément elles ne devaient pas être connues avant Pasteur, auquel on doit l'art de cultiver les microbes en les ensemençant. Raisonner ainsi serait mal raisonner ; la fermentation de la bière, pour ne citer que celle-là, exige l'ensemencement de la levure dans le moût, et cependant elle est connue depuis bien des siècles ; on ignorait le rôle, la nature du levain, mais on en mettait dans l'infusion d'orge germée que l'on voulait transformer en bière, sachant par expérience sa présence indispensable ; on faisait donc journellement, sans s'en douter, des ensemencements et des cultures de cellules de levure.

Deux industries de fermentation alcoolique, demandant impérieusement l'intervention de l'homme, retiendront notre attention,

La fabrication de la bière ou la *brasserie,*

La fabrication de l'alcool industriel ou la *distillerie.*

BRASSERIE

La bière est une infusion d'orge germée ayant subi la fermentation alcoolique après addition de houblon.

On ne sait, tant elle se perd dans le recul des siècles, à quelle époque faire remonter la découverte d'une boisson fermentée fabriquée avec des céréales. En Chine, le riz sert à cet usage depuis la plus haute Antiquité.

Les Égyptiens nommaient *zythum* une boisson alcoolique qu'ils retiraient de l'orge.

Les auteurs grecs et latins parlent de l'existence de la bière chez un grand nombre de peuples. Ainsi Xénophon raconte dans l'Anabase que les soldats de Cyrus arrivant en Arménie, « trouvèrent pour breuvage de la bière qui était bien forte quand on n'y mettait point d'eau, mais semblait douce à ceux qui étaient accoutumés. On buvait avec un chalumeau, dont il y avait un grand nombre de toutes sortes et sans nœuds, dans les vaisseaux mêmes où était la bière sur laquelle on voyait l'orge nager. »

Si certains avaient recours au millet pour fabriquer une liqueur fermentée, il faut reconnaître que le *vin d'orge* était de beaucoup le plus répandu ; le grain broyé était infusé dans l'eau et le tout vraisemblablement abandonné à une fermentation spontanée ; la saveur du liquide était souvent modifiée par l'addition de diverses substances, miel, pommes de pin, semences de lupin, etc...

En réalité, tous ces liquides n'étaient point de la bière, l'orge qui servait à les préparer n'ayant point germé. La bière proprement dite semble être d'origine gauloise ; la *cervoise* (en latin, *cervisia,* mot d'origine celtique), que Jules César trouva en Gaule, était tirée de grain germé ou *brace* ; pendant longtemps on distingua la cervoise faite avec de l'orge germée et du houblon, de la bière préparée avec de l'orge, tel qu'il sort de l'épi, et des aromates.

« At vero cervoise uti potius præstantior eo quem biere vocamus distinguitur [1] », dit Ducange.

De bonne heure, en effet, la cervoise devint une boisson perfectionnée ; dans des documents datant des Carlovingiens il est déjà question de houblonnières.

L'empirisme, qui avait enseigné à faire de la bière avec de l'orge germée, règne en maître pendant de longs siècles dans cette industrie, et aujourd'hui, où l'on comprend toutes les difficultés de la fabrication, on reste émerveillé de la puissance d'observation de nos ancêtres qui avaient réussi à faire une boisson, de goût presque toujours agréable, avec un liquide aussi altérable que le moût de bière.

A la fin du XVIIIe siècle, les travaux de Lavoisier mettent à l'ordre du jour l'étude de la fermentation alcoolique et, par contre-coup, celle des liquides qui en sont le siège ; aussi, pendant le XIXe siècle, des découvertes vont elles se produire, qui auront une immense répercussion en brasserie. En 1833 Payen isole la *diastase* [2] ; ce ferment soluble, que nous nommons aujourd'hui *amylase,* jouit de la propriété de liquéfier et de transformer en sucre l'amidon de l'orge germée [3]. En 1847, Dubrunfaut, étudiant le moût de bière, y découvre un sucre nouveau, le *maltose,* provenant de la saccharification de l'amidon, sucre que la levure dédouble en alcool et acide carbonique. Enfin en 1876, Pasteur publie ses mémorables *Études sur la bière* ; il montre le rôle de la levure dans la préparation de la bière et les actions nuisibles que peuvent exercer sur elle une foule de microrganismes étrangers.

Aujourd'hui la bière est la boisson courante de nombre de peuples ; l'industrie en produit annuellement, dans le monde entier, 235 400 000 hectolitres environ (la

(1) Mais on trouve la cervoise préférable au liquide appelé bière.
(2) Nom employé aujourd'hui pour désigner tous les ferments solubles.
(3) Des travaux récents ont montré que l'*amylase* de Payen est en réalité un mélange de deux diastases : l'une liquéfie l'amidon et le transforme en dextrine, l'autre change la dextrine en sucre.

culture ne donne que 130 000 000 d'hectolitres de vin). Dans beaucoup de pays des impôts plus ou moins lourds pèsent sur la bière : on peut évaluer à près d'un milliard la somme versée chaque année par la brasserie dans les trésors publics.

Les pays anglo-saxons et germaniques sont les plus gros producteurs de bière, ainsi que le prouve le tableau suivant, qui indique la production de chaque État en 1903 :

États-Unis	74 260 000	hectolitres.
Allemagne	67 484 368	—
Grande-Bretagne	58 104 605	—
Autriche-Hongrie	20 642 298	—
Belgique	14 000 800	—
France	10 944 000	—
Russie	6 210 000	—

A l'heure actuelle, la fabrication de la bière se fait avec une grande sécurité, tant les travaux scientifiques du siècle dernier l'ont éclairée.

Fabrication de la bière

Comme la fabrication du vin, celle de la bière peut se diviser en deux phases : la *préparation du moût de bière* fermentescible et la *fermentation* de ce moût.

Préparation du moût de bière. — Au sortir de l'épi l'orge renferme de l'amidon et point de sucre, partant point de substance que puisse faire fermenter la levure. La première tâche du brasseur est de changer en sucre l'amidon des grains ; cette métamorphose est le résultat de deux opérations : le *maltage* développe dans l'orge une substance capable de saccharifier l'amidon, le *brassage* met cette substance et l'amidon dans les meilleures conditions pour qu'ils réagissent l'un sur l'autre.

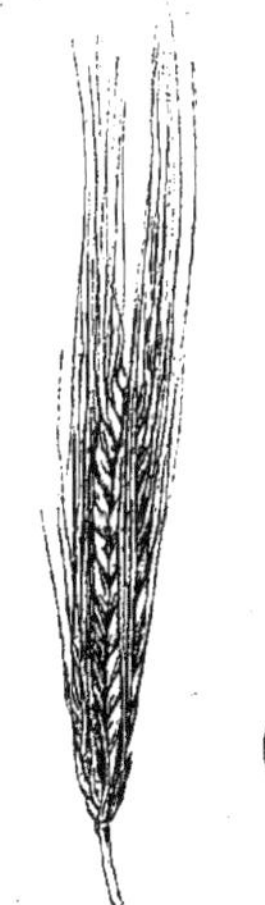

Fig. 122. — Épi et grain d'orge.

Maltage. — Comment s'y prendre pour faire naître dans l'orge une substance susceptible de transformer l'amidon en sucre ? L'évolution naturelle des grains va nous l'apprendre.

Chaque grain contient : d'une part un embryon qui, dans des conditions déterminées d'humidité, de température et d'aération, *germe*, c'est-à-dire se transforme en jeune plante ou *plantule* ; de l'autre une réserve de matières alimentaires, destinée à nourrir l'embryon jusqu'au moment où il peut puiser lui-même, dans l'atmosphère et dans le sol, les substances nécessaires à sa vie.

Les aliments de réserve sont en grande partie constitués par des matières azotées et surtout par de l'amidon. Or l'amidon ne peut être consommé tel quel par l'embryon, il doit, pour devenir assimilable, se changer en sucre ; c'est précisément ce changement que cherche le brasseur ; celui-ci n'a donc qu'à observer le mécanisme par lequel les aliments sont préparés à l'embryon et à le faire fonctionner pour son profit.

Ce mécanisme ne se déclanche qu'au moment où il peut être utile à l'embryon, c'est-à-dire pendant la germination du grain. Certaines cellules sécrètent alors des substances particulières dont nous avons déjà parlé, des *diastases,* ayant pour mission de dissoudre l'amidon et de le transformer en un mélange de dextrine et d'un sucre particulier, le *maltose.*

Que le brasseur fasse donc germer son orge, et il y fera apparaître les diastases, ses auxiliaires indispensables.

Germination. — La germination est facile à réaliser ; l'air, la chaleur et l'humidité, voilà les éléments qui la déterminent.

Les grains, convenablement humectés dans la *cuve-mouilloire,* sont étalés en une couche de quarante centimètres d'épaisseur dans une des moitiés d'une grande salle, le *germoir,* maintenu à 15° ; vingt-quatre à quarante-huit heures après, on voit poindre la petite racine de la jeune plante à une des extrémités du grain ; il est temps de retourner la couche d'orge pour l'aérer, car elle se charge d'acide carbonique, et pour abaisser sa température qui s'élève. Un ouvrier, armé d'une pelle, prend l'orge et l'étale dans la moitié restée libre du germoir en réduisant de moitié l'épaisseur du tas. Ce travail est renouvelé autant de fois que les thermomètres, enfoncés dans la masse du grain, en indiquent la nécessité.

Le travail de l'ouvrier est long et coûteux, aussi le remplace-t-on souvent, dans les grandes usines, par le *maltage pneumatique* ; l'orge est introduite dans un immense cylindre, dit *tambour de germination,* que l'on fait tourner autour de son axe, en même temps que l'on injecte à l'intérieur de l'air saturé de vapeur d'eau. Les grains régulièrement retournés et aérés germent ainsi d'une manière parfaite.

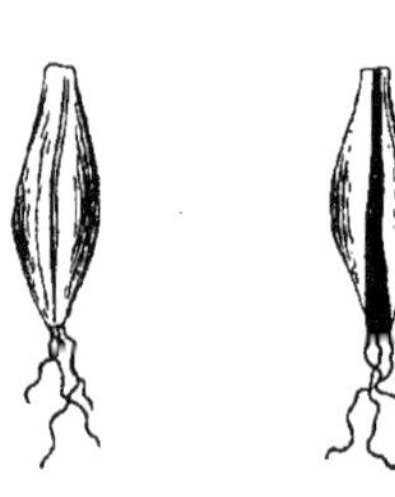

Fig. 123. — Grain d'orge bien germé : faces dorsale et ventrale du grain.

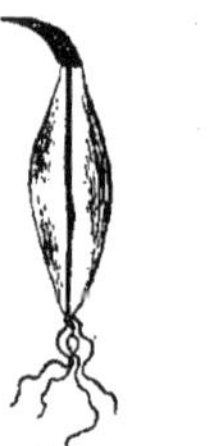

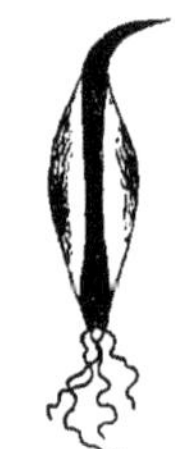

Fig. 124. — Grain d'orge trop germé ou *hussard* : faces dorsale et ventrale du grain.

A mesure que se développe l'embryon on voit s'allonger sa *radicule,* composée de quatre à cinq radicelles, et croître, couchée le long du grain, la petite tige appelée en brasserie la *plumule.* En huit à dix jours la germination est achevée : les radicelles sont longues ; la plumule atteint les 2/3 ou les 3/4 de la longueur du grain (fig. 123); si elle le dépasse et pointe au dehors (fig. 124), le grain, appelé en terme de métier un *hussard,* est trop germé pour l'usage auquel on le destine.

Touraillage. — La germination est terminée, les diastases existent maintenant dans le grain ; mais que le brasseur veille, car elles sont les ouvrières de l'embryon avant d'être les siennes ; de l'amidon elles vont tirer le maltose, ce sucre qui est en puissance l'alcool de la bière, et ce maltose, aussitôt produit, va disparaître consommé par la plantule. L'homme et le végétal ont des intérêts inconciliables, parce que diamètralement opposés, l'un des deux doit quitter la place, le premier tue le second.

L'industriel fait périr la jeune plante en lui enlevant brusquement l'eau nécessaire à son existence, en la desséchant, tel est le but du *touraillage*.

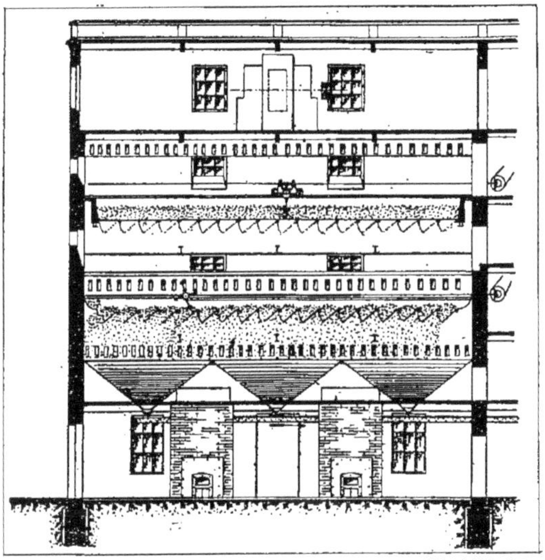

C'est à la chaleur que l'on fait appel pour réaliser cette dessiccation; l'orge, maintenue à 100° durant quelques heures, perd toute trace d'eau. Mais le chauffage demande une grande surveillance : dans un grain humide l'amylase, si précieuse pour le brasseur, est détruite pour peu que la température atteigne 75°; le grain est-il sec, il peut être porté à 100° sans danger pour la diastase. Donc, tant que l'orge est humide, il faut la chauffer avec beaucoup de ménagement; une fois sèche, on pourra la torréfier sans inconvénient.

(Cliché Diebold.)

Fig. 125. — *Touraille* ou étuve à air chaud, dans laquelle sont tuées les plantules développées pendant la germination de l'orge.

L'opération se fait dans une étuve, la *touraille* (fig. 125). L'orge y est placée sur un plateau au-dessous duquel est disposé un appareil de

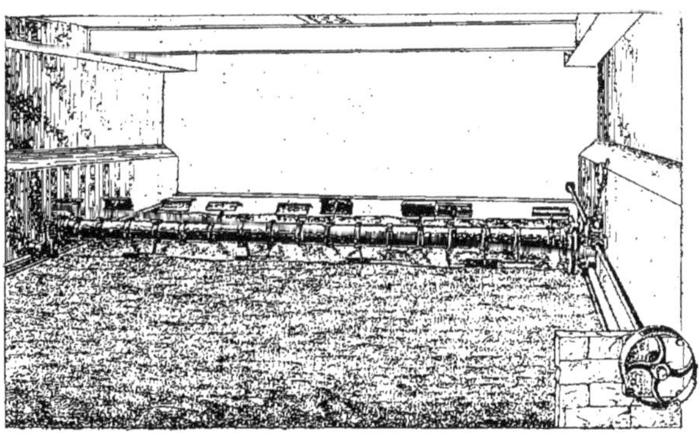

Fig. 126. — Pelleteur mécanique pour touraille.

chauffage; l'air chaud, chargé de vapeur d'eau pendant son passage sur le grain, s'échappe par une cheminée d'appel.

Le touraillage dure de vingt-quatre à quarante-huit heures, la température, de

30° au début, est progressivement élevée à 100 ou 105°. Il faut de toute nécessité retourner fréquemment l'orge, si l'on veut que la dessiccation ne laisse rien à désirer; la pelle de l'ouvrier peut y suffire, mais les *retourneurs* mécaniques (fig. 126 et 127) sont très en faveur aujourd'hui.

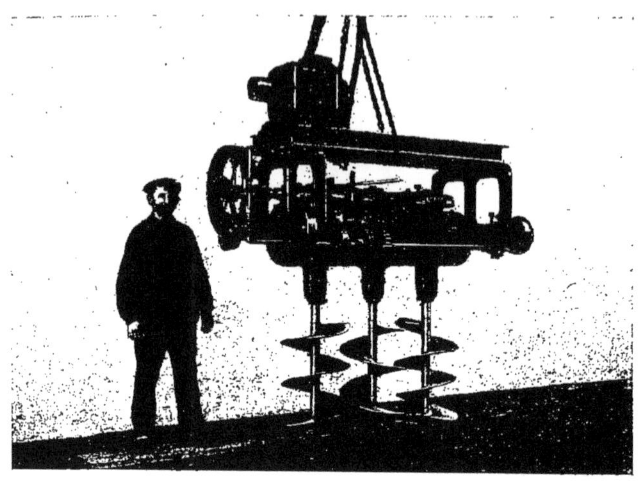

(Cliché Diebold.)

Fig. 127. — *Retourneur mécanique*; appareil pour retourner dans la touraille l'orge germée.

Dégermage. — Au sortir de la touraille les grains possèdent leurs radicelles, on les en sépare très aisément, vu leur état de dessiccation, en les faisant tourner dans un tambour en toile métallique, le *dégermeur* (fig. 128). Les radicelles s'échappent à travers les mailles de la toile et constituent le *touraillon*; dans le tambour restent les grains dépourvus de radicelles, ce que l'on appelle le *malt*.

En attendant le moment d'employer le malt à la préparation du moût de bière, on l'enferme dans des silos en bois placés dans un grenier bien sec.

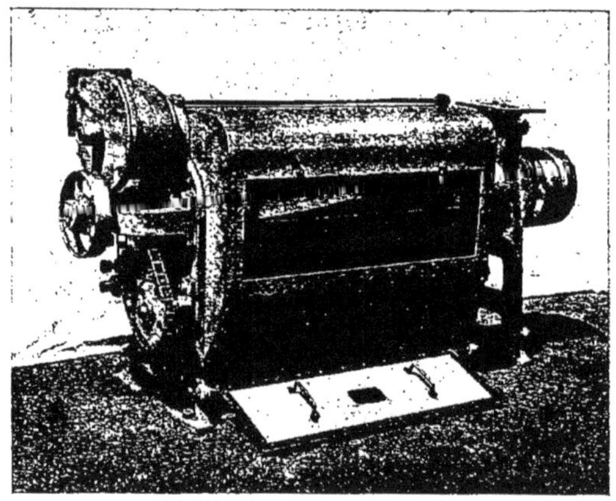

(Cliché Diebold).

Fig. 128. — *Dégermeur*: l'orge touraillée, agitée dans le dégermeur, perd ses radicelles ou touraillon et devient du malt.

Brassage. — On donne le nom de *brassage* à la préparation du moût de bière au moyen du malt. En quoi consiste cette opération?

Le liquide obtenu en faisant infuser du malt broyé dans de l'eau est riche en amidon et en amylase, mais ne renferme point de sucre : le *brassage proprement dit* met aux prises l'amylase et l'amidon ; de la dislocation de celui-ci par celle-là résulte l'apparition du sucre. Le liquide sucré deviendrait très rapidement la proie des infiniment petits, s'il n'était stérilisé ; il faut aussi qu'il soit clarifié et parfumé avec du houblon ; à tous ces desiderata, on satisfait par la *cuisson* et le *houblonnage du moût*. Enfin, au sortir de la chaudière à cuire, le moût est trop chaud pour être mis immédiatement en fermentation, il faut auparavant le *refroidir*.

Brassage proprement dit. — C'est là un temps très important de la fabrication de la bière ; il ne saurait être compris sans une connaissance précise des phénomènes chimiques qui se passent dans le moût chauffé à 60-65°.

A un empois d'amidon ajoutons une macération de farine de malt dans l'eau et

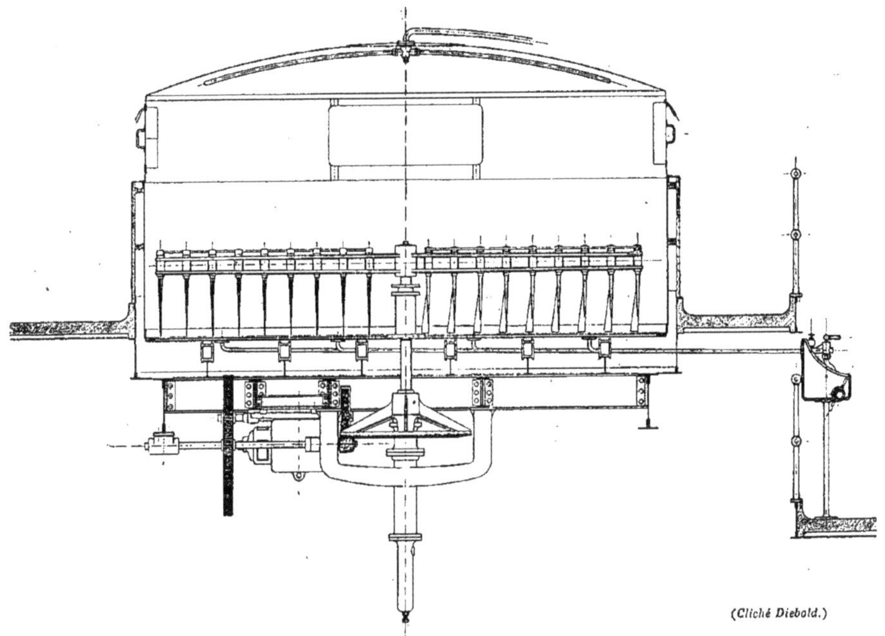

(Cliché Diebold.)

Fig. 129. — *Cuve-matière* dans laquelle la farine de malt est *brassée* avec de l'eau chaude.

portons le mélange à 60-65°, nous verrons l'empois se liquéfier, devenir très rapidement limpide, et prendre en même temps une saveur sucrée ; une première diastase, l'*amylase*, a détruit la viscosité de l'empois et transformé l'amidon en dextrine, puis une deuxième, la *dextrinase*, a fait du maltose avec la dextrine. Or ces phénomènes sont précisément ceux qui se passent dans la cuve du brasseur, l'infusion de malt renfermant de l'amidon, de l'amylase et de la dextrinase.

Au point de vue technique, voici comment sont conduites les opérations qui constituent le brassage.

Le malt, broyé dans un moulin, est réduit en farine que l'on mélange avec de l'eau ; ce liquide pâteux est envoyé dans une cuve, la *cuve-matière* (fig. 129), munie d'un agitateur et d'un faux fond, où s'effectue la saccharification de l'amidon.

En Angleterre, en Belgique, dans une partie de la France, le brassage se fait par *infusion* : le malt est épuisé par additions successives d'eau chaude, la température ne dépassant jamais 75° pour la meilleure action des diastases sur l'amidon.

Les brasseurs allemands et autrichiens ont recours au *brassage par décoction*. De l'eau légèrement chauffée est versée sur le malt et le mélange est brassé avec les agitateurs dont est garnie la cuve-matière ; en langage de brasserie, cela s'appelle *faire la salade* ; à la fin du brassage, la température est de 35°. Un tiers environ du mélange, ou *brassin*, la *première dickmaische* (de dick, épais, et maische, trempe), est pompé de la

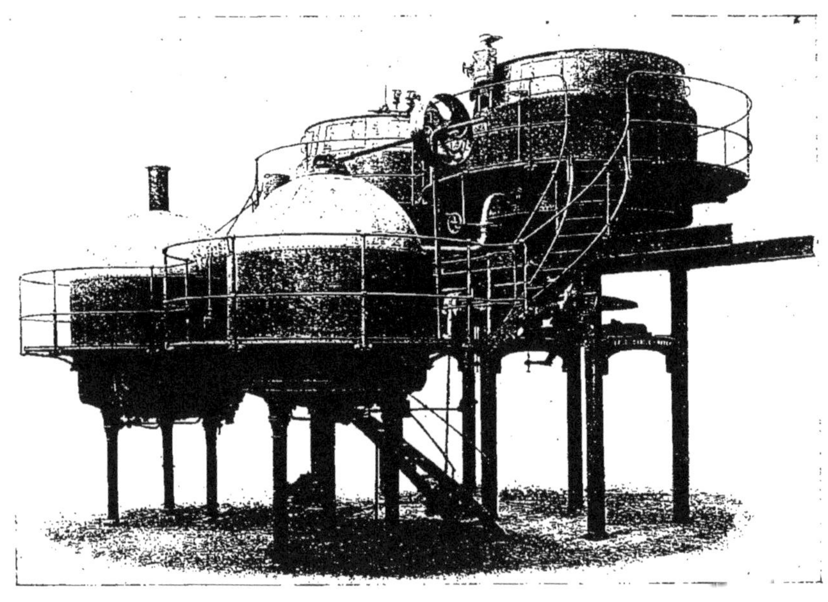

(Cliché Diebold.)

Fig. 130. — *Cuves-matière et chaudières à trempes* pour la préparation du moût de bière.

cuve, envoyé dans une chaudière (fig. 130) dite *chaudière à trempes*, ou *chaudière à dickmaisches*, et porté à l'ébullition, puis réintroduit dans la cuve-matière dont la température monte de ce fait à 50°. Nouveau brassage suivi d'un nouveau prélèvement d'un tiers du brassin, c'est la *deuxième dickmaische*, qu'on porte à 100° dans la chaudière à trempes, pour la ramener ensuite dans la cuve-matière dont la température s'élève à 62-63°. Une troisième fois l'opération est recommencée ; on pompe la *lautermaische* (de lauter, claire, et maische, trempe), la trempe claire, c'est-à-dire le liquide au-dessous du faux fond, où il est débarrassé des *drèches* (1), on le porte à l'ébullition et on le ramène dans la cuve-matière, dont il fait monter la température à 72-75° ; on brasse alors énergiquement jusqu'à ce que la saccharification soit ter-

(1) On appelle *drèche* la farine de malt qui a servi à faire le moût de bière.

minée, c'est-à-dire jusqu'à ce que tout l'amidon soit transformé en sucre et en dextrine.

Le chauffage à l'ébullition des deux dickmaisches et de la lautermaische a pour but d'élever la température du brassin et de mettre sous forme d'empois, très facilement attaquable par l'amylase, l'amidon non saccharifié et resté en grains.

Dans le Nord de la France, on a souvent recours à la méthode de brassage dite *à moût trouble,* qui tient à la fois de la méthode par infusion et de la méthode par décoction.

Cuisson et houblonnage du moût. — Le moût, préparé par l'une ou l'autre des méthodes décrites, est exposé à donner une bière trouble après fermentation, et est prêt à s'altérer aussitôt refroidi sous l'action des nombreuses bactéries qu'il renferme ; deux défauts auxquels la cuisson remédie.

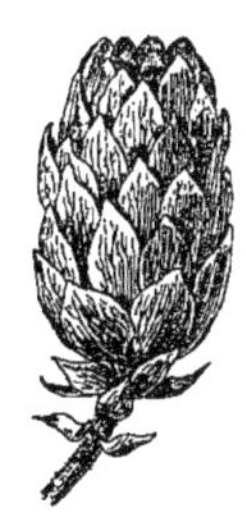
Fig. 131. — Cône de houblon.

Le liquide est porté à l'ébullition dans une chaudière à cuire où, à deux ou trois reprises différentes, il est additionné de houblon.

L'organe du houblon, employé en brasserie, est l'inflorescence femelle, ou *cône* (fig. 131) ; ses petites feuilles, ou *bractées,* imbriquées les unes sur les autres comme celles d'une pomme de pin, présentent à leur base de petites glandes renfermant une substance jaune, la *lupuline,* riche en principes aromatiques qui contribuent à la saveur de la bière, et en résines dont le rôle antiseptique vis-à-vis des bactéries est fort utile ; les cônes de houblon contiennent aussi une notable quantité de tanin qui aide à la clarification du moût en coagulant certaines de ses matières azotées.

En général, trois heures d'ébullition suffisent pour produire dans le moût les modifications désirées ; la fabrication des bières pâles demande une moins longue cuisson que celle des bières brunes.

Refroidissement du moût stérile. — Au sortir de la chaudière le liquide est, de par sa composition, éminemment apte à servir de milieu de culture à une foule de bactéries, en un mot à s'altérer ; on évite un pareil accident en le refroidissant rapidement et le mettant en fermentation aussitôt que possible.

Pendant son refroidissement le moût doit s'oxyder et s'aérer ; l'oxydation le clarifie, l'aération le rend propre à entretenir la vie de la levure. Ces deux modifications, il ne peut les subir qu'au large contact de l'air ; or ce contact est fort dangereux pour lui, car il l'expose à toutes les contaminations possibles par les microbes de l'atmosphère ; il faut donc que le refroidissement soit très rapide pour que la levure, largement ensemencée, prenne le pas sur tous les autres microrganismes.

Le moût est conduit dans de grands bacs, de dix à quinze mètres de côté et de quinze centimètres de profondeur seulement, placés dans des salles largement aérées ; le refroidissement très rapide au début se ralentit peu à peu ; aussi, pour gagner du temps et éviter les contaminations, fait-on du bac tomber le liquide en cascade sur un réfrigérant constitué par un faisceau de tubes de cuivre où circule de la saumure très fortement refroidie par une machine à glace.

On abaisse ainsi la température du moût à 12-18°, ou même 5-7°, suivant le mode de fermentation auquel on veut le soumettre.

Fermentation du moût. — L'organisme qui la détermine est la levure de bière; nous avons déjà si souvent parlé d'elle que nous ne reviendrons, ni sur sa morphologie, ni sur son mode de multiplication, seules nous arrêteront quelques particularités de sa physiologie.

Levures de bière. — On divise les levures de bière en deux grandes catégories suivant la température à laquelle elles travaillent; les levures de *fermentation haute* agissent à 15°, celles de *fermentation basse* à 6-7°. Les unes et les autres opèrent dans

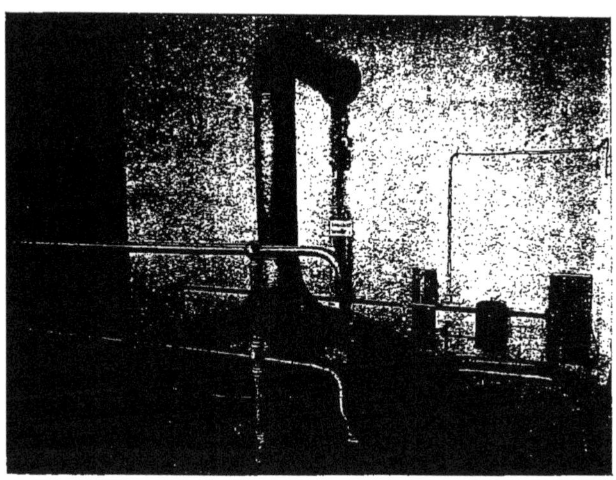

Fig. 132. — Salle à brasser. (Brasserie de l'Espérance, Ivry.)

le moût une transformation chimique bien déterminée, la décomposition du sucre en alcool et acide carbonique; mais à cela ne se borne pas leur action: êtres vivants, elles consomment plusieurs principes du moût, excrètent diverses substances, sont le siège de phénomènes variables en qualité et en quantité; aussi conçoit-on qu'au point de vue physiologique toutes les levures ne soient pas identiques.

Voici, par exemple, les levures du *type Saaz* (isolées d'un levain de Saaz en Bohême); elles attaquent le maltose et ne touchent que fort peu aux dextrines, produisant une faible diminution de l'extrait sec du moût ou, comme l'on dit, une faible *atténuation*; à côté d'elles, les levures du type Frohberg (de la brasserie Frohberg, à Grimma en Saxe) faisant fermenter une quantité notable de dextrines, donnent une forte atténuation, et les levures du type Logos (de la brasserie Logos de Rio de Janeiro) une atténuation plus grande encore.

Comme bien on pense, toutes ces races de levures ne fournissent pas la même bière;

telle sera plus prisée du consommateur, telle autre moins ; le brasseur doit savoir choisir ses ouvriers en vue du travail qu'il attend d'eux.

De là l'idée de n'employer que des levures sélectionnées. Théoriquement fort simple, la sélection est souvent laborieuse en pratique. Dans le levain courant, on sépare les différentes races de levure par la méthode des plaques de gélatine. Chaque colonie poussée sur gélatine (en un point où, avant tout développement, le microscope avait montré la présence d'une cellule isolée) est ensemencée dans un

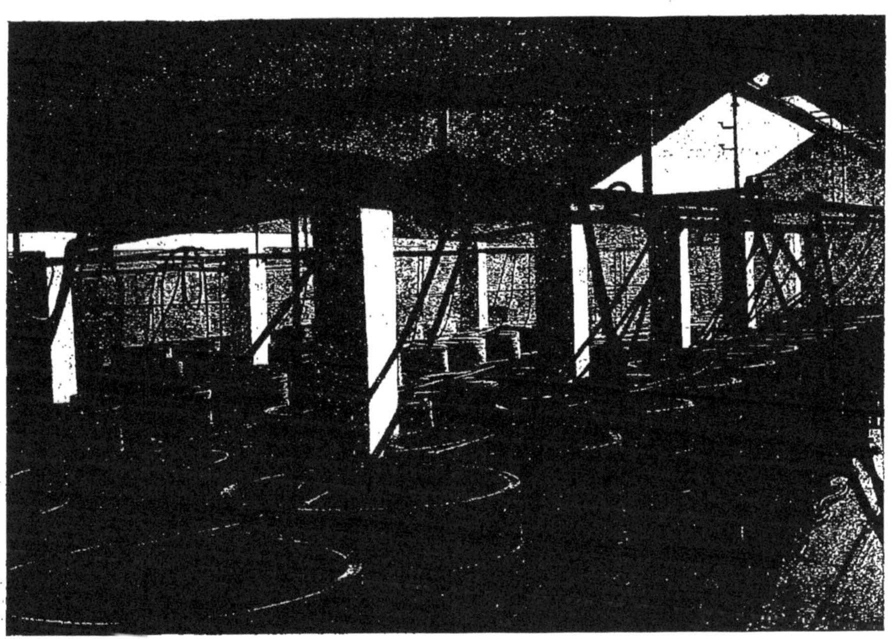

Fig. 133. — Cave de fermentation basse; le moût de bière, contenu dans des cuves, fermente à une température de 7°. (Brasserie de l'Espérance, Ivry)

petit ballon de moût de bière stérile, qui donne ainsi une culture pure issue d'une seule cellule de levure (Hansen). Des appareils spéciaux que nous ne pouvons décrire ici permettent, en partant de cette culture, d'obtenir une quantité suffisante de levain pour ensemencer toute une cuve de brasserie. L'industriel peut donc faire toutes ses fermentations avec le même organisme et obtenir une grande régularité dans sa fabrication.

Nous avons dit que la bière pouvait être fabriquée par fermentation haute ou basse ; en quoi diffèrent les deux modes de travail de la levure ?

Fermentation haute. — Elle est en usage surtout en Angleterre, en Belgique et dans le Nord de la France ; la température de 15°, et quelquefois 18-22°, à laquelle elle s'effectue, est extrêmement favorable à la vie de la levure qui en 4-5 jours, et même 2-3 jours, mène à bien sa tâche. Les cellules bourgeonnent très rapidement et demeurent longtemps attachées les unes aux autres (fig. 54); le gaz carbonique, dégagé en quantité énorme tant la fermentation est active, entraîne les paquets de levures à la surface du liquide où ils surnagent. Et voilà pourquoi la levure de fermentation haute est dite *levure haute*.

En Angleterre et dans le centre de la France la fermentation se passe dans des cuves; les fûts reçoivent la bière faite. Dans les Flandres le moût fermente en tonneaux; la mise en levain se fait dans une cuve dite *cuve guilloire*, et, dès que la fermentation

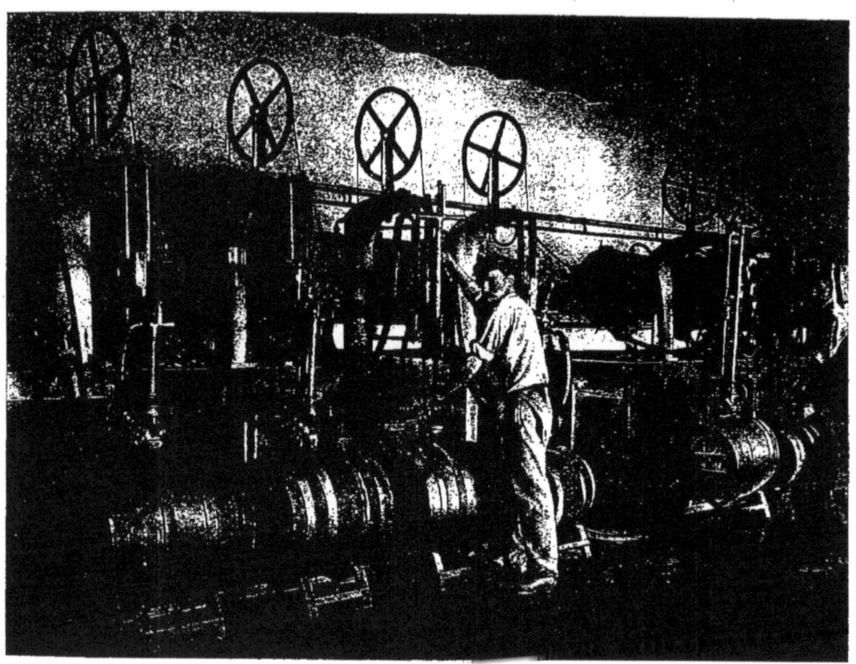

Fig. 134. — Cave de soutirage. (Brasserie de l'Espérance, Ivry.)

se manifeste, le liquide est envoyé dans les fûts; la levure, montant à la surface du liquide, s'échappe par la bonde.

La fermentation principale terminée, la bière est collée par une colle à base de gélatine, et la levure achève lentement son œuvre au cours d'une *fermentation complémentaire* dont la durée dépend de la température extérieure.

Fermentation basse. — C'est à elle que les bières allemandes et autrichiennes doivent leurs qualités; elle se répand beaucoup en France depuis quelque temps.

Ici la température du moût ne doit à aucun moment s'élever au-dessus de 7°; une réfrigération énergique et constante des appareils s'impose donc et la machine à glace est un des organes essentiels des brasseries à fermentation basse.

Le moût fermente toujours en cuve, dans une cave de fermentation convenablement refroidie (fig. 133) par des tuyaux dans lesquels circule un liquide (saumure) à 6-8° au-dessous de zéro: des serpentins refroidis de la même façon sont immergés dans le moût, ou bien des récipients chargés de glace, dits *nageurs*, flottent à sa surface pour éviter que la fermentation n'en élève la température.

La levure travaille lentement ; vingt-quatre heures après l'ensemencement du liquide, un anneau de mousse blanche, premier indice de la fermentation, paraît sur la paroi de la cuve. Les cellules ne gagnent pas la surface du liquide, elles bourgeonnent peu, s'isolent rapidement les unes des autres (fig. 13), et tombent au fond, d'où leur nom de *levure basse*. Au bout de huit à quinze jours, la fermentation principale est achevée ; on soutire la bière et on la met dans des foudres placés dans la *cave de garde*, maintenue à 0,5-1°,5 au moyen d'une tuyauterie où circule de la saumure refroidie.

Dans les foudres la bière subit une fermentation complémentaire, se clarifie et prend du bouquet. Tout ceci demande beaucoup de temps, trois mois souvent, et fait concevoir la nécessité du refroidissement extrême de la cave de garde, sans lequel les bactéries auraient tôt fait d'envahir la bière.

Derniers soins a donner a la bière. — Avant d'être livrée au consommateur, la bière a souvent besoin de subir une clarification. En la collant, ou mieux en la filtrant dans des appareils spéciaux, on réussit à lui donner une limpidité parfaite.

La mise en fûts ou en bouteilles se fait à l'abri de l'air (fig. 134) pour ne pas priver la bière de son acide carbonique.

Maladies microbiennes de la bière

Les unes tiennent à des levures, les autres à des bactéries.

Trouble du a la levure de fermentation. — Il peut arriver qu'après sa fermentation complémentaire la bière soit trouble, du fait de globules de levure qui restent en suspension au lieu de se déposer ; cet accident tient à une défectuosité du moût ou bien du levain. Que le moût soit trop riche en dextrine et pas assez en maltose, ou bien encore que la levure soit peu vivace, la fermentation languira et les cellules resteront en suspension. Une filtration en privera le liquide.

Si la levure continuait à se développer dans la bière mise en bouteilles, il faudrait incriminer d'une part un embouteillage fait au contact de l'air qui a donné aux cellules un regain d'activité, de l'autre une *atténuation* insuffisante du moût ; on remédierait au mal en en supprimant les causes.

Maladies causées par des levures sauvages. — Le moût peut être envahi par des *levures sauvages* produisant une bière trouble et de goût désagréable (Hansen) ; ces microbes se trouvent dans l'air et tombent dans le moût pendant son refroidissement. La plupart du temps, les levures sauvages se développent peu, étouffées qu'elles sont par les bonnes levures ensemencées en grande quantité ; s'il en est autrement, si le levain contient une notable proportion de levures sauvages, il faut absolument le changer.

Ferments de maladies de la bière. — Pasteur étudia les ferments de maladies de la bière, comme il avait étudié ceux des maladies du vin ; le premier, il découvrit leur existence, leur action néfaste, démontrant que chacun d'eux causait une altération déterminée ; ses connaissances étaient si précises qu'elles faisaient la stupéfaction des brasseurs. Ainsi, écrit M. Vallery-Radot :

« Reçu en Angleterre comme un personnage de la science française, Pasteur ne laissa pas longtemps les chefs d'une des plus importantes brasseries de Londres abonder en tours de phrases polies et en offres aimables. Au lieu de parcourir les principaux services où étaient occupés 250 ouvriers, il demanda à prélever un peu de la levure du *porter*, que l'on recueillait dans le canal déversoir des levures venant des tonneaux où s'achevait la fermentation. Il examina cette levure au microscope, reconnut bien vite un des ferments de maladie, le dénonça et, pour mieux convaincre les assistants, le dessina sur une feuille de papier. « Le travail du *porter* doit laisser beaucoup à désirer, » dit-il aux chefs de la brasserie qui ne s'attendaient pas à une pareille entrée en propos. Pasteur insista sur le côté défectueux de fabrication qui devait se trahir par un mauvais goût, déjà signalé sans doute par quelques clients, ajoutait-il. On finit par lui avouer que le matin même il avait fallu rechercher, dans une des brasseries de Londres, un nouveau levain. Les brasseurs, exposés plus d'une fois à de semblables accidents, font de ces mutuels échanges. Ce levain étranger, Pasteur le demanda et le trouva incomparablement plus pur. Mais il n'en allait pas ainsi pour le levain des autres bières en fermentation, l'*ale* et le *pale-ale*.

« Peu à peu tous les échantillons de bières en tonneaux, bière collée et non collée, furent soumis au champ du microscope. Pasteur montrait dans telle goutte, provenant de telle bière, trois ou quatre filaments pernicieux ; dans telle autre, un seul filament : toutefois la maladie commençait ; cette bière était menacée d'altération rapide. La visite se prolongeait ; les chefs de service comparaissaient tous. On aurait dit une descente de science ressemblant à une descente de justice. Le maître de la brasserie, que l'on était allé quérir, fut obligé d'enregistrer l'une après l'autre ces constatations expérimentales. Qu'il y eut un peu de surprise, une légère impatience d'amour-propre blessé, la chose était humaine. Mais, quels que fussent les premiers sentiments, il fallut bien reconnaître l'autorité de ces paroles du savant français : « Toute altération maladive sur la qualité de la bière coïncide avec le développement d'organismes microscopiques étrangers à la nature de la levure de bière proprement dite. » Un moraliste aurait pris plaisir à analyser sur les physionomies de l'auditoire ces nuances de curiosité, de doute, d'approbation qui devaient aboutir à la conclusion tout anglaise qu'il y avait grand profit à tirer d'une pareille leçon de choses. Pasteur, bien qu'il se piquât peu de psychologie, rappelait avec un sourire les réponses d'abord peu précises, puis plus nettes, puis enfin, — l'intérêt et la confiance se mêlant, — l'aveu obtenu qu'il y avait dans un coin de la brasserie une grande quantité de bière gâtée, en tonneaux, et gâtée quinze jours au plus après sa fabrication. Elle était imbuvable. « Je l'examinai au microscope, a raconté Pasteur, sans pouvoir y « reconnaître tout d'abord les ferments de maladie ; mais prévoyant qu'elle avait dû s'éclaircir par un « repos très prolongé, et que ces ferments, devenus inertes, avaient dû se rassembler au fond des im- « menses réservoirs qui la contenaient, j'examinai le dépôt amassé au fond de ces réservoirs. Il était « uniquement formé de filaments de maladie, sans même offrir le moindre mélange avec des globules « de levure alcoolique. La fermentation complémentaire de cette bière avait donc été uniquement une « fermentation de maladie. »

« Une semaine plus tard, en retournant visiter cette brasserie, Pasteur constata que l'on s'était empressé non seulement d'acheter un microscope, mais encore de changer tous les levains des bières que l'on était en train de fabriquer. »

Les ferments acétiques envahissent souvent les bières de fermentation haute ; quand ils sont peu abondants le brasseur ne les redoute guère, le consommateur appréciant souvent une très légère saveur d'acide acétique dans la bière.

Dans les caves chaudes les ferments lactiques sont très fréquents, ils ne causent pas de dégâts appréciables dans la bière, s'ils ne sont pas trop nombreux.

Tout autres sont les bacilles visqueux, les pediococcus ou sarcines, etc... qui donnent à la bière un goût plus ou moins mauvais. Ces ferments-là, il faut les éliminer. Pasteur en a donné le moyen, le même qu'il avait indiqué pour soigner les vins malades : il suffit de chauffer la bière à 50-55° pour la garantir des altérations microbiennes.

DISTILLERIE

Nos pères ne connaissaient guère qu'une source d'alcool, l'eau-de-vie. La destruction des vignobles par le phylloxéra, sans la tarir complètement, la fit suffisamment baisser pour engager les industriels à en chercher une autre. Ceux-ci distillèrent d'abord du jus de betterave fermenté, mais, pour bien des raisons qu'il serait trop long d'exposer ici, ils ne tardèrent pas à s'adresser plutôt aux mélasses, résidus de la fabrication du sucre de betterave.

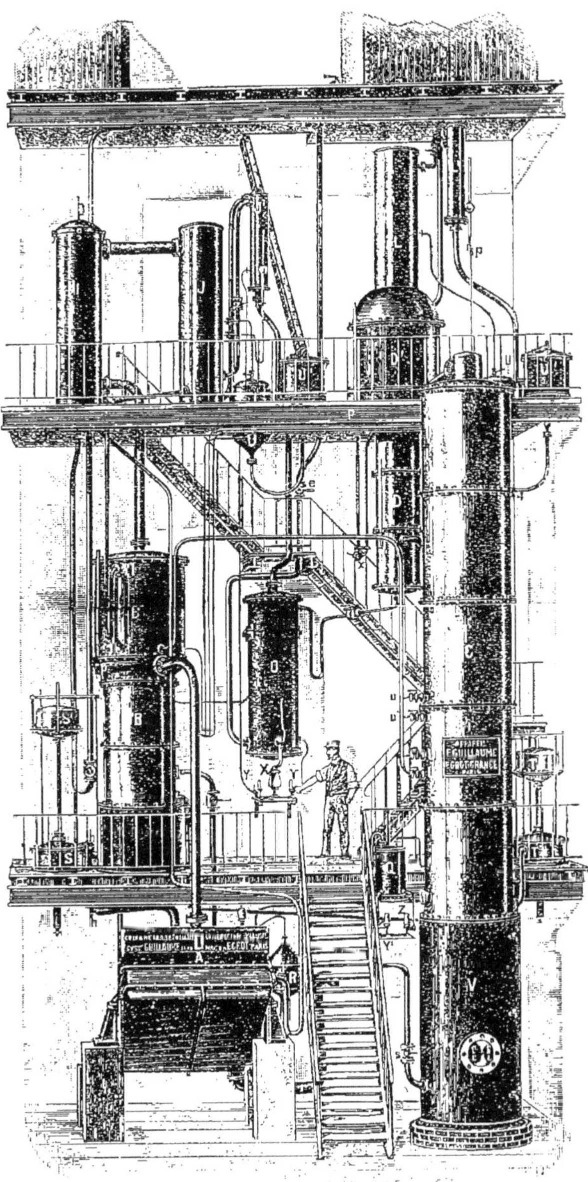

Fig. 135. — Appareil industriel pour distiller l'alcool.

D'autre part les fruits sucrés ne sont pas les seuls à pouvoir fournir de l'alcool; les pages précédentes nous ont appris que l'orge se trouve dans le même cas. Or ce qui réussit avec l'orge, réussit avec d'autres céréales, le seigle, l'avoine et le maïs ; les distilleries de grains produisent beaucoup d'alcool. Pendant longtemps le maïs a eu en France la faveur des industriels, puis des droits élevés mis sur son importation l'ont fait délaisser pour l'orge, le seigle et l'avoine.

En Allemagne c'est à la pomme de terre que l'on s'adresse, et cela pour des raisons fiscales, qui ont toujours une grande répercussion sur l'industrie.

Là, le trésor public perçoit des droits non, comme en France, d'après la richesse alcoolique du produit fabriqué, mais d'après la capacité des cuves où il a pris naissance, et l'industrie a tout intérêt à faire fermenter des moûts très concentrés qui produisent des liquides très alcooliques; or le travail de la betterave se plie mal à ces conditions, celui de la pomme de terre s'en arrange au contraire fort bien, première raison du développement des distilleries de pommes de terre en Allemagne ; une deuxième tient à ce que l'alcool venant de ces derniers végétaux est, jusqu'à concurrence d'une certaine somme fixée pour chaque distillerie, moins imposé que celui provenant d'autres plantes.

La fabrication de l'alcool industriel se fait en trois temps : on *prépare* un moût sucré, on le fait *fermenter*, et enfin on *distille* l'alcool produit.

Préparation des moûts. — Elle dépend essentiellement des végétaux employés : très simple si la matière première contient du sucre immédiatement fermentescible, elle est plus complexe en partant de substances amylacées qu'il faut saccharifier.

Le jus de betterave renferme du saccharose que la levure attaque mal ; il suffit de l'additionner d'acide sulfurique pour transformer ce saccharose en un mélange de glucose et de lévulose, sucres très fermentescibles.

Les mélasses, résidus de la fabrication du sucre, proviennent en somme des betteraves et, comme elles, renferment du saccharose ; étendues d'eau et franchement acidifiées par l'acide sulfurique, elles sont prêtes à entrer immédiatement en fermentation.

L'amidon de la pomme de terre, des grains de céréales, ne peut fermenter qu'après sa transformation en sucre ; c'est aux diastases du malt qu'on demande en général cette transformation. Une cuisson sous pression met l'amidon en empois ; additionné d'un lait de *malt vert* (mélange de malt non touraillé et d'eau, très riche en diastase) cet empois est saccharifié dans une cuve-matière rappelant celle des brasseries ; la température est choisie telle que l'opération fournisse le maximum de sucre fermentescible et le minimum de dextrine.

Fermentation des moûts. — Elle est naturellement confiée à des levures. L'intérêt du distillateur étant de tirer du moût donné la plus grande quantité possible d'alcool exige le choix d'une race spéciale de levure ; suivant les cas, on fait appel à la levure de brasserie, à la levure pressée, ou à une culture de levure pure.

Distillation des moûts fermentés. — Dans les moûts fermentés l'alcool est mélangé à une foule de substances qui en rendent impossible l'emploi industriel ; on l'en isole par distillation.

L'opération se fait dans des appareils très perfectionnés (fig. 135) donnant d'emblée un liquide d'un titre alcoolique très élevé 85°, 90° et même plus. Mais ce liquide, appelé *flegme*, renferme outre l'alcool beaucoup d'impuretés ; une nouvelle distillation, dite *rectification*, sépare l'alcool bon goût, ou *de cœur*, des *produits de tête* et de *queue*, recueillis au début et à la fin de la distillation.

CHAPITRE X

FERMENTATION ACÉTIQUE

Fabrication de vinaigre. — Méthode d'Orléans : comment était conduite la fabrication du vinaigre au temps de Chaptal ; Pasteur et la fermentation acétique ; fabrication actuelle du vinaigre. — Méthode allemande. — Méthode luxembourgeoise. — Fabrication ménagère du vinaigre.

Le vinaigre est un condiment qui doit sa saveur toute spéciale à l'acide acétique qu'il renferme.

Le vin se change si aisément en vinaigre que l'homme a certainement connu simultanément l'un et l'autre. Parmi les auteurs anciens, Hérodote, un des premiers, parle du vinaigre. Au Moyen Age, les vinaigriers travaillaient dans le mystère pour ne pas divulguer leur secret et obtinrent d'être reconnus en corps de métier. Jusqu'à la fin du XVIIIe siècle, on ignora la nature du phénomène auquel était due la production de l'acide acétique, ce fut Lavoisier qui montra qu'il s'agissait en l'espèce d'une oxydation de l'alcool.

En 1822, Persoon découvrit à la surface des liquides en voie d'acétification un organisme microscopique, qu'il nomma *Mycoderma aceti* (champignon-peau du vinaigre) et auquel il attribua la formation du vinaigre ; mais il ne put faire partager sa manière de voir aux savants de son temps. Il était réservé à Pasteur de pénétrer, en 1864, le mécanisme de l'acétification et, par la rigueur de ses expériences, d'imposer à tous l'explication qu'il en donnait.

Fabrication du vinaigre

Elle a pour but la transformation de l'alcool en acide acétique.

Industriellement parlant, il existe trois méthodes principales de fabrication, dites orléanaise, allemande et luxembourgeoise ; nous étudierons la première un peu longuement pour faire comprendre le mécanisme de la fermentation, les deux autres plus brièvement.

Méthode d'Orléans. — Orléans est depuis fort longtemps ville réputée pour ses vinaigres. La fabrication y était conduite, en 1807, de la manière suivante, que décrit Chaptal dans sa *Chimie appliquée aux arts* :

« On emploie des tonneaux qui contiennent à peu près 400 litres. On préfère ceux qui ont déjà servi, et on les appelle *mères de vinaigres*. Ces tonneaux sont placés sur trois rangs, les uns sur les autres ; ils sont percés à leur partie supérieure, sur la paroi verticale du fond qui est en avant, d'une ouverture de 55 millimètres de diamètre, laquelle reste toujours ouverte.

« D'un autre côté, le vinaigrier tient le vin qu'il destine à l'acétification dans des tonneaux dans lesquels il a mis une couche de copeaux de hêtre, sur lesquels la lie fine se dépose et reste adhérente. C'est de ces tonneaux qu'il soutire le vin très clarifié pour le mettre en vinaigre.

« On commence à verser dans chaque mère 100 litres de bon vinaigre *bouillant* et on l'y laisse séjourner pendant huit jours. On mêle ensuite dix litres de vin dans chaque mère et on continue à en ajouter tous les jours une égale quantité, jusqu'à ce que les vaisseaux soient pleins. On laisse alors séjourner le vinaigre pendant quinze jours. On ne vide jamais les mères qu'à moitié et on les remplit successivement, ainsi que nous l'avons déjà dit, pour convertir du nouveau vin en vinaigre.

« Pour juger si la mère travaille, les vinaigriers sont dans l'usage de plonger une douve dans le vinaigre et de la retirer aussitôt. Ils voient que la fermentation marche et est en grande activité quand le sommet mouillé de la douve présente de l'écume ou fleur de vinaigre, et ils ajoutent plus ou moins de vin nouveau et à des intervalles plus ou moins rapprochés selon que l'écume est plus ou moins considérable. »

Depuis Chaptal la méthode a été légèrement modifiée, mais, avant d'expliquer comment, il faut nous demander quels sont les phénomènes mystérieux qui se déroulent dans les mères de vinaigre, pourquoi d'un tonneau que l'on remplit de vin on peut au bout de quelques jours tirer du vinaigre.

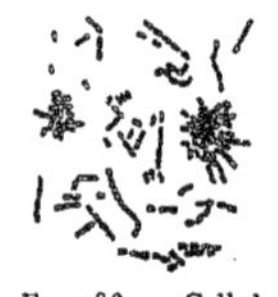

Fig. 136. — Cellules du *Mycoderma aceti*, ou ferment du vinaigre.

L'*écume,* ou *fleur de vinaigre*, joue dans la fabrication, au dire des industriels, un rôle considérable ; quel peut-il être ? Prenons un petit fragment de cette écume et, imitant Pasteur, examinons-le au microscope ; nous le voyons constitué par de petits articles, d'environ trois millièmes de millimètre de long, étranglés en leur milieu et réunis bout à bout en chapelet (fig. 136) ; ce sont à n'en pas douter les individus d'une même espèce microbienne, celle que Persoon avait appelée le *Mycoderma aceti.* Or, dans tous les tonneaux où le vin se transforme en vinaigre l'écume, c'est-à-dire le mycoderme, est présente ; elle est peu abondante dans ceux où la fermentation marche mal, et absente dans ceux où, par suite d'un à-coup de fabrication, elle ne se fait pas ; conclusion : la formation de l'acide acétique est intimement liée à la présence du microbe.

Toutes les fois, disait Pasteur, que vous voyez un liquide alcoolique s'acétifier, vous pouvez être sûr que quelques cellules de mycoderme, ou ferment acétique, sont tombées sur lui et l'ont ensemencé ; ces cellules ont été apportées par les poussières de l'air, ou bien par les pattes d'une certaine mouche, *Musca cellaris*, qui voltige toujours au voisinage des liquides riches en acide acétique.

Puis, étudiant de près la vie du microbe, Pasteur découvrit une foule de faits très curieux.

Les cellules du ferment sont extrêmement petites, « il en faudrait, dit Pasteur, environ 400 rangées bout à bout pour faire un millimètre. Ces petits êtres se multiplient avec une rapidité telle qu'on peut, en déposant une semence imperceptible sur un liquide contenu dans un vase de un mètre carré de superficie, le voir en 24 ou au plus 48 heures se recouvrir entièrement d'un voile velouté uniforme. En supposant 300 000 articles par millimètre carré, cela donne pour la cuve 30 milliards d'articles produits en un temps très court. »

Le microbe pousse exclusivement à la surface du liquide, il ne doit donc pas pouvoir se passer d'oxygène, et Pasteur a vite fait de s'en assurer ; pour caractériser ce genre de vie, il crée, en collaboration avec Chassang, alors professeur de grec à l'École normale, le terme d'*aérobie*, en même temps qu'il qualifie d'*anaérobies* les êtres qui peuvent vivre sans oxygène gazeux.

Que fait le microbe de tout l'oxygène qu'il prend à l'air, et dont une faible partie seulement sert à sa respiration ? Il l'emploie à la transformation de l'alcool en un produit plus oxygéné, l'acide acétique, ou en d'autres termes à la combustion de l'alcool. Ainsi le Mycoderma aceti apparaît sous un jour nouveau : c'est un agent de transport de l'oxygène sur l'alcool et, à ce point de vue, sa puissance est prodigieuse : au cours d'une expérience de Pasteur il a, en trente-six heures, fixé sur l'alcool 500 fois son propre poids d'oxygène, soit 2 500 fois la quantité qu'il en contient lui-même.

Pénétrant encore plus avant dans la biologie du microbe, Pasteur y releva un fait tout à fait inattendu : la destruction du vinaigre par le microbe lui-même. Quand le ferment acétique a brûlé tout l'alcool mis à sa disposition, il brûle l'acide acétique fruit de son travail, défaisant ainsi ce qu'il vient de faire ; d'ailleurs si, après avoir commencé à anéantir son œuvre, il retrouve à sa portée de l'alcool, il abandonne son ouvrage néfaste pour consacrer son activité à l'oxydation de cet alcool.

« Ces faits, dit Pasteur, méritent au plus haut degré d'attirer l'attention. Ils nous offrent le curieux spectacle de petits organismes qui fixent l'oxygène de l'air, tantôt sur un principe, l'alcool, tantôt sur un autre, l'acide acétique : exclusivement sur le second, si le premier est absent, exclusivement sur le premier malgré la présence du second, tant que le premier ne fait pas défaut.

« Pourrait-on rencontrer un exemple de combustion plus voisin de la combustion respiratoire, qui s'effectue, elle aussi, par de petits organismes, les globules du sang. Nous voyons également dans ce dernier phénomène tel principe brûlé complètement et ramené à l'état d'eau et d'acide carbonique, tel autre s'arrêter à un degré de combustion intermédiaire, comme il arrive pour l'urée et l'acide urique.

« Mais la comparaison peut aller plus loin, et, de même que, dans certaines circonstances, les globules du sang deviennent malades et que les matériaux de l'organisme ne sont plus comburés de la même façon, d'où résultent des produits d'excrétion divers, et par suite, des désordres plus ou moins graves, de même nous allons voir nos petits organismes mycodermiques s'altérer dans certains cas si profondément qu'ils ne pourront plus porter la combustion jusqu'au terme acide acétique. Quelles importantes et trop souvent dangereuses modifications ne doit pas amener dans l'économie un changement de cet ordre s'appliquant aux globules du sang. Dans bien des maladies, c'est d'eux que doit procéder le mal. »

Et voilà comment de simples expériences sur le ferment acétique suggéraient à Pasteur, toujours emporté par son imagination, des idées sur la pathologie.

Mais revenons à l'industrie du vinaigre.

Aujourd'hui, une vinaigrerie d'Orléans fonctionne à peu de chose près comme au temps de Chaptal. Les tonneaux, ou *montures*, sont superposés dans un cellier (fig. 137) maintenu à 20-30° ; ils présentent, percé dans chacun de leurs deux fonds, un trou ; l'un, placé au milieu de la hauteur, sert de porte d'entrée à l'air si nécessaire à la vie du ferment, l'autre, dit l'*œil,* situé tout en haut, est destiné à l'introduction du vin et au siphonage du vinaigre. Pour mettre en marche une monture neuve on l'*affranchit,* c'est-à-dire qu'on y fait séjourner, pendant une dizaine de jours, du vinaigre ; on la vide ensuite et on y verse du vinaigre qui, sortant d'une monture en pleine fermentation, apporte les cellules du mycoderme ou la semence de la nouvelle culture. « On verse alors, au moyen d'un entonnoir coudé placé dans l'orifice que nous avons nommé œil, 10 litres de vin *râpé* dans chaque futaille. Huit jours après on ajoute encore 10 litres de vin, et ainsi de huit jours en huit jours, 10 litres de vin jusqu'à concurrence de 40 litres. Huit jours après la dernière addition, les 40 litres sont intégralement acétifiés. On les soutire et on recommence l'opération. Ainsi donc, par cette méthode, on ne fabrique que 40 litres de vinaigre par fût et par mois. » (Franche.)

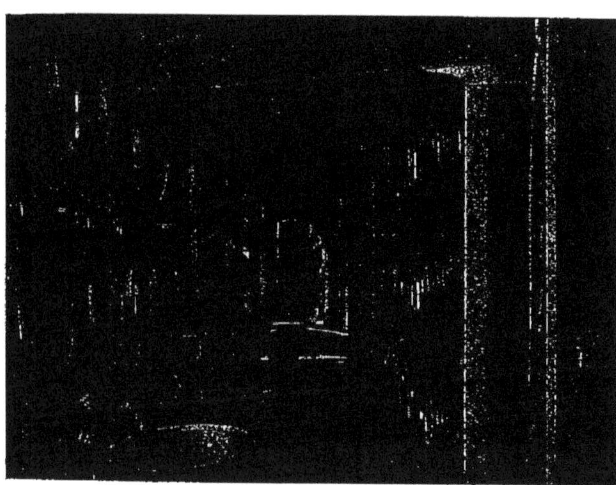

(Cliché Wilmart fils.)

Fig. 137. — Cellier d'une vinaigrerie d'Orléans.

Quelques mots sur la raison d'être de ces manipulations.

Et d'abord pourquoi mélanger du vinaigre déjà fait au vin à acétifier ? Il y a là une pratique en usage depuis trop longtemps pour n'avoir pas son utilité. Nous avons vu qu'une des maladies les plus fréquentes du vin était causée par le Mycoderma vini qui brûle l'alcool en le transformant en eau et acide carbonique. Ce microbe, très répandu dans la nature, a les plus grandes chances de prendre dans les montures la place du ferment acétique si l'on n'y prend garde ; or l'expérience montre que sur du vin faiblement acide le Mycoderma vini pousse de préférence au Mycoderma aceti, tandis que le ferment acétique se développe seul sur du vin renfermant au moins 2 pour 100 d'acide acétique. En additionnant de vinaigre déjà fait le vin qu'il veut acétifier, l'industriel s'oppose inconsciemment à l'envahissement de sa monture par un microbe dangereux.

A l'heure actuelle, ainsi qu'il y a un siècle, l'ouvrier surveille la fermentation en plongeant dans le liquide un bâton ; il conclut à une marche régulière, s'il le retire couvert du vrai voile blanc velouté du Mycoderme, à une opération défectueuse, s'il ramène une masse glaireuse ; pour remédier au mal, si mal il y a, il verse un peu de vinaigre fort dans la monture, ou se contente d'élever légèrement la température du cellier. La masse glaireuse est constituée par des cellules de Mycoderme immergées dans le liquide et mises ainsi dans l'impossibilité de travailler utilement; le vinaigre neuf n'a d'autre effet que d'ensemencer à nouveau la monture avec des cellules actives; l'élévation de température, de donner un regain d'activité aux cellules languissantes non immergées.

Enfin une monture doit toujours, même au moment où on va la vider, contenir de l'alcool en excès; la destruction, en l'absence d'alcool, de l'acide acétique par le Mycoderme explique pourquoi il faut qu'il en soit ainsi.

Avant de les mettre en service on nettoie les tonneaux avec beaucoup de soin, pour les débarrasser de petits vers, les anguillules, qui y habitent presque constamment. Ces anguillules sont les pires ennemis du vinaigre. « Tous les tonneaux sans exception, dit Pasteur, sont infestés d'anguillules et la plupart des maladies auxquelles sont sujettes les mères sont dues à ces petits êtres. L'anguillule a besoin d'air pour vivre. Comme l'acétification ne se produit qu'à la surface et absorbe l'oxygène, il en résulte que les anguillules ne peuvent exister au sein du liquide, dans les couches profondes, et viennent nager vers les couches supérieures. Guidées par l'instinct de la conservation, elles se réfugient sur les parois des tonneaux, au plus près du voile mycodermique qui recouvre le liquide et forment un anneau circulaire de plusieurs centimètres de hauteur. Cette couche est blanchâtre, tout amincie et grouillante. Il y a souvent lutte entre le mycoderme et les anguillules. Aussi le premier ne se développe qu'avec peine en présence des anguillules. C'est souvent à cause de ces animaux que la mère ne travaille pas ou qu'elle tombe malade, suivant l'expression consacrée. »

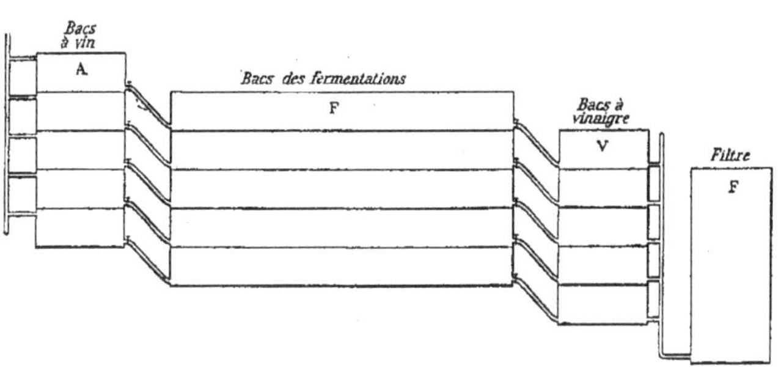

Fig. 138. — Appareils Claudon pour la fabrication du vinaigre.

Ainsi les découvertes de Pasteur expliquent tous les détails de la fabrication; elles ont fait plus en leur temps, elles ont appris à l'industriel à corriger quelques manipulations défectueuses, notamment les ensemencements trop abandonnés au hasard. Pasteur a, du reste, lui-même indiqué comment devait être conduite une vinaigrerie modèle, et un savant industriel d'Orléans, M. Claudon, en s'inspirant de ses idées, a construit des appareils qui ne laissent rien à désirer.

Cinq de ces appareils sont placés les uns sur les autres, pour économiser la place. Chacun d'eux (fig. 138) comprend un bac d'alimentation A, renfermant le vin, un bac de fermentation F, dans lequel le vin arrive par un tuyau au-dessous du voile mycodermique, enfin un bac V où on recueille le vinaigre. Un filtre reçoit des cinq bacs V le vinaigre qu'il clarifie.

Les appareils Claudon donnent d'excellents résultats et les frais qu'ils nécessitent sont minimes.

Depuis Pasteur, on a reconnu que le Mycoderma aceti n'est pas le seul microrganisme capable de transformer l'alcool en acide acétique ; nombre de bactéries le peuvent aussi bien que lui et parmi elles s'en trouvent qui fournissent un très bon rendement dans la fabrication du vinaigre ; M. Henneberg a indiqué des moyens pratiques de cultiver industriellement chaque espèce.

La méthode orléanaise donne des vinaigres de qualité supérieure, mais ne permet qu'un travail lent et s'applique mal à l'açétification de liquides alcooliques autres que le vin. Le procédé allemand réalise, au contraire, les conditions requises par une acétification rapide d'alcools industriels dilués.

Méthode allemande. — L'appareil où s'effectue la fermentation est une cuve (fig. 139) en forme de tronc de cône de 2 à 5 mètres de hauteur. A quelques centimètres du fond et du couvercle se trouvent deux faux fonds percés de trous ; l'espace compris entre eux est rempli de copeaux de hêtre : le liquide alcoolique, versé sur le faux fond supérieur, en traverse les trous et tombe en gouttelettes sur les copeaux ; il se rassemble petit à petit sur le faux fond inférieur, et de là sur le fond de la cuve. L'air suit une marche inverse : grâce à la température élevée qui règne dans l'appareil, il s'élève du fond vers le couvercle.

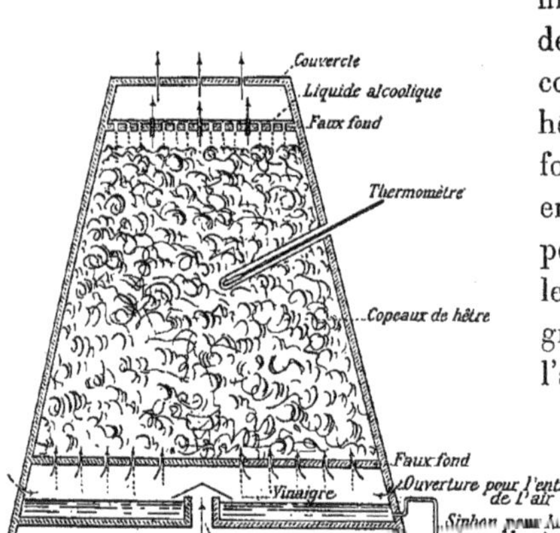

Fig. 139. — Cuve de fermentation employée dans la fabrication du vinaigre par la méthode allemande.

Dans une cuve en service, le liquide alcoolique versé en haut est devenu du vinaigre quand il est parvenu en bas.

Pendant longtemps on a attribué aux copeaux de hêtre une vertu acétifiante, et Liebig eut à ce sujet avec Pasteur une mémorable discussion. La question est jugée depuis une quarantaine d'années, les idées de Pasteur ont triomphé sur toute la ligne.

Il suffit de racler avec un canif la surface des copeaux qui garnissent une cuve en marche, et d'examiner au microscope les particules détachées, pour constater sur elles la présence de cellules du mycoderme ; le vinaigre allemand est donc l'œuvre de microbes, au même titre que le vinaigre d'Orléans ; là-dessus plus aucun doute. D'ailleurs la mise en fermentation d'une cuve allemande se fait, comme celle d'une monture d'Orléans, par affusion de vinaigre fait qui apporte le ferment sur les copeaux neufs.

La surface de ces copeaux est considérable, le nombre des cellules de mycoderme fixées sur eux est énorme, et l'on s'explique la rapidité d'acétification qui a valu à la méthode allemande le nom de *méthode rapide (Schnellessigfabrikation)*.

La méthode n'est avantageuse que si le microbe trouve dans le liquide alcoolique un mauvais milieu de culture ; sa multiplication trop active amènerait la formation de masses microbiennes gélatineuses qui, réunissant les copeaux les uns aux autres, entraveraient la circulation de l'air et arrêteraient la fermentation. Voilà pourquoi le vin s'acétifie mal dans le procédé allemand : des flegmes [1] étendus d'eau et d'un peu de bière, en somme un liquide très peu nutritif, s'y transforment au contraire très vite en vinaigre.

Méthode luxembourgeoise. — Elle tient à la fois de la méthode orléanaise et de la méthode allemande. Voici comment M. Agobet l'a mise en pratique.

Un tonneau a chacun de ses deux fonds percé d'un trou en son milieu ; il contient dans son intérieur une croisée de tuyaux en vannerie ; l'un de ces tuyaux réunit les trous des deux bases, l'autre est perpendiculaire sur le premier en son milieu ; tout l'espace compris entre les tuyaux et la paroi du tonneau est rempli de copeaux de hêtre. Le fût, monté sur des galets, est mobile autour de son axe. Il renferme le liquide à acétifier dont la surface libre reste au-dessous du tuyau qui réunit les trous des deux bases. En faisant tourner l'appareil sur lui-même, on mouille successivement tous les copeaux ; l'air pénètre partout grâce aux tuyaux de vannerie.

Sans qu'il soit besoin d'insister, on conçoit que la fermentation se rapproche beaucoup de celle produite dans les cuves allemandes et ne donne pas les vinaigres fins d'Orléans.

Fabrication ménagère du vinaigre. — Dans les pays viticoles, les vignerons font très souvent eux-mêmes leur vinaigre ; c'est à la méthode d'Orléans, comme exigeant le matériel le plus simple, qu'ils ont recours.

Un petit fût en chêne de 20 à 30 litres de capacité, muni d'un robinet à sa base et d'un trou à sa partie supérieure, est chez eux une monture en miniature. Ils y mettent au début du vinaigre bouilli, qu'ils ensemencent avec des cellules de mycoderme, prises dans un fût en pleine fermentation.

Il suffit de tirer chaque semaine 2 à 3 litres de vinaigre, remplacés aussitôt par 2 à 3 litres de vin, pour entretenir la marche continue de l'appareil.

[1] Alcool brut provenant de la distillation des mélasses de grains et de betteraves.

CHAPITRE XI

INDUSTRIES RELEVANT DE PLUSIEURS MICROBES

TRANSFORMATION DES PRODUITS ANIMAUX. — Les microbes en laiterie. — Des altérations spontanées du lait. Des procédés de conservation du lait : chauffage du lait, réfrigération du lait, concentration et dessiccation du lait, traitement du lait par les antiseptiques. — Du beurre. — Fabrication du beurre : écrémage du lait, maturation de la crème, barattage de la crème. Altérations du beurre. — Les fromages. Fabrication des fromages : emprésurage du lait, maturation des fromages. — Des laits fermentés : képhyr, koumyss, yoghourt. — Les microbes en tannerie. Préparation des peaux, tannage.

TRANSFORMATION DES PRODUITS VÉGÉTAUX. — Les microbes dans la boulangerie. Fermentation du pain : travail de la pâte, cuisson du pain. — Préparation de la choucroute. — Préparation du tabac. — Rouissage des plantes textiles.

Certains objets sont fabriqués par un seul individu ; un menuisier avec du bois construit une table, un potier avec de la terre façonne des pots. Mais les produits compliqués, que crée aujourd'hui l'industrie, exigent le concours de plusieurs compétences ; combien d'ouvriers différents réclame la fabrication d'une barre d'acier, et combien d'autres faut-il pour tirer de cet acier les pièces d'une locomotive ?

Des faits analogues existent dans le monde des infiniment petits.

Toutes les industries dont nous nous sommes occupés jusqu'ici sont l'œuvre d'une seule espèce microbienne : un seul être, la levure, fait le vin, la bière ; un seul, le ferment acétique, produit le vinaigre. Bien souvent les choses ne sont pas aussi simples : plusieurs de nos aliments, le pain, le fromage, la choucroute, puis le cuir de nos chaussures, le lin de nos vêtements, le tabac que nous fumons, sont dus à la coopération de microbes différents travaillant successivement ou simultanément.

Nous n'étonnerons point en disant que ces industries sont, scientifiquement parlant, mal connues. A voir les phénomènes complexes dont la cuve du vigneron, celle du brasseur, sont le siège, le temps, l'intelligence que l'homme a dû dépenser pour en saisir le sens, on conçoit toutes les difficultés auxquelles se sont heurtés les chercheurs qui ont voulu élucider la résultante des actions de plusieurs microbes.

S'il n'est pas toujours aisé d'exposer une question mise au point, comment oser parler de phénomènes mal connus, dont le mécanisme échappe presque complètement ? Nous ne nous sommes pas cru cependant autorisé à passer sous silence des industries extrêmement importantes, sous prétexte que le savant n'a pu réussir jusqu'ici à pénétrer leur secret. On nous excuserait peut-être difficilement de ne rien dire dans ce livre de la fabrication du pain, de celle des fromages, etc..., où les microbes ont une part prépondérante. Que ce chapitre apprenne au lecteur l'existence de travaux microbiens qu'il ne soupçonne pas, qu'il le mette à même d'apprécier la complexité de phénomènes dont les résultats lui sont bien connus, et il ne sera pas inutile.

Les substances sur lesquelles s'exercent les efforts des infiniment petits dont il va être question, sont d'origine animale et végétale ; nous étudierons successivement les transformations des unes et des autres.

TRANSFORMATION DES PRODUITS ANIMAUX

Les microbes en laiterie

La laiterie et les industries laitières constituent pour nombre de pays une grosse source de richesse. La France, en particulier, produit chaque année 80 000 000 d'hectolitres de lait. Qu'on imagine, disait Hervé Mangon, une rivière de lait d'un mètre de large, de 33 centimètres de profondeur, dans laquelle la vitesse du courant serait d'un mètre par seconde et l'on se fera une idée de ce que représentent ces 80 000 000 d'hectolitres.

De cette énorme quantité, une grande partie est consommée telle quelle sans subir aucune transformation, une autre sert à la fabrication de 130 000 000 de kilogrammes de beurre, d'une autre enfin on retire 80 000 000 de kilogrammes de fromage.

Ces nombres disent assez toute l'importance des industries laitières pour la France ; or ces industries sont au pouvoir de certains microbes, d'où leur intérêt pour nous.

Le lait est un aliment complet ; il suffit au nourrisson, peut entretenir la vie de l'homme fait et est infiniment précieux pour les malades :

> Par sa bonté, par sa substance,
> Le lait de mon ânesse a refait ma santé
> Et je dois plus en cette circonstance
> Aux ânes qu'à la faculté,

écrivait Fontenelle.

Le lait renferme deux substances hydrocarbonées, un sucre, le *lactose*, et une graisse, le *beurre* ; des substances azotées, la *caséine*, et une ou plusieurs *albumines* ; enfin des *matières minérales* ; il est donc à même de satisfaire à tous les besoins de l'organisme. Or ses qualités nutritives en font un excellent milieu de culture pour les microbes, qui l'altèrent en le rendant impropre à la consommation, s'ils sont livrés à eux-mêmes, ou au contraire, le transforment en aliments particulièrement recherchés, s'ils sont intelligemment conduits.

Les altérations du lait et les moyens de les prévenir nous occuperont tout d'abord ; la fabrication du beurre et celle du fromage nous retiendront ensuite.

***Des altérations spontanées du lait et des moyens de les prévenir.* — Altérations spontanées du lait.** — Toutes les ménagères savent combien le lait est un liquide difficile à conserver intact ; quelques heures après la traite en été, au bout d'un temps un peu plus long en hiver, il a subi une modification si profonde qu'il ne peut être chauffé sans perdre son homogénéité, ou, comme on dit, sans *tourner*. Les artisans de cette transformation quels sont-ils ? Des microbes.

Le pis de la vache est d'une propreté plus que suspecte, les mains qui traient le lait, les récipients qui le reçoivent ne le sont pas moins ; autant de raisons pour que le lait renferme toujours des microbes même avant de sortir de l'étable. Ces microbes, tombés dans un excellent milieu de culture, vont se multiplier avec une rapidité extrême ; déjà quinze heures après la traite, M. Miquel a trouvé par centimètre cube de lait :

A 15°	100 000	microbes.
A 25°	72 000 000	—
A 35°	165 000 000	—

Dans ces légions d'infiniment petits, à côté d'êtres inutiles et inoffensifs, il en est de toujours nuisibles, tel le bacille tuberculeux, qui chez les vaches malades passe de la mamelle dans le lait ; il en est aussi d'autres dont l'action sur le lait peut être néfaste ou précieuse suivant le but qu'on se propose. Ces derniers doivent nous arrêter.

Ce sont surtout les nombreuses espèces de *ferments lactiques*, microbes transformant le sucre de lait en acide lactique capable de coaguler la caséine. Ce sont aussi, pour une bien plus faible part, les *tyrothrix*, bacilles sécrétant des *diastases* : entre autres de la *présure*, coagulant la caséine comme le fait l'acide lactique mais par un mécanisme différent, et de la *caséase*, dissolvant la caséine coagulée.

Ferments lactiques et tyrothrix font *tourner* le lait en insolubilisant la caséine ; voilà donc deux ennemis pour qui veut conserver le liquide, mais pour celui-là seulement, car nous verrons qu'ils sont les ouvriers nécessaires des beurreries et fromageries ; le tout est de savoir les empêcher de travailler à tort et à travers.

Des procédés de conservation du lait. — La plupart du temps le lait n'est pas consommé immédiatement après la traite, et il est indispensable de le conserver inaltéré au moins pendant plusieurs heures. Or toutes les altérations spontanées qu'il subit sont d'origine microbienne, et la lutte contre les microbes est la base de tous les procédés de conservation.

Quand on veut garder intact du lait, la première chose à faire est de le recueillir dans les meilleures conditions de pureté : une laiterie de propreté irréprochable, bien aérée, maintenue à une température fraîche et dont les fenêtres grillées empêchent l'entrée des mouches, le nettoyage à l'eau chaude des instruments de traite et de tous les vases employés, n'entraveront pas évidemment toute intrusion de microbes, mais en diminueront assez l'importance pour permettre à divers moyens de conservation d'agir efficacement.

Le lait, séparé par tamisage des corps étrangers un peu volumineux qui ont pu y tomber, est le plus rapidement possible amené à une température de 10 à 12° à laquelle les ferments lactiques ne se développent pas ; on se contente souvent pour cela de le porter dans une pièce fraîche, mais il vaut mieux le faire tomber en cascade sur des réfrigérants (fig. 140) analogues à ceux employés en brasserie (voy. page 148).

Refroidi, le lait est mis dans des bidons stérilisés qui sont expédiés dans des voitures à claire-voie où l'air circule constamment.

Toutes ces précautions ne préservent le lait d'altération que pendant quelques heures ; pour prolonger la conservation, il faut mettre en œuvre des moyens plus puissants qui ont pour but, soit de tuer les microbes, tel est l'emploi de la chaleur, soit d'arrêter leur développement, comme le font le froid, la concentration, ou l'addition de substances antiseptiques.

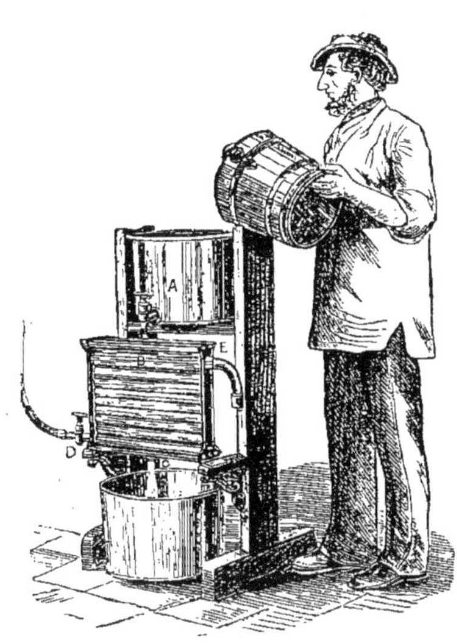

(*Cliché Hignette et Cie.*)

Fig. 140. — Réfrigérant à lait. Le lait contenu dans le récipient A tombe en cascade sur les tubes B traversés par un courant d'eau froide.

Chauffage du lait. — L'on sait depuis bien longtemps que le lait tourne moins vite bouilli que cru ; mais l'idée de demander à la chaleur d'assurer une longue conservation au lait est due à Appert, l'inventeur des conserves alimentaires dont nous avons déjà parlé au chapitre II de ce livre ; Appert portait le lait à 100° pour l'empêcher de s'altérer.

A quelle température faut-il chauffer le lait pour le conserver intact ?

Certains microbes, les *tyrothrix* par exemple, produisent des spores très résistantes, détruites seulement à 105° ; la stérilisation complète du lait ne peut donc être obtenue qu'à cette température élevée ; malheureusement le lait prend alors le goût de cuit et une coloration jaune tenant à une altération de son sucre ; deux raisons qui ne le font guère accepter du consommateur qu'à défaut d'autre.

Le lait chauffé à 100° n'est pas coloré, mais il a le goût de cuit ; s'il n'a été porté qu'à 70°, s'il a été seulement *pasteurisé*, il n'a même pas ce goût, en revanche il n'est pas stérilisé ; les bacilles adultes, en particulier les ferments lactiques, y sont tués, les spores de tyrothrix ne le sont pas. Aussi la conservation de ce lait, porté à 70-100°, est-elle limitée dans le temps ; elle ne dure guère plus de vingt-quatre heures.

On fera donc appel à tel ou tel mode de chauffage suivant l'usage auquel on destine le lait et les conditions dans lesquelles on se trouve.

Une mère a-t-elle à alimenter des enfants âgés seulement de quelques mois, elle pourra se contenter de faire bouillir leur lait immédiatement avant de le leur donner et sera sûre ainsi de l'avoir rendu inoffensif même pendant les plus grandes chaleurs de l'été. Cette pratique, très simple en apparence, est cependant plus compliquée qu'elle n'en a l'air, et cela parce que les jeunes enfants doivent boire toutes les deux ou trois heures ; bien des mères n'ont pas assez de loisir pour prendre aussi souvent un tel soin. Pour simplifier leur tâche, on leur apprit à chauffer le matin autant de bouteilles de lait que le nourrisson doit faire de repas en vingt-quatre heures ; ces bouteilles, fermées avant chauffage, sont plongées jusqu'au goulot dans l'eau d'une marmite (fig. 141), maintenue à l'ébullition pendant quarante minutes. La raison de cette manière de faire, nous la connaissons[1] : dans un liquide, même très altérable, les microbes les plus résistants restent sans se multiplier au moins vingt-quatre heures après avoir été portés à 100°. Le lait traité comme nous l'avons indiqué est donc pendant une journée un aliment sain pour les enfants en bas âge.

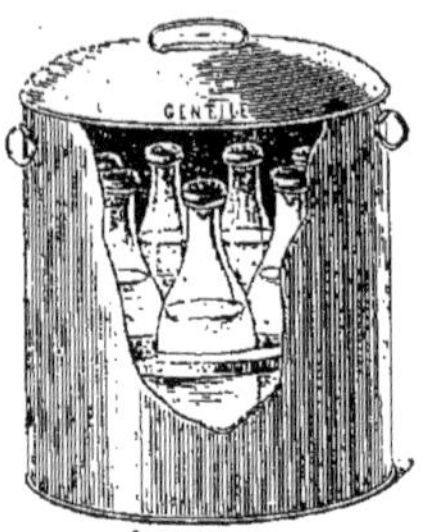

Fig. 141. — Appareil Budin, servant à stériliser le lait des nourrissons.

Pourquoi, se dit un jour le Dr Dufour, de Fécamp, n'essaierait-on pas de venir en aide aux mères de famille peu aisées en leur donnant toutes prêtes les petites bouteilles de lait contenant les repas de leurs enfants ? Et l'œuvre de la Goutte de lait fut créée, qui se développa bientôt dans nombre de villes en France. Chaque matin les mères viennent chercher au siège de l'œuvre autant de bouteilles de lait qu'en boira leur enfant dans la journée.

Combien de nourrissons ont dû la vie à cette très simple mesure ? On le devine, en songeant qu'elle enraye chaque année une multitude de ces diarrhées si fréquentes et si meurtrières pendant les mois chauds de l'été, diarrhées causées par des microbes qui, à la faveur d'une température un peu élevée, pullulent si rapidement dans le lait. Et voilà une application nouvelle des travaux de Pasteur sur la génération spontanée ; l'Œuvre de la Goutte de lait est fille de la découverte de l'action de la chaleur sur les microbes.

S'agit-il de transporter sur des navires du lait qui sera consommé au bout de quelques semaines, la stérilisation à 105° s'impose ; mais il faut savoir que le lait stérilisé ne se conserve pas indéfiniment ; souvent au bout de trois à six mois il est devenu imbuvable, la crème a pris goût de suif ; l'altération est d'ordre exclusivement chimique, les microbes n'ont rien à y voir.

Très souvent les fabricants de beurre, de fromage, désirent retarder seulement de quelques heures la multiplication des microbes ; une pasteurisation à 70°, même à 65°, leur suffit amplement et ils la préfèrent à un chauffage à 100° comme modifiant moins le lait.

Réfrigération du lait. — Les microbes maintenus au froid ne se multiplient pas, donc du lait convenablement refroidi ne doit point s'altérer ; c'est en effet ce que montre l'expérience. Sa température abaissée à 4-6°, le lait peut être expédié dans des wagons-glacières sans courir le risque d'arriver en mauvais état chez le consommateur.

On peut même le congeler pour le conserver plus longtemps ; mais malheureusement l'opération est trop dispendieuse pour entrer dans la pratique courante.

Remarque très importante : dans du lait refroidi, voire même congelé, les microbes ne sont point tués ; vienne la moindre élévation de température, ils se multiplient ; la conservation du liquide est intimement liée à son refroidissement.

Concentration et dessiccation du lait. — L'épais sirop de sucre qui entre dans leur constitution, protège les confitures contre l'envahissement des microbes ; étendues d'eau, elles s'altèreraient très rapidement. Le lait, s'est-on dit, doit se comporter

(1) Voy. page 58.

de même, sa susceptibilité tient à sa trop grande dilution, en le rendant pâteux on fera plus stable sa composition.

Les premières tentatives effectuées dans cet ordre d'idées datent de 70 ans, mais la *concentration du lait* n'est devenue industrielle que depuis peu de temps. On ajoute au lait 150 grammes de sucre par litre et on le distille dans le vide à basse température jusqu'à consistance pâteuse, ou bien on le distille sans addition de sucre et on le stérilise ensuite par chauffage au-dessus de 100°. L'un et l'autre procédés donnent de bons résultats.

Le *lait desséché* entre dans la constitution de certains pains, de bonbons, de poudre de chocolat ; on le prépare en le faisant couler sur des cylindres fortement chauffés, ou en le pulvérisant en présence d'air chaud.

Traitement du lait par les antiseptiques. — La présence d'antiseptiques rend un milieu de culture stérile ; les laitiers le savent depuis longtemps et ne se sont pas fait scrupule de tirer de cette notion un moyen de conservation du lait ; ils ont dû y renoncer en France depuis la promulgation de la nouvelle loi sur les fraudes, qui prohibe de la façon la plus formelle l'addition à une substance alimentaire de toute matière étrangère. Interdiction très sage : les antiseptiques ingérés journellement, même à faible dose, peuvent à la longue altérer la santé des individus, surtout des jeunes enfants.

***Le beurre.* — Fabrication du beurre.** — Le beurre n'est autre chose que le produit de l'agglutination des globules graisseux du lait. Tout le monde sait qu'on l'obtient en battant de la crème dans une baratte. L'*écrémage,* ou prélèvement dans le lait des globules graisseux, et le *barattage* sont les deux temps de la fabrication du beurre.

Écrémage du lait. — Dans du lait laissé en repos la crème moins dense que l'eau gagne la surface, *monte* dit-on vulgairement ; au bout de quelques heures, elle peut être aisément enlevée avec une cuillère.

Aujourd'hui l'industrie se sert beaucoup d'*écrémeuses centrifuges* (fig. 142) ; le lait mis dans un récipient tournant sur lui-même avec une très grande vitesse (4 à 15 000 tours par minute), cesse très rapidement d'être homogène ; la force centrifuge pousse à la périphérie les couches les plus denses (lait écrémé), qui rejettent au centre les moins denses (la crème) ; on puise séparément les unes et les autres au moyen de tubes convenablement disposés.

Au premier abord, on n'aperçoit pas dans tout ceci une intervention microbienne et beaucoup de gens s'imaginent probablement que les microbes n'ont rien à voir dans la transformation du lait en beurre ; c'était d'ailleurs, il y a encore bien peu de temps, l'opinion des hommes les plus réputés en la matière. La lumière se fit, le jour où l'emploi de l'écrémeuse centrifuge permit au barattage de suivre immédiatement la traite ; on reconnut alors que le beurre ainsi préparé très rapidement, « beurre express » pourrait-on dire, n'a aucun parfum, en particulier point ce goût de noisette si recherché du consommateur ; a-t-on soin au contraire d'abandonner à elle-même pendant quelques heures la crème sortant de l'écrémeuse, on peut la transformer en beurre dont la saveur ne laisse rien à désirer.

Que se passe-t-il donc de mystérieux au cours de cette période de repos ? Un phénomène de l'ordre de ceux dont nous avons déjà bien souvent parlé : une transformation de la matière première par des ouvriers invisibles. En l'espèce, ces ouvriers sont les ferments lactiques, qui décomposent le lactose en acide lactique et donnent à la crème son goût de noisette.

Le phénomène avait échappé jusqu'ici aux observateurs parce qu'il avait toujours eu le temps de se produire pendant la montée lente de la crème.

Aujourd'hui, dans les grandes beurreries où l'écrémage se fait sous l'action de la

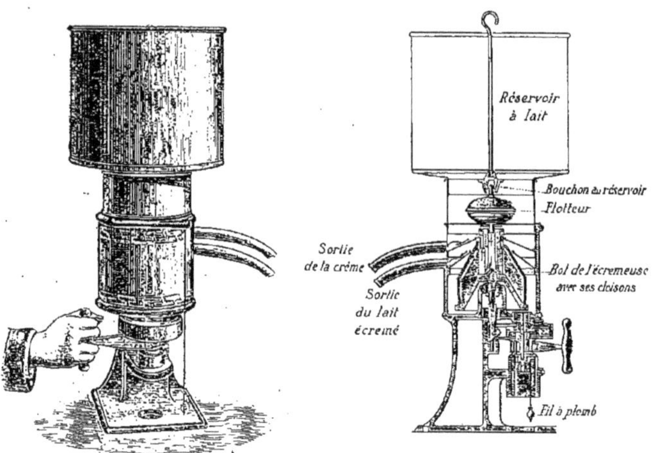

Fig. 142. — Écrémeuse centrifuge ; à gauche, élévation de l'appareil ; à droite, coupe verticale montrant la disposition des tubes de sortie pour la crème et pour le lait écrémé.

force centrifuge, on a toujours soin de faire *mûrir* la crème, c'est-à-dire de la livrer pendant quelques heures aux ferments lactiques, avant de la baratter. Pour obtenir une maturation régulière, on a recours en général à un large ensemencement de ferments sélectionnés qui prennent immédiatement le pas sur tous les autres microbes. Quand le lait parvient à la beurrerie longtemps après la traite, on pasteurise la crème avant d'y semer les ferments lactiques.

Les cultivateurs qui laissent leur crème monter d'elle-même sur le lait n'ont pas à s'occuper de sa maturation ; celle-ci est achevée au moment où l'écrémage est possible.

Barattage de la crème. — Pour faire du beurre il faut souder entre eux les globules graisseux isolés les uns des autres dans la crème ; on y parvient en les projetant violemment les uns contre les autres ; c'est là le but du *barattage* : une légère acidité de la crème, en diminuant la viscosité du milieu, facilite la prise en masse du beurre, qui s'effectue rapidement à 15-18°.

La baratte la plus simple se réduit à un pot en bois, dans lequel se meut un disque également en bois, fixé à l'extrémité d'une tige (fig. 143) ; c'était autrefois la seule en usage. La plupart des petits cultivateurs secouent avec leurs bras la tige de leur baratte, mais il y a déjà longtemps qu'on a imaginé des

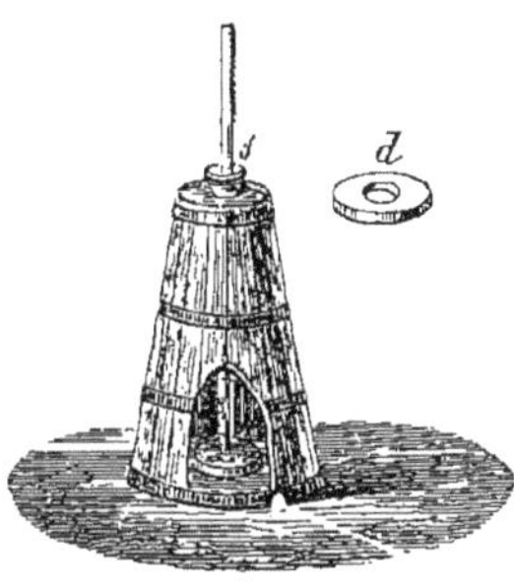

Fig. 143. — Baratte ancienne encore très employée aujourd'hui.

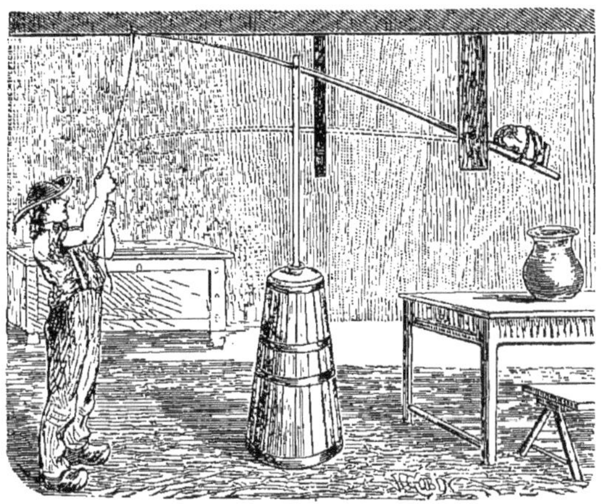

Fig. 144. — Baratte en usage dans les environs de Rennes.

dispositifs pour rendre moins laborieuse cette opération très fatigante : près de Rennes on baratte la crème en tirant sur une corde, comme le montre la figure 144 ; dans les grandes exploitations, les barattes sont de petits tonneaux, dans lesquels tournent des agitateurs, mis en mouvement par une manivelle (fig. 145).

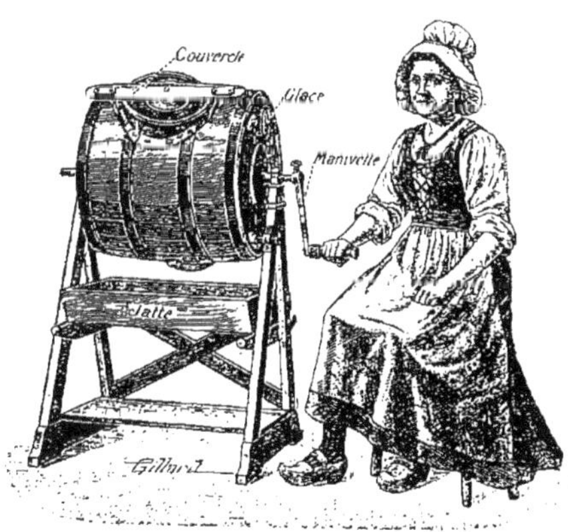

Fig. 145. — Baratte moderne ; en tournant la manivelle on agite la crème dont les globules graisseux se soudent en une motte de beurre.

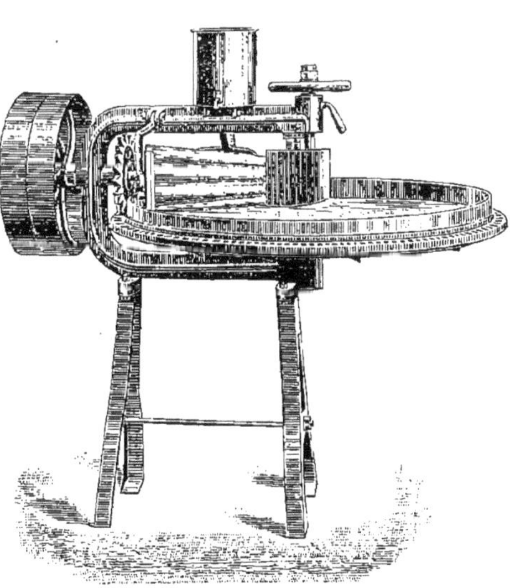

(Cliché Carpentier, Ernée.)

Fig. 146. — Malaxeur de beurre.

Le beurre ne se conserve que s'il est privé de toute trace du liquide, ou *babeurre*, au sein duquel il s'est formé. Un lavage très soigné s'impose donc : on le commence dans la baratte en battant le beurre avec de l'eau, et on le termine sur une table en le malaxant pour extraire l'eau emprisonnée dans sa masse ; un des *malaxeurs* les plus employés (fig. 146) a pour organe essentiel un cône cannelé en bois qui aplatit la motte de beurre sur une table et la réduit en feuille mince.

Bien lavé et mis en mottes le beurre est prêt à être livré au commerce.

Altérations du beurre. — Au bout d'un temps plus ou moins long le beurre le meilleur devient rance ; des phénomènes purement chimiques et l'intrusion de divers microbes en sont cause. Divers éléments du beurre s'oxydent : les substances sapides changent de goût, la matière grasse devient blanche et prend la saveur du suif en se transformant partiellement en un mélange d'acides gras volatils. Toutes ces modifications préparent le terrain à la multiplication des nombreuses espèces microbiennes, coccus, bacilles et moisissures, dont une sécrétion diastasique, la *lipase,* dédoublera la matière grasse en glycérine et acide gras ; ce sont ces acides, surtout l'acide butyrique et l'acide caproïque, qui ont la plus grande part dans le goût de rance.

Pour retarder le moment où le beurre rancira, les ménagères peuvent à leur choix user de divers moyens : maintenir le beurre au frais, le conserver sous l'eau pour le mettre à l'abri de l'air, le saler fortement, ou enfin le stériliser par la chaleur en le transformant en beurre fondu.

Les fromages. — Voilà des aliments qui remontent à la plus haute Antiquité et qui vraisemblablement ont été préparés pour la première fois dans le but d'utiliser du lait spontanément caillé. Les fromages étaient connus des Grecs ; ceux faits à Nîmes et dans les Alpes étaient fort appréciés des Romains et des Gaulois ; une indigestion causée par l'un d'eux fit, dit-on, mourir l'empereur Antonin le Pieux. Aujourd'hui il existe une multitude de fromages, car aux espèces déjà très nombreuses dont s'occupe le commerce s'ajoutent toutes celles que les cultivateurs fabriquent pour leur consommation personnelle. Cette infinie variété est, à peu de chose près, l'œuvre exclusive des microrganismes. L'étude de la fromagerie fait ressortir au mieux le rôle immense que jouent les microbes autour de nous. Du détail des actions de ces infiniment petits nous dirons peu de chose, il est en général fort mal connu ; les grandes lignes de la fabrication méritent seules de nous arrêter.

Fabrication des fromages. — On peut répartir tous les fromages en deux grands groupes suivant qu'ils subissent ou non une fermentation. Pour tous, la fabrication débute par la même opération, la coagulation de la caséine du lait par la présure, ou *emprésurage* ; à elle se borne la préparation des fromages non fermentés ; chez les autres la fermentation du caillé, ou *maturation,* suit l'emprésurage ; ces derniers sont à *pâte molle,* tels le Camembert, le Brie, le Coulommiers, ou à *pâte ferme,* comme le Gruyère.

Emprésurage. — Dans les fromageries la coagulation de la caséine est demandée à la présure ; les tyrothrix sécrètent bien cette diastase, mais en si petite quantité que, pour les besoins du commerce, on a tout intérêt à s'adresser à une autre source.

Chez les jeunes animaux, la digestion du lait consiste en une coagulation de la caséine suivie d'une redissolution du caillé. Or la coagulation, qui a son siège dans l'estomac, est due à une présure fort active sécrétée par les parois de l'organe. Là, le fromager trouve la diastase dont il a besoin.

Des caillettes de jeunes veaux, lavées et desséchées, sont coupées en petits fragments et mises à macérer dans de l'eau additionnée d'antiseptiques, alcool, acide borique, sel marin ; le liquide de macération filtré a une puissance surprenante : 1. cent. cub. peut coaguler 10 litres de lait, soit 10000 fois son volume. En déterminant dans ce liquide la formation d'un précipité susceptible d'entraîner la présure, on obtient une poudre d'une conservation indéfinie, si elle reste sèche, et qui, dissoute dans l'eau, donne une solution dont 1 cent. cub. peut coaguler 3 à 500 litres de lait.

En général, l'emprésurage se fait dans des récipients en fer-blanc pouvant contenir de 50 à 100 litres de lait ; la présure est versée dans le lait chauffé à une température convenable et additionné d'une matière colorante (jus de carotte, macération de graines de rocouyer) si le fromage fabriqué doit être coloré.

Le caillé a l'aspect de la porcelaine, il est mou et tient emprisonné dans ses mailles du petit lait, dont il faut le séparer ; la manière dont on effectue cette séparation varie avec les espèces de fromages.

Veut-on, par exemple, obtenir un fromage à la crème ? On porte le caillé avec

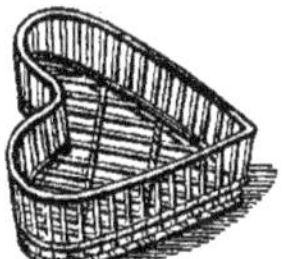

Fig. 147. — Moule à fromage à la crème.

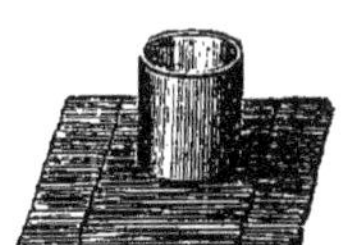

Fig. 148. — Moule à fromage de Camembert.

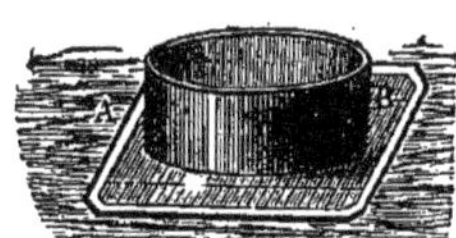

Fig. 149. — Moule à fromage de Brie.

une cuillère dans un petit panier en forme de cœur (fig. 147), le *cageot*, garni de toile intérieurement, dans lequel il se moule en s'égouttant.

L'emprésurage d'un fromage fermenté à pâte molle est bien plus complexe. A Camembert et dans la Brie, le caillé est mis dans des moules en bois, ou en fer-blanc, maintenus dans une salle à 16-20°, le *dressoir* : ces moules de dimension variable suivant les fromages, petits pour le Camembert (fig. 148), grands pour le Brie (fig. 149), reposent sur de petites nattes en paille ou en jonc, des *cageots*, ou sur des planchettes de hêtre, des *planchots*. On aide à l'égouttage en ne remplissant pas le moule en une seule fois, mais en y déposant des couches successives de caillé dont chacune se soude à la précédente.

Souvent, pour faciliter la sortie du petit lait, le fromager divise le caillé avec un couteau de bois, le *sabre* dit-on, puis l'égoutte, l'émiette et le pétrit dans un moule ; ainsi se font le Pont-l'Évêque et le Livarot.

Les choses se passent un peu différemment pour le fromage de Roquefort : le caillé, provenant ici du lait de brebis, est pressé à la main dans des moules, puis saupoudré avec du pain moisi pulvérisé qui apporte les spores d'une moisissure verte dont il a déjà été plusieurs fois question dans ce livre, le *Penicillium glaucum* ; le développement de cette moisissure produit dans le fromage des marbrures vertes caractéristiques.

La fabrication du Gruyère, si en honneur en Suisse et dans le Jura français, est intéressante par la manière dont le petit lait est séparé du caillé. On emprésure le lait dans un chaudron en cuivre de 3 à 500 litres ; on *sabre* le caillé et on le brasse avec un *brassoir* (fig. 150), ou un simple pin ébranché, jusqu'à le réduire en grains de la grosseur de petits pois ; le feu est alors allumé sous le chaudron dont le contenu est porté à 52-60° pendant une demi-heure ; le chauffage est insuffisant pour stériliser le fromage, mais il donne aux grains du caillé une certaine élasticité. « Le fromager, à ce moment, *donne le tour*, c'est-à-dire imprime au liquide, avec son brassoir, un mouvement giratoire, qui a pour effet de ramener tout le caillé au fond de la chaudière. C'est alors qu'intervient le procédé très original qui permet de séparer d'un coup le caillé du petit lait ; là, encore, la filtration s'exécute à travers une toile, mais dans des conditions différentes de celles qui ont été décrites ; le fromager prend une toile à grosses mailles, il noue par les coins l'un des côtés de cette toile autour de sa ceinture et relie les deux coins opposés à une baguette flexible, en général, en acier ; la toile est repliée sur l'un de ses côtés, autour de cette baguette qu'il tient de ses deux mains, les bras tendus : il plonge les avant-bras dans le liquide encore chaud, qu'il a quelquefois refroidi à l'aide de petit-lait d'une opération précédente, fait contourner à sa baguette le fond de la chaudière et reçoit dans la toile tout le caillé, comme il le recevrait dans un tablier ; il la relève, la détache de sa ceinture, lie les quatre coins à un palan et, soulevant la masse au-dessus de la cuve,

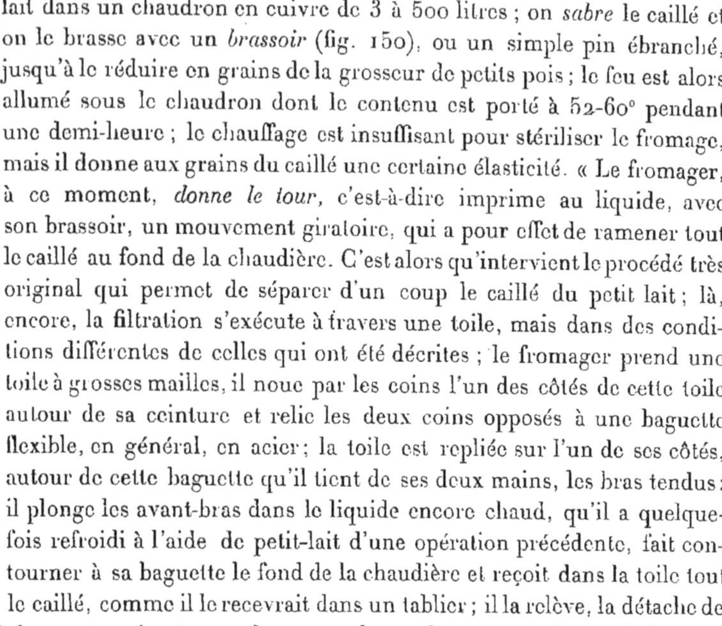

Fig. 150. — *Brassoir* servant à brasser le lait caillé dans la fabrication du fromage de Gruyère.

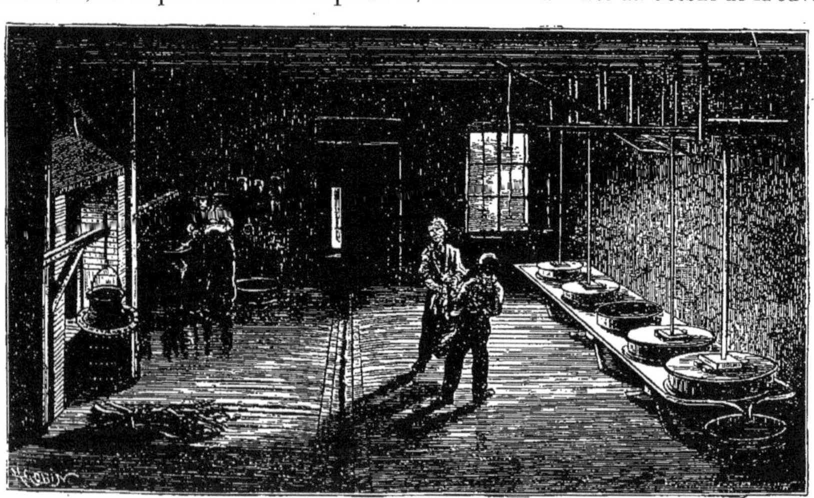

Fig. 151. — Fabrication du fromage de Gruyère ; le fromager et son aide transportent dans une toile le caillé qu'ils vont soumettre à l'action de la presse.

il la laisse égoutter. Il recommence une seconde fois l'opération pour ramasser le *recherchon*. Le caillé est alors déposé dans sa toile, à l'intérieur du moule » (Lindet), où il est pressé pendant vingt-quatre heures, soit avec des pierres, soit avec une presse ; la compression soude ensemble les grains du caillé et donne au fromage sa forme (fig. 151).

Tous les fromages qui subissent une fermentation doivent être frottés avec du sel sur la totalité de leur surface ; le sel empêche le développement de microbes nuisibles et aide à la formation de la croûte.

Maturation des fromages. — Convenablement salé, le fromage est livré à des légions d'ouvriers infiniment petits qui en opèrent la *maturation*. Plusieurs espèces microbiennes, douées chacune de capacités différentes, doivent se prêter appui pour la mener à bien ; leur œuvre est si complexe, si mal connue encore, que la part des unes et des autres dans le résultat final est bien difficile à préciser ; comprendre ce résultat en gros est tout ce que l'on a pu faire jusqu'ici.

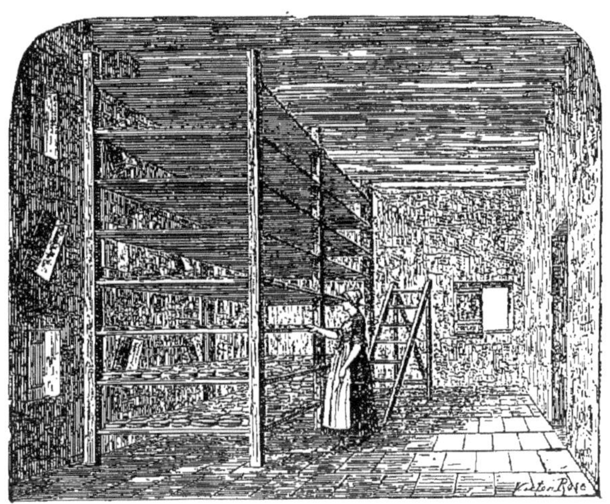

Fig. 152. — Séchoir à fromages.

Les microbes qui président à la maturation d'un fromage sont tous constamment présents dans la laiterie, ouvriers prêts à entrer dans le premier chantier qu'on leur ouvre, autrement dit, à envahir les caillés dès qu'ils sont produits. De ces microbes nous connaissons déjà certaines espèces, celles qui rendent si difficile la conservation du lait.

Les ferments lactiques extrêmement nombreux, en forme de coccus et de bacilles, entrent en ligne les premiers pour produire de l'acide lactique aux dépens du lactose; mais ils voient bientôt leur développement gêné par l'acide qu'ils sécrètent.

Les moisissures, Penicillium album, P. candidum, P. glaucum, Oïdium lactis, brûlent l'acide, ouvrage des ferments lactiques, et, en rendant le milieu alcalin, permettent la dissolution de la caséine coagulée ; cette dissolution est l'œuvre de l'ammoniaque, produite par les moisissures, et très probablement aussi d'une diastase, dont nous avons déjà parlé, la caséase ; la caséase serait sécrétée par les ferments lactiques et les tyrothrix, mais attendrait pour se mettre au travail le moment où l'acidité a disparu.

Dans un fromage *mûr*, ou *fait*, le lactose a disparu, transformé d'abord en acide lactique, changé bientôt lui-même en acides acétique, butyrique, valérianique, etc...; la caséine a été solubilisée et partiellement transformée en ammoniaque ; la matière grasse a été saponifiée. Quant au bouquet particulier à chaque fromage, on en ignore l'origine exacte ; d'aucuns l'attribuent, comme celui du beurre, aux ferments lactiques, mais il est bien probable que tous les microbes concourent, chacun dans sa mesure, à son développement.

Comment dans la pratique fait-on mûrir un fromage ?

L'opération s'effectue en deux temps, le *séchage*, ou *hâlage*, du caillé moulé et salé, précède l'*affinage* ou *maturation* proprement dite.

Les fromages de Camembert, de Brie, sont séchés dans une pièce maintenue à 12-15°, le *séchoir* (fig. 152), éclairée par de petites fenêtres garnies de toile métallique qui empêche l'entrée des mouches ; chacun, reposant sur quelques brins de paille

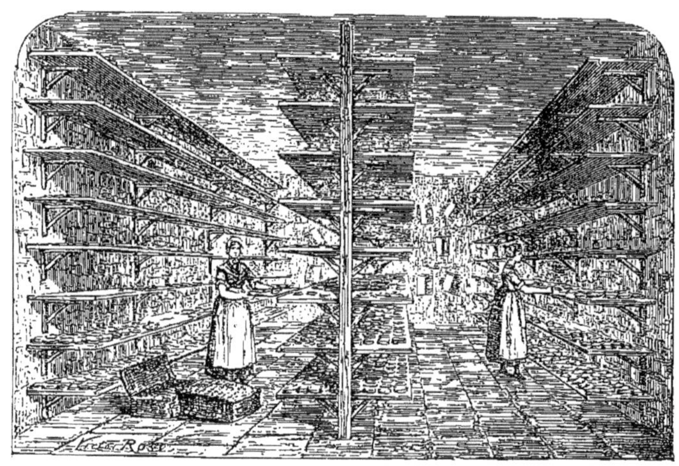

FIG. 153. — Cave d'affinage pour les fromages.

ou de jonc portés sur des étagères, a le contact de l'air par toutes ses faces ; en se desséchant, il se revêt d'une croûte qui empêche la pâte de couler ; au bout de quelques jours les fromages sont placés dans la *cave d'affinage* (fig. 153), saturée d'humidité et dont la température est de 12 à 18° ; là ils commencent par se couvrir de Penicillium album, ils *prennent le blanc*, ou *fleurissent*, disent les fromagers ; peu de temps après leur surface se met à rougir, ils *prennent le rouge* ; cette couleur est due à la présence de certains microbes qui ne peuvent vivre qu'en milieu alcalin : l'ammoniaque, toujours présente dans les caves, alcalinise suffisamment la surface du fromage pour permettre leur implantation. Et admirez comme certaines pratiques, ne relevant que de l'empirisme, se trouvent d'accord avec la théorie : quand un fromage tarde trop à prendre le rouge dans la cave, les cultivateurs le portent dans l'étable de la ferme, pour hâter sa coloration ; or l'atmosphère des étables est toujours riche en ammoniaque, dont nous venons de dire le rôle dans la production du rouge.

Le Roquefort doit la plus grande partie de ses qualités à la disposition des caves où il *mûrit*. En 1790 Chaptal écrivait :

« Ces caves sont adossées contre le rocher calcaire dont nous avons déjà parlé (le Larzac) ; quelques-unes sont même placées dans les crevasses ou grottes qui y sont naturellement ou artificiellement pratiquées ; un seul mur du côté de la rue est souvent tout ce que l'art a eu à faire : la grandeur de ces caves n'est pas énorme, il en est même de très petites. On aperçoit dans presque toutes des fentes de rocher par où s'introduit un courant d'air frais qui détermine le froid glacial qu'on y éprouve ; il n'y a même de bonnes caves que celles dans lesquelles ce courant se trouve établi ; ces courants se dirigent du sud au nord : il y a un petit nombre de caves qui reçoivent le courant de l'est ; mais les meilleurs sont ceux du sud. On a observé que plus l'air est chaud, plus le courant est froid et fort ; ces courants sont toujours assez sensibles pour souffler une bougie qu'on présente à l'ouverture. Cet air introduit par ces veines de rocher, s'échappe par la porte et y forme un courant très sensible. L'intérieur de ces caves est rempli de tablettes plus ou moins larges, sur lesquelles on dispose les fromages ; ces tablettes, placées contre les murs et dans le milieu, formant plusieurs étages, multiplient les surfaces et permettent d'y placer un plus grand nombre de fromages.

« La fraîcheur de ces caves est ce qui frappe le plus, et c'est en effet ce qui mérite le plus d'attention. » La température y est d'environ 8°. Depuis Chaptal les célèbres caves ont été agrandies et la prospérité de Roquefort n'a fait que croître.

Pendant une quinzaine de jours on sale toutes les quarante-huit heures les fromages mis en cave, puis on les transperce avec des aiguilles pour faciliter le développement du Penicillium glaucum dans l'intérieur de leur masse. Deux fois par mois, des femmes, les *cabanières*, en grattent la surface pour enlever les moisissures étrangères qui s'y implantent. La maturation est longue, elle demande quatre à cinq mois.

Le Gruyère passe huit à dix jours dans une cave fraîche à 10° et trois à quatre mois dans une cave chaude à 16-18° ; sans des soins constants, il s'altère.

Des laits fermentés. — Le *képhyr*, connu depuis des siècles dans le Caucase, est une boisson fermentée faite avec du lait ; importé récemment en Europe, il rend grand service à certains malades qui digèrent facilement sa caséine soluble.

Sa préparation est fort simple ; elle consiste à ensemencer le lait avec un levain particulier, soit emprunté à du képhyr en pleine fermentation, soit trouvé dans le commerce sous forme de petites boules dites *grains de képhyr*. La fermentation s'effectue à 12-15° dans des bouteilles résistantes bien fermées, par exemple des cannettes à bière ; au bout de vingt-quatre heures le képhyr est faible, au bout de deux jours, moyen, au bout de trois jours, fort.

Les éléments actifs du levain sont des levures et des ferments lactiques qui transforment le lactose du lait en alcool, acide carbonique et acide lactique ; la caséine est partiellement solubilisée. Aigrelet et alcoolique, le képhyr est une boisson gazeuse très agréable.

Le *koumyss* fabriqué dans le sud de la Russie, avec du lait de jument, ressemble beaucoup au képhyr.

Le *yoghourt* de Bulgarie est un lait ayant subi une fermentation lactique spéciale.

Les Microbes en tannerie

L'industrie de la tannerie transforme en cuir les peaux des animaux. Nombreuses sont ses méthodes de travail ; seules nous intéressent celles où les microbes jouent un rôle.

Avant de *tanner* à proprement parler les peaux, on leur fait subir une *préparation*.

Préparation des peaux. — Des abattoirs et des ateliers d'équarrissage les peaux arrivent à la tannerie extrêmement malpropres ; un traitement à l'eau les nettoie en leur rendant leur souplesse, les *reverdit,* dit-on en terme de métier.

Il s'agit ensuite d'en enlever les poils, de les épiler ; l'opération se fait à *l'échauffe* ou *à la chaux.* Rappelons, pour la compréhension de ce qui suit, que dans la peau on distingue deux couches, l'épiderme et le derme, et que la partie de l'épiderme en contact avec le derme a reçu le nom de *couche de Malpighi.*

Pour épiler une peau à *l'échauffe,* on provoque une putréfaction microbienne de la couche de Malpighi, putréfaction qui rend aisée la séparation du derme de l'épiderme. Tout naturellement une grande quantité de microbes divers se rencontrent dans les tissus en putréfaction ; certaines espèces ont été isolées, qui se sont montrées actives dans des essais de laboratoire ; mais d'autres encore inconnues le sont probablement aussi. Le travail de ces ouvriers exige une étroite surveillance, car beaucoup sont prêts à faire plus qu'on ne leur demande, à attaquer le derme après la couche de Malpighi.

Dans *l'épilage à la chaux,* les peaux sont immergées dans un lait de chaux, un *pelain* ; mais la chaux ne suffit pas à détacher complètement le poil ; à mesure que des matières azotées se dissolvent, des microbes pullulent et deviennent des agents très importants de l'épilage. Au sortir du bain un simple grattage suffit pour enlever les poils.

Quand l'épilage a été fait à la chaux, il faut éliminer celle-ci retenue très énergiquement par la peau avec une foule d'impuretés ; on se sert très souvent pour cela de *confits.*

Les confits les plus employés sont la fiente d'oiseau, la crotte de chien, ou le son. Vraisemblablement leur action est affaire de microbes et de produits microbiens. En même temps qu'ils effectuent le départ de la chaux, ils donnent de la souplesse à la peau. Dire que le résultat de la manipulation laisse souvent à désirer est presque superflu ; comment des fermentations aussi aléatoires pourraient-elles toujours marcher sans à-coups ?

Les tanneurs gagneraient peut-être beaucoup à remplacer les confits par des cultures microbiennes appropriées.

Tout est à reprendre, tout est à étudier.

Tannage. — Une fois préparées, les peaux sont traitées par des tanins végétaux, ou des matières minérales, qui les tannent. Les infiniment petits ne jouent de rôle que dans le tannage au tanin, le seul que nous envisageons ici.

Les peaux passent successivement dans plusieurs cuves dont le jus renferme de plus en plus de tanin ; les opérations demandent de six mois à un an pour le gros cuir.

Comme bien on pense, les microbes sont nombreux dans le jus des cuves ; bactéries, levures, moisissures, toutes travaillent sans relâche. Certaines levures et certaines bactéries sont fort utiles ; elles transforment les hydrates de carbone en acide acétique et surtout en acide lactique, qui neutralisent l'excès de chaux, gonflent la peau et aident à la fixation du tanin ; au contraire les moisissures, en décomposant le tanin en acide gallique, causent une perte au tanneur et il est difficile d'en débarrasser le cuir pendant la *sèche.* Bref il se passe une foule de transformations dont, il faut le reconnaître, l'industriel n'a ordinairement qu'à se louer, mais qui parfois lui causent des mécomptes.

La science serait bien avisée de pénétrer dans les tanneries.

TRANSFORMATION DES PRODUITS VÉGÉTAUX

Les microbes dans la boulangerie

De très bonne heure, l'homme eut l'idée de tirer des céréales un de ses aliments ; il mangea d'abord, comme les animaux, des grains crus, il les pulvérisa ensuite en les écrasant avec des pierres, plus tard il prépara des bouillies, des gâteaux de farine qu'il faisait cuire. Les Chinois passent pour avoir, les premiers, connu l'art de la panification, c'est-à-dire la fermentation de la pâte, mélange de farine et d'eau ; les Juifs au temps d'Abraham distinguaient le *pain* proprement dit du *pain azyme*, ou pain sans levain, et, lors de leur sortie d'Égypte, la fermentation du pain leur était manipulation courante; on lit en effet dans l'Exode: « Le peuple emporta sa pâte avant qu'elle fût levée ; ayant serré dans leurs manteaux les corbeilles qui la contenaient, ils les mirent sur leurs épaules..... Ils cuisirent en galettes non levées la pâte qu'ils avaient emportée d'Égypte ; car elle était sans levain, parce qu'ils avaient été chassés d'Égypte sans pouvoir tarder, ni prendre de provisions avec eux. »

Sous Auguste, les Romains mettaient chaque jour de côté un peu de pâte fermentée qui, le lendemain, leur servait de levain ; nous ne faisons pas autre chose aujourd'hui. Plus anciennement Grecs et Romains préparaient leur levain avec du son et du moût de raisin en fermentation ; le mélange pâteux desséché pouvait se conserver pendant tout le cours d'une année.

Remarque intéressante : chez chaque peuple, les progrès de la boulangerie ont suivi ceux de la civilisation ; n'a-t-il pas suffi par exemple de l'invasion des Barbares pour faire perdre aux Gaulois le secret de la fabrication du pain qu'ils tenaient des Phocéens ?

Fermentation du pain. — Tout le monde sait comment on fait du pain. Le boulanger prépare une pâte avec de la farine et de l'eau, il y incorpore du levain qui la fait lever, puis il cuit au four la pâte levée.

Qu'est-ce que le levain ? Tantôt un mélange de farine et de levure de bière, ou de levure préparée spécialement pour la panification, tantôt un fragment de pâte fermentée antérieurement et pétrie à plusieurs reprises avec de la farine et de l'eau.

Pétrie avec de la levure, dans le *travail sur levure*, ou avec de la pâte fermentée, dans le *travail sur levain*, la pâte est abandonnée à elle-même un certain temps, pendant lequel elle est le siège de phénomènes très remarquables ; des gaz se forment dans sa masse, qui la boursouflent, la creusent de cavités et finissent par se dégager au dehors en la criblant de trous ; la pâte a, dit-on, subi son *apprêt*, elle est levée. Dans la pratique, l'apprêt se fait en deux temps : un premier apprêt de vingt minutes environ est subi par la pâte dans le *pétrin*, ou dans un autre récipient dit *tour*, et un deuxième plus long, de trente-cinq minutes en moyenne, dans des corbeilles ou *panetons*.

Voici la pâte levée, prête à mettre au four, que s'est-il passé pendant son apprêt ? Le dégagement gazeux qui l'a transformée fait penser à un phénomène de fermentation, c'est-à-dire à un travail microbien. Portons sous le microscope un petit fragment de cette pâte ; à côté de grains d'amidon nous reconnaîtrons la présence de nombreuses cellules de levures et de bactéries. Quel rôle ont joué les unes et les autres dans la fermentation, c'est ce qu'il s'agit de déterminer.

Séparer et cultiver à l'état de pureté chacun de ces organismes est chose aisée en ayant recours aux méthodes usuelles de la microbiologie ; malheureusement, ceci fait, le problème n'est point résolu ; il faudrait suivre les transformations que chaque espèce imprime à la pâte et pour cela prendre celle-ci comme milieu de culture : mais un milieu de culture doit être stérile avant son ensemencement, or la stérilisation de la pâte est chose irréalisable ; la cuisson ne servirait à rien, car des phénomènes observés dans une culture sur pâte cuite nous n'aurions évidemment pas le droit de conclure ceux qui se dérouleraient dans une culture sur pâte crue.

Point n'est besoin d'en dire plus long pour expliquer combien la fermentation du pain est difficile à éclaircir et pour faire prévoir que l'on ne saurait prétendre dans son étude à la précision à laquelle nous ont habitués les méthodes pastoriennes.

Résumons ce que l'on sait sur le sujet.

Dans la pâte levée se trouvent plusieurs espèces de levures ; or les levures jouissent de la propriété de dédoubler le sucre en alcool et acide carbonique ; agissent-elles ainsi dans le pétrin du boulanger ? on peut hardiment répondre oui, parce que la pâte avant fermentation renferme du sucre, et après fermentation, de l'alcool et de l'acide carbonique.

Le rôle des bactéries, infiniment plus malaisé à élucider, est encore à peu de chose près très obscur ; en comparant l'acidité du pain à celle de la farine, on a trouvé la première dix fois plus considérable que la seconde, et l'augmentation d'acidité due surtout à l'acide lactique, aux acides acétique et butyrique ; ces acides, s'est-on dit alors, sont des produits fréquents de la vie des bactéries, donc dans la pâte fermentée ils n'ont pas une autre origine. Et voilà comment les bactéries qui accompagnent les levures sont regardées comme les agents d'acidification du pain. Jouent-elles un autre rôle ? on ne sait.

Aussi jusqu'à plus ample informé, envisage-t-on la fermentation panaire comme un faisceau de plusieurs fermentations. Aux levures est dû le grand dégagement d'acide carbonique qui détruit la compacité de la pâte, aux bactéries la production d'une saveur souvent très prisée.

La pâte, une fois levée, est cuite dans des fours. Les uns, très analogues à ceux des Anciens, sont chauffés d'une manière intermittente ; dans le four, est brûlé du bois, qui cède sa place à la pâte, quand les parois sont suffisamment chaudes. Les autres sont chauffés sans interruption par un foyer placé à côté d'eux.

Pendant la cuisson, quels changements subit le pain ?

La croûte devient résistante et dorée par un début de caramélisation de la pâte qui se produit à 200° ; ceci exige un four chauffé à 250-300° au moment de l'enfournement. Sous la croûte, au milieu de la masse pâteuse, la température s'élève lentement ; tant qu'elle est au-dessous de 40° les microbes continuent leur œuvre ; au-dessus de 40°, ils cessent de travailler et l'amidon se transforme peu à peu en empois ; l'amylase, seulement présente dans les pains contenant du son, saccharifie une partie de cet amidon (elle n'est détruite qu'à plus de 70°). La température s'élevant encore, l'eau se vaporise dans les cavités de la pâte et la mie se forme ; à la fin de la cuisson la partie centrale du pain est à 100°.

Le pain reste en moyenne trente minutes au four.

Pendant le refroidissement, la vapeur d'eau contenue dans les cavités de la mie se condense tandis que l'acide carbonique s'échappe par diffusion.

Le pain garde-t-il l'empreinte du levain qui a fait fermenter la pâte ? Voici ce que l'on observe : le pain travaillé sur levure présente de petits trous, parce que la levure n'a pas eu le temps de bourgeonner, sa mie devient vite friable, sa réaction plutôt neutre lui donne une saveur que d'aucuns trouvent un peu fade ; le pain travaillé sur levain est creusé de grandes cavités, sa réaction légèrement acide lui permet de se conserver longtemps, qualité précieuse pour la campagne où l'on ne boulange pas tous les jours.

Préparation de la choucroute

La choucroute est un aliment très goûté dans l'Est de la France, en Alsace et surtout en Allemagne. Elle n'est autre que le chou transformé par des infiniment petits.

De belles feuilles de chou blanc, nettoyées et lavées, sont coupées en lanières fines, puis mises dans de grands tonneaux (pouvant en contenir jusqu'à 100 quintaux) avec 1 à 2 pour 100 de sel marin ; des planches chargées de poids lourds pèsent sur elles. Sous la double influence du sel, qui par osmose soutire l'eau des feuilles, et de la pression, le jus sort en quantité énorme, et le chou perdant plus de 50 pour 100 de son poids est bientôt recouvert d'une épaisse couche liquide qui le soustrait au contact de l'air. Un abondant dégagement de gaz se produit, qui amène la formation de mousse.

La cuve du fabricant de choucroute est évidemment le siège de phénomènes de fermentation : mais de quelle nature sont ces phénomènes ?

Des moisissures, des levures, et des bactéries pullulent dans le jus de la choucroute.

Parmi les bactéries, celles qui transforment le sucre (la plante en renferme environ 4 p. 100) en acide lactique, les *ferments lactiques,* jouent un rôle prépondérant : en prenant largement possession du milieu, ils empêchent le développement des microbes nuisibles, comme les ferments butyriques, tout prêts à envahir la masse. Les levures attaquent la portion du sucre laissée intacte par les ferments lactiques et produisent de l'alcool et de l'acide carbonique. Quant à l'*Oïdium lactis,* seule moisissure présente pour ainsi dire, elle brûle une partie de l'acide lactique.

Quelle est la part des ferments lactiques et celle des levures dans la production de la choucroute ? Quelques bactéries banales interviennent-elles dans la production de sa saveur ? On ne sait.

Fermentation du tabac

Vous croyez peut-être qu'il suffit de dessécher des feuilles de *Nicotiana tabacum* pour obtenir du tabac bon à fumer ou à priser. Détrompez-vous. La simple dessiccation laisse subsister dans la plante des substances qui communiquent à la fumée une mauvaise odeur, et aussi une quantité de nicotine trop grande pour être inoffensive ; enfin, défaut plus grave, les feuilles de tabac, purement et simplement desséchées, sont totalement dépourvues d'arome.

C'est seulement au cours de longues manipulations que les feuilles acquièrent les qualités réclamées par les consommateurs.

Les feuilles sont desséchées, lentement si l'on veut un tabac foncé, rapidement si on le veut jaune clair, puis mises en tas et arrosées d'une quantité convenable d'eau ; pendant 40 à 60 jours le tas est de temps en temps retourné, les feuilles placées dessous sont ramenées dessus et inversement. Dans la masse végétale il se produit alors des fermentations et des phénomènes d'ordre purement chimique, la température monte à 40°, 50° et 55°.

En général on s'accorde à regarder les microbes comme les agents de la transformation du tabac, ou tout ou moins comme les auxiliaires des actions chimiques ; certains savants ont même prétendu avoir réussi à donner à des tabacs communs l'arome des tabacs de la Havane, en ensemençant les feuilles avec des cultures de microbes sélectionnés. Par contre d'autres savants ont dénié aux microrganismes un rôle actif, attribuant l'œuvre qui s'accomplit à des diastases et en particulier aux diastases oxydantes.

Il est fort probable que microbes et diastases travaillent utilement, et que, suivant les cas, tantôt les uns, tantôt les autres ont une action dominante ; ainsi s'expliquerait la diversité des modifications subies par le tabac, modifications qui se traduisent par des aromes différents.

Rouissage des plantes textiles

De certaines plantes, le lin, le chanvre, le jute, la ramie, l'homme tire le fil dont il tisse ses vêtements, dont il fait des cordes, des tapis, etc... Ici, comme dans la fermentation de la vendange, il a pour auxiliaires indispensables des microbes. Il ne connait pas encore maintenant tous les ouvriers qu'il emploie, mais il les sait nombreux et en a déjà distingué quelques-uns. Que font-ils au juste ?

La tige des végétaux textiles contient des cordons de fibres, ou cellules très allongées, que leurs parois fortement épaissies, et peu ou point lignifiées, rendent très solides et très souples tout à la fois ; ce sont elles qui forment la filasse. Ces cordons sont entourés de cellules dont les membranes, formées de substances pectiques, ne résistent point aux actions destructives de certains microrganismes. La transformation de ces substances pectiques et la mise en liberté concomitante des fibres constituent ce qu'on appelle le *rouissage*.

Deux modes de rouissage sont couramment employés, l'un se fait à l'air libre, l'autre sous l'eau, c'est-à-dire à l'abri de l'air.

Le cultivateur fait rouir le lin à l'*air libre*, ou comme on dit encore *à la rosée*, en étalant les plantes à la surface des prés en juillet, août et septembre, et en les y laissant séjourner longtemps. Il suffit d'examiner au microscope les tiges de lin couchées sur l'herbe depuis plusieurs jours, pour y découvrir de nombreux microbes; des essais de laboratoire prouvent que quelques-uns, aérobies naturellement, sont de très actifs agents de rouissage ; ils attaquent les matières pectiques, et font même plus : quand ils les ont épuisées, ils s'en prennent à la cellulose des fibres elles-mêmes, détruisant les fibres, ou la filasse si précieuse pour l'homme.

On procède au rouissage sous l'eau, en immergeant dans une mare, ou dans un cours d'eau, les plantes à rouir ; il semble qu'ici encore plusieurs microbes, tant aérobies qu'anaérobies, puissent travailler utilement.

En somme toute cette question est loin d'être connue ; rien ne dit par exemple que plusieurs organismes différents ne doivent pas se succéder sur les chantiers de démolition pour mener à bien la préparation des fibres textiles.

CHAPITRE XII

LES MICROBES EN AGRICULTURE

La destruction de la matière organique est une condition *sine qua non* de l'entretien de la vie à la surface du globe.
TRANSFORMATION DES MATIÈRES HYDROCARBONÉES. — Fermentation du fumier.
TRANSFORMATION DES MATIÈRES AZOTÉES. — Destruction de la matière organique azotée dans les cadavres des animaux, dans le fumier. Nitrification : microbes nitrifiants, microbes dénitrifiants. Fixation de l'azote atmosphérique par les végétaux : microbes fixateurs d'azote libre, fixation de l'azote libre par les légumineuses.

Des microbes jouer un rôle en agriculture ? Des microbes aider l'homme dans la fumure des terres ? La chose est invraisemblable, diront certaines gens avec un sourire légèrement sceptique. Rien n'est cependant plus vrai ; si des microbes ne prêtaient pas leur appui au cultivateur, celui-ci ne ferait rien qui vaille ; bien plus, si le sol n'était pas peuplé de microbes très actifs, les êtres vivants disparaîtraient de la surface du globe.

Voici une plante qui croît, elle puise son azote parfois dans l'air, presque toujours dans les nitrates (rarement dans les sels ammoniacaux) du sol et, grâce à sa chlorophylle, elle prend son carbone à l'acide carbonique de l'atmosphère ; en incorporant carbone et azote à ses tissus, elle les revêt de formes nouvelles, elle les *organise* ; après sa mort, ces deux éléments fixés dans des combinaisons organiques ne peuvent, tels quels, nourrir des végétaux. Que les choses recommencent ainsi constamment, que chaque génération retire de la circulation une certaine quantité de carbone et d'azote, et bientôt, les réserves de notre monde n'étant pas illimitées, la vie sera impossible pour le règne végétal ; du même coup du reste s'éteindra le règne animal dont les aliments sont les plantes.

Pour l'entretien de la vie, il faut donc qu'à un moment donné le carbone et l'azote des combinaisons organiques fassent retour à des composés minéraux assimilables, eux, par les végétaux. Cette tâche est dévolue à des infiniment petits.

Il s'agit ici de phénomènes de la plus haute importance, nous touchant d'aussi près que ceux qui ressortissent aux maladies contagieuses, nous n'étonnerons point en disant que la découverte en est due à Pasteur. Dès 1863 il écrivait :

« La combustion lente des matières organiques après la mort, quoique réelle, est à peine sensible lorsque l'air est privé des germes des organismes inférieurs. Elle devient rapide, considérable, sans comparaison avec ce qu'elle est dans le premier cas, si les matières organiques peuvent se couvrir de mucédinées, de mucors, de bactéries, de monades. Ces petits êtres sont des agents de combustion dont l'énergie, variable avec leur nature spécifique, est quelquefois extraordinaire, témoin l'exemple saisissant de la combustion de l'alcool, de l'acide acétique, du sucre, par les mycodermes que j'ai fait connaître, il y a une année, à l'Académie.

« Les principes immédiats des corps vivants seraient en quelque sorte indestructibles si l'on supprimait de l'ensemble des êtres que Dieu a créés les plus petits, les plus inutiles en apparence. Et la vie deviendrait impossible, parce que le retour à l'atmosphère et au règne minéral de tout ce qui a cessé de vivre serait tout à coup suspendu. »

Les infiniment petits exécutent là un travail extrêmement complexe, ils doivent se mettre à plusieurs pour le mener à bien. Les uns disloquent la matière organique, c'est-à-dire transforment son carbone en acide carbonique, et son azote en ammoniaque ; d'autres viennent qui, oxydant cette ammoniaque, en font de l'acide nitrique, bien meilleur aliment pour les végétaux que l'ammoniaque ; d'autres enfin prennent l'azote de l'air et en nourrissent certaines plantes. Bref, destruction de matière organique, nitrification d'ammoniaque, fixation d'azote atmosphérique dans les végétaux, tout ce travail gigantesque, ce travail d'Hercule, est mené à bien par des microbes.

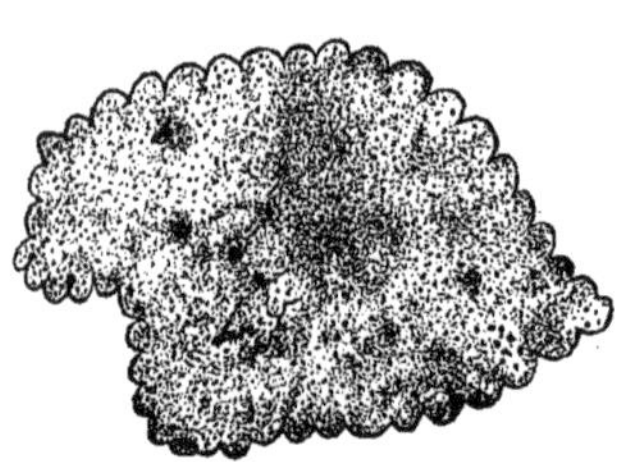

Fig. 154. — Coupe d'une racine de plante fossile : les points noirs sont des microbes parasites dans les tissus de la plante.

Quitte à passer pour paradoxal et en forçant un peu la note, on peut dire qu'à un certain point de vue, la vie naît de la mort et que ce sont ces êtres ignorés de l'homme jusqu'au jour où le génie de Pasteur les a aperçus, qui rendent possible la renaissance constante de la vie.

Puisque l'existence de tous les êtres vivants est intimement liée à celle des microrganismes, on est amené à croire que les uns et les autres ont apparu en même temps sur la terre ; c'est en effet ce que la paléontologie a pu établir ; des microbes ont été découverts dans les os des animaux fossiles, dans les végétaux de la houille (fig. 154).

TRANSFORMATION DES MATIÈRES HYDROCARBONÉES

Que les substances hydrocarbonées soient transformées par les microbes, la chose ne fait point de doute, tant elle ressort de tout ce que nous avons dit jusqu'ici sur les fermentations, mais examinons-la de près.

En général, un microrganisme donné est incapable d'effectuer à lui seul la transformation en acide carbonique de tout le carbone d'un composé organique complexe ; il faut pour réaliser cette transformation les efforts successifs de plusieurs espèces microbiennes, dont chacune ne fait descendre à ce carbone qu'un échelon de l'échelle de destruction, et prépare le travail à celle qui la suit.

Pour prendre un exemple dans les choses de l'agriculture : Voici des noix de galles qui se mettent à pourrir sur le sol ; leur tanin va devenir la proie de microbes : Penicillium, Aspergillus vont l'attaquer et le dédoubler en acide gallique et glucose ; qu'une levure tombe ensuite sur ce glucose, elle en fera de l'alcool et de l'acide carbonique, vienne alors à passer un ferment acétique et l'alcool sera métamorphosé en acide acétique, puis en acide carbonique, le ferment acétique pouvant à défaut d'alcool brûler l'acide acétique.

Bien entendu on ne connaît point tous les microbes du sol, seules quelques espèces ont été étudiées. Le rôle qu'elles jouent dans la formation du fumier et sa transformation dans le sol intéressent particulièrement l'agriculteur.

Fermentation du fumier. — Pendant des siècles les terres cultivées n'ont reçu d'autre fumure que le fumier de ferme, l'engrais encore à l'heure actuelle le plus employé. Or le fumier est constitué par les déjections solides et liquides des animaux de la ferme, mélangées avec les débris végétaux, paille, fougère, feuilles, etc... qui forment les litières, toutes substances incapables, nous le savons, de nourrir des plantes. A quoi tient donc l'heureuse influence exercée par le fumier sur les récoltes? A des substances réellement nutritives que des infiniment petits produisent dans sa masse.

Une observation très grossière permet de juger l'énergie des réactions chimiques en jeu : imitez Dehérain, plongez un thermomètre à différentes hauteurs dans un tas de fumier, vous relèverez les températures suivantes :

Au haut du tas.	68-70°
Au milieu du tas.	35°
Au bas du tas.	25°

et vous aurez la certitude que des combustions très intenses se donnent carrière dans la masse.

Ces combustions disloquent les matières hydrocarbonées et les matières azotées.

Les matières hydrocarbonées du fumier sont constituées par de la cellulose, des gommes, de la vasculose, des matières grasses et de petites quantités de sucres. L'attaque de toutes ces substances par des microbes aérobies et anaérobies s'accompagne d'un dégagement gazeux caractéristique ; en bas du tas de fumier il s'agit d'un mélange d'acide carbonique et de formène, ou gaz des marais, en haut, d'un mélange d'acide carbonique, de formène et d'hydrogène. Rapprochement fort intéressant pour nous : le formène est précisément le gaz dont les bulles viennent crever à la surface de l'eau, quand on agite la vase du fond des marais ; ainsi nous est révélé le travail auquel se livrent les infiniment petits dans les marécages où tombent des débris végétaux.

Dans le fumier *fait,* une grande partie des hydrates de carbone a disparu, leur carbone ayant été transformé en acide carbonique ; le plus résistant, la vasculose, s'est mieux défendue ; mise en liberté par la dissolution de la cellulose, elle s'est partiellement dissoute dans le jus du fumier, en produisant cette matière noire, regardée par tous les agriculteurs, comme éminemment fertilisante.

TRANSFORMATION DES MATIÈRES AZOTÉES

Elle se fait en deux stades : la gazéification en ammoniaque de l'azote de la matière organique précède naturellement la nitrification de l'ammoniaque.

Destruction de la matière organique azotée. — Elle se fait en tous les points de la surface de la terre, partout où la vie abandonne le corps des êtres vivants ; s'il s'agit du cadavre d'un animal, elle est en général accompagnée d'un dégagement de gaz nauséabonds et prend le nom de *putréfaction* ; la décomposition des tissus végétaux, qui d'ordinaire met en liberté des gaz d'odeur beaucoup moins infecte, porte plutôt le nom de *pourriture*.

« Demandons-nous comment revient à la nature inorganique, comment fait retour à l'atmosphère et à l'eau le cadavre d'un animal abandonné à lui-même. Le tableau général de l'action qui intervient est facile à tracer.

« ... Dans les conditions ordinaires, le corps de l'animal est fermé à l'introduction des germes des êtres inférieurs. Ce n'est point par là que commence l'attaque. Elle vient de l'extérieur et du canal digestif. Toute la surface de l'animal est couverte de poussières que l'air charrie, parmi lesquelles nous savons qu'il y a des germes de microbes. Mais le canal intestinal est rempli dans toute sa longueur non plus seulement de germes, mais de vibrions tout développés que Leuwenhœck avait déjà aperçus. Ces vibrions ont une grande avance sur les germes de la surface. Ils sont producteurs de diastases qui peuvent liquéfier non seulement la caséine, mais la fibrine. Ils tapissent la paroi et remplissent l'intérieur d'un tube beaucoup moins résistant que la peau. Ils pénètrent même ...dans la profondeur de certains conduits débouchant dans l'intestin, par exemple dans le canal pancréatique. Ils se trouvent donc à l'état vivant en présence de cellules mortes dont les réactions ont changé, que le sang n'anime plus. C'est par elles que commence la dissolution des tissus. Une fois le canal digestif perforé, les êtres microscopiques arrivent au contact des organes. Là, les mêmes diastases agissent encore. La fibrine commence par se ramollir, et se transforme ensuite en une sorte de bouillie nutritive. C'est le même phénomène que celui de la dissolution du caséum, accompli en vertu du même mécanisme. Des gaz putrides se dégagent ; la peau, résistante jusque-là, se gonfle après s'être ramollie et se déchire. L'air peut désormais pénétrer dans la masse en décomposition, et ici encore, grâce au concours des aérobies et des anaérobies, tout ce qui était matière organique insoluble dans l'eau sera devenu, au bout d'un temps plus ou moins long, de l'eau, du carbonate d'ammoniaque soluble dans l'eau, de l'acide carbonique et d'autres gaz qui passeront dans l'air, enfin une masse de cendres dont la partie insoluble seule ne rentrera pas d'elle-même, ou ne rentrera que très tardivement dans la grande circulation à laquelle s'alimente toute vie à la surface du globe. » (Duclaux.)

La décomposition des cadavres introduit dans le sol des substances nutritives pour les plantes, mais en petites quantités ; celle des tissus végétaux, qui met en jeu une masse bien plus considérable de matériaux, est d'une tout autre importance pour l'agriculteur.

Les matières organiques azotées du fumier sont formées d'albuminoïdes et de substances diverses au nombre desquelles figurent l'acide urique, l'acide hippurique, l'urée. Leur dislocation a ce caractère commun avec celle des matières hydrocarbonées de s'accomplir progressivement ; chaque microbe ne la fait avancer que d'un pas et prépare la besogne au suivant. Les fermentations, tant aérobies qu'anaérobies, mettent l'azote sous forme d'ammoniaque qui, se combinant avec l'acide carbonique provenant de la transformation du carbone, donne naissance à du carbonate d'ammoniaque (de nombreuses espèces microbiennes décomposent d'ailleurs directement l'urée et l'acide urique en carbonate d'ammoniaque). Or ce sel exposé à l'air se dissocie spontanément, en dégageant de l'acide carbonique et de l'ammoniaque ; et alors l'azote, l'élément fertilisant par excellence, se perd dans l'atmosphère. Le cultivateur doit donc prodiguer des soins incessants à son fumier, s'il ne veut voir son ammoniaque, c'est-à-dire une partie de sa richesse, s'envoler dans les airs ; ces soins sont simples, ils se réduisent à des arrosages fréquents du tas de fumier avec le purin qui s'en écoule ; l'acide carbonique, maintenu ainsi dans la masse, empêche la dissociation du carbonate d'ammoniaque et conserve à l'engrais toutes ses qualités.

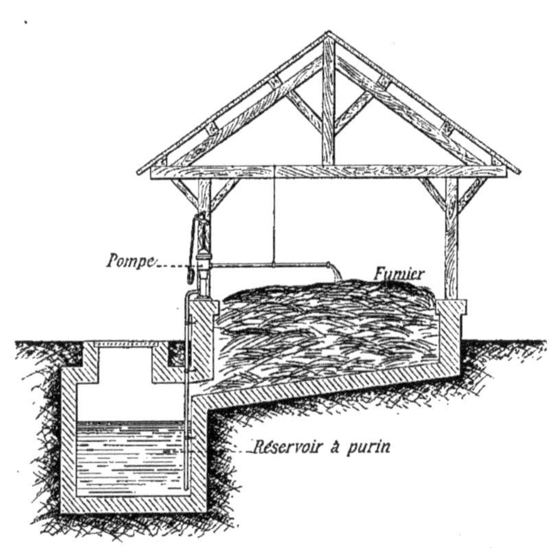

Fig. 155. — Fosse à fumier, disposée pour l'arrosage du fumier avec le purin.

Nitrification. — L'azote des matières organiques a subi une première transformation qui en a fait de l'azote ammoniacal, il en éprouve bientôt une seconde, dite *nitrification,* au cours de laquelle l'ammoniaque s'oxyde et se change en acide nitrique, ou plutôt en nitrates car aussitôt produit l'acide nitrique se combine aux bases du sol.

Déjà en 1862, Pasteur prévoyait la place des infiniment petits dans ces phénomènes ; parlant de l'oxydation de l'alcool par le ferment acétique, il écrivait :

« Il me paraît nécessaire de reprendre au point de vue de ces nouvelles idées, tout ce qui concerne la nitrification. » Mais c'est seulement en 1877 que MM. Schlœsing et Muntz démontrèrent l'existence de *microbes nitrifiants* : prenant de la terre où s'effectuait une active nitrification, ils la chauffèrent à 110° et reconnurent qu'il ne s'y produisait plus de nitrates, tandis qu'il suffisait de lui ajouter un peu de terre non chauffée pour lui redonner son pouvoir nitrifiant ; quelque chose de vivant, capable de déterminer la nitrification, en d'autres termes des microbes nitrifiants, habitait donc le sol. Ces microbes, quels étaient-ils ? MM. Schlœsing et Muntz ne réussirent point à les isoler. La tâche fut menée à bien par un bactériologiste russe, M. Winogradsky, dont les belles recherches firent connaître tout ce que l'on sait aujourd'hui sur l'origine des nitrates.

La formation des nitrates dans le sol se fait en deux temps : une première oxydation transforme l'ammoniaque en acide nitreux, une deuxième, fixant de l'oxygène sur l'acide nitreux, change celui-ci en acide nitrique. Chacun de ces deux degrés d'oxydation est l'œuvre de microbes spéciaux : le premier, celle des *ferments nitreux*, le second, celle des *ferments nitriques*.

On connaît plusieurs espèces de ferments nitreux, les unes en forme de bâtonnets courts, *Nitrosomonas europœa* trouvée dans la terre d'Europe, d'Afrique, du Japon et *Nitrosomonas javanica* couverte de cils, les autres en forme de coccus, *Nitrosococcus de Quito* ; tous ces êtres s'alimentent d'une façon très particulière qui leur donne une place à part dans le monde des microbes, ils prennent leur carbone, non point à la matière organique, mais à l'acide carbonique des carbonates. De ferments nitriques, on n'a pu en trouver qu'une seule espèce, le *Nitrobacterium*. Les uns et les autres abondent dans la nature, on en a rencontré jusque sur le Pic du Midi.

Les ferments nitreux et nitriques travaillent simultanément côte à côte, ceux-là préparant les matériaux à ceux-ci ; aucun ne touche à l'azote organique, leurs efforts se portent exclusivement sur l'azote ammoniacal.

L'oxydation de l'ammoniaque exige de grandes quantités d'oxygène, c'est donc dans les terres meubles qu'elle se fera le mieux et l'agriculteur favorisera beaucoup la tâche des ferments nitrifiants en veillant à l'aération de son sol ; les terres fortes, argileuses, seront soigneusement travaillées et drainées, l'accumulation de l'eau empêchant la circulation de l'air ; elles recevront du fumier incomplètement fait, dont les brins de paille en écartant les mottes de terre ménageront à l'oxygène l'accès des couches profondes ; le fumier fait, où toute la paille est solubilisée, sera réservé de préférence aux terres légères, meubles.

D'une manière générale, l'évolution de la matière organique à la surface du globe commande que toute substance, élaborée par un être, soit alimentaire pour un autre. Chez les microbes en particulier cela se vérifie couramment ; le ferment acétique détruit l'alcool sécrété par la levure, les moisissures des fromages brûlent l'acide produit par les ferments lactiques. Nous devons donc nous demander si pareille chose n'arrive pas pour l'acide nitrique, s'il n'y a pas de par le monde des microbes anéantissant l'œuvre des ferments nitrifiants.

Or, en 1873, M. Schlœsing remarqua qu'une terre humide maintenue en vase clos perd peu à peu ses nitrates en dégageant de l'azote ; environ dix ans après, MM. Dehérain et Maquenne s'étant assurés que les nitrates subsistent indéfiniment dans une terre chauffée à 100° pour commencer à disparaître le jour où on ajoute à cette terre stérilisée un peu de terre qui ne l'a pas été, furent à même de conclure : la *dénitrification* est affaire de cellules vivantes, il existe des microbes dénitrifiants au même titre que des microbes nitrifiants. Ces êtres sont d'ailleurs nombreux ; MM. Gayon et Dupetit nous en ont fait connaître quelques espèces ; les unes enlevant peu d'oxygène à l'acide nitrique le transforment en acide nitreux, d'autres agissant plus énergiquement dégagent du bioxyde d'azote, du protoxyde d'azote et même de l'azote.

Mais, vous dites-vous peut-être, ces microbes si nuisibles aux intérêts de l'agriculteur doivent être au moins rares ; détrompez-vous, ils sont au contraire fort répandus ; la paille, le fumier surtout, en renferment un grand nombre, et, s'ils ne commettent pas de méfaits constants, cela tient aux mauvaises conditions dans lesquelles ils se trouvent d'ordinaire. Aérobies pour la plupart, ils prennent de l'oxygène aux nitrates, ils les *réduisent*, quand l'oxygène gazeux leur fait défaut et qu'ils peuvent consommer des hydrates de carbone ; le tassement du sol, en contrariant la pénétration de l'oxygène, favorise la dénitrification ; aussi, comprend-on immédiatement qu'en ameublissant ses terres l'agriculteur, qui facilite l'action bienfaisante des ferments nitrifiants, contrarie du même coup le travail redoutable des microbes dénitrifiants. Puis toutes les matières hydrocarbonées ne peuvent satisfaire aux besoins de ces êtres nuisibles, celles du fumier *frais* leur conviennent tout à fait, celles du fumier *fait* fort mal ; et voilà pourquoi du fumier frais enfoui dans un sol mal aéré, dénitrifie très activement, tandis que du fumier fait, mis dans une terre bien ameublie, ne dénitrifie pour ainsi dire point.

Microrganismes nitrifiants et dénitrifiants sont toujours en lutte, mais, dans les conditions ordinaires de la culture, les premiers l'emportent sur les seconds.

Fixation de l'azote atmosphérique par les végétaux. — Les phénomènes dont il s'agit ici ne rentrent que partiellement dans l'étude des transformations de la matière organique des plantes, car rien n'autorise à affirmer que tout l'azote de l'air ait fait, tôt ou tard, partie intégrante des tissus vivants. Cependant, sachant que certains végétaux, tels les microbes dénitrifiants, dégagent de l'azote, nous pouvons très logiquement examiner ici le rôle de l'azote atmosphérique dans la végétation.

Tout d'abord ce rôle existe-t-il? Les agronomes n'avaient pas attendu les découvertes récentes pour en être convaincus, tant certains faits typiques le leur donnaient à penser. Enlevées aux prairies de montagnes où les troupeaux ne pâturent que quelques mois, de grandes quantités d'azote descendent dans les plaines sous forme de fromages, de laine, de viande d'animaux engraissés et, bien que les déjections des animaux constituent la seule fumure du sol, celui-ci s'enrichit en azote ; les forêts perdent beaucoup d'azote avec le bois des coupes, et cependant, sans recevoir jamais aucune substance fertilisante, elles ne s'épuisent pas. Les résultats d'expériences précises parlent dans le même sens : Boussingault reconnut qu'une terre sur laquelle les engrais avaient, en cinq ans, apporté 182,1 kilogrammes d'azote par hectare, s'en est vu enlever 338,7 kilogrammes dans ses récoltes, sans être appauvrie, loin de là. La seule explication rationnelle de tous ces faits consiste à admettre que le sol reçoit constamment de nouveaux apports d'azote. D'où peuvent-ils lui venir? D'un réservoir colossal, de l'atmosphère ; l'on sait de plus que la fixation, dans le sol, de l'azote de l'air a pour artisans des microbes accomplissant leur tâche soit seuls, soit avec l'aide de certaines plantes supérieures, les légumineuses.

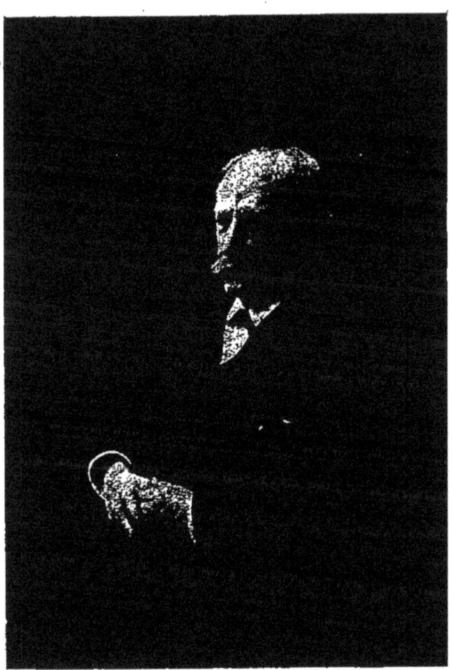

Fig. 156. — Berthelot.

Fixation de l'azote atmosphérique par les microbes. — Ce sont les expériences de Berthelot qui l'ont établie irréfutablement; admirablement conduites, elles ont d'abord démontré l'incorporation au sol de l'azote de l'atmosphère, puis, en pénétrant le mécanisme de cette fixation, elles ont révélé l'existence de microbes, suffisant à eux seuls à une tâche aussi ardue.

Faire connaître ces microrganismes, ou du moins l'un d'entre eux, M. Winogradsky y réussit; ses longues recherches aboutirent à l'isolement d'une bactérie, le *Clostridium Pasteurianum*, anaérobie strict, prenant à l'air de l'azote, comme les autres êtres y prennent de l'oxygène. La découverte du Clostridium Pasteurianum fut suivie de celles de plusieurs microbes doués de propriétés analogues, les *Azotobacters*.

Tous édifient leurs cellules avec l'azote de l'air; agriculteurs minuscules, ils enfouissent dans le sol cet azote, comme le cultivateur y enterre celui de son fumier.

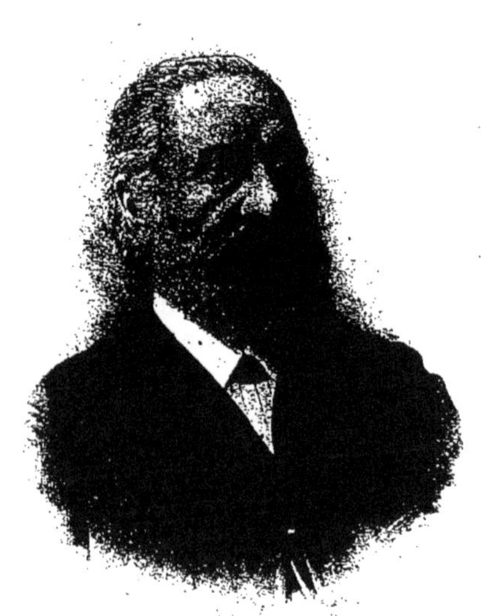

Fig. 157. — Hellriegel.

Fixation de l'azote atmosphérique par les légumineuses. — Il y a bien longtemps que les cultures de luzerne, trèfle, pois, lupin, sainfoin, etc..., toutes plantes de la famille des Légumineuses, passent pour améliorer la terre. Vous venez de récolter de la luzerne dans un champ, semez-y du blé, et, sans prendre la peine de mettre dans le sol aucun engrais azoté, vous pourrez faire une belle moisson; la terre est si peu épuisée que les céréales y pousseront plusieurs années de suite, ne réclamant aucun apport d'azote.

Quel pouvoir mystérieux possèdent les légumineuses? Renferment-elles moins d'azote que les autres plantes? Point, cet élément est fort abondant dans leurs tissus. D'où peut donc provenir l'azote qu'elles assimilent, l'azote dont elles enrichissent la terre? Évidemment d'une seule source, de l'atmosphère.

Déjà en 1850, Georges Ville avait été ainsi amené à attribuer à l'azote de l'air une part dans la végétation de certaines plantes, mais Boussingault avait eu beau jeu à contrecarrer des vues appuyées sur des expériences de réussite fort aléatoire. La discussion resta en suspens entre les deux agronomes; le fait seul des propriétés améliorantes des légumineuses subsista indéniable.

L'obscurité qui régnait sur le phénomène fut dissipée en 1886 par deux savants allemands, MM. Hellriegel et Wilfarth; elle ne pouvait l'être plus tôt, car il fallait pénétrer des actions microbiennes et pour cela attendre la venue de Pasteur.

Arrachez du sol, dirent MM. Hellriegel et Wilfarth, des pieds de légumineuses, vous trouverez sur leurs racines de petits tubercules, des *nodosités* (fig. 159 et 160) dont le tissu est farci de bactéries ; c'est grâce à la présence de ces nodosités que les plantes prennent de l'azote à l'air. Semez des pois dans un sol stérilisé par la chaleur et dépourvu de substances azotées, les plantes ne tarderont pas à périr sans présenter de

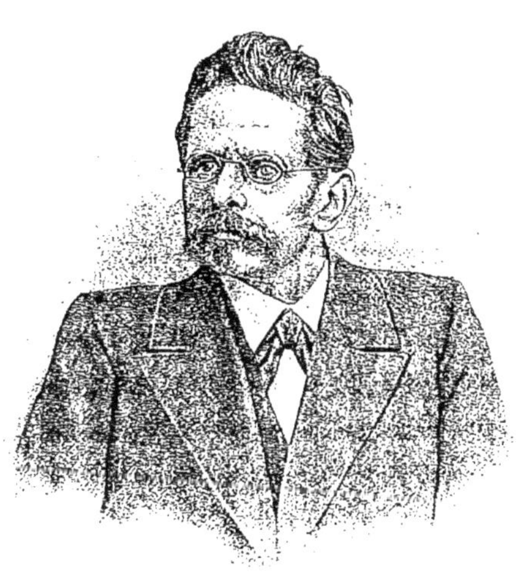

Fig. 158. — Wilfarth.

tubercules sur leurs racines ; ajoutez à ce sol un peu de terre prise dans un champ où ont poussé des légumineuses, et vous verrez les pois se développer très vigoureusement, en même temps qu'ils porteront des nodosités ; auriez-vous eu la précaution avant de la répandre sur le sol stérilisé de faire bouillir cette terre, vous lui auriez enlevé du coup sa vertu fertilisante.

Un principe vivant est donc dans la terre, qui provoque la formation des précieux tubercules ; ceux-ci sont remplis de bactéries, par suite le principe vivant et les bactéries ne font qu'un.

Cultivés en cultures pures, étudiés sous maints aspects différents, ces microbes ont livré le secret de leur travail : M. Mazé en les cultivant dans un milieu sucré très pauvre en azote, a fait voir qu'ils fixaient l'azote de l'air et qu'il existe un rapport constant entre l'azote fixé et le sucre consommé.

Du sol, ils pénètrent, fins bacilles, dans les poils absorbants de la racine des légumineuses, et déterminent la formation d'un petit tubercule. Ils jouent alors le rôle de parasites et la plante se défend victorieusement contre eux, si elle ne manque pas d'un bon aliment azoté comme l'azote nitrique ; se trouve-t-elle au contraire manquer d'azote comme c'est presque constamment le cas, les bacilles se multiplient, se renflent, se ramifient en Y ou en T, en même temps que se forment dans le tubercule des faisceaux libéro-ligneux en relation avec le système vasculaire de la plante ; tous ces changements morphologiques s'accompagnent de phénomènes physiologiques très importants ; les bacilles ramifiés, ou *bactéroïdes*, vont continuer à vivre aux dépens des substances hydrocarbonées de leur hôte, mais lui rendront en échange un immense service, celui de prendre de l'azote à l'air et de lui en préparer un excellent aliment. Légumineuse et microbes s'entendent dès lors à merveille, la plante prend du carbone à l'air et en cède une partie aux infiniment petits qui, eux, puisent dans le même air de l'azote et l'offrent à leur hôte. En cultivant des pois dans du sable privé d'azote et dans une atmosphère dont l'azote était soigneusement mesurée, MM. Schlœsing fils et Laurent ont trouvé qu'à la fin de l'expérience la quantité d'azote manquant dans l'air était égale à celle fixée par la plante.

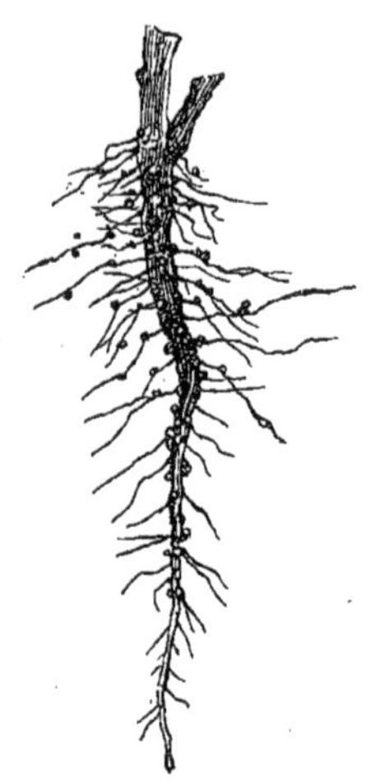

Fig. 159. — Racine de légumineuse portant des nodosités.

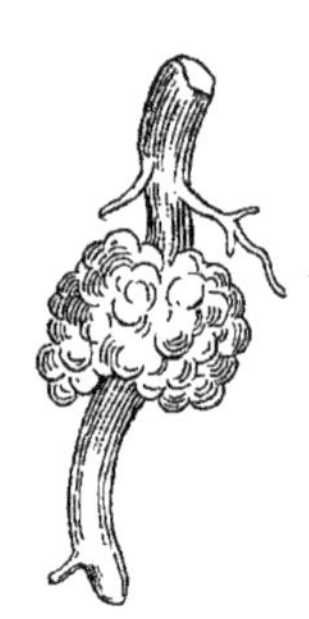

Fig. 160. — Nodosité sur une racine de légumineuse fortement grossie.

Ainsi s'explique d'une manière parfaite le phénomène qui avait tant intrigué Georges Ville et Boussingault.

De toutes ces belles découvertes on a voulu sans tarder faire profiter la pratique agricole ; les microbes des nodosités, s'est-on dit, remplacent en quelque sorte un engrais azoté, ils devraient donc, ajoutés à certaines terres, les améliorer. De cette idée naquit la préparation de la *nitragine*. MM. Nobbe et Hiltner ont donné ce nom à des cultures de microbes, retirés par eux des nodosités, cultures dont ils ont préconisé l'épandage sur des sols destinés à des semis de légumineuses.

Les premières expériences faites sur l'utilité de la nitragine n'ont pas été concluantes ; de nouvelles, entreprises depuis peu, semblent l'être davantage. L'avenir prononcera.

Avant de quitter ce chapitre, où le travail des microbes du sol apparaît si grand, qu'il nous soit permis de faire remarquer quel appui la connaissance des infiniment petits est venue apporter aux idées de Boussingault sur la valeur du fumier. L'illustre chimiste allemand Liebig, frappé de la grande quantité d'azote contenue naturellement dans le sol, regardait comme insignifiante celle apportée par les fumures, et concluait que le fumier n'agissait sur la végétation que par ses matières minérales. Boussingault répliquait avec beaucoup d'humour : « S'il faut en croire M. Liebig, si les parties minérales des engrais sont seules utiles, nous sommes, il faut le reconnaître, nous autres cultivateurs, de bien grands maladroits. Depuis des centaines d'années, nous nous donnons la peine de transporter péniblement nos fumiers de la ferme aux champs, nos attelages nous coûtent cher ; faisons mieux, brûlons nos fumiers, nous aurons ainsi une toute petite quantité de cendres et, pour le transport, une brouette fera l'affaire. »

Sans diminuer le moins du monde le rôle fertilisant de la matière organique du fumier, nous avons le droit de dire que les microbes véhiculés avec elle dans les champs ne sont pas moins utiles. Boussingault ignorait leur existence, mais, à son insu, les infiniment petits contribuaient à motiver la justesse de ses vues.

CHAPITRE XIII

EPURATION DES EAUX D'ÉGOUT

L'homme doit éloigner le plus rapidement possible de son voisinage toutes les immondices qu'il crée ; difficulté de cette évacuation.

Évacuation des matières usagées. — Que devenaient autrefois les immondices dans les villes ? les égouts de Rome, l'assainissement des villes romaines, le pavage des rues de Paris date de Philippe-Auguste, l'assainissement de Paris, Berlin, Londres, New-York pendant la première moitié du XIXe siècle. — Disposition actuelle des égouts à Paris et en quelques grandes villes.

Des divers traitements que l'on fait subir aux immondices. — Épuration des eaux d'égout par les fleuves : ce qu'était la Seine à l'époque où elle recevait les eaux d'égout de Paris. — Épuration des eaux d'égout par le sol. Épandage agricole : l'épandage agricole de la Ville de Paris, l'épandage agricole en Allemagne et en Angleterre, l'épandage agricole et la santé publique. Épuration par le sol nu. Épuration par lits bactériens : expériences du Dr Calmette à Lille.

Par les nécessités de sa vie physiologique, l'homme accumule autour de lui des eaux ménagères, ordures, déjections, etc..., bref des immondices de toutes sortes ; riches en matière organique, ces substances sont une proie toute désignée pour les microbes, dont les uns dégagent des odeurs pestilentielles de putréfaction, tandis que d'autres constituent par leur pouvoir pathogène un danger pour les êtres vivants. L'homme doit donc fuir un voisinage aussi redoutable, en d'autres termes éloigner de lui tout ce qui constitue les déchets, les résidus de sa vie animale.

La chose est relativement aisée à la campagne, où les habitations sont clairsemées et les immondices relativement peu abondantes sur un point donné ; elle est infiniment plus complexe dans les villes dont le sous-sol devient rapidement un véritable fumier pour peu que l'on n'y prenne garde. Dans une agglomération de 100 000 habitants, se produisent chaque année 3 316 tonnes de matières fécales et 42 829 tonnes d'urine (d'après Frankland), concluez-en la quantité d'immondices formées dans les immenses cités actuelles, Londres, Paris, Berlin, New-York, etc..., et vous comprendrez que l'enlèvement de toutes les matières usagées soit souvent un problème des plus ardus posé aux ingénieurs.

Si l'évacuation des immondices est une difficulté, que dire du traitement à leur faire subir. Où les conduire ? Qu'en faire ? Voilà des matières d'un voisinage extrêmement désagréable, dangereux même ; vous concevez que les gens sur les terres de qui vous allez vouloir les répandre, protesteront avec la dernière énergie, et non sans raison il faut l'avouer ; les voulez-vous jeter à la rivière qui traverse presque toutes les grandes villes, ce sont les riverains qui feront entendre leurs réclamations indignées. Puis, toute question d'assainissement se double d'une question budgétaire. Débarrasser une grande ville de ses ordures coûte cher ; or ces ordures sont riches en azote que les microbes ne demandent qu'à transformer en excellents engrais dont la vente est rémunératrice ; n'est-il pas dommage de jeter à la rivière l'azote tant recherché par l'agriculteur ?

La solution donnée à toutes ces questions a varié avec les progrès de la science, il est intéressant d'en suivre l'histoire.

L'*évacuation des matières usagées* d'une grande ville et leur *épuration* nous occuperont successivement.

Évacuation des matières usagées

Ces matières sont solides ou liquides ; autrefois on évacuait les unes et les autres par des procédés spéciaux, aujourd'hui on les réunit la plupart du temps pour les enlever dans une même opération. Pourquoi cette dernière manière de faire est-elle préférable, c'est ce que saura le lecteur après avoir lu ce chapitre. Avant d'exposer les méthodes qui réunissent actuellement les suffrages des hommes compétents, il nous semble indispensable de dire quelques mots de l'assainissement des villes anciennes au point de vue spécial qui nous occupe ; la comparaison des états de choses ancien et récent fera juger des progrès réalisés par l'hygiène.

Que devenaient autrefois les immondices dans les villes ? — On ne trouve point trace d'égout dans les ruines d'Athènes et rien dans les écrivains anciens ne fait croire qu'il en ait existé ; selon toute vraisemblance, les immondices quittaient très difficilement et très lentement le voisinage des maisons.

Il en fut tout autrement à Rome ; entre les collines de la Ville éternelle se trouvaient des marais où stagnaient les eaux souillées descendues des hauteurs ; la région était tellement insalubre que le gouvernement résolut d'y mettre fin par la construction d'un égout destiné à conduire dans le Tibre toutes les immondices. Le travail, commencé par Tarquin l'Ancien, fut terminé par Tarquin le Superbe ; cette œuvre colossale édifiée pour le bien de tous, la *cloaca maxima*, étonne encore le monde, au bout de 2 500 ans, par sa solidité ; cependant sa construction contribua à la chute de la royauté à Rome ; le peuple ne pardonna pas à ceux qui lui avaient fait exécuter sous terre, dans un sol très malsain, des travaux extrêmement pénibles. Dans la suite des temps, la *cloaca maxima* reçut le contenu de nombreux égouts secondaires qui furent creusés dans les différents quartiers de la ville.

La préoccupation de l'assainissement était constante chez les Romains ; témoin cette correspondance échangée entre Pline le Jeune, légat en Bythinie, et l'empereur Trajan :

Pline à Trajan.

La ville d'Amastris, Seigneur, est élégante, joliment ornée. Elle possède une très belle et très grande place, tout le long de laquelle coule une soi-disant rivière, qui n'est en réalité qu'un affreux cloaque. La vue en est choquante autant que l'odeur en est horrible ; c'est une peste. La salubrité de la ville, non moins que son aspect, est intéressée à ce que ce cours d'eau soit couvert. C'est ce qui sera fait, si vous voulez bien en donner l'autorisation. Je veillerai à ce que les fonds ne manquent pas pour l'exécution de ce travail important et indispensable.

Trajan à Pline.

Vous avez parfaitement raison, mon cher Pline. Il faut couvrir ce courant d'eau qui traverse la ville d'Amastris, puisque, découvert, il est un danger pour la salubrité. Vous réussirez, je n'en doute pas, à vous procurer l'argent nécessaire.

L'envahissement du monde civilisé par les Barbares fit sombrer toutes les pratiques de l'hygiène ; les ouvrages construits, aqueducs, égouts, etc..., furent détruits ou abandonnés à une ruine spontanée, et, chose infiniment plus grave, l'attention fut complètement détournée de leur utilité. Le désastre atteignit des proportions incalculables, et il fallut bien des siècles pour le réparer ; il est telle capitale de grand état au xviiie siècle, dont l'assainissement eût été renié deux mille ans plus tôt par les Romains. Que résulta-t-il d'un pareil état de choses ? Une succession d'épidémies épouvantables dont nous nous faisons aujourd'hui difficilement une idée.

Ce qu'était une ville au Moyen Age, on a peine à se le figurer. N'ignorez-vous pas, par exemple, que le pavage des rues de Paris date seulement du xiie siècle ? Rigord conte en ces termes comment l'idée d'un pareil travail s'imposa aux yeux de Philippe-Auguste :

« Le roi Philippe, toujours auguste, dans un court séjour qu'il fit à Paris, se promenait dans sa cour royale, songeant aux affaires de l'État, dont il était sans cesse occupé. Il se mit par hasard à une fenêtre de son palais, d'où il se plaisait souvent à regarder, par passe-temps, le fleuve de la Seine ; tout à coup, des voitures traînées par des chevaux, au milieu de la ville, firent sortir des boues qu'elles avaient soulevées sur leur passage une odeur fétide, vraiment insupportable. Le roi ne put la soutenir lui-même, et dès lors il médita une entreprise dont l'exécution devait être difficile, autant qu'elle était nécessaire, et dont les difficultés et les frais avaient toujours effrayé ses prédécesseurs. Ayant donc convoqué les bourgeois et le prévôt de la ville, il ordonna, en vertu de son autorité royale, que tous les quartiers et les rues de Paris fussent pavés de pierres dures et solides, car le roi très chrétien aspirait à faire perdre à Paris son ancien nom. Cette ville avait d'abord été nommée Lutèce, ou *boueuse*, à cause de boues pestilentielles dont elle était remplie (Lutetia enim a luti fœtore prius dicta fuerat) ; mais les habitants choqués de ce nom, qui leur rappelait toujours une boue fétide, préférèrent l'appeler Paris, du nom de Pâris Alexandre, fils de Priam, roi de Troie, car nous lisons dans les Gestes des Francs que le premier roi des Francs, qui exerça sur eux la puissance royale, fut Pharamond, fils de Marcouin, dont le père était Priam, roi d'Austrasie. »

Les boues avaient du reste bien sujet d'empester l'air, car les vidanges de chaque maison étaient lancées par les fenêtres et, remarquez-le, cette pratique dura fort longtemps. Au xiiie siècle l'autorité avait, il est vrai, édicté que « Tous propriétaires de maisons de la ville et faubourgs de Paris » étaient « tenus d'avoir latrines et privés suffisants en leur maison » (d'après Bechmann) mais, comme il arrive de tant de prescriptions émanées de l'autorité, le peuple n'en avait cure et, malgré des arrêtés, lois, etc..., se succédant les uns aux autres, la ville fut très lente à se nettoyer. Il faut d'ailleurs dire, à la décharge des habitants, que les pouvoirs publics comprenaient eux-mêmes fort mal leur rôle ; pourquoi les citoyens se seraient-ils donné la peine de ne point jeter d'immondices dans les rues quand les eaux ménagères et pluviales y séjournaient indéfiniment sans trouver d'écoulement ; car, sachez-le, point d'égout à Paris avant le xve siècle. C'est sous Charles VI qu'Hugues Aubriot, prévôt des marchands, fit construire le premier égout, celui de la rue Montmartre ; pendant longtemps du reste l'autorité semblera attacher peu d'importance à ces travaux, tant elle mettra de négligence à les faire exécuter.

En 1800, l'assainissement était encore dans l'enfance, le réseau d'égouts ne comprenait que 26 kilomètres de galeries étanches (fig. 88) ; construit sans plan d'ensemble, il n'avait aucune unité ; en beaucoup de points les eaux s'écoulaient dans des tranchées à ciel ouvert, et la Bièvre, cet affluent de la Seine qui traverse une partie de Paris, n'était elle-même qu'un vaste égout. « Les maisons qui étaient pourvues de « privés » devaient, en vertu d'un arrêt du parlement du 13 septembre 1533, avoir des fosses étanches, que les « gadouards » ou maîtres fy-fy, venaient vider au seau à des intervalles éloignés et dont le contenu porté à la voirie de Montfaucon, près de la barrière du Combat, était déversé dans des bassins qui répandaient dans le voisinage une épouvantable puanteur. » (Bechmann.)

La grande épidémie de choléra de 1832 répandit une telle terreur sur son passage qu'elle mit à l'ordre du jour toutes les questions de salubrité urbaine. On commença à développer régulièrement le réseau des égouts et, en 1849, on transporta en dehors de Paris, dans la forêt de Bondy, la voirie de Montfaucon qui avait reçu jusque-là les vidanges.

Pendant la première moitié du XIXe siècle, la salubrité des grandes villes européennes ne laissa pas moins à désirer que celle de Paris.

« Jusqu'en 1815, il était défendu, dans Londres, de faire arriver les excréments à l'égout. A cette époque, on permit le déversement des matières fécales dans les canaux ; en 1847, un acte du Parlement le rendit obligatoire. Mais les canaux de Londres, profitant de la pente naturelle du terrain, se dirigeaient, dans l'ensemble vers la Tamise, et y projetaient simplement leur contenu. On soupçonne aisément les conséquences. Les égouts, à marée basse, avaient leur déversoir hors de l'eau ; à marée haute, l'eau refluait dans les canaux et les maisons. Le flux et le reflux promenaient hideusement les matières à la face de Londres ; pendant la sécheresse, elles s'étalaient sur les bords de la Tamise, qui d'ailleurs n'a pas un débit puissant : trois fois et demie moins que le Mein à Francfort. La situation que présenta la ville, dans l'été de 1858, est restée légendaire ; le Parlement fut obligé de suspendre ses séances, » (Arnould) chassé du palais de Westminster par des odeurs nauséabondes.

« Il n'y a pas encore longtemps que Berlin a pu entreprendre la suppression de ses fameux ruisseaux, dont le flot paresseux et mal odorant conduisait aux canaux souterrains tout ce dont on voulait se débarrasser immédiatement. De même, à Francfort, le long des trottoirs, les ruisseaux charriaient les ordures ménagères, les détritus de cuisine, avec le crottin des rues, jusqu'à un égout ou un puits absorbant ; il était défendu de projeter les matières fécales à l'égout ; mais, comme d'habitude, elles y arrivaient néanmoins en forte proportion. Seulement, comme les égouts n'étaient pas irrigués en conséquence, ils se remplissaient et s'obstruaient, jusqu'à déborder, d'une masse noire et d'une odeur horrible. » (Arnould.)

Situation très analogue à New-York : « Le retour des gaz d'égout dans les maisons n'était pas, alors, empêché par des dispositifs efficaces ; par dessus tout, les canaux débouchaient immédiatement de la rue dans le fleuve ou dans la mer, entre les piles des quais en bois, si nombreux à New-York, de sorte que les navires flottaient dans une bouillie puante qui, non seulement compromettait la santé des équipages et des ouvriers du port, mais allait jusqu'à entraver la navigation. » (Arnould.)

Disposition actuelle des égouts dans Paris et quelques grandes villes. — Avec l'arrivée d'Haussmann à la Préfecture de la Seine et de l'ingénieur Belgrand à la direction du service des eaux et des égouts de Paris, l'assainissement de la ville entre dans une phase nouvelle. Le réseau des égouts est remanié et développé avec une très grande ampleur : toutes les eaux usagées sont concentrées dans trois grands *collecteurs,* celui du Nord, celui d'Asnières et celui de Marceau qui les conduisent en Seine en aval de Paris, à Asnières et à Saint-Denis.

En 1886, l'évacuation des vidanges dans les égouts, que Belgrand avait préconisée dès 1872, était mise à l'essai en certains points de la ville ; les résultats en furent si satisfaisants que le 10 juillet 1894, une loi était promulguée qui, en son article 2, prescrivait : « Les propriétaires des immeubles situés dans les rues pourvues d'un égout public seront tenus d'écouler souterrainement et directement à l'égout les matières solides et liquides des cabinets d'aisances de ces immeubles. » C'était là un changement considérable apporté dans le régime de l'assainissement de la ville, la création de ce que l'on a appelé le « tout à l'égout ».

Actuellement le réseau des égouts, encore en voie d'exécution, comprend plus de 1 500 kilomètres de galeries, soit une longueur supérieure au plus grand diamètre de la France, pouvant évacuer, par an, deux cents millions de mètres cubes d'eau. Il comprend des grandes voies, dites *collecteurs,* dans lesquelles débouchent d'autres plus petites. Toute cette canalisation est disposée de manière à pouvoir être parcourue par l'homme ; elle contient les conduites d'eau de source et d'eau de rivière, les tubes pour le transport des dépêches pneumatiques, les fils télégraphiques et téléphoniques et les conduites d'air comprimé dont une grande partie assure le service des horloges pneumatiques.

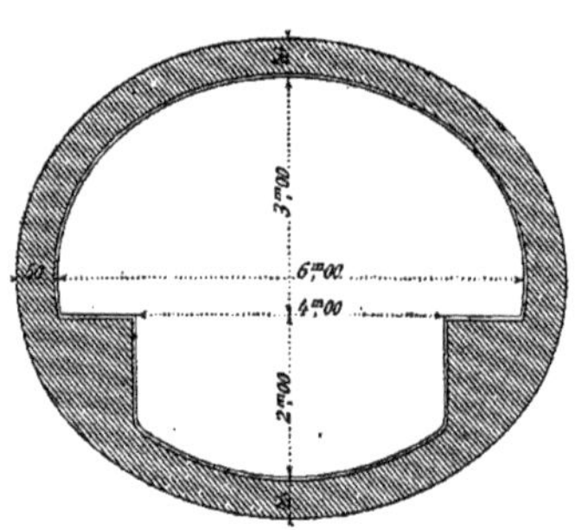

Fig. 161. — Coupe du collecteur de Clichy.

Le plus grand des collecteurs généraux, celui de Clichy (fig. 161), part de la place de la Trinité et gagne l'usine de Clichy sur les bords de la Seine, entre les ponts d'Asnières et de Clichy ; long de 3 500 mètres, il passe sous le coteau des Batignolles, véritable tunnel enfoncé à quarante mètres de profondeur dans le sol : c'est une rivière de 4 mètres de large sur 2 de profondeur, qui débite 12 mètres cubes par seconde et exceptionnellement 25 mètres cubes en débordant sur les banquettes latérales.

Le collecteur d'Asnières, qui va de la place de la Concorde à l'usine de Clichy, suit le même parcours que celui de Clichy, mais est un peu moins vaste, il ne débite normalement que 4 mètres cubes par seconde ; par l'intermédiaire d'une conduite en fonte passant sous la Seine, le *siphon de la Concorde,* il reçoit une partie des eaux usagées de la rive gauche du fleuve, et notamment des eaux de la Bièvre qui se jette dans les égouts près du Jardin des Plantes.

Le collecteur Marceau, partant de la place de l'Alma, passe à une grande profondeur sous la place de l'Étoile et aboutit encore à l'usine de Clichy ; il reçoit, lui aussi, une partie des eaux usagées de la rive gauche de la Seine par l'intermédiaire de deux conduites en fonte, le *siphon de l'Alma* (fig. 162).

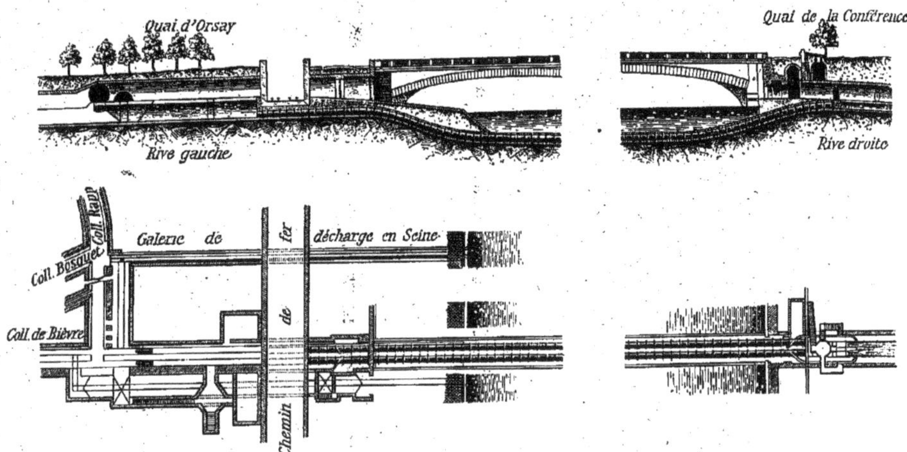

Fig. 162. — Siphon de l'Alma : les deux conduites en fonte du siphon, reposant sur le fond de la Seine, permettent à une partie des eaux qui coulent dans les égouts de la rive gauche de se déverser dans le collecteur Marceau sur la rive droite.

Enfin, le collecteur du Nord draine les eaux des égouts de la région Nord de Paris et les emmène au loin en dehors de la ville.

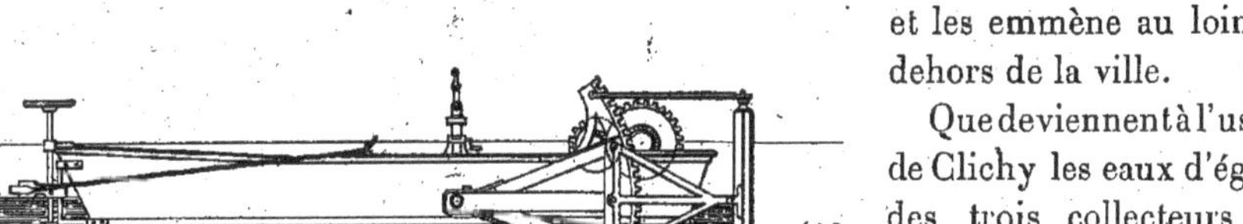

Fig. 163. — Bateau-vanne servant à déblayer les égouts.

Que deviennent à l'usine de Clichy les eaux d'égout des trois collecteurs de Clichy, d'Asnières et de Marceau ? où sont conduites les eaux du collecteur du Nord ? Nous le verrons un peu plus loin.

Naturellement les égouts seraient vite obstrués, s'ils n'étaient l'objet de soins incessants ; 3 500 *réservoirs de chasse* sont disposés de loin en loin, qui permettent de déblayer les points de la canalisation momentanément engorgés ; c'est l'accumulation des sables, provenant de l'usure des chaussées, qui est surtout à redouter ; ces sables sont entraînés par des vannes mobiles poussées à bras ou fixées, soit sur des bateaux (fig. 163), soit sur des wagons (fig. 164) ; de place en place ils se rassemblent dans des *chambres à sable*, d'où on les enlève avec des seaux, ou une drague, pour les porter aux décharges publiques.

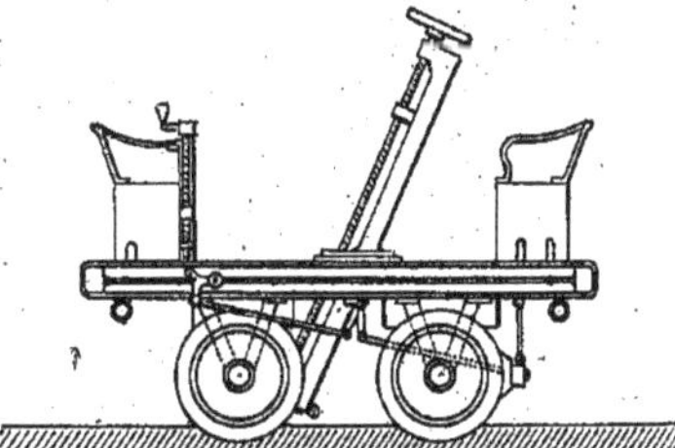

Fig. 164. — Wagon-vanne servant à déblayer les égouts.

Quelques mots enfin sur les *déversoirs* qui jettent en Seine le trop-plein des égouts. Avez-vous jamais pensé que dans notre capitale l'eau de pluie gagne les égouts qui de ce chef reçoivent parfois un torrent à évacuer? un torrent, dites-vous en souriant, le mot est bien gros pour l'eau des pluies de Paris; jugez vous-même s'il est justifié : une averse d'orage peut déverser 6 centimètres d'eau à l'heure, soit dans le périmètre de l'enceinte de la ville 400 mètres cubes par seconde ; en telle occurrence les égouts ont à débiter *dix fois* ce que débite la Seine à l'étiage (Bechmann) : vous concevez qu'il est impossible à la canalisation souterraine de pourvoir à semblable besogne et qu'il est absolument nécessaire de jeter en Seine ce qui ne peut trouver place dans les galeries; de là l'utilité des déversoirs qui sont aménagés pour ne fonctionner que par les grosses pluies d'orage.

Toutes les grandes villes étrangères se sont assainies en même temps que Paris. A Londres, 1 100 kilomètres de galeries, inaccessibles à l'homme, emmènent toutes les matières usagées et les déversent dans la Tamise à trente kilomètres au-dessous de la ville; là, le fleuve, large de 700 mètres, noie le torrent immonde dans une quantité d'eau suffisante pour que la santé publique n'ait pas à en souffrir. A Berlin, cinq égouts collecteurs drainent les eaux impures vers cinq usines, qui les élèvent pour permettre leur écoulement vers les champs d'épuration dont nous parlerons un peu plus loin.

A Paris, à Londres, à Berlin, les eaux de pluie sont normalement évacuées dans les égouts ; seules sont jetées immédiatement dans le fleuve voisin les eaux d'orage, qui ne peuvent trouver place dans la canalisation souterraine ; le fait se produit rarement à Paris, vu la grande section des galeries, bien plus fréquemment à Londres et à Berlin où la canalisation est de petit calibre. Cette pratique est-elle répréhensible? assurément, car la rivière reçoit ainsi des eaux polluées : mais il est juste de remarquer, à la décharge du procédé, que les eaux d'orage sont moins impures que les eaux d'égout ordinaires.

Pour éviter cette infection occasionnelle des cours d'eau, on ne peut songer à augmenter les dimensions des galeries ; la dépense serait énorme et hors de proportion avec le bénéfice qu'on en retirerait dans des journées très exceptionnelles ; mais, dans certaines villes, on a cherché la solution du problème en séparant les eaux usagées, dont la quantité est à peu près constante, des eaux pluviales de volume très irrégulier ; les premières seules sont traitées comme eaux d'égout, les autres sont lancées à la rivière par le plus court chemin. Ce système, dit *séparatif*, est d'une application fort restreinte : impossible, par exemple, d'y avoir recours toutes les fois que la disposition des lieux oblige une ville à la construction de deux canalisations, aussi importantes l'une que l'autre, pour les deux sortes d'eau ; le prix de revient serait beaucoup trop élevé.

Des divers traitements que l'on fait subir aux immondices

Les ordures ménagères, ou *gadoues*, sont évacuées chaque matin hors des villes par des tombereaux ; dans plusieurs pays étrangers les tombereaux sont remplacés par des voitures closes. Elles peuvent être utilisées comme engrais agricole, mais seulement dans un petit rayon autour du point où elles sont produites, car elles ne valent pas la peine d'un transport un peu onéreux. Certaines grandes villes, telles Manchester et Hambourg, les incinèrent.

Infiniment plus importantes que les gadoues sont toutes les autres immondices. Là où le système *séparatif* est en usage, les vidanges sont répandues directement sur le sol pour le fertiliser, soit sans subir aucune modification préalable, soit après une dessiccation qui les transforme en poudrette. Le plus ordinairement le système *unitaire* a prévalu, les eaux de pluie et toutes les matières usagées, à l'exception des ordures ménagères, sont jetées dans les égouts; les municipalités sont alors en face d'une énorme masse d'eau impure ; pour s'en débarrasser elles n'ont guère le choix qu'entre deux procédés : la déverser dans une rivière voisine si la chose est possible, ou la répandre sur le sol.

Ce qui se passe dans l'un et l'autre cas, il est aisé de le prévoir pour qui n'ignore pas le rôle des microbes du sol dans la destruction de la matière organique (voy. chap. XII). Les eaux d'égout sont très riches en substances organiques, c'est-à-dire éminemment putrescibles, très riches aussi en infiniment petits ; ceux-ci vont donc s'attaquer à ces substances et les transformer en acide carbonique, eau, azote gazeux, ammoniaque et nitrates; en même temps la concurrence vitale fera périr bon nombre de microrganismes et les cadavres des premiers morts serviront d'aliment aux survivants; bref, la matière organique disparaîtra, et la population microbienne diminuera extrêmement. A ces phénomènes d'une utilité primordiale, on donne le nom d'*épuration des eaux d'égout*. L'homme a tout intérêt à favoriser dans la mesure du possible cette épuration; comment y parvient-il le mieux? en jetant les eaux d'égouts dans un fleuve ou en les épandant à la surface du sol? C'est ce qu'il nous faut maintenant examiner.

Épuration des eaux d'égouts par les fleuves. — Lancer dans la rivière voisine le fleuve nauséabond qui s'échappe du sous-sol d'une ville est une manière si simple de se débarrasser des immondices que de tout temps on y a eu recours. Aux temps anciens Rome jetait dans le Tibre ses eaux usagées. Paris n'agissait pas autrement il y a encore bien peu d'années.

Un fleuve vient de recevoir des eaux d'égouts, il est pollué ; nous savons qu'il va s'épurer peu à peu, nous devons nous demander s'il mettra longtemps à le faire ou en d'autres termes sur quelle longueur il charriera des immondices ; la question n'est pas de peu d'importance pour les riverains car, suivant la réponse que nous y ferons, ils seront plus ou moins nombreux à souffrir de l'infection du fleuve. La Seine, alors que s'y déversaient les égouts de Paris, fournissait un bel exemple de ce que pouvait être l'infection et l'épuration spontanée d'un cours d'eau.

Duclaux a fait un tableau saisissant du spectacle qu'elle offrait :

« Pendant toute la traversée de Paris, l'aspect est satisfaisant, le fond est formé d'un sable blanc : les poissons vivent dans toute la largeur de la rivière. Le courant considérable d'eau noirâtre qui sort de l'égout change brusquement cette situation. Cette eau a un aspect répugnant. Elle est chargée de débris et recouverte d'une écume graisseuse qui, suivant la direction du vent, vient s'accumuler sur une rive ou sur l'autre. L'eau de l'égout occupe la moitié de la largeur de la rivière, et en couvre le fond d'une vase noirâtre qui finit par former de véritables atterrissements. Là la matière organique est en excès, et subit une fermentation active, qui se traduit par des bulles innombrables de gaz. Pendant une partie de l'année, au moment des chaleurs, ces bulles peuvent atteindre 1 mètre à 1^m,50 de diamètre. L'odeur est putride et persiste pendant plusieurs kilomètres. Sur certains points aucun être vivant, aucune herbe verte ne se rencontre sur les portions parcourues par l'égout.

« A Saint-Denis, le collecteur départemental vomit une nouvelle masse fétide. Entre Saint-Denis et Épinay, la rivière du Croult apporte un nouveau contingent d'eaux industrielles qui ajoutent à l'infection. D'Épinay à Argenteuil, une amélioration se manifeste, la vase a à peu près disparu, le poisson reparaît en temps normal. Mais la rive droite du fleuve, qui a reçu toutes les eaux impures, est encore assez foncée. Ce n'est qu'au delà de Marly que la coloration du fleuve commence à diminuer. L'eau est encore trouble et d'un goût peu agréable à Saint-Germain et à Maisons-Laffite ; mais au delà, vers Conflans, surtout au confluent de l'Oise, la Seine a repris à peu près son aspect de Paris. A Meulan, toute trace d'infection a disparu.

« Il est clair qu'en ce point, les microbes ont eu raison de toute la partie des matériaux organiques solides qui ne s'est pas déposée sous forme de vase sur le trajet parcouru par l'eau, et cette vase, qu'on enlève autant qu'on peut avec des dragues, ne représente qu'une portion du poids total de matière solide apportée par les égouts. Les microbes ont eu aussi raison de tous ou à peu près de tous les éléments en dissolution, et ces éléments forment une fraction notable de l'ensemble. En somme, sauf la partie draguée, tout a disparu des 300 000 kilos de matière organique soluble et des 500 000 à 600 000 kilos de matières en suspension vomies par Paris, et tout cela a disparu sur le court trajet de la Seine de Paris à Meulan. »

Si, ne se bornant point à relever l'aspect du fleuve aux différents points de son parcours, on en examinait la teneur en substances chimiques et aux microbes, voici ce que l'on constatait.

La matière organique augmentait brusquement au débouché des collecteurs pour diminuer ensuite progressivement ; naturellement l'ammoniaque et l'acide nitrique, provenant de la destruction de cette matière organique, augmentaient à mesure que celle-ci diminuait ; enfin, la quantité d'oxygène dissous, qui dans une eau est d'autant plus grande que l'eau est plus pure, passait par un minimum au débouché des collecteurs, ainsi que le montraient les chiffres suivants :

A Bercy	10,5 c. c.	par litre d'eau.
Au Point-du-Jour	9,5	—
A Bezons	5,3	—
A Conflans	6	—
A Meulan	8,3	—

Quant aux microbes, leur nombre subissait des variations d'accord avec tout ce qui précède.

	NOMBRE DE MICROBES PAR CENTIMÈTRE CUBE
Pont royal	159 000
Pont d'Asnières	163 000
Pont de Saint-Denis (rive droite)	2 419 000
Pont d'Epinay (rive droite)	2 813 000
Bezons	2 885 000
Bougival	2 060 000
Conflans	414 000
Meulan	275 000

Ainsi les études précises ne faisaient que confirmer ce qui éclatait aux yeux du promeneur qui descendait la Seine de Paris jusqu'à Mantes. Le fleuve s'épurait et s'épurait très rapidement eu égard à la pollution considérable qu'il subissait.

Épuration des eaux d'égouts par le sol. — Le savant se déclarait satisfait de voir la Seine, immonde aux portes de Paris, charrier des eaux propres au delà de Meulan, mais les riverains de Paris à Meulan avaient de très bonnes raisons pour ne point partager ce contentement. Constamment incommodés par un voisinage des plus désagréables, ils faisaient entendre sans cesse leurs protestations et la Ville de Paris dut chercher à leur donner satisfaction.

Les Chinois répandent de toute Antiquité leurs vidanges sur le sol pour le fertiliser ; depuis six cents ans, les Milanais déversent leurs eaux d'égout sur les *prés Marcites* au grand bénéfice de l'agriculture ; pourquoi, se dit-on, ne pas imiter une telle pratique si elle n'est pas préjudiciable à la santé publique ? Ainsi est née l'idée de l'*épandage agricole* des eaux d'égout.

Épandage agricole. — C'est en Angleterre qu'il fut d'abord pratiqué. Il y fonctionnait dans plusieurs villes, quand la municipalité de Paris se décida à en faire l'essai, en 1869, sur les bords de la Seine, à Gennevilliers. Le résultat de la tentative fut si frappant que l'empereur voulut visiter lui-même ce *jardin,* d'un nouveau genre, fertilisé par l'eau d'égout. Depuis lors, l'épandage n'a cessé de se développer tant à Paris que dans nombre de grandes villes.

Pour que la méthode donne de bons résultats, il faut que le terrain soit très perméable et que l'eau puisse facilement s'en écouler ; il faut aussi que le sol soit bien drainé et nivelé, sans quoi il se formerait çà et là des mares ; ceci exige un travail coûteux, mais les cultures sont assez rémunératrices pour en justifier l'utilité ; enfin l'apport d'eau d'égout doit toujours être intermittent et surtout point trop abondant.

L'ÉPANDAGE AGRICOLE DE LA VILLE DE PARIS. — Tous les collecteurs des égouts parisiens avaient été disposés pour se déverser en Seine, à Clichy, aussi est-ce à l'ouest de la ville que l'on aménagea les champs d'épandage (fig. 165).

Le collecteur du Nord passe sous le pont de Saint-Ouen et, par la seule gravité, amène ses eaux dans la presqu'île de Gennevilliers.

Les trois collecteurs de Clichy, d'Asnières et de Marceau aboutissent à Clichy en contre-bas des terrains irrigables. Là une usine refoule, au moyen de pompes puissantes, une petite partie des eaux vers la presqu'île de Gennevilliers et le reste dans un aqueduc long de vingt-huit kilomètres, l'*émissaire général,* qui les emmène vers Achères et Méry-Pierrelaye.

En passant à Colombes, les eaux de l'émissaire général sont relevées à une cote telle qu'elles n'ont plus qu'à descendre vers les champs d'épandage. L'aqueduc, tantôt libre, tantôt en souterrain ou en siphon, alimente successivement le parc agricole d'Achères, la région de Méry-Pierrelaye et la presqu'île de Carrières-Triel.

A Gennevilliers, les 900 hectares irrigués appartiennent à des particuliers qui prennent l'eau d'égout à leur gré, au fur et à mesure des besoins de leurs cultures,

Le *Parc agricole* d'Achères est une longue bande de terrain, d'une superficie de 1500 hectares, appartenant à la Ville de Paris qui y règle l'épandage comme elle l'entend.

La région de Méry-Pierrelaye, entre l'Oise et la Seine, est irriguée depuis 1899 ; sur les 2 150 hectares qu'elle comprend, 520, le domaine de Méry, appartiennent à

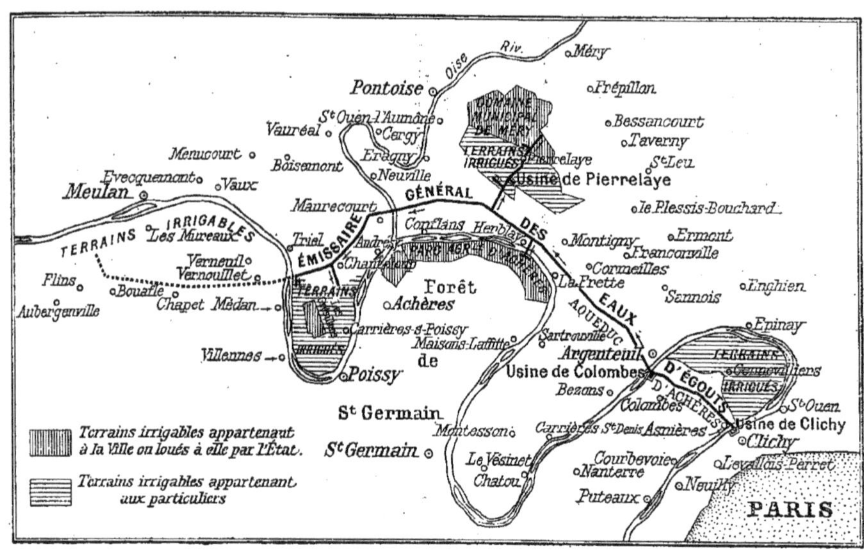

Fig. 165. — Carte des terrains d'épandage de la Ville de Paris.

la Ville de Paris, le reste à des particuliers. Les parties basses se trouvant au-dessous du niveau de l'émissaire général peuvent être irriguées directement ; sur d'autres, situées en contre-haut, l'eau ne parvient qu'après avoir été élevée par l'usine de Pierrelaye.

Enfin, dans la presqu'île de Carrières-Triel sont 950 hectares de terres propres à l'épandage ; 100 sont la propriété de la Municipalité de Paris.

Quelle quantité d'eau peut-on, sans inconvénient, répandre sur ces terrains ? La nature des cultures la règle. Le tableau suivant résume le nombre de mètres cubes que peut supporter par hectare et par an chaque espèce de plante.

Oignons.	5 000
Asperges.	9 500
Carottes.	14 000
Choux.	20 000
Arbres.	33 000
Luzernes.	100 000

La loi qui autorise l'épandage le limite à 40 000 mètres cubes par hectare et par an.

A Gennevilliers la culture est surtout maraîchère ; les légumes très beaux d'aspect sont peu savoureux ; à Achères, arbres, prairies, pommes de terre et betteraves voisinent ; les cultures fourragères et les prairies dominent à Méry-Pierrelaye.

Il faut avoir soin d'amener l'eau d'une manière intermittente et de labourer la terre de temps en temps, pour conserver au sol sa perméabilité, que des dépôts de matière grasse lui font perdre peu à peu.

Que vaut l'épandage agricole au point de vue de l'épuration ? Comparons l'eau de

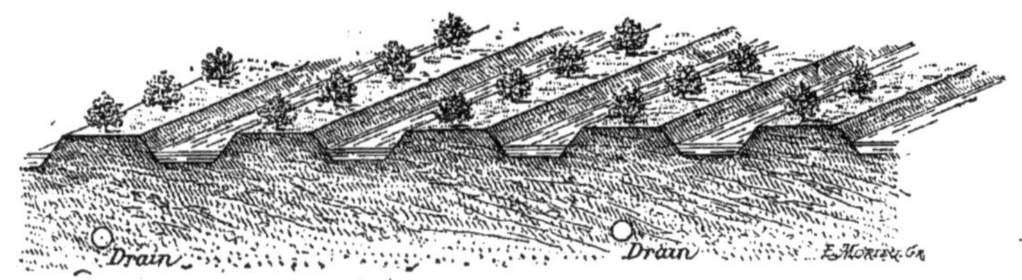

Fig. 166. — Schéma montrant comment est réalisé l'épandage agricole à Gennevilliers : les plantes sont enracinées sur de petits monticules, entre lesquels circule l'eau d'égout (Dessin communiqué par le Dr Calmette).

l'émissaire général à celle qui coule dans les drains des terrains irrigués et nous le saurons : voici d'abord le résultat des analyses chimiques :

	MOYENNES GÉNÉRALES (EN MILLIGRAMMES PAR LITRE)			
	MATIÈRE ORGANIQUE.	AZOTE		
		NITRIQUE.	AMMONIACAL.	ORGANIQUE.
EAUX D'ÉGOUT :				
Bassin de dégrossissage de Clichy.	43,3	0,3	22,0	2,4
EAUX DE DRAINAGE :				
Drains de Gennevilliers.	1,025	31,1	0,0	»
— Achères.	1,750	17,9	0,475	»
— Méry-Pierrelaye.	0,817	14,23	0,0	»
— Carrières-Triel.	1,240	26,24	0,0	»

En passant sur les terrains d'épandage, l'eau a presque complètement perdu sa matière organique et s'est enrichie en azote nitrique ; en d'autres termes, l'azote, arrivé sur les champs d'épuration à l'état de combinaison inutilisable pour les végétaux, en sort entièrement assimilable par eux, ou peu s'en faut (voy. page 182). Le résultat de l'opération est donc des plus satisfaisants.

Quant aux microbes, ils sont, qu'on nous passe le mot, restés sur le terrain. Dans l'eau des collecteurs on compte une *quinzaine de millions de bactéries* par centimètre cube ; or voici les nombres de bactéries relevés dans les drains de la région de Méry-Pierrelaye, pendant le premier trimestre de 1902.

Drain de Méry.	1 355
— de la Bonne-Ville.	16 970
— d'Epluches.	595
— de Courcelles.	2 430
— de la Chaussée Jules-César.	230
— de la Ruelle Darras.	560

Ces chiffres se passent de commentaire : au sortir des champs irrigués l'eau est suffisamment épurée pour pouvoir être jetée en Seine sans inconvénient.

Faut-il conclure que l'épandage agricole n'offre que des avantages ? Toute pratique a son mauvais côté, l'épandage n'échappe pas à la loi commune ; son grave défaut est d'être onéreux. La Ville de Paris dispose de 5500 hectares de terrains irrigables, il lui en faudrait 8 à 10000 pour mener à bien l'épuration de toutes ses eaux d'égout.

L'ÉPANDAGE AGRICOLE A L'ÉTRANGER. — Nous pouvons être très brefs sur ce qui se passe à l'étranger, la méthode y étant appliquée comme à Paris.

A Berlin l'épandage agricole est pratiqué depuis 1875 ; plus de 9000 hectares irrigués sont en culture, mais on déverse sur 5000 d'entre eux seulement les 172000 mètres cubes d'eau d'égout que vomit la ville chaque jour. Breslau, Dantzig, Magdebourg, Fribourg en Brisgau purifient leurs eaux usagées comme Berlin.

En Angleterre nombre de villes font appel à l'épandage, mais beaucoup ne le font point agricole, aucune culture n'est tentée sur les terrains irrigués ; nous verrons un peu plus loin que dans ces conditions le sol supporte des quantités d'eau extrêmement considérables.

L'ÉPANDAGE AGRICOLE ET LA SANTÉ PUBLIQUE. — En traversant le sol les eaux d'égout s'épurent, le fait est établi, mais nous devons nous demander si l'épandage n'offre aucun danger pour la santé publique ? Nous avons vu au chapitre v à quel point les hygiénistes redoutaient, pour la pureté des nappes souterraines, les infiltrations suspectes ; n'y a-t-il pas lieu de qualifier d'imprudence le fait d'arroser systématiquement certaines régions avec des eaux infectes ? Puis, la consommation des légumes venus sur les champs irrigués est-elle inoffensive ? Et enfin en cultivant les terrains irrigués, l'homme ne se trouve-t-il pas dans des conditions particulièrement insalubres ?

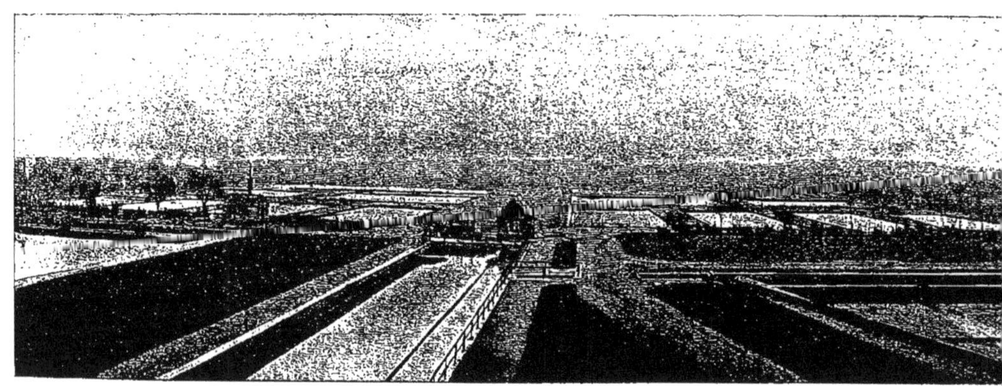

FIG. 167. — *Fosses septiques* en usage à Birmingham pour l'épuration de l'eau d'égout. (Dessin communiqué par le Dr Calmette.)

Une expérience déjà longue permet de répondre catégoriquement à ces questions.

Un jour dans la région de Méry-Pierrelaye, le niveau de l'eau s'éleva brusquement dans tous les puits : l'épandage avait précipité dans la nappe souterraine une notable quantité d'eau d'égout ; pour conjurer tout danger d'épidémie, la Ville de Paris distribua de l'eau potable aux habitants. On évite des accidents de ce genre en ayant soin de n'irriguer que des sols formés d'une couche très épaisse d'alluvions.

Les légumes poussent à Gennevilliers sur de petits monticules dont le pied est baigné par l'eau qui circule dans des rigoles (fig. 166), seules les parties souterraines des plantes sont donc exposées à des contaminations microbiennes ; de ce fait, les carottes, les navets, etc... seraient malsains, s'ils n'étaient toujours consommés cuits. Théoriquement les feuilles des végétaux, des salades par exemple, n'ont point de contact avec l'eau et ne donnent asile à aucun microbe suspect, mais, pratiquement, feuilles et microbes voisinent si étroitement que la plus grande prudence s'impose, et les hygiénistes ont fait décider en haut lieu que les cultures autorisées sur les champs d'épandage seraient exclusivement celles de légumes à cuire.

Quant au travail près de l'eau d'égout, les cultivateurs n'ont pas lieu de le redouter; ils vivent en aussi bonne santé et aussi vieux que les habitants des régions voisines ; ni à Paris, ni à Berlin, ni en Angleterre, aucune épidémie n'a pu être mise sur le compte de l'épandage.

Épuration par le sol nu. — Le plus grand défaut de l'épandage agricole est l'obligation de subordonner aux besoins de la culture les apports d'eau, ce qui nécessite d'énormes surfaces de terres irrigables.

Or tous les sols, même ceux incultes, reçoivent d'une manière intermittente de la matière organique et de l'eau ; dans tous, cette matière est détruite, et l'ammoniaque produite, nitrifiée. En s'appuyant sur ces phénomènes d'observation courante, Frankland avait proposé, il y a une quarantaine d'années, d'affecter un sol nu à l'épuration des eaux d'égout.

Des expériences très précises ont été faites, en 1890, pour déterminer la valeur du procédé préconisé par Frankland ; exécutées à la station de Lawrence par M. Hiram Mills du Bureau d'hygiène du Massachusetts, leurs résultats ont dépassé toute attente. Il fut prouvé que l'on pouvait sans inconvénient déverser sur un sol nu, convenablement préparé, jusqu'à 400 000 mètres cubes d'eau par hectare et par an (au lieu de 40 000 mètres cubes comme à Paris), que chaque hectare de terre pouvait brûler 2 500 kilogrammes de matière organique par jour, soit 912 tonnes chaque année (à Gennevilliers 80 000 kilogrammes constituent un maximum qu'on ne dépasse pas) et qu'enfin, au point de vue microbien, la purification était fort satisfaisante, le nombre des bactéries tombant de plusieurs millions à quelques centaines.

Épuration par lits bactériens. — Ce procédé d'épuration dérive de celui expérimenté par M. Hiram Mills ; très employé aujourd'hui en Angleterre, déjà à l'essai en plusieurs points de la France, il est probablement appelé à un grand avenir.

Prenons comme type d'installation celle de la station expérimentale de la Madeleine (près de Lille), où le Dr Calmette, Directeur de l'Institut Pasteur de Lille, a soumis la méthode à une expérimentation très serrée.

L'eau prélevée sur la Deûle, rivière où se déversent les égouts de la ville de Lille, passe dans un premier bassin, dans lequel elle laisse déposer ses sables et ses matières minérales lourdes, puis est envoyée dans une fosse profonde, dite *fosse septique* (fig. 167), où commence l'épuration proprement dite.

Sous l'action de ferments *anaérobies*, la matière organique est dissoute et partiellement gazéifiée ; au sortir de la fosse l'eau ne renferme plus que 54 pour 100 du carbone entré et 64 pour 100 de l'azote organique entré, mais en revanche elle s'est enrichie en azote ammoniacal : pour 100 de cet azote entré il en sort 136. Dans une fosse de 500 mètres cubes de capacité, 280 kilogrammes de matière organique sont dissous chaque jour : « Le levain des ferments anaérobies est si actif,

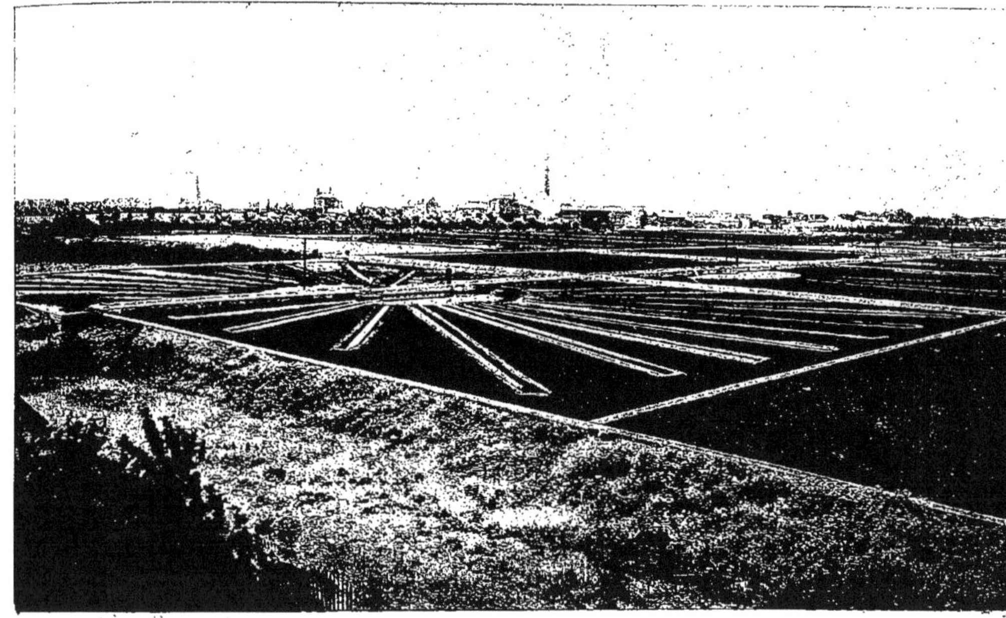

FIG. 168. — *Lits de contact* en usage à Manchester pour l'épuration de l'eau d'égout.
(Dessin communiqué par le Dr Calmette.)

que les cadavres de rats ou d'oiseaux qui franchissent aisément les grilles d'entrée, les papiers, les débris végétaux et les bouchons eux-mêmes disparaissent en quelques jours. Cette dissolution rapide de corps assez volumineux est un sujet d'étonnement réel pour les personnes non prévenues. » (Calmette.) Le pouvoir dissolvant est tel que la fosse ne s'encrasse pas ; elle ne réclame pas même un nettoyage par an.

Au travail des anaérobies doit succéder celui des ferments *aérobies*. Ceux-ci, pour vivre et faire œuvre utile, ont besoin de beaucoup d'air, il faut donc les faire agir au sein d'une mince couche d'eau et non dans une masse liquide épaisse. Un excellent dispositif consiste à faire arriver l'eau sur un sol extrêmement poreux qu'on immerge et met à sec tour à tour, plusieurs fois par vingt-quatre heures ; dans ces conditions, l'aération ne laisse rien à désirer et porte au maximum le rendement du travail des microbes aérobies.

On se procure un terrain poreux très convenable en étalant sur une couche de béton, rendant le sous-sol imperméable, un lit de scories, de coke ou de briques brisées, etc... ; la matière organique de l'eau se fixe sur ces corps pendant leur immersion, comme une teinture sur une étoffe, et, quand le lit cesse d'être immergé, les microbes aérobies décomposent cette matière organique et la nitrifient. A ces lits, supports de microbes, on donne le nom de *lits bactériens*.

En général, l'eau est insuffisamment épurée en passant sur un seul lit bactérien ;

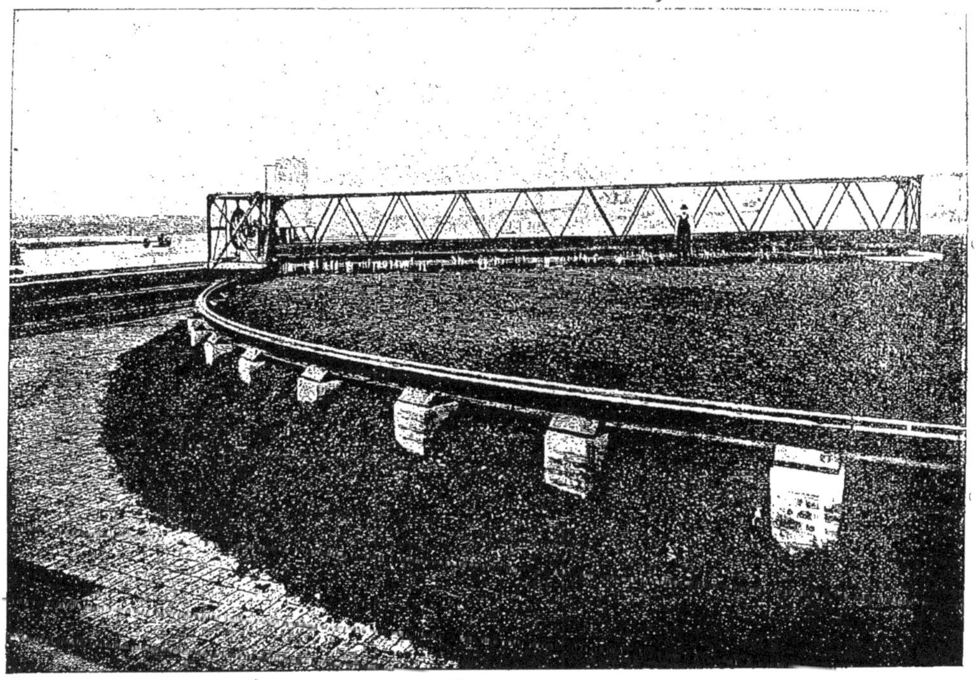

Fig. 169. — *Lit percolateur* en usage à Birmingham pour l'épuration de l'eau d'égout : l'eau arrive sur le lit circulaire par un tuyau qui tourne au-dessus de lui comme le rayon d'une roue. (Dessin communiqué par le Dr Calmette.)

elle l'est au contraire d'une manière très satisfaisante après avoir été mise en contact avec un second.

Au point de vue chimique l'épuration par lits bactériens donne toute satisfaction. Une eau qui contient moins de 250 milligrammes d'azote organique (calculé en ammoniaque) par litre, perd 50 % de cet azote sur le lit bactérien de 1er contact et 50 à 75 % du reste sur le lit de 2e contact ; elle est devenue inodore et imputrescible.

Quant aux microbes, ils sont infiniment moins nombreux dans l'eau épurée que dans l'eau brute, ainsi que le montrent les chiffres suivants :

	NOMBRE DE MICROBES PAR CENTIM. CUBE	
	AÉROBIES cultivables en gélatine.	MICROBES liquéfiant la gélatine.
Eau brute à l'entrée des fosses septiques.	135 820 000	3 290 000
Effluent de la fosse septique.	61 800 000	3 550 000
— du lit bactérien de 1er contact.	23 740 000	1 070 000
— — de 2e contact.	16 380 000	960 000

Au lieu d'immerger à certains moments les lits bactériens dans l'eau d'égout, on peut projeter celle-ci en pluie fine sur leur surface ; les lits, dits alors *percolateurs* (fig. 169), constamment aérés, peuvent fonctionner d'une manière continue. Ils épurent 2 mètres cubes d'eau d'égout par mètre carré et par jour, soit 4 fois plus que les lits de double contact intermittent ; leur rendement est plus économique et plus satisfaisant.

Les lits bactériens offrent sur l'épandage agricole des avantages incontestables : les frais de premier établissement sont environ 3 fois moins élevés et la surface de terre qu'ils nécessitent est 50 fois moindre ; en revanche ils laissent subsister dans l'eau épurée beaucoup plus de microbes, inconvénient auquel on peut d'ailleurs remédier soit en filtrant cette eau sur du sable, soit en la faisant servir à des irrigations culturales.

TROISIÈME PARTIE

LES MICROBES MALFAISANTS

Nous avons suivi Pasteur à travers le domaine des fermentations et visité toutes les industries perfectionnées par ses découvertes ; nous devons maintenant pénétrer, toujours à sa suite, dans le champ de la pathologie. Les découvertes que Pasteur fit là ne sont peut-être pas, scientifiquement parlant, plus belles que celles qu'il réalisa ailleurs, mais elles nous sont particulièrement chères. Avant d'entreprendre l'étude des microbes malfaisants, Pasteur avait déjà conquis l'immortalité, mais l'immortalité de tant d'autres, littérateurs, artistes, savants, inventeurs, conducteurs de peuples ; ses dernières recherches, tentatives heureuses pour venir en aide à l'humanité souffrante et mourante, lui valurent et lui vaudront à jamais la reconnaissance, la vénération même des générations à venir.

Les maladies dont la nature microbienne ne fait point de doute, sont aujourd'hui fort nombreuses. Les passer toutes en revue serait fastidieux ; seules nous arrêteront (sauf exceptions) les plus importantes, celles dont le nom est sur toutes les lèvres ; chacune est intéressante à un point de vue particulier que nous nous efforcerons de mettre en relief ; c'est surtout dans l'étiologie, la prophylaxie et le traitement de ces affections qu'éclate la puissance des méthodes pastoriennes.

Dans quel ordre étudier les maladies microbiennes ?

Beaucoup de classifications sont possibles, en même temps que logiques. Nous avons choisi celle qui est basée sur la nature des microbes spécifiques.

Les maladies qui relèvent de l'intervention des bactéries nous occuperont d'abord ; successivement nous passerons en revue : les bacilles pathogènes de la *maladie charbonneuse*, de la *diphtérie*, de la *fièvre typhoïde*, de la *tuberculose* ; les microcoques de la *suppuration* ; le coccobacille de la *peste* ; le vibrion du *choléra*. Viendront ensuite les affections causées par des champignons, *actinomycose, teignes, muguet, aspergillose*. A la *fièvre jaune*, produite par un de ces nouveaux venus dans la science qu'on appelle microbes invisibles, nous joindrons la *rage*, due elle aussi très probablement à un être de même ordre. La connaissance de deux grandes endémies, le *paludisme* et la *maladie du sommeil*, causées par des protozoaires, a fait depuis quelques années de très grands progrès, nous les expliquerons ; la dernière des maladies microbiennes que nous étudierons sera la *pébrine* des vers à soie, dont le microbe spécifique est un protozoaire, le corpuscule.

Nous finirons ainsi par où Pasteur avait commencé, mais il serait aujourd'hui certainement le premier à placer l'histoire de la rage, ou de la diphtérie, avant celle d'une maladie des vers à soie.

BACTÉRIES PATHOGÈNES

CHAPITRE XIV

BACILLES PATHOGÈNES

CHARBON. — De la maladie dénommée charbon. — Le charbon chez les animaux et chez l'homme. — Quelle est la cause du charbon ? — Le microbe du charbon. — Découverte du microbe du charbon par Rayer et Davaine. Morphologie et reproduction de la Bactéridie charbonneuse. Pasteur réussit à cultiver la Bactéridie charbonneuse. Comment les animaux prennent-ils le charbon ? — Vaccination contre le charbon. — Le charbon ne récidive pas chez le même individu. Découverte des virus atténués ; expérience de Pouilly-le-Fort. La vaccination charbonneuse dans la pratique vétérinaire. Par quel mécanisme un virus atténué vaccine-t-il l'organisme contre un virus virulent ? Phagocytose.

DIPHTÉRIE. — Qu'est-ce que la diphtérie ? — Ce que l'on sut de la diphtérie aux différentes époques ; le Dr Bretonneau. Comment évolue la diphtérie ? Croup et intoxication. — La diphtérie, maladie microbienne. — Le microbe de la diphtérie; diagnostic bactériologique de la diphtérie. — Sérothérapie de la diphtérie. — Découverte de la sérothérapie : M. Behring et M. Roux. Comment prépare-t-on le sérum antidiphtérique ? Le sérum antidiphtérique et la clinique. — Tétanos.

FIÈVRE TYPHOÏDE. — Le bacille de la fièvre typhoïde. — Morphologie et biologie du microbe; diagnostic bactériologique de la fièvre typhoïde. — Comment le bacille typhique pénètre-t-il dans l'organisme ? Infection par le tube digestif. — Prophylaxie de la fièvre typhoïde. — Colibacille.

TUBERCULOSE. — Comment l'homme a-t-il appris ce qu'il sait aujourd'hui de la tuberculose. — Laennec et la tuberculose. La tuberculose est une maladie inoculable ; Villemin. La tuberculose est causée par un microbe spécifique ; M. Koch. — Le bacille tuberculeux. — La tuberculose et la microbiologie. — La bactériologie facilite le diagnostic de la tuberculose. Comment envisage-t-on aujourd'hui l'étiologie et la prophylaxie de la tuberculose ? Le traitement de la tuberculose et la bactériologie : tuberculine et bovovaccin. — Lèpre.

CHARBON

DE LA MALADIE DÉNOMMÉE CHARBON

Voici une maladie qui doit occuper une place toute spéciale dans un livre sur les microbes, car l'étude de son étiologie a été le point de départ de la révolution opérée, il y a une trentaine d'années, dans la médecine traditionnelle.

Le microbe du charbon fut le premier microbe pathogène connu, le premier cultivé artificiellement et celui qui, atténué dans sa virulence, donna lieu à des expériences mémorables de vaccination. A chaque page de son histoire est inscrite une victoire de Pasteur sur les médecins et les vétérinaires enfermés dans la médecine traditionnelle. Aujourd'hui que la lutte est terminée, il n'est pas sans intérêt de remonter à son point de départ, de voir son point d'arrivée et de mesurer le champ parcouru. C'est en cela surtout que le charbon mérite de fixer l'attention.

Le charbon chez les animaux et chez l'homme. — Aux siècles passés, on confondait sous le nom de *charbon* une foule de maladies qui n'avaient rien à voir les unes avec les autres; toutes celles qui amenaient la gangrène des tissus, la coloration noire du sang en relevaient. Charbon étaient le furoncle, l'anthrax, charbon aussi certaines lésions des pestiférés et la pustule maligne de l'homme.

Il faut arriver à la fin du XVIIIe siècle pour voir mettre de l'ordre dans ce chaos ; le vétérinaire Chabert (1737-1814), directeur de l'École vétérinaire d'Alfort, sut, le premier, caractériser la maladie que nous appelons aujourd'hui *charbon* et en faire une entité morbide.

Le charbon, dit aussi *sang de rate, fièvre charbonneuse, mal de montagne, peste de Sibérie, pustule maligne,* est une maladie endémique, c'est-à-dire localisée dans certains endroits déterminés ; il est des pays à charbon et d'autres qui ne le sont pas ; la Beauce, la Brie, la Champagne, la Bourgogne, le Nivernais, l'Auvergne, le Berry, le Poitou comptent parmi les premiers; tout au contraire, on n'observe pour ainsi dire point de charbon en Bretagne ni en Normandie.

En France, les moutons sont les animaux les plus frappés, les bœufs, les chevaux le sont fréquemment, les porcs plus rarement. Les carnassiers, chiens, chats, renards, sont presque réfractaires. L'homme enfin peut prendre le charbon et si, heureusement, il n'en meurt pas toujours, il faut cependant envisager la maladie comme très sérieuse chez lui.

Le charbon fait-il beaucoup de victimes ? Qu'on en juge. Voici ce qui se passait autrefois dans certaines contrées de la France. D'après une statistique établie en 1843 — aujourd'hui, grâce aux vaccinations charbonneuses, les choses ont changé — le seul arrondissement de Pithiviers avait vu périr en une année 23 359 moutons, et celui d'Orléans 12 044, ce qui représentait une perte de près de 900000 fr. ; l'on évaluait alors à environ 6 à 7 millions l'impôt annuel que le *sang de rate* prélevait sur les cultivateurs beaucerons. Chaque troupeau perdait le 1/5, le 1/4, parfois même la moitié de son effectif ; c'étaient des animaux jeunes, ayant la santé la plus florissante, qui périssaient de préférence. Certains prés, certains champs de Beauce ne pouvaient recevoir de troupeaux sans qu'ils fussent décimés ; un mauvais sort semblait jeté sur ces terres, on les disait *maudites* ; l'Auvergne avait de même ses *montagnes maudites,* les moutons qui paissaient leur herbe périssaient en grand nombre. Dans les régions où le charbon régnait avec intensité, les fermiers, avant de signer des baux de fermage, supputaient les pertes qu'il était susceptible de causer, et l'on voyait de grands domaines particulièrement malsains, les *fermes à charbon,* ne trouver qu'avec la plus grande difficulté des hommes pour les cultiver.

La maladie ne sévit pas seulement en France ; en Bavière, en Saxe, en Hongrie, elle est très meurtrière ; en Russie, elle fut à certaines époques un véritable fléau, c'est elle qui, sous le nom de *peste sibérienne,* a ravagé maintes fois la Sibérie et en trois ans, de 1867 à 1870, fit périr à Novgorod 56 000 animaux domestiques et 528 hommes; en 1898, l'empire russe perdait encore plus de 30 000 bêtes, en très grande majorité des bœufs et des chevaux. Le charbon est rare en Angleterre, rare aussi dans l'Amérique du Nord, en revanche il est très fréquent dans la République Argentine; en Australie, il va jusqu'à tuer 300 000 moutons par an.

En général les animaux frappés meurent très rapidement. Un mouton, qui hier encore se portait bien, est pris d'un violent accès de fièvre, ses yeux, ses lèvres, la muqueuse de ses narines s'injectent de sang, sa respiration devient difficile ; bientôt il chancelle et tombe en grinçant des dents, une écume sanguinolente sort de sa bouche et de son nez; après quelques mouvements convulsifs il meurt, toute la maladie n'a duré que trois à quatre heures. Quelquefois les animaux sont presque foudroyés ; ils s'arrêtent, tournoient et succombent en peu de minutes ; d'autres fois l'affection peut se prolonger plusieurs heures.

Quant aux lésions que l'on trouve à l'autopsie des cadavres charbonneux, elles sont les mêmes chez toutes les espèces animales : le sang est noir, non coagulé, la rate très augmentée de volume est molle, friable et très noire ; la putréfaction envahit rapidement tous les tissus.

Chez l'homme, le charbon se présente le plus souvent sous la forme d'une lésion de la peau, dite *pustule maligne* ; c'est une escharre noir foncé, entourée d'une auréole de petites vésicules remplies d'un liquide jaune clair ; la maladie peut guérir, mais est souvent mortelle.

Quelle est la cause du charbon ? — Le charbon est une maladie essentiellement locale ; qu'on fasse émigrer de pâturages malsains dans une région saine un troupeau où il règne, on verra aussitôt la mortalité disparaître. C'est ce que l'on appelait autrefois une affection *miasmatique*, c'est-à-dire due à quelque chose d'inconnu venant du sol ou de l'air.

Au commencement du XIXe siècle, un pas en avant est fait dans la connaissance du charbon. En 1823, Barthélemy, de l'École d'Alfort, réussit à communiquer la maladie à des chevaux et à des moutons, en leur inoculant ou en leur faisant ingérer du sang charbonneux. En 1836, Eilert de Sangerhausen remarque qu'un chien en train de dévorer le cadavre d'un mouton charbonneux peut, en mordant des moutons sains, leur inoculer le charbon. Enfin, en 1852, Boutet, vétérinaire à Chartres, rapportant à l'Académie de médecine le résultat de longues expériences faites par l'Association médicale et la Société vétérinaire d'Eure-et-Loir, concluait que la maladie pouvait être inoculée aux animaux sensibles au charbon spontané, et que le sang comme les organes des cadavres charbonneux renfermaient le virus.

On savait la maladie virulente, mais qu'était donc le virus ?

Le microbe du charbon

Découverte du microbe du charbon. — Déjà, en 1850, Rayer (1793-1867), qui fut une des grandes figures médicales du XIXe siècle, et l'un de ses élèves, Davaine (1812-1882), avaient fait une observation des plus remarquables. En prenant part aux recherches de l'Association médicale et de la Société vétérinaire d'Eure-et-Loir, ils avaient vu dans le sang des animaux morts charbonneux « de petits corps filiformes, ayant environ le double de la longueur d'un globule sanguin » et avaient constaté que « ces petits corps n'offraient pas de mouvements spontanés. » Le fait fut signalé au mois d'août 1850, à la Société de biologie, dont Rayer était le président perpétuel. « Telle est, a dit Pasteur, quoiqu'on l'ait souvent contesté, la date véritable de la première observation sur les corps bactériformes dans la maladie charbonneuse. » Disons plus : c'était la première fois que l'on observait la présence de bactéries dans un cadavre.

Sur le moment, la découverte de Rayer et Davaine n'attira l'attention que de fort peu de gens. Il faut arriver en 1860 pour voir la question faire un grand pas en avant : Delafond d'Alfort conserve du sang charbonneux dans de petits vases ouverts et observe que les bâtonnets s'allongent jusqu'à quadrupler ou quintupler de longueur ; il reconnaît leur nature végétale, mais ne réussit pas à leur « faire donner des spores ou des graines ». Quant au rôle physiologique qu'ils peuvent jouer, Delafond n'ose se prononcer, il ne sait si « les baguettes charbonneuses sont la cause ou l'effet de la maladie ».

Les choses en étaient là quand, en 1861, Pasteur démontre que l'agent de la fermentation butyrique est, non point une matière albuminoïde en voie de décomposition, mais un organisme vivant ayant la forme d'une petite baguette cylindrique. Cette découverte frappe Davaine, qui se met à réfléchir de nouveau sur ses anciennes expériences : voilà un petit bâtonnet microscopique responsable d'une fermentation, pourquoi des bâtonnets analogues « introduits dans le sang d'un animal, n'y joueraient » -ils « pas de même le rôle d'un ferment ? Ainsi s'expliqueraient facilement l'altération, l'infection rapide de la masse du sang chez un animal qui aurait reçu, accidentellement ou expérimentalement, dans ses veines un certain nombre de ces bactéries, c'est-à-dire de ce ferment. » (Davaine.) Et Davaine se met au travail : par une série d'expériences ingénieuses, il parvient à montrer que les *Bactéridies,* comme il les appelle, apparaissent dans le sang des animaux avant leur mort, et que c'est seulement à partir de ce moment que le sang devient virulent, c'est-à-dire dangereux pour les animaux auxquels on l'inocule. Sa conclusion est nette : l'agent de la contagion est « visible et palpable ; c'est un être organisé, doué de vie, qui se développe et se propage à la manière des êtres vivants. Par sa présence et par sa multiplication rapide dans le sang, il apporte dans la constitution de ce liquide, sans doute à la manière des ferments, des modifications qui font promptement périr l'animal infecté. » Croire qu'une pareille affirmation, même appuyée sur des expériences ingénieuses et bien faites, ait été acceptée sans conteste, serait mal connaître l'état des esprits vers 1860 ; on était si loin de s'imaginer qu'une bactérie pouvait jouer quelque part un rôle important ! Toutes les objections sont faites à Davaine, il y répond avec beaucoup de talent, et pendant dix ans reste sur la brèche, défendant ses idées en véritable homme de science.

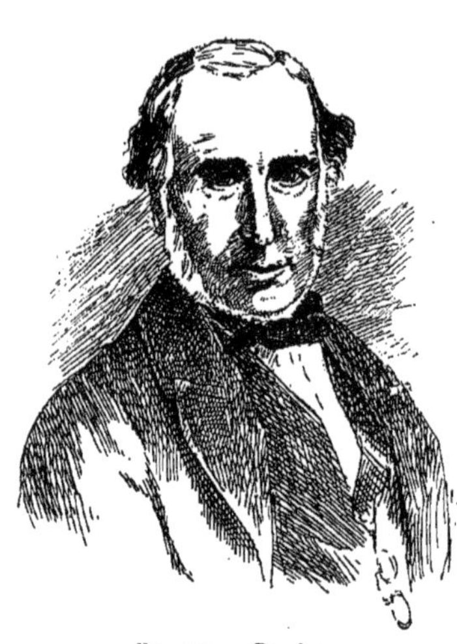

Fig. 170. — Davaine.

Son expérimentation, son argumentation, rendaient très vraisemblable le rôle spécifique des bactéries dans la maladie charbonneuse, mais

Le vrai peut quelquefois n'être pas vraisemblable

et pour faire accepter de tous des idées aussi neuves que les siennes, il ne fallait, suivant le mot de Pasteur cité à propos de la génération spontanée, « rien moins que la clarté d'un raisonnement d'arithmétique » ; or Davaine ne pouvait arriver là.

En inoculant du sang charbonneux, lui disait-on, vous inoculez assurément des bactéries, mais vous inoculez en même temps tout autre chose, et rien ne vous dit que le virus du charbon ne se trouve pas dans cette autre chose. Pour répondre, il eût fallu n'inoculer que les bactéries, et de cela Davaine était incapable ; extraire du sang charbonneux les seules Bactéridies était une opération au-dessus des forces de sa technique.

Morphologie et reproduction de la Bactéridie charbonneuse. — Le grand bactériologiste allemand, le Dr Robert Koch, allait en 1876, non point trancher le différend, ce devait être l'œuvre de Pasteur, mais, dans un fort beau travail, apporter sur la Bactéridie une foule de notions très précises.

Dans le sang des animaux, le microbe se présente sous forme de petits bâtonnets droits, immobiles, transparents, isolés ou en files de deux ou trois ; ils ont 5 à 20 millièmes de millimètre de long, 1 à 1,25 de large ; c'est la plus grosse bactérie pathogène connue ; pour la voir très nettement, on peut la colorer en violet, les globules du sang étant teintés en rose (voyez page 16-17 la fig. 1 de la planche en couleur).

Dans l'organisme animal, la Bactéridie se reproduit seulement par scissiparité ; chaque individu se divise en deux.

Voulez-vous voir la plante donner des spores ? Rien de plus facile, dit le Dr Koch : déposez sur une lame de verre une goutte d'humeur aqueuse que vous aurez puisée dans l'œil d'un bœuf, ensemencez dans cette goutte une parcelle de rate de souris morte charbonneuse, et placez le tout à une température supérieure à 15° ; si ces manipulations sont faites purement, vous verrez les bâtonnets du charbon devenir 10 à 20 fois plus longs ; ce ne sont plus alors des bâtonnets, mais des filaments, qui s'enchevêtrent si complètement les uns avec les autres qu'on dirait d'un écheveau de fil ; à l'intérieur de la membrane du filament, le protoplasma se condense en un certain nombre de petits points brillants, tels « des pois dans leur cosse », suivant le mot de Tyndall ; peu à peu la membrane des filaments se dissout dans le liquide ambiant et les corpuscules brillants sont mis en liberté ; prenez ces corpuscules, portez-les dans une nouvelle goutte d'humeur aqueuse, vous les verrez s'allonger en filaments ; ce sont donc des spores (la fig. 2 de la planche en couleur montre les spores colorées en rouge dans les filaments colorés en bleu).

Pour que les spores se forment, il faut que les Bactéridies soient à une température supérieure à 15°, il faut aussi que l'oxygène de l'air arrive largement à leur contact. En précisant ces conditions de la sporulation, le Dr Koch expliquait nombre de points obscurs de l'étiologie de la maladie, entre autres l'existence des *champs maudits*. Tandis que les Bactéridies n'offrent pas grande résistance aux causes naturelles de destruction, les spores sont douées d'une très grande vitalité qui leur permet de passer plusieurs années à l'état de vie ralentie ; que dans un champ, où viennent de périr des animaux charbonneux, les Bactéridies du sang rencontrent des conditions favorisant leur sporulation et voilà le champ infecté, le *champ maudit* ; les spores pourront, sans périr, attendre très longtemps l'occasion d'infecter un nouvel animal.

L'étiologie de la maladie s'éclairait admirablement, mais à la condition que Davaine eût raison, que les Bactéridies fussent bien la cause du charbon. Le Dr Koch avait tenté de lever tous les doutes et voici comment : le développement du microbe dans une goutte d'humeur aqueuse était en somme une véritable culture ; de celle-ci il prenait une trace qu'il ensemençait dans une deuxième goutte d'humeur aqueuse ; les Bactéridies qui s'y développaient, il les ensemençait dans une troisième goutte, et ainsi huit fois de suite ; la huitième culture donnait le charbon aux animaux auxquels on l'inoculait. Si, disait le Dr Koch, le virus était à côté des Bactéridies dans le sang, il serait évidemment trop dilué à la huitième culture pour être capable de tuer les animaux, force est donc d'admettre que le virus s'est multiplié au cours des cultures, c'est-à-dire qu'il ne fait qu'un avec les Bactéridies.

L'expérience était ingénieuse, mais non probante : on savait que certains virus dilués dans des proportions énormes conservent leur virulence.

Puis, comme si le but avait reculé à mesure qu'on semblait en approcher, une nouvelle difficulté venait de surgir, due celle-là à une expérience de Paul Bert ; en faisant agir sur du sang charbonneux l'oxygène comprimé, on tue les Bactéridies, disait Paul Bert, et cependant, ce sang inoculé à des animaux les fait périr sans que des Bactéridies paraissent dans leur organisme, donc « les Bactéridies ne sont ni la cause, ni l'effet nécessaire de la maladie charbonneuse. Celle-ci est due à un virus. » (Paul Bert.)

A la veille de ne faire qu'un avec le microbe, le virus paraissait donc se séparer de lui encore une fois. Quel plus frappant exemple pourrait-on donner de la difficulté qu'éprouve l'homme à comprendre ce qui se passe autour de lui ?

Culture de la Bactéridie charbonneuse. — Depuis quinze ans qu'elles duraient, Pasteur n'avait cessé de s'intéresser à ces discussions ; il connaissait les maladies des vins, celles de la bière, il était hanté du désir d'étudier les affections qui peuvent tuer les animaux et l'homme. Ses études sur les générations spontanées, sur les fermentations, lui avaient appris à observer les infiniment petits ; il savait les manier, était au courant de leurs besoins, donc mieux armé que tout autre pour aborder l'étude du charbon. Il se mit au travail.

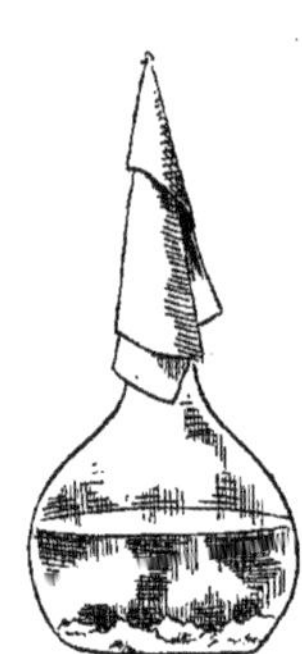

Fig. 171. — Culture en bouillon de la Bactéridie charbonneuse.

Il prend un ballon (fig. 171) bouché avec du coton et renfermant un liquide stérilisé capable de nourrir des infiniment petits (urine, bouillon de viande, eau de levure, etc., neutralisés) ; il y ensemence une goutte de sang charbonneux et voit pulluler les Bactéridies ; la culture bien développée, il en prend une trace qu'il ensemence dans un second ballon identique au premier et, pendant des mois, recommence journellement cette simple opération, chaque culture étant ainsi fille de celle de la veille ; or la dernière culture, qui n'a évidemment de commun avec la première que les Bactéridies, tue les animaux aussi sûrement que le sang charbonneux. Ce sang renfermait-il par hasard une substance soluble, diastasique, qui se serait multipliée en même temps que les Bactéridies ? Certainement non, disait Pasteur, car filtrez sur de la porcelaine une de ces cultures, vous obtiendrez un liquide dépourvu de microbes, et ce liquide est incapable de faire périr les animaux. Donc les microbes seuls peuvent être la cause de la maladie.

Puis Pasteur se mit à réfuter l'un après l'autre les arguments qu'on avait opposés à la nature microbienne du charbon.

Du sang charbonneux reçu de Chartres avait, entre les mains de deux professeurs au Val-de-Grâce, Jaillard et Leplat, tué des animaux sans que des Bactéridies parussent dans leurs tissus ; c'est, répondait Pasteur, que dans ce sang putréfié avait pullulé un autre microbe, le *Vibrion septique,* mortel pour les animaux. Venez dans mon laboratoire, disait-il d'un autre côté à Paul Bert, et je vous montrerai que si l'oxygène comprimé peut tuer les Bactéridies il ne peut rien sur les spores qui, soumises à son action, conservent toute leur virulence.

Pasteur avait donc le droit de dire, le 16 juillet 1877 :

« Le charbon doit être appelé aujourd'hui la *maladie de la Bactéridie,* comme la trichinose est la *maladie de la Trichine,* comme la gale est la *maladie de l'Acarus* qui lui est propre, avec cette circonstance toutefois que dans le charbon le parasite, pour être aperçu, exige l'emploi du microscope et de forts grossissements. C'est la première maladie parasitaire connue de cette sorte, et à ce titre elle a une importance exceptionnelle. »

Pour tout homme de science la cause était entendue, mais elle ne l'était pas pour les médecins. Ceux-ci étaient traditionalistes par éducation et, comme tels, peu au fait des méthodes scientifiques ; ils eussent cru faire fausse route en mêlant les choses du laboratoire à celles de la clinique. Soulevant des objections de principe, ils discutaient d'une manière générale sur les germes, sans apporter aucun fait capable de battre en brèche les affirmations de Pasteur. Que répondre à Piorry, par exemple, qui s'écriait à l'Académie de médecine : « Ce n'est pas la maladie, être abstrait, qu'il s'agit de traiter, c'est le malade qu'il faut étudier avec le plus grand soin par tous les moyens physiques, chimiques et cliniques que la science comporte. »

Il n'y avait qu'à laisser dire, mais Pasteur ne s'y résignait point. Il se faisait un devoir de combattre la doctrine de la spontanéité des maladies, qu'il qualifiait une « erreur préjudicielle au progrès médical ». La théorie des germes, désormais la vraie, pouvait être riche en résultats heureux pour la santé publique, tous devaient donc l'accepter. « Au point de vue prophylactique, disait-il, comme au point de vue thérapeutique, il y a un abîme pour le médecin et le chirurgien, suivant qu'ils prennent pour guide l'une ou l'autre des deux doctrines. »

Rentré au laboratoire, il oubliait ces discussions, qui ne faisaient point avancer la science, pour ne penser qu'à découvrir de nouvelles propriétés des Bactéridies.

Comment les animaux prennent-ils le charbon ? — Davaine avait incriminé les mouches qui, se posant sur les cadavres charbonneux, souillent de sang leur trompe, leurs pattes, et vont porter les Bactéridies sur les animaux sains. Explication qui ne valait que pour un bien petit nombre de cas. Pourquoi, lui objectait-on avec raison, les animaux prennent-ils la maladie dans un champ et point dans le champ voisin ; les mouches respecteraient-elles les haies mitoyennes ? Et puis, si une mouche peut être rendue responsable d'une lésion charbonneuse des téguments, comme la pustule maligne, quel rôle peut-elle jouer dans l'apparition du charbon dit spontané (c'est-à-dire sans pustule maligne), de beaucoup le plus fréquent dans les troupeaux ?

L'explication de Davaine n'expliquait pas grand'chose, il fallait en trouver une autre.

Les animaux prennent le charbon dans les pâturages, ils doivent donc, se dit Pasteur, s'infecter par le tube digestif en paissant, et, avec la précision qui lui était habituelle, il le prouve.

Des moutons sont nourris avec de la luzerne arrosée de cultures riches en spores charbonneuses, quelques-uns prennent la maladie et en meurent ; pour élever le taux de la mortalité, il suffit de mêler à la luzerne des feuilles de chardon, des barbes d'épis d'orge ou autres objets piquants, susceptibles de léser la muqueuse du tube digestif. Il est donc incontestable que les spores des Bactéridies, avalées par des animaux, peuvent leur donner le charbon.

Mais ces spores se rencontrent-elles dans la nature ? Assurément, disait Pasteur. J'ai prélevé de la terre à la surface du sol, sur les fosses où ont été enfouis des moutons charbonneux, et j'en ai retiré des spores capables de donner le charbon aux animaux.

Ces spores proviennent du sang répandu sur le sol avant l'enfouissement des bêtes ; elles peuvent aussi venir des cadavres cachés depuis des mois dans la profondeur, ce sont alors les vers de terre qui les ont remontées à la surface. Cette dernière découverte, Pasteur l'avait faite en plein pays chartrain.

« Aucun fait, raconte M. Roux, ne » lui « semblait insignifiant... ; des choses les plus minces en apparence il savait tirer des indications inattendues. L'idée originale du rôle des vers de terre dans la propagation du charbon est née ainsi, au cours d'une promenade dans un champ de la ferme de Saint-Germain. La moisson était faite, il ne restait plus que les chaumes. L'attention de Pasteur fut attirée sur une portion du champ à cause de la teinte différente de la terre ; M. Maunoury expliqua que, l'année précédente, on avait enfoui à cet endroit des moutons morts du charbon. Pasteur, qui examinait toujours les choses de près, remarqua, à la surface du sol, une multitude de ces petits tortillons de terre que rejettent les vers. L'idée lui vint alors que, dans leurs voyages continuels de la profondeur à la surface, les vers apportaient sur le sol la terre riche en humus qui entoure le cadavre et avec elle les spores charbonneuses qu'elle contient. Ce qui explique pourquoi les germes de la maladie persistent si longtemps dans les champs, alors que tant de causes tendent à les faire disparaître : ils sont entretenus à la surface des fosses par les apports incessants de la terre profonde. Pasteur ne s'arrêtait jamais aux conceptions, il passait tout de suite à l'expérience. Celle-ci justifia les prévisions. Il me souvient entre autres d'une démonstration faite devant Villemin, Davaine et Bouley. Ce dernier avait pris soin de faire venir des vers ramassés dans la terre d'une fosse où l'on avait mis des cadavres charbonneux plusieurs années auparavant. La terre contenue dans l'intestin d'un des vers, inoculée à des cobayes, leur donna le charbon. »

Vaccination contre le charbon

Prouver le rôle des Bactéridies dans le charbon, montrer comment les animaux prennent la maladie, tout cela constituait des résultats de premier ordre, mais ne contentait cependant point Pasteur. Toujours ses découvertes avaient eu les plus belles applications industrielles : c'était le grainage des vers à soie (voir plus loin page 350), permettant de réussir les élevages à coup sûr, c'était le chauffage des vins, qui empêchait leur altération, c'était la sécurité introduite dans la fabrication de la bière. Il voulait faire un sort aussi heureux à ses études sur le charbon.

Depuis qu'il avait abordé la pathologie, il pensait sans cesse à la vaccine, à ses rapports avec la variole ; trouver des vaccins contre les affections virulentes était chez lui une véritable hantise. « Dès notre entrée à son laboratoire, dit M. Roux, Pasteur nous disait sans cesse, à Chamberland et à moi : « Il faut immuniser contre les maladies infectieuses dont nous cultivons les virus ».

Pouvait-on espérer vacciner les animaux contre le charbon ?

Le charbon ne récidive pas. — La recherche d'un vaccin n'est rationnelle que s'il s'agit d'une maladie ne récidivant pas. On savait, avant la découverte de la vaccine, que l'homme ne pouvait pas être deux fois varioleux, rien ne fut donc plus logique que de tenter de le mettre à l'abri d'une variole mortelle en lui faisant contracter une variole bénigne.

Avant toute tentative de vaccination charbonneuse, il fallait savoir si, oui ou non, un même animal pouvait avoir deux fois le charbon. Répondre était difficile, car il semblait que toute inoculation charbonneuse était suivie de mort. Cependant, au cours de ses nombreuses expériences, Pasteur avait eu l'occasion de constater quelques faits qui n'avaient pas échappé à un observateur comme lui.

En 1878 huit moutons, qui avaient été plus ou moins malades pour avoir mangé de la luzerne arrosée de cultures charbonneuses, furent inoculés avec du sang charbonneux ; tous furent de nouveau malades, un seul mourut ; les sept survivants étaient réfractaires.

L'année suivante, dans le Jura, vérifiant la valeur d'un remède préconisé contre le charbon, Pasteur avait reconnu l'impossibilité d'inoculer à nouveau la maladie à des vaches qui avaient pu résister à une première inoculation virulente.

Le charbon, il pouvait l'affirmer, était donc une affection ne récidivant pas.

Découverte des virus atténués. — Depuis le mois de février 1880, Pasteur savait vacciner contre une maladie très grave, le *choléra des poules*, et il cherchait de toutes manières à obtenir le même résultat avec le charbon.

Au bout d'un an de travail, le 28 février 1881, il pouvait enfin publier une nouvelle grande découverte, la vaccination contre le charbon. Voici comment il y était parvenu.

En maintenant une culture de choléra des poules à l'étuve pendant un temps suffisamment long (voir plus loin page 276), il avait observé que, sous l'action de l'oxygène de l'air, la virulence du microbe s'atténue à mesure que les jours passent, et qu'il arrive un moment où ces microbes inoculés à des poules ne les tuent pas.

Naturellement, il chercha à obtenir un résultat identique avec le charbon, mais il chercha longtemps, car il se heurta à une très grande difficulté due à l'existence de spores chez la Bactéridie. Vous ensemencez une Bactéridie virulente dans du bouillon, très rapidement elle va donner des spores ; celles-ci formées, vous aurez beau maintenir indéfiniment la culture à l'étuve au contact de l'oxygène de l'air, vous n'obtiendrez aucune diminution de sa virulence ; l'oxygène n'a point d'action sur les spores, qui conservent au microbe toutes ses qualités et parmi elles la virulence. Pour atteindre le but visé, il faudrait faire agir longtemps l'oxygène de l'air sur la Bactéridie *filamenteuse*, donc empêcher celle-ci de sporuler quand elle se trouve précisément dans les meilleures conditions pour le faire. Pasteur y réussit par un artifice extrêmement ingénieux ; il lui suffit de faire pousser la Bactéridie à haute température, à 42-43°, pour supprimer l'apparition des spores :

« Alors, dit-il, apparaissent les très remarquables résultats suivants : après un mois d'attente environ, la culture est morte, c'est-à-dire que, semée dans du bouillon récent, il y a stérilité complète. La veille et l'avant-veille du jour où se manifeste cette impossibilité de développement et tous les jours précédents, dans l'intervalle d'un mois, la reproduction de la culture est au contraire facile. Voilà pour la vie et la nutrition de l'organisme. En ce qui concerne sa virulence, on constate ce fait extraordinaire que la Bactéridie en est dépourvue déjà après huit jours de séjour à 42-43° et ultérieurement ; du moins ses cultures sont inoffensives pour le cobaye, le lapin et le mouton, trois des espèces animales les plus aptes à contracter le charbon. »

Pasteur avait donc en main un virus atténué, virus donnant aux animaux une maladie bénigne qui, vu la non-récidive du charbon, les protégeait contre une atteinte ultérieure mortelle.

Quant à la préparation de ce virus atténué, elle était des plus simples, expliquait Pasteur sans laisser aucun point dans l'ombre : quand vous ensemencez dans du bouillon neuf mis à l'étuve à 30-40° des Bactéridies ayant passé un certain temps à 42-43°, vous les voyez se développer et donner rapidement des spores ; or ces spores ont la virulence des Bactéridies dont elles viennent, c'est-à-dire la virulence atténuée. Dès lors un vaccin, une fois fait, peut s'entretenir indéfiniment par cultures successives ; toujours il sera vaccin de par ses spores.

Expérience de Pouilly-le-Fort. — Les expériences de laboratoire avaient eu les résultats les plus concluants ; restait à connaître leur portée pratique.

Pasteur n'attendit pas longtemps l'occasion de la constater. Un vétérinaire de Melun, M. Rossignol, allait se mettre en campagne pour faire éclater aux yeux de tous la valeur de la vaccination charbonneuse.

Il avait du reste bien changé d'avis en quelques semaines, M. Rossignol. N'était-ce pas lui qui, à la fin de janvier 1881, écrivait : « Voulez-vous du microbe, on en a mis partout. La microbiâtrie est aujourd'hui tout à fait à la mode, elle règne en souveraine ; c'est une doctrine qu'on ne discute pas, on doit l'admettre sans réplique, du moment surtout que son grand-prêtre, le savant Pasteur, a prononcé le mot sacramentel : *J'ai dit.* Le microbe seul est et doit être la caractéristique d'une maladie ; c'est entendu et convenu, désormais la théorie des germes doit l'emporter sur la clinique pure ; le microbe seul est éternellement vrai et Pasteur est son prophète. »

Mais un mois après, en lisant l'exposé de la découverte de Pasteur, M. Rossignol comprit qu'un homme intelligent avait mieux à faire qu'à dénigrer les belles choses. Appréciant toute l'utilité du vaccin charbonneux s'il était réellement efficace, il eut l'idée d'organiser une expérience en grand dont les résultats frapperaient les yeux de tous.

Trouver de l'argent pour acheter les animaux à inoculer, intéresser la Société d'Agriculture de Melun à son projet, prouver aux agriculteurs l'importance des résultats de l'expérience, M. Rossignol suffit à tout ; si bien que le 28 avril, le Président de la Société d'Agriculture de Melun, le Baron de la Rochette, mettait à la disposition de Pasteur 60 moutons pour lui permettre de montrer l'efficacité de sa méthode de vaccination. Les inoculations devaient être faites dans une ferme de M. Rossignol à Pouilly-le-Fort, près de Melun ; 10 moutons ne recevraient aucun traitement, 25 seraient vaccinés, et quelques jours après inoculés avec du charbon virulent en même temps que 25 qui n'auraient pas reçu de vaccin. « Les 25 moutons non vaccinés périront tous, avait affirmé Pasteur, les 25 vaccinés résisteront et on les comparera ultérieurement avec les 10 moutons réservés ci-dessus, afin de démontrer que les vaccinations n'empêchent pas les moutons de revenir à un état normal. »

Le 5 mai, il y avait foule à Pouilly-le-Fort, médecins, vétérinaires, agriculteurs, simples curieux se pressaient pour voir l'expérience décisive. Bien peu espéraient un résultat favorable, le plus grand nombre était sceptique, la Presse vétérinaire venait de se faire l'interprète du sentiment général en publiant ces lignes :

« Nous faisons des vœux ardents pour que M. Pasteur réussisse et qu'il sorte vainqueur d'un tournoi qui a suffisamment duré. S'il réussit, il aura doté son pays d'un grand bienfait, et ses adversaires pourront, comme l'esclave antique, ceindre leur front de laurier et se préparer à suivre, en-

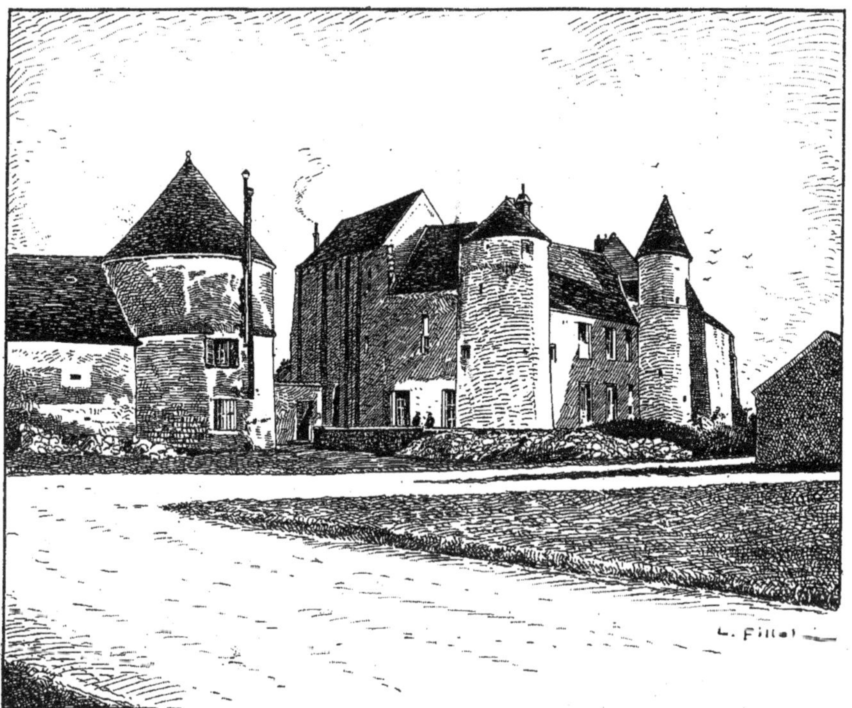

FIG. 172. — Ferme de Pouilly-le-Fort (Seine-et-Marne), où Pasteur fit sa mémorable expérience sur la vaccination charbonneuse.

chaînés et courbés, le char de l'immortel triomphateur. Mais il faut réussir, le triomphe est à ce prix. Que M. Pasteur toutefois n'oublie pas que la roche Tarpéienne est près du Capitole. »

Dans la ferme de M. Rossignol, devant Pasteur, MM. Chamberland et Roux, assistés d'un nouvel élève de Pasteur, Thuillier, inoculèrent à 25 animaux un premier vaccin très atténué. Douze jours après, le 17 mai, un deuxième vaccin plus virulent que le premier fut inoculé à ces mêmes animaux pour renforcer leur immunité. Ces deux vaccinations furent très bien supportées.

Le 31 mai, tous ceux qui avaient assisté aux deux séances du 5 et du 17 étaient là pour l'inoculation d'épreuve, celle du charbon virulent, sur les vaccinés et les non vaccinés. En voyant l'assurance de Pasteur, nombre de gens commençaient à douter du motif de leur scepticisme ; cet homme paraissait si sûr de lui qu'il semblait difficile d'admettre une erreur de sa part.

On prit rendez-vous pour « le 2 juin afin de constater les résultats. Vingt-quatre heures avant le terme décisif, Pasteur, qui avait couru avec une si parfaite confiance au-devant de l'expérience publique, se prit à regretter son audace. Pendant quelques instants sa foi chancela, comme si la méthode expérimentale pouvait le trahir.

« Une tension trop continue de son esprit avait amené cette réaction, qui d'ailleurs ne dura guère. » (Roux.)

Le lendemain, quand à deux heures de l'après-midi Pasteur entra dans la ferme de Pouilly-le-Fort, accompagné de MM. Chamberland, Roux et Thuillier, des acclamations unanimes le saluèrent.

22 moutons non vaccinés étaient morts, 2 étaient mourants et le dernier fort malade, les 25 vaccinés étaient bien portants. On ne pouvait rêver résultat plus beau ; « Succès épatant », avait le matin même télégraphié de Melun M. Rossignol à Pasteur.

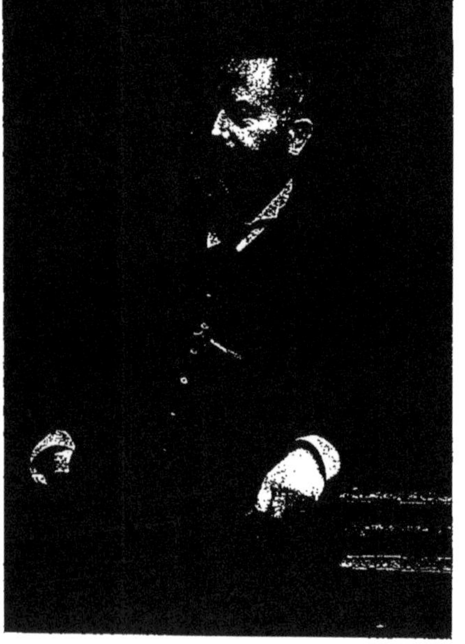

Fig. 173. — Chamberland.

L'enthousiasme général était légitime, il allait gagner toute la France, heureuse qu'une si belle découverte fût faite par un des siens sur son sol. Les meilleurs apôtres des doctrines microbiennes allaient être ces médecins, ces vétérinaires, ces simples cultivateurs qui, devant un fait aussi probant, ne pensaient plus qu'à admirer.

Le charbon n'était pas la première maladie que l'on pût combattre efficacement ; la quinine coupait la fièvre paludéenne et la vaccine prévenait la variole ; mais ici, il y avait plus : le vaccin charbonneux avait été obtenu par une méthode qui semblait devoir être d'une application générale. Allait-on trouver les virus atténués de toutes les maladies infectieuses et conjurer ainsi les nombreux fléaux qui désolaient l'humanité ? Un immense espoir venait de naître.

D'aucuns s'imaginent facilement qu'il a été déçu, ils se trompent. Sans parler des vaccinations antirabiques, ni du traitement antidiphtérique, il ne faut pas oublier que l'on peut aujourd'hui lutter victorieusement contre le paludisme, contre la fièvre jaune, que les épidémies de peste, de choléra, ne sont plus dans nos pays très civilisés qu'un souvenir, et cela, grâce aux mesures hygiéniques et prophylactiques que la doctrine microbienne a dictées, c'est-à-dire grâce au génie de Pasteur.

L'expérience de Pouilly-le-Fort fut suivie de bien d'autres, à Fresne, Chartres, Artenay, Toulouse, Nevers, Mer, Montpellier, Bordeaux, Angoulême, Clermont-Ferrand ; chacun voulait avoir vu de ses propres yeux les résultats de la fameuse vaccination.

A l'étranger, la curiosité n'était pas moins grande qu'en France ; l'Autriche-Hongrie, l'Allemagne, l'Italie, la Belgique, la Suisse, l'Angleterre firent chacune des expériences pour s'assurer de la valeur des vaccinations : la plupart réussirent aussi bien que celle de Pouilly-le-Fort, quelques-unes eurent des résultats moins nets ; leurs auteurs n'avaient pas appliqué la méthode telle que Pasteur l'avait formulée, ou bien une susceptibilité toute spéciale des animaux inoculés était entrée en ligne de compte : un accident dû à cette dernière cause ne devait du reste infirmer en rien les affirmations de Pasteur ; ne serait-il pas absurde de conclure à l'inefficacité du vaccin Jennerien, d'un cas de variole observé par exception chez un homme récemment vacciné ?

La meilleure preuve de l'utilité des vaccins charbonneux, nous la donnons un peu plus loin, en indiquant les résultats des vaccinations pratiquées en France depuis vingt-cinq ans.

Pratique de la vaccination charbonneuse. — A l'heure actuelle on vaccine en France chaque année, des milliers de têtes de bétail ; comment opère-t-on ?

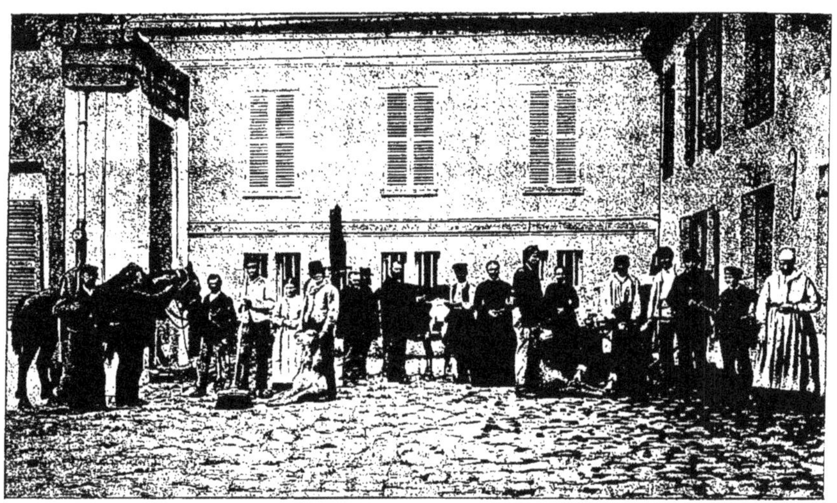

Fig. 174. — La vaccination charbonneuse dans une ferme de Beauce peu après la découverte de Pasteur (Photographie appartenant à l'Institut Pasteur).

Pasteur à Pouilly-le-Fort avait inoculé à chaque animal successivement deux vaccins, on fait encore de même aujourd'hui ; un vaccin unique, suffisamment virulent pour conférer une immunité sûre, risquerait de tuer du charbon des bêtes jeunes ou trop sensibles.

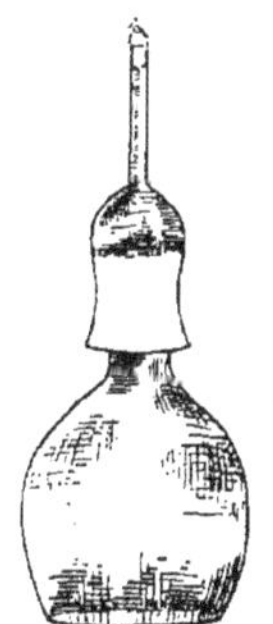

Fig. 175. — Matras Pasteur, dans lequel est faite la culture des vaccins charbonneux.

Les cultures des vaccins sont expédiées aux vétérinaires dans des tubes en verre, fermés par un bouchon de caoutchouc (fig. 176) ; on inocule à chaque mouton 1/8 de centimètre cube à la partie interne de la cuisse, et à chaque vache 1/4 de centimètre cube au défaut de l'épaule.

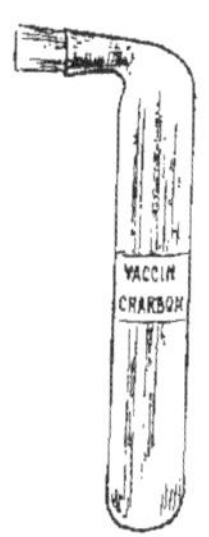

Fig. 176. — Tube en verre fermé avec un bouchon de caoutchouc, dans lequel est expédié aux vétérinaires le vaccin charbonneux.

Le premier vaccin est si peu virulent qu'il rend les animaux à peine malades, le deuxième, qui est inoculé douze jours après le premier, est beaucoup plus virulent ; inoculé d'emblée, il pourrait tuer 50 % des animaux.

Résultats de la vaccination charbonneuse. — De 1882 à 1907, c'est-à-dire pendant ces vingt-cinq dernières années, près de 8 000 000 de moutons, et près de 1 300 000 bœufs ont été vaccinés en France contre le charbon.

Ces chiffres ne prouvent-ils pas surabondamment l'innocuité et l'efficacité des vaccins? D'autant, notez-le-bien, que la vaccination est laissée à l'initiative privée, aucune loi ne l'impose, les cultivateurs payent les vétérinaires qui la pratiquent dans leurs troupeaux. Croit-on de bonne foi que les agriculteurs dépenseraient de l'argent pour une chose inutile, bien plus, qu'ils seraient assez naïfs pour rémunérer ceux qui font périr leurs animaux?

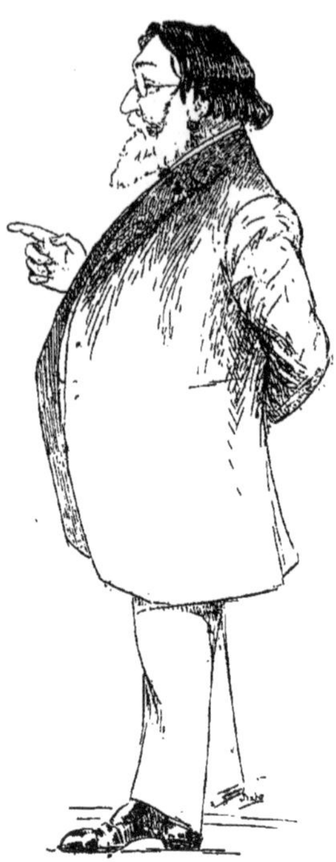

Fig. 177. — M. Metchnikoff.

Plus le temps passe et plus la méthode imaginée par Pasteur pour prévenir le charbon apparaît comme une très belle œuvre.

Par quel mécanisme un virus atténué vaccine-t-il contre un virus virulent? — Phagocytose. — Pourquoi les animaux qui ont reçu un virus atténué résistent-ils à une inoculation virulente? Il est clair qu'invoquer la non-récidive du charbon, c'est énoncer un fait, et point donner une explication; il s'agit de trouver le pourquoi de cette non-récidive. La chose semble à première vue inaccessible à l'expérience, car les phénomènes à observer se passent dans l'intérieur de l'organisme; elle a cependant été découverte il y a une vingtaine d'années par M. El. Metchnikoff.

Voici les faits extraordinairement intéressants que ce grand savant a mis en lumière.

M. El. Metchnikoff inocule sous la peau d'un lapin du charbon virulent; l'animal mort, il constate dans le sang, dans la rate, dans le foie, la présence de nombreuses Bactéridies; celles-ci voisinent avec les cellules de l'organisme et entre autres avec les globules blancs du sang, ou *leucocytes*, mais sont en dehors des unes et des autres (fig. 178), en un mot sont libres.

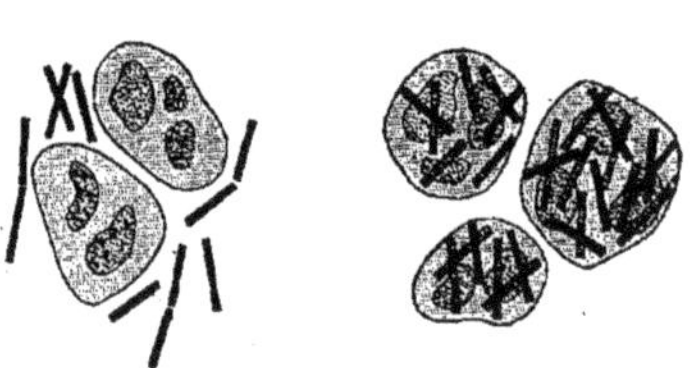

Fig. 178. — Bactéridies et phagocytes.

A gauche : Bactéridies virulentes et phagocytes tels qu'on les observe dans l'organisme d'un animal qui meurt du charbon ; les microbes sont en dehors des phagocytes.
A droite : Bactéridies englobées dans des phagocytes ; c'est le sort des Bactéridies atténuées dans l'organisme des animaux normaux et celui des Bactéridies virulentes dans l'organisme des animaux vaccinés.

Au contraire, le virus inoculé est-il atténué comme le premier vaccin charbonneux? M. El. Metchnikoff, en examinant le liquide d'œdème formé en quelques heures au point d'inoculation, observe ceci : les Bactéridies très nombreuses sont presque toutes à l'intérieur des leucocytes qui se sont accumulés autour d'elles; ces Bactéridies se colorent fort mal, elles sont en voie de destruction (fig. 178). Il est manifeste que les microbes atténués sont dévorés, puis digérés, par les leucocytes. A ces cellules, pour qui les microbes sont des proies, M. El. Metchnikoff donne le nom très suggestif de *phagocytes* et au phénomène de destruction celui de *phagocytose*.

Poursuivant ses recherches, M. El. Metchnikoff se demande alors ce que deviennent des Bactéridies *virulentes* dans l'organisme d'un lapin *vacciné* ; en opérant comme ci-dessus, il reconnaît sans peine que leur sort est identique à celui de Bactéridies *atténuées* chez un animal *neuf*, elles sont englobées et détruites par les phagocytes. Ceux-ci, toujours aptes à digérer des microbes dépourvus de virulence, acquièrent pendant la vaccination le pouvoir d'en digérer de très dangereux.

Dans le corps d'un animal, les phagocytes sont vis-à-vis de microbes comme des gendarmes vis-à-vis de brigands, ou plutôt comme des chats en face de souris, car les gendarmes ne dévorent pas leurs prisonniers. Ils se précipitent sur les ennemis qui menacent la vie de leur hôte et entament avec eux une lutte sans merci. Vainqueurs, ils suppriment purement et simplement les microbes. Mais, qui dit lutte dit victoire disputée, et les phagocytes ne l'emportent pas toujours ; quand ils sont vaincus, les microbes pullulent dans l'organisme et finissent par le tuer ; c'est ce qui se passe chez un animal non vacciné mourant du charbon.

N'avions-nous pas raison de dire que ce duel entre infiniment petits, découvert par M. El. Metchnikoff, était du plus grand intérêt ?

DIPHTÉRIE

Qu'est-ce que la diphtérie ?

Tout le monde a entrndu parler de l'*angine couenneuse* et du *croup*, tout le monde sait que l'une est un mal de gorge très grave, et que l'autre est caractérisé par des accès de suffocation tuant les malades par asphyxie. Or l'angine couenneuse et le croup sont deux formes, ou plutôt deux localisations, d'une seule et même maladie, la *diphtérie*.

Pour bien comprendre comment ces deux localisations sont liées l'une à l'autre, il faut se rappeler la disposition des voies aériennes et digestives dans la gorge de l'homme (fig. 179): au fond de la bouche sont les deux amygdales entre lesquelles pend la luette, puis en arrière le pharynx qui se continue par l'œsophage ; en avant de l'œsophage est la trachée, terminée à sa partie supérieure par l'organe de la voix ou larynx ; le larynx s'ouvre dans le pharynx par une ouverture allongée, la glotte, que ferme pendant la déglutition l'épiglotte ; telle est, réduite à sa plus simple expression, l'anatomie des premières voies aériennes et digestives, elle suffit pour bien saisir les accidents causés par la maladie.

Ce que l'on sut de la diphtérie aux différentes époques. — Les anciens connaissaient certainement la diphtérie ; Arétée, qui vivait à Cappadoce au temps de Vespasien, la décrit avec beaucoup de précision sous le nom d'*ulcère pestilentiel* : il la sait fréquente en Égypte, en Syrie, aussi lui donne-t-il souvent le nom d'*ulcère égyptiaque* et *d'ulcère syriaque* ; il constate que les ulcérations siègent sur les amygdales, la luette et les parties voisines, et explique comment le mal, envahissant la trachée, tue les malades par asphyxie.

Rien d'important ne sera ajouté à la description d'Arétée avant la fin du XVIe siècle. En 1576, un chirurgien français, Baillou, ouvrant la gorge d'un homme mort de suffocation à la suite d'une *angine gangreneuse* — c'était le nom donné alors à l'angine couenneuse —, trouva une membrane tendue devant la glotte ; cette membrane obturait l'ouverture du larynx, interdisant à l'air l'entrée des poumons ; les accès de suffocation et l'asphyxie s'expliquaient dès lors le plus simplement du monde.

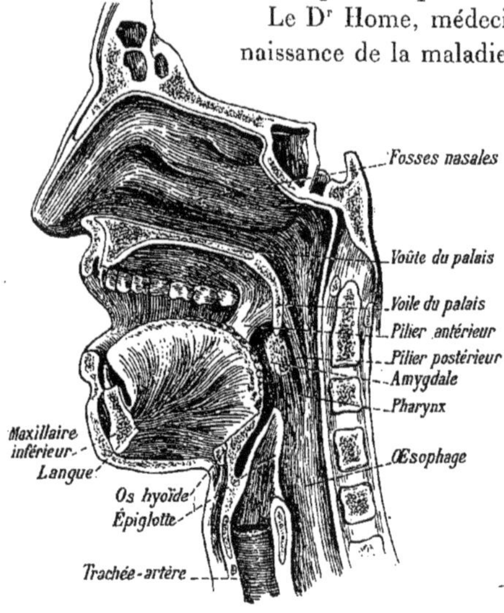

FIG. 179. — Coupe antéro-postérieure de la gorge de l'homme.

Le Dr Home, médecin écossais, fit faire en 1765 à la connaissance de la maladie un pas en avant et un pas en arrière tout à la fois. Étudiant avec soin les accidents laryngés, si souvent mortels dans la diphtérie, il en décrivit les symptômes et la marche en véritable observateur, et fit ainsi œuvre très utile ; mais en refusant à la maladie du larynx, qu'il appelait *croup* — nom qui lui est resté — toute relation avec l'angine gangreneuse, il obscurcit beaucoup la question.

Quelques années plus tard (1771) un médecin américain, le Dr Samuel Bard, de New-York, tente de réfuter l'erreur de Home en soutenant l'identité d'origine des accidents pharyngés et des accidents laryngés, c'est-à-dire en regardant les uns et les autres comme causés par deux localisations différentes d'un seul et même mal. Mais Samuel Bard ne fut pas écouté, et en 1807 quand, après la mort par croup d'un fils de Lucien Bonaparte, Napoléon mettra au concours l'étude de la maladie, ce seront les opinions de Home qui prévaudront dans les mémoires des concurrents.

En 1826, Bretonneau, médecin à Tours, prouve d'une manière irréfutable que la maladie est caractérisée par l'apparition de fausses membranes ; si ces fausses membranes se forment sur les amygdales, la luette, le voile du palais, elles produisent l'angine couenneuse ; se concrètent-elles sur la glotte, dans le larynx, dans la trachée, elles engendrent le croup. A cette affection unique, pouvant ainsi se localiser diversement, il donna le nom de *diphtérite* (de διφθέρα — membrane).

Un peu plus tard, Trousseau mit en lumière toute la valeur des découvertes de son maître Bretonneau ; dans son brillant enseignement de la Faculté de médecine de Paris, il a tracé des diverses formes de la diphtérie des tableaux qui sont restés classiques, tant ils sont justes.

Comment évolue la diphtérie chez les malades ? — Dans la très grande majorité des cas, la diphtérie débute par une angine couenneuse, les fausses membranes se forment sur la luette, les amygdales, le voile du palais ; elles peuvent y rester localisées et la maladie guérir, ou plus rarement emporter le malade, mais souvent, surtout chez les enfants, elles envahissent le larynx, la trachée et causent des accès de suffocation de la plus haute gravité :

« Un enfant, un adulte, peuvent avoir dans le courant de la journée plusieurs accès de dyspnée allant jusqu'à la suffocation. Dans l'intervalle de ces accès, s'ils ne sont pas agités, s'ils ne sont pas émus par la présence du médecin, si rien enfin ne vient les tirer de leur tranquillité, précipiter par conséquent leur respiration, celle-ci est presque aussi régulière que dans l'état normal, et c'est à peine si l'on entend le sifflement laryngé. Mais de temps en temps, toutes les heures, toutes les deux ou trois heures d'abord, ensuite à des intervalles de plus en plus rapprochés, ils sont pris d'accès de suffocation sans aucune cause occasionnelle. Vous les voyez alors se mettre sur leur séant, dans quelques circonstances se lever brusquement, courir hors de leur lit comme pour chercher l'air qui leur manque. Ils font de grands efforts, leur tête est renversée en arrière, leur bouche largement ouverte, et tous les muscles qui concourent à l'acte de la respiration sont convulsivement contractés. Lorsque cet accès a duré quatre, cinq ou six minutes, le calme se rétablit pour un certain temps.

. . . .

« Cependant les accès de suffocation se rapprochent en devenant de plus en plus violents ; et jusqu'au moment de l'agonie il n'y a bientôt plus entre eux d'intervalles de tranquillité ; le sifflement laryngé est continu. De temps en temps, les pauvres enfants, dans un état d'agitation impossible à décrire, se dressent brusquement sur leur séant, saisissant les rideaux de leur lit qu'ils déchirent dans leurs mouvements de rage convulsive ; quelquefois ils écorchent avec leurs ongles les papiers tendus sur les murs ; ils se précipitent au cou de leur mère, ou des personnes qui les entourent, les embrassant, cherchant à s'accrocher sur ce qui se trouve à leur portée pour y prendre un point d'appui. Dans un autre moment, c'est contre eux qu'ils tournent leurs efforts impuissants, en portant violemment leur main à la partie antérieure de leur cou comme pour en arracher quelque chose qui les étouffe. La face bouffie, violacée, les yeux hagards et brillants, expriment l'anxiété la plus pénible et une profonde terreur ; puis l'enfant tombe accablé dans une espèce de stupeur durant laquelle la respiration reste difficile et sifflante. Son visage, ses lèvres sont alors pâles, ses yeux abattus. Enfin, après un effort suprême de respiration, l'agonie commence, et la lutte se termine sans qu'il y ait eu, à partir de ce moment, autant d'accès de suffocation qu'auraient dû le faire prévoir ceux qui ont eu lieu jusque là.

« Chez l'adulte, le tableau est plus effrayant encore. La violence des accès de suffocation, l'espèce de rage qui s'empare du malheureux mourant, étranglé par cet obstacle dont il ne peut se débarrasser, sont impossibles à dépeindre. A la fin, lorsque ses lèvres sont devenues livides, lorsque son visage est bouffi, violacé, l'adulte au dernier terme de l'asphyxie, tombe, comme l'enfant, dans cette sorte de stupeur et d'enivrement, et meurt ordinairement dans un état de prostration : « Sic irrequieti assidue jactantur, donec penitus prostrati jaceant et strangulati pereant » (¹), dit Borsieri. Je dis ordinairement, parce que, dans quelques cas exceptionnels il est vrai, le malade est subitement emporté dans un accès de suffocation. » (Trousseau.)

Ainsi tue ordinairement la diphtérie; le malade meurt étouffé par les fausses membranes, par le croup. La mort peut cependant se produire sans accidents laryngés, simplement du fait de l'angine couenneuse, comme dans le cas de Valleix, dont Trousseau racontait la fin à ses élèves :

« Un de nos très regrettables confrères des hôpitaux, disait-il, dont le nom est connu de tous et dont les ouvrages sont entre les mains de beaucoup d'entre vous, Valleix, donnait ses soins à une enfant

(¹) Ils sont ainsi secoués sans trêve jusqu'au moment où, profondément abattus, ils périssent étranglés.

atteinte d'angine couenneuse. Cette affection, qui n'avait rien de très grave, guérit, grâce au traitement énergique employé par notre malheureux collègue. En examinant un jour la gorge, Valleix reçut dans la bouche un peu de salive lancée dans un effort de toux ; il gagna la maladie. Le lendemain, sur une de ses amygdales il constatait l'existence d'une petite concrétion pelliculaire ; survint un léger mouvement de fièvre ; au bout de quelques heures, les deux amygdales, la luette, étaient couvertes de fausses membranes. Bientôt une sécrétion abondante d'un liquide séreux s'écoulait du nez ; les ganglions du cou, le tissu cellulaire de cette région, de la partie inférieure de la mâchoire, se tuméfiaient considérablement ; il y eut du délire, et en quarante-huit heures, Valleix mourait, sans avoir présenté d'accidents du côté du larynx. »

Ici la respiration n'était point entravée par un obstacle mécanique, le malade était emporté par un empoisonnement.

Quand la diphtérie n'est pas mortelle, guérit-elle au moins rapidement ? Oui, dans bien des cas, mais non dans d'autres. L'angine terminée, des paralysies peuvent apparaître ; celle du voile du palais est la plus fréquente, elle gêne beaucoup la déglutition, surtout celle des liquides qui sont rejetés par le nez ; quelquefois ce sont des paralysies des membres supérieurs ou inférieurs que l'on observe ; tous accidents ordinairement passagers, mais parfois mortels. Ces complications tardives de la maladie prouvent à quel point l'organisme a été profondément touché.

Tout ceci permet de comprendre la vraie nature de l'affection. La diphtérie est une maladie générale qui intoxique plus ou moins profondément les malades ; elle détermine la production de fausses membranes, pouvant amener la mort par asphyxie en bouchant l'orifice du larynx ; mais, et c'est ce qu'il ne faut pas oublier, alors que les fausses membranes peuvent ne pas menacer la vie par elles-mêmes, il y a tout à craindre de l'intoxication.

La gravité de la maladie dépend des épidémies ; elle peut être effroyable, témoin ce fait que Trousseau eut sous les yeux :

« Pendant une épidémie de Sologne, raconte-t-il, le préfet du département de Loir-et-Cher me faisait savoir que des communes voisines de la Ferté-Beauharnais étaient ravagées par l'angine maligne. Je m'y transportai, et dans deux fermes de la commune de Tremblevif, la ferme du Roi-David et du Grand-Pied-Blain, j'assistai au plus navrant spectacle qu'il nous soit donné de voir. Dans l'une, je ne trouvai que le chef de la famille et une seule servante âgée de seize ans. Cet homme était assis au coin de la cheminée et ne se leva même pas pour me recevoir. Il était âgé de vingt-sept ans. Il me raconta que lui et la jeune fille que je voyais près de lui étaient seuls survivants de dix-sept personnes composant sa maison et la ferme voisine. La jeune fille avait elle-même été malade ; mais elle avait été guérie par le curé de Tremblevif, qui lui avait touché huit ou dix fois la gorge avec de l'esprit de sel (l'acide chlorhydrique). Quant à lui, il connaissait le sort qui lui était réservé. « Demain ou après, me disait-il, je serai mort comme sont morts mes enfants, ma femme, mon « père et ma mère » ; dans son fatalisme, il attendait l'événement sans rien vouloir faire pour le conjurer. J'examinai cependant sa gorge : les amygdales étaient complètement recouvertes de concrétions pseudo-membraneuses ; l'état de la respiration et de la voix me montrait que le larynx n'était pas envahi. Je tâchai de lui rendre l'espoir, et, lui offrant pour exemple la jeune fille qui était avec lui, je lui disais que tout n'était pas perdu, qu'il pouvait guérir en consentant à être traité comme l'avait fait sa servante. Il se laissa persuader, et, Dieu aidant, ma médication eut le résultat que j'en espérais. Cet homme fut sauvé.

. . . .

« Sur dix-sept individus, deux seuls échappèrent à la mort, et encore ces deux-là n'ont-ils dû leur salut qu'à un traitement énergique.

« Trois ans auparavant, dans un autre département, l'épidémie avait fait de tels ravages dans un des villages environnant la Chapelle-Véronge, près de la Ferté-Gaucher, que sur soixante enfants, presque tous du sexe masculin, qui furent atteints de la maladie, soixante succombèrent. »

Fort heureusement l'affection est rarement aussi meurtrière, elle se borne à tuer en moyenne la moitié des individus qu'elle frappe, au moins chez les enfants, et la mortalité qu'elle cause, même réduite à cette proportion, est déjà des plus respectables. Pendant les années 1890, 1891, 1892, 1893, sur 3971 enfants entrés à l'Hôpital des Enfants-Malades pour diphtérie, 2029 succombèrent.

Cette affection si dangereuse est d'ailleurs très fréquente ; on évalue à 1500, environ, le nombre d'enfants qu'elle enlevait chaque année dans la seule ville de Paris pendant la seconde moitié du dernier siècle. Certaines épidémies frappent un nombre énorme d'individus ; un médecin russe cite un district de son pays qui, comptant 123000 habitants, en a vu 17000 atteints de diphtérie durant l'hiver de 1879-80 ; une épidémie de cette intensité ferait à Paris près de 40 000 malades.

Tous ces chiffres disent assez combien l'affection est à craindre ; mais la crainte fait place à la terreur, quand on sait la marche insidieuse de la dipthérie.

A l'inverse d'un grand nombre de maladies infectieuses, celle-ci s'installe sournoisement dans l'organisme : l'enfant semble pendant quelques jours n'avoir qu'un malaise insignifiant avec légère fièvre ; puis brusquement, il est pris d'une toux rauque, sa voix s'éteint, signe que les fausses membranes ont envahi le larynx, et les symptômes les plus effrayants du croup vont se dérouler. Trousseau a été témoin de faits de ce genre, en voici un très frappant :

« J'étais un jour, dit-il, et c'est un jour trop mémorable pour moi pour que j'aie pu l'oublier, j'étais un jour à dîner chez M. de Béthune, dont le château est situé à peu de distance de Selle, dans le département du Cher, lorsqu'un paysan vint me chercher en toute hâte pour sa femme qui, disait-il, étouffait. Je me rendis immédiatement auprès de la malade. Je trouvai une femme de vingt-six ans, encore vêtue de ses habits de fête : c'était le dimanche de la Pentecôte. Elle avait été à la messe le matin à plus d'un quart de lieue de là ; après en être revenue à pied, elle avait dîné comme d'habitude et se préparait même à partir pour vêpres, quand elle fut prise tout à coup d'un accès de suffocation si violent, que son mari avait peur qu'elle n'eût succombé lorsque nous arrivèrions. La malheureuse était en effet expirante quand je la vis. Examinant tout de suite la gorge, je découvris des fausses membranes épaisses qui tapissaient le pahrynx. La nature du mal m'était dès lors suffisamment démontrée, et, cette pauvre femme étant à la dernière extrémité, la trachéotomie[1] pouvait seule empêcher la mort immédiate. Sans plus attendre, je me mis en mesure de la pratiquer. J'étais seul, sans autre aide que le mari, sans autre instrument qu'un canif à lame convexe que j'avais encore heureusement sur moi ; puis je fus obligé, à défaut de canule trachéale, d'en fabriquer une grossière avec une balle de plomb que j'aplatis avec un marteau et que je façonnai en une espèce de tube. Malheureusement les fausses membranes avaient déjà pénétré dans les petites bronches, la malade mourut le lendemain. »

Comment ne pas être effrayé, terrorisé même, par une maladie pouvant causer

[1] Opération qui consiste à ouvrir la trachée au-dessous du larynx et à placer dans l'ouverture ainsi faite une canule ; celle-ci permet à l'air d'entrer dans les poumons et d'en sortir quoique la glotte soit obturée par les fausses membranes.

de pareilles surprises? Quelle reconnaissance ne doit-on pas à la microbiologie qui a permis de parer les coups d'un semblable fléau?

La diphtérie, maladie microbienne

Dès que l'attention du monde savant fut portée sur les microbes pathogènes, l'étude de la diphtérie fut à l'ordre du jour ; en 1883, c'est-à-dire un an après la découverte de la vaccination charbonneuse, le Dr Klebs annonçait au congrès de Wiesbaden avoir découvert dans les fausses membranes diphtériques le bacille spécifique de la maladie. Mais c'est le Dr Loeffler qui réussit, en 1884, à isoler, et à cultiver à l'état de pureté, le microbe découvert par le Dr Klebs ; les cultures de ce microbe, déposées sur des muqueuses excoriées de pigeons, lapins, cobayes donnaient naissance à des fausses membranes : M. Loeffler n'osa cependant pas affirmer que le bacille vu par M. Klebs était l'agent de la diphtérie ; il n'était pas parvenu à observer, chez les animaux qui guérissaient, les paralysies si fréquentes pendant la convalescence des diphtériques.

Il était réservé à M. Roux et à son élève M. Yersin d'apporter, en 1888, la preuve irréfutable que le microbe, vu par M. Klebs et cultivé par M. Loeffler était bien l'agent de la diphtérie : MM. Roux et Yersin l'ont fait en montrant que nombre d'animaux qui ont survécu à une infection très grave sont ultérieurement frappés de paralysies typiques.

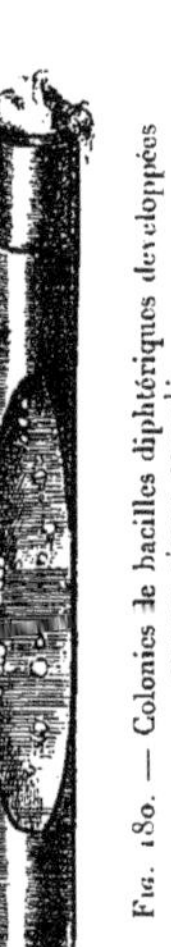
Fig. 180. — Colonies de bacilles diphtériques développées sur du sérum coagulé.

Le bacille de MM. Klebs et Loeffler se trouve dans tous les cas de diphtérie ; introduit dans l'organisme des animaux, il peut provoquer tous les symptômes de la maladie humaine ; il est donc sans aucun doute l'agent spécifique de la diphtérie.

Le Microbe de la diphtérie. — Où se trouve le microbe dans l'organisme malade? Quels sont ses caractères morphologiques et biologiques?

Le bacille de la diphtérie existe en très grande abondance dans la fausse membrane et, fait extrêmement remarquable, n'existe que là ; le sang, les organes, les différents tissus ne le renferment point. Et voilà une propriété qui différencie immédiatement le bacille de la diphtérie du microbe de la maladie charbonneuse ; de là découleront des conséquences fort importantes, comme nous le verrons par la suite.

Le bacille (voyez, page 16-17, la fig. 3 de la planche en couleur), toujours immobile, ne mesure que 2,5 à 3 μ, ou millièmes de millimètre, de long sur 0,7 μ de large ; il est donc bien plus petit que la Bactéridie charbonneuse. C'est un être aérobie ; en l'absence d'oxygène, il se développe mal. Ses cultures sur sérum coagulé sont très caractéristiques (fig. 180) ; déjà vingt-quatre heures après l'ensemencement, les colonies sont très visibles sous forme de petites taches blanches plus épaisses au centre qu'au bord. Le microbe pousse bien en bouillon de veau légèrement alcalin, à la surface duquel, lorsque les conditions s'y prêtent, ses individus forment une pellicule blanche.

On a vu plus haut que la diphtérie se comporte souvent comme un empoisonnement ; aussi, du jour où l'on a su les bacilles spécifiques cantonnés dans les fausses membranes, s'est-on demandé si ces microbes ne produiraient pas un poison diffusible dans l'organisme et pouvant amener des désordres mortels. Cette hypothèse trop naturelle pour ne pas avoir été faite dès la première heure par bien des savants, ce sont MM. Roux et Yersin qui en ont montré le bien fondé.

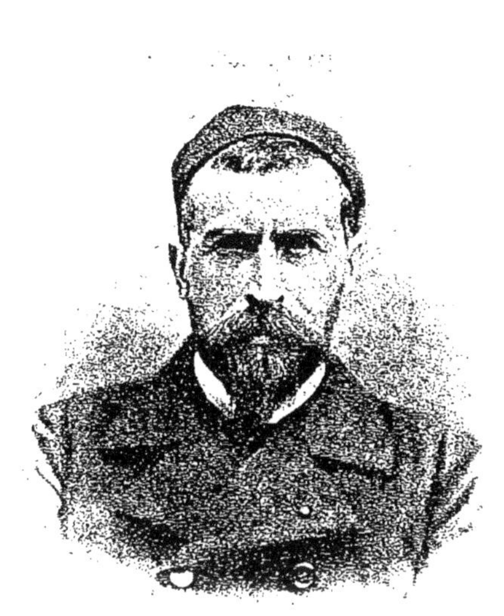

Fig. 181. — Dr Roux.

Une culture de bacilles diphtériques en bouillon fut débarrassée de ses microbes par filtration sur une bougie poreuse, puis inoculée à des animaux ; ceux-ci contractèrent alors une maladie identique, dans ses symptômes et ses lésions, à la maladie causée par les microbes eux-mêmes ; suivant les doses injectées, les animaux mouraient très rapidement, ou, s'ils se rétablissaient, étaient sujets à des paralysies tardives mortelles ou curables. D'où cette double conclusion : les microbes sécrètent dans leur milieu de culture une substance toxique, et cette substance est précisément celle dont on soupçonnait la production dans les fausses membranes.

A ce poison, œuvre des microbes, on a donné le nom de *toxine diphtérique*.

De quelle nature est cette toxine? on l'ignore. On la sait très altérable : les cultures filtrées de bacilles diphtériques perdent leur puissance nocive quand on les chauffe deux heures à 58° ou quelques minutes à 100°, ou bien quand on les expose pendant plusieurs heures à l'action de la lumière solaire en présence de l'oxygène de l'air. Ces propriétés et d'autres, qu'il serait trop long d'énumérer ici, permettent d'envisager la toxine comme une substance très analogue aux diastases dont il a été parlé au chapitre III.

L'activité du poison est très grande : 1/100 de centimètre cube, inoculé sous la peau d'un cobaye, suffit pour le tuer.

Diagnostic bactériologique de la diphtérie. — Il n'est pas rare que les médecins, en face d'un malade présentant des concrétions blanches sur les amygdales, soient embarrassés pour porter un diagnostic. D'une part, ces concrétions peuvent simuler des fausses membranes sans en être ; de l'autre, toutes les fausses membranes ne sont pas diphtériques. La découverte du bacille spécifique est venue donner à la clinique un moyen de diagnostic d'une très grande précision.

Comment procède-t-on pour s'assurer de la nature d'une angine ? On cherche, tant à l'aide du microscope que par la méthode des cultures, si le bacille spécifique est présent dans les fausses membranes.

1° Avec un petit tampon de coton maintenu entre les mors d'une pince, ou solidement fixé à l'extrémité d'une tige métallique, on détache un fragment de fausse membrane que l'on frotte sur une lame de verre ; le frottis séché est teinté par les couleurs d'aniline. Si la fausse membrane est diphtérique, il est aisé de voir sur la préparation les petits amas de bacilles diphtériques tout à fait caractéristiques pour un œil un peu exercé (voyez, page 16-17, la fig. 3 de la planche en couleur.)

2° Mais seule la culture de ces bacilles permet de les reconnaître d'une manière certaine ; c'est sur sérum coagulé qu'on l'effectue. Le médecin gratte légèrement la fausse membrane avec une petite spatule de platine (gros fil de platine dont une des extrémités est aplatie), et porte sur la surface du sérum la semence recueillie ; si, après un séjour d'une vingtaine d'heures dans une étuve à 35°, de petites colonies blanchâtres sont visibles sur le milieu de culture, il est infiniment probable que ce sont des colonies du bacille de Klebs ; un examen microscopique transformera cette probabilité en certitude.

Si l'examen microscopique et la culture ne décelaient point la présence de ces bacilles, l'angine, due à d'autres microbes, serait infiniment moins dangereuse.

Veut-on savoir dans quelle proportion peut se tromper un médecin qui diagnostique la nature des angines sans faire appel à la bactériologie ? Qu'on médite ceci : du 11 avril au 26 mai 1890, MM. Roux et Yersin ont examiné les angines de 80 enfants envoyés au pavillon de la diphtérie d'après les caractères cliniques de leur maladie ; les méthodes bactériologiques montrèrent que 19 d'entre eux, près du quart n'étaient point atteints de diphtérie.

Sérothérapie de la diphtérie

C'était certainement quelque chose de savoir caractériser la maladie à coup sûr, mais le plus difficile restait à faire. Après les travaux de MM. Klebs, Loeffler, Roux et Yersin, le but vers lequel tendaient tous les efforts était la découverte d'une médication efficace contre la diphtérie.

Fallait-il chercher un vaccin, comme la vaccine ou le vaccin charbonneux ? Évidemment non. La diphtérie n'est pas une affection si fréquente que l'on pût songer à immuniser contre elle toute une population, voire seulement tous les enfants. Trouver un traitement capable de guérir la maladie déclarée, tel était l'objectif de tous les microbiologistes ; il s'agissait donc de faire pour la diphtérie autrement que pour le charbon et que pour la rage ; il ne suffisait pas d'appliquer servilement les méthodes découvertes par Pasteur, il fallait se montrer digne continuateur du Maître en en imaginant de nouvelles.

Découverte de la Sérothérapie. — Dès 1888, MM. Richet et Héricourt avaient observé un phénomène des plus intéressants. Ayant fait une saignée à un chien vacciné contre le microbe d'une certaine septicémie, puis ayant injecté ce sang dans le péritoine de lapins, ils avaient reconnu que ces lapins étaient très nettement immunisés vis-à-vis du microbe contre lequel le chien était vacciné.

C'est là, quoi qu'on en ait dit, le point de départ d'une méthode thérapeutique qui s'est montrée par la suite des plus féconde en heureux résultats.

A partir de 1890 M. Behring, professeur à l'Université de Marbourg, commença l'étude du sang d'animaux vaccinés, les uns contre la diphtérie, les autres contre une maladie dont il sera dit quelques mots par la suite, le *tétanos*.

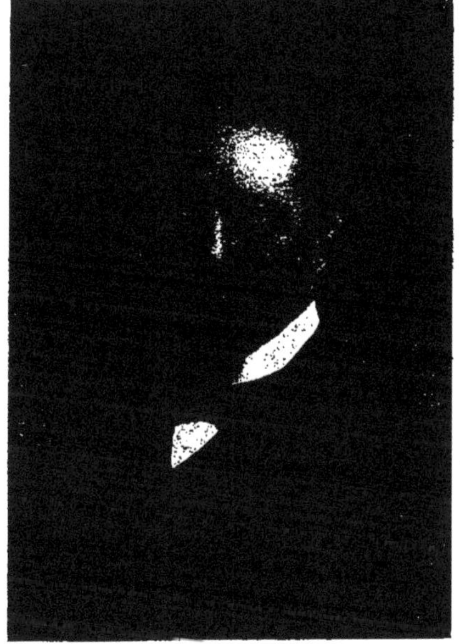

Fig. 182. — Dr Behring.

C'est M. Carl Fraenkel qui montra d'abord la possibilité d'immuniser des animaux contre la toxine diphtérique; en leur inoculant à maintes reprises de petites doses de poison chauffé à 70°, il les rendait capables d'en supporter des quantités de plus en plus considérables. Peu après, M. Behring découvrit les remarquables propriétés des humeurs des animaux immunisés. Le sérum (1) de ces animaux mélangé en proportion convenable à la toxine la rend inactive; en d'autres termes, le mélange fait *in vitro* de toxine et de sérum est inoffensif pour les animaux auxquels on l'injecte. Le sérum, introduit dans un organisme sain, le rend insensible à une injection ultérieure de toxine ou même de microbes, il est *préventif*. Enfin ce sérum est *thérapeutique*: inoculé à des animaux déjà malades pour avoir reçu des doses mortelles de toxine ou des microbes virulents, il les guérit.

Tout se passe comme si le sérum d'animaux vaccinés contre la diphtérie renfermait un contrepoison de la toxine diphtérique, contrepoison que l'on a appelé *antitoxine*. On peut encore exprimer le fait autrement en disant que ce *sérum antitoxique* est capable de transférer à un animal quelconque l'immunité dont jouit l'animal dont il vient.

On conçoit immédiatement l'importance de pareilles découvertes. Réussissant à coup sûr au laboratoire, les expériences de M. Behring devaient en sortir. Le sérum antitoxique ou *antidiphtérique*, absolument inoffensif chez les cobayes sains,

(1) Liquide jaune citrin que laisse transsuder le sang en se coagulant.

guérit les cobayes diphtériques ; pourquoi ne pas l'essayer sur l'homme, sur les enfants menacés de mort par la maladie ?

MM. Behring et Ehrlich firent ces tentatives, que seules légitimaient les belles études antérieures faites au laboratoire, et les firent avec succès ; les fausses membranes des malades tombèrent rapidement pour ne plus se reformer.

Cependant l'usage thérapeutique du sérum antidiphtérique, ou comme l'on dit la *sérothérapie*, n'est entrée dans la pratique courante qu'à la suite de la retentissante communication du Dr Roux au Congrès d'hygiène et de démographie de Buda-Pesth.

M. Roux, qui avait démontré d'une manière irréfutable la spécificité du bacille de MM. Klebs et Loeffler, qui avait, le premier, préparé la toxine diphtérique et découvert ses propriétés, s'était trop intéressé à l'étude de la maladie pour l'abandonner après ses premières recherches ; il la continuait avec son élève M. Martin. En 1894, au Congrès de Buda-Pesth, il était à même de publier les résultats qu'il avait obtenus dans le traitement de la diphtérie : des chevaux immunisés contre la toxine lui avaient fourni un sérum, qui avait été injecté aux diphtériques entrés à l'hôpital des Enfants-Malades à toutes les périodes de la maladie ; la mortalité, normalement de 51 °/₀, était tombée à 24 °/₀ chez les enfants inoculés ; elle avait donc diminué de près de moitié.

L'annonce d'un pareil succès enthousiasma le public, ce public que les plus belles découvertes théoriques laissent ordinairement si froid. De toutes parts on vit des médecins venir chercher à l'Institut Pasteur du sérum pour leurs malades, et l'emporter avec la joie et la certitude de pouvoir assurer le salut d'un certain nombre de vies condamnées.

Ce fut pour Pasteur, alors souffrant dans son Institut, une nouvelle vision de ce qui s'était passé sept ans auparavant après la découverte du traitement antirabique ; sa joie fut grande de constater l'immense service que venait de rendre une fois de plus la science qu'il avait créée.

Cependant on vécut quelques heures tristes à l'Institut Pasteur : M. Roux n'avait alors que fort peu de chevaux vaccinés et par suite bien peu de sérum ; aussi se vit-il plusieurs fois les mains vides, incapable, malgré son désir, de donner le remède à ceux qui venaient le supplier pour des enfants désespérés. Seul l'hôpital des Enfants-Malades fut toujours largement approvisionné.

Cette situation pénible ne dura que peu ; le journal « le Figaro » eut l'idée d'ouvrir une souscription, pour procurer à l'Institut Pasteur les moyens de préparer autant de sérum antidiphtérique qu'il serait besoin.

Un million de francs fut bien vite recueilli, qui permit d'organiser le service tel qu'il fonctionne aujourd'hui.

Comment prépare-t-on le sérum antidiphtérique ? — Cette opération se fait en trois temps : production de la toxine, immunisation des animaux par des inoculations de toxine, enfin saignée des animaux vaccinés.

A l'Institut Pasteur de Paris, la toxine seule est faite à Paris, tous les animaux producteurs de sérum sont installés dans une dépendance de l'Institut, à Garches (Seine-et-Oise), qui avait déjà abrité les chiens des expériences de Pasteur sur la rage.

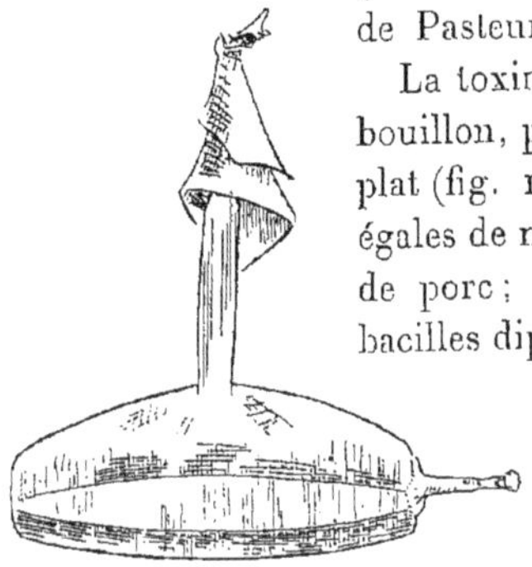

La toxine diphtérique est, on se le rappelle, une culture en bouillon, privée de ses microbes. Dans de grands ballons à fond plat (fig. 183) on met environ un litre d'un mélange à parties égales de macération de viande de veau et de macération de panse de porc; on stérilise à l'autoclave, on ensemence avec des bacilles diphtériques et on porte à l'étuve; les microbes poussent en formant un voile blanc à la surface du liquide. Au bout de cinq jours les cultures sont filtrées sur une bougie poreuse; le liquide filtré est la toxine diphtérique; un 1/200e de centimètre cube de ce poison peut tuer un cobaye.

Fig. 183. — Ballon à fond plat dans lequel sont faites les cultures qui donneront la toxine diphtérique.

A quels animaux faut-il inoculer la toxine pour obtenir de grandes quantités de sérum antitoxique? le chien, le mouton, la chèvre, la vache, peuvent convenir, mais aucun plus que le cheval : celui-ci supporte très bien les inoculations, parce qu'il y est relativement peu sensible; son sérum peut être injecté chez l'homme, même à hautes doses, sans le moindre inconvénient; enfin le cheval supporte très bien les grandes saignées à des intervalles de temps rapprochés.

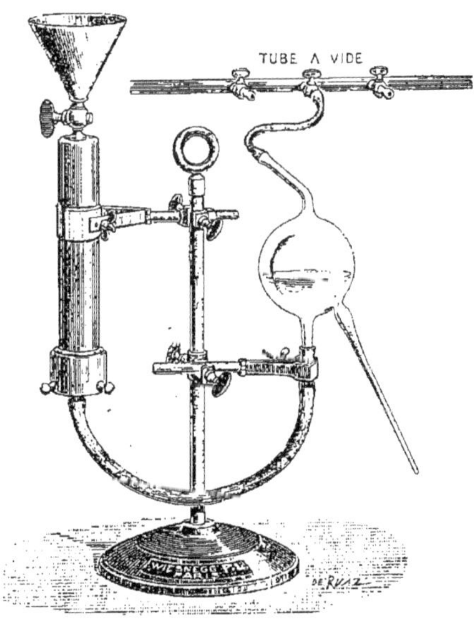

Fig. 184. — Appareil de M. Martin pour filtrer les cultures de Bacilles diphtériques : les cultures versées dans l'entonnoir descendent dans le manchon métallique placé au-dessous, traversent là une bougie Chamberland et parviennent dans le ballon de verre débarrassées de microbes.

Quand on veut immuniser un cheval contre la toxine diphtérique, on commence par lui en injecter de très petites quantités (une fraction de centimètre cube), mettant un intervalle de quelques jours entre deux injections consécutives pour laisser après chacune d'elles reposer l'organisme. Peu à peu on augmente le volume du liquide inoculé et, en six mois, on amène l'animal à supporter des inoculations d'un demi-litre d'une toxine dont dix centimètres cubes tueraient un cheval non préparé. Les injections sont d'abord faites sous la peau; elles sont poussées dans les veines (fig. 186) quand elles deviennent massives.

Un cheval qui peut recevoir sans inconvénient pour sa santé ces grandes quantités de poison, est suffisamment vacciné pour être un bon producteur de sérum; il faut

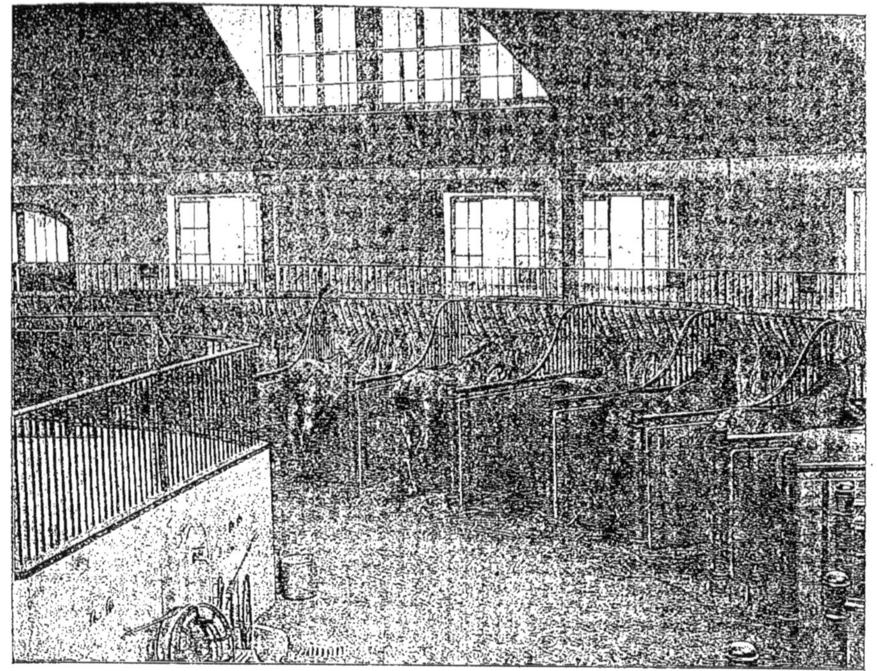

FIG. 185. — Préparation du sérum antidiphtérique à l'Institut Pasteur de Paris (établissement de Garches) : écurie des chevaux producteurs de sérum.

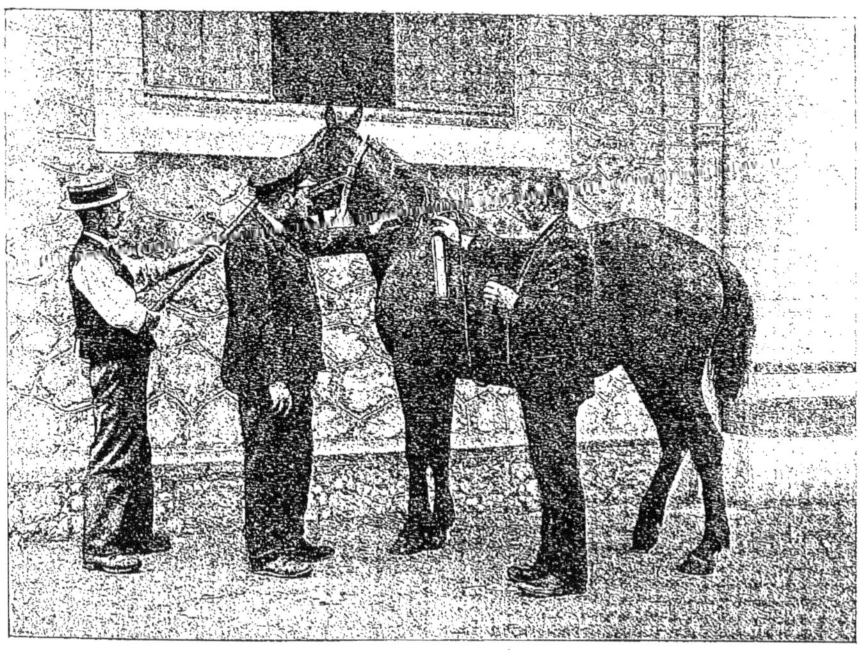

FIG. 186. — Préparation du sérum antidiphtérique à l'Institut Pasteur de Paris (établissement de Garches) : M. Prévôt, vétérinaire, injecte dans la veine jugulaire d'un cheval la toxine diphtérique contenue dans un vase gradué.

le saigner. L'opération est des plus aisées (fig. 189 et 190); pendant qu'un aide tient la tête de l'animal avec un licou ou un *tord-nez* (1), le vétérinaire fait pénétrer dans la veine jugulaire un *trocart* (fig. 187), sorte de tube métallique, muni d'une douille et traversé par une tige pointue le dépassant de 2 à 3 millimètres ; le trocart mis en place, on retire la tige pointue, et on adapte à la douille un tube de caoutchouc qui, par son autre extrémité, plonge dans un grand vase en verre. Le sang s'écoule à travers le tube et remplit le vase. La saignée faite, il suffit, pour arrêter l'écoulement du sang, d'enlever le trocart de la veine ; la plaie du vaisseau se referme d'elle-même, et au bout de quelques jours on peut recommencer l'opération. Le même animal peut ainsi être saigné à plusieurs reprises et chaque fois fournir six litres de sang. Il faut avoir soin de lui injecter de temps en temps de grandes quantités de toxine, pour ne point voir baisser son immunité et par suite le pouvoir antitoxique de son sérum.

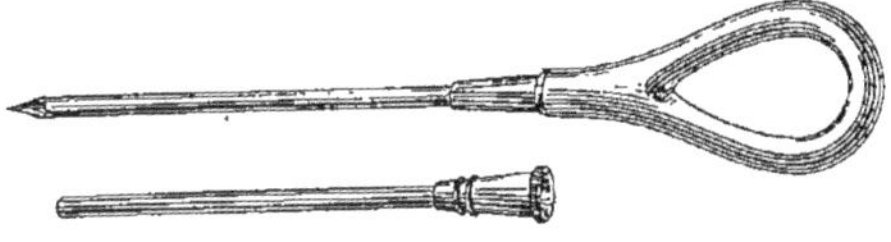

Fig. 187. — Trocart employé pour saigner les chevaux.

Les vases remplis de sang sont portés dans un endroit frais où se fait la coagulation ; le sérum jaune clair, bien séparé du caillot, est recueilli dans de grandes allonges. On en mesure l'activité en déterminant la quantité de toxine qu'il est capable de neutraliser *in vitro*. Seul est mis en flacons et livré aux pharmaciens celui qui donne toute satisfaction.

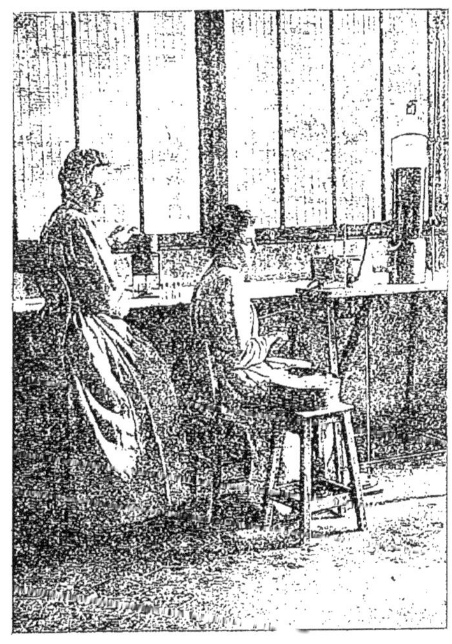

Fig. 188. — Préparation du sérum antidiphtérique à l'Institut Pasteur de Paris (établissement de Garches) : le sérum contenu dans une grande allonge en verre est réparti en petits flacons par les ouvrières.

Le sérum antidiphtérique et la clinique. — Le sérum est introduit dans l'organisme des diphtériques en injection sous-cutanée ; le lieu de choix pour la piqûre est la peau de l'abdomen. 20 centimètres cubes suffisent ordinairement pour enrayer la marche de l'affection. Quelques heures après l'injection, les fausses membranes tombent pour

(1) Le *tord-nez* est un instrument composé d'un anneau en corde fixé à l'extrémité d'un bâton ; il suffit de tourner le bâton sur lui-même pour comprimer à volonté le nez du cheval passé dans l'anneau.

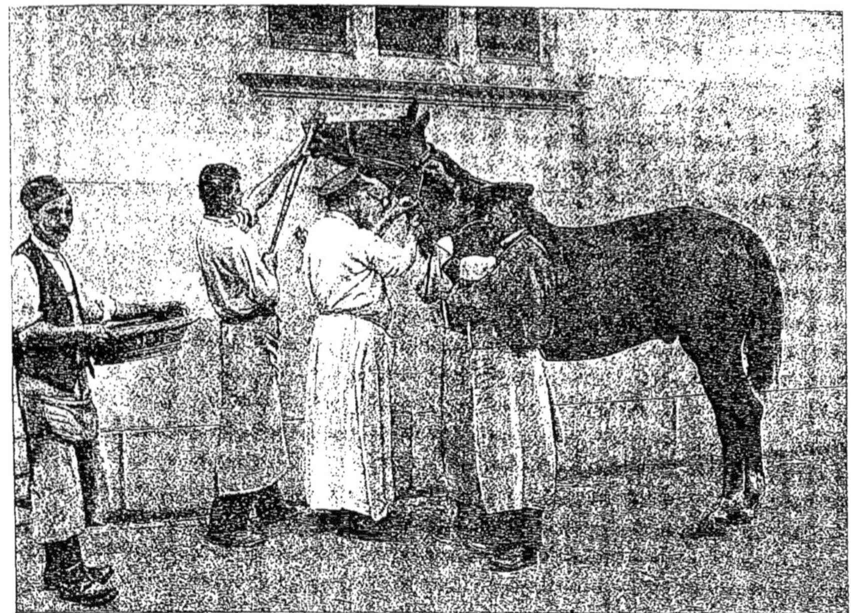

Fig. 189. — Préparation du sérum antidiphtérique à l'Institut Pasteur de Paris (établissement de Garches) : M. Prévôt, vétérinaire, introduit un trocart dans la veine jugulaire d'un cheval pour le saigner.

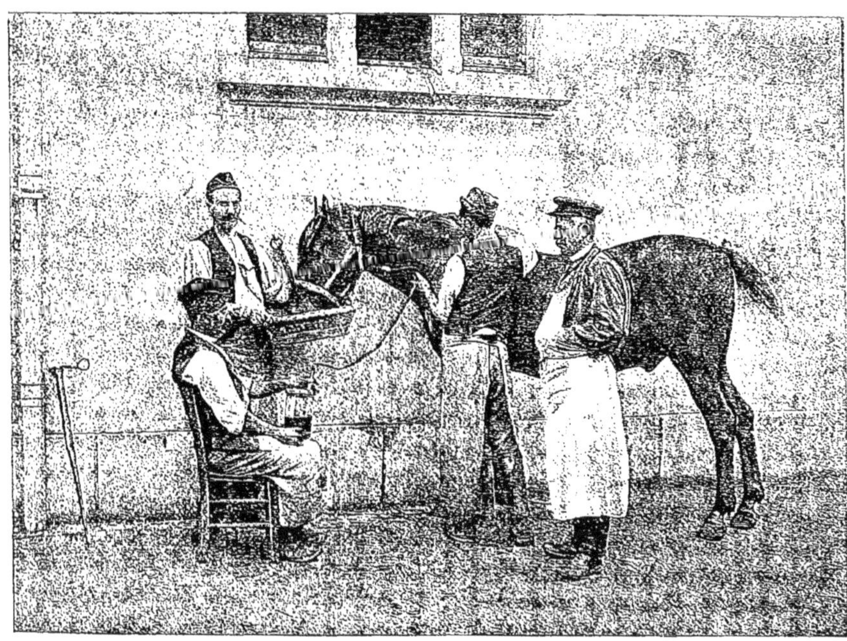

Fig. 190. — Préparation du sérum antidiphtérique à l'Institut Pasteur de Paris (établissement de Garches) : le cheval mange de l'avoine pendant que son sang s'écoule dans un vase qu'un aide tient sur ses genoux.

ne plus se reformer et le malade entre en convalescence. Si la gorge ne se nettoie pas assez rapidement après une première inoculation, le médecin en fait une ou plusieurs autres.

La sérothérapie a-t-elle tenu ce qu'elle promettait ? MM. Roux et Martin avaient, grâce à elle, réussi en 1894 à abaisser la mortalité de 51 % à 24 % ; elle n'est plus aujourd'hui que de 10 et souvent de 7 à 8 %. Ce chiffre fait assez ressortir la valeur de la nouvelle méthode thérapeutique pour se passer de commentaire ; les enfants qui doivent la vie à la sérothérapie se comptent dès à présent par milliers.

Le sérum a, dans la plupart des cas, une action merveilleuse sur la maladie, pourquoi ne l'a-t-il pas dans tous, pourquoi la mortalité par diphtérie est-elle encore aussi élevée ? L'observation clinique l'explique.

La diphtérie est, nous le savons, une maladie insidieuse qui prend sournoisement possession de l'organisme et ne signale tout d'abord sa présence par aucun symptôme inquiétant ; à voir leurs enfants à peine abattus, à peine souffrants, les parents ne soupçonnent pas qu'un cataclysme se prépare. Méconnue à son premier début, la diphtérie s'installe d'heure en heure plus solidement dans la place et devient en même temps plus difficile à déloger. D'après une statistique publiée par M. Martin, un tiers des décès par diphtérie se produit au cours des vingt-quatre heures qui suivent l'entrée des malades à l'hôpital. Le sérum est employé trop tard, voilà la cause de son peu d'efficacité dans nombre de cas. A la première alerte, alors que le doute plane encore sur la nature d'une angine, il ne faut pas hésiter à inoculer les enfants ; une injection inutile n'offre aucun inconvénient, le moindre retard apporté à une injection nécessaire peut avoir un effet désastreux. Il y a plus : un jeune enfant n'est pas malade, mais vient d'être en contact avec des diphtériques ? il faut lui donner du sérum *préventivement* : il vaut mieux empêcher un incendie de naître que d'attendre qu'il soit allumé pour l'éteindre.

Le jour où le sérum sera employé sans hésitation, préventivement et thérapeutiquement, la diphtérie aura dit son dernier mot.

Tétanos

Le tétanos, maladie rare dans nos régions, est caractérisé par des contractures très douloureuses ; celles-ci, d'abord localisées à un groupe de muscles, s'étendent peu à peu à d'autres et finissent par envahir les muscles respirateurs ; le malade meurt asphyxié. Si, ce qui arrive quelquefois, les contractures ne se généralisent pas, la guérison se fait lentement.

Le tétanos est toujours consécutif à une petite plaie des téguments sur laquelle sont venus se déposer des bacilles particuliers découverts par Nicolaier et dont la première culture a été faite par un médecin japonais le Dr Kitasato. De ces microbes nous avons déjà dit, ici et là, quelques mots : ce sont des anaérobies stricts, couverts de cils, et se reproduisant par spores.

Autrefois l'idée ne serait jamais venue à un médecin de rapprocher le tétanos de la diphtérie, tant les deux affections sont cliniquement dissemblables, mais la chose paraît toute naturelle à qui sait leur histoire microbienne.

Les bacilles du tétanos se trouvent exclusivement dans la petite plaie, parfois presque insignifiante, qui a servi de porte d'entrée à l'infection ; là, ils élaborent une toxine extrêmement violente (1/500e et souvent 1/1000e de c. c. peut tuer un cobaye) qui empoisonne l'organisme. Contre cette toxine on peut, à l'exemple de M. Behring, vacciner des animaux, dont le sérum prend alors des propriétés antitoxiques très prononcées. Ne sont-ce pas là autant de points communs à l'infection tétanique et à l'infection diphtérique ?

Le sérum antitétanique, excellent préservatif de la maladie, a un faible pouvoir thérapeutique : sur le tétanos déclaré, il a peu de prise. La sérothérapie doit donc être ici surtout préventive : une plaie semble-t-elle prédisposée à abriter le bacille de Nicolaier (l'aspect de ces plaies est bien connu des chirurgiens et des vétérinaires)? il suffit de faire au blessé, aussitôt que faire se peut, une injection sous-cutanée de quelques centimètres cubes de sérum antitétanique pour le préserver sûrement du tétanos.

FIÈVRE TYPHOÏDE

Ce n'est pas ici le lieu de décrire en détail les symptômes et les différentes formes de la maladie, nous nous occupons de microbiologie et point de médecine ; mais nous devons rappeler, pour l'intelligence de ce qui suivra, qu'au cours de la fièvre typhoïde des organes spéciaux, les *plaques de Peyer*, situées dans la paroi de l'intestin, se gonflent puis s'ulcèrent, que les ganglions lymphatiques du mésentère s'hypertrophient, et que la rate augmente considérablement de volume. Les ulcérations intestinales ont valu à l'affection le nom de *dothiénentérie* (de δοθιήν, bouton, et ἔντερον, intestin), sous lequel on la désigne souvent.

Le Bacille de la fièvre typhoïde

La fièvre typhoïde est une maladie à allure nettement infectieuse, une de celles qui, *a priori*, semblent devoir relever d'une action microbienne ; il était donc tout naturel d'en chercher la cause parmi les infiniment petits.

C'est en 1881 qu'un médecin de Vienne, le Dr Eberth, découvrit dans les ganglions mésentériques et la rate des typhiques un bacille qu'il affirma devoir être la cause de la maladie. Un peu plus tard (1884), le Dr Gaffky reprit l'étude du bacille découvert par le Dr Eberth et établit sa spécificité ; la présence constante du microbe chez les typhiques, et son absence de tous les organismes sains ou atteints d'autres affections, furent les faits qui motivèrent sa conclusion ; les inoculations du bacille aux animaux ne lui donnèrent aucun renseignement, car tous sont réfractaires à la fièvre typhoïde.

Morphologie et biologie du Microbe. — Le *Bacille typhique*, souvent appelé *Bacille d'Eberth*, est un petit bâtonnet, long de 2 à 3 μ, ou millièmes de millimètre, large de 0,7 à 0,9 μ ; ses bouts arrondis lui donnent une forme « en navette ». Il est très mobile, grâce à la présence de dix à douze cils vibratiles implantés sur sa surface (fig. 28) et est dépourvu de spores. Il se cultive aisément sur les milieux nutritifs.

On le trouve toujours dans la rate, le foie, les ganglions mésentériques et les plaques de Peyer des typhiques, on le rencontre aussi, mais d'une manière moins constante, dans d'autres organes.

Diagnostic bactériologique de la fièvre typhoïde. — Souvent, la maladie se ressemble si peu à elle-même que les seuls symptômes cliniques ne permettent pas au médecin d'en affirmer la nature, et, comme le traitement à instituer dépend de la connaissance qu'on en peut avoir, l'intérêt du malade exige qu'un diagnostic précis soit rapidement porté. Le cas échéant, la microbiologie est d'un grand secours : grâce à une manipulation très simple, le *sérodiagnostic*, imaginée par le Dr Widal, le doute sera levé en quelques instants.

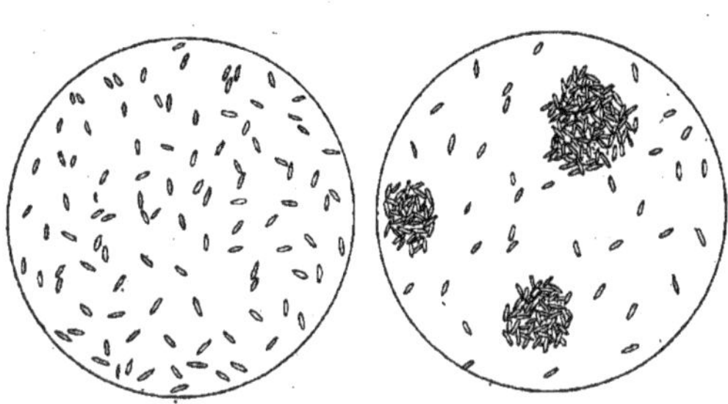

Fig. 191. — *Sérodiagnostic de la fièvre typhoïde.*

A gauche : préparation microscopique d'un mélange de Bacilles typhiques et de sang pris à un individu sain ou atteint d'une autre affection que la fièvre typhoïde : tous les microbes restent isolés les uns des autres.
A droite : préparation microscopique d'un mélange de Bacilles typhiques et de sang pris à un typhique : les microbes se réunissent en amas.

Qu'est-ce que le *sérodiagnostic* ? Prenez une culture en bouillon de Bacilles typhiques, ajoutez-y une goutte de sang qu'une piqûre d'aiguille aura fait apparaître au bout du doigt d'un typhique ; mettez une goutte du mélange sur une lame de verre et examinez-la au microscope ; vous verrez les microbes, d'abord isolés les uns des autres, se rapprocher peu à peu pour se réunir en masses compactes, ou comme l'on dit, *s'agglutiner* (fig. 191). Le phénomène s'observe en mêlant une goutte de sang à 50, 100, 1 000 et parfois 5 000 et 10 000 gouttes de culture ; il est absolument spécifique : si le sang ne provient pas d'un typhique, les microbes ne s'agglutinent pas.

Dès lors rien de plus aisé que le diagnostic de la fièvre typhoïde : on pique le doigt du malade, on recueille une goutte de sang, on la mélange avec une quantité au moins dix fois plus considérable de culture de Bacilles typhiques. Y a-t-il agglutination ? le malade a la fièvre typhoïde. L'agglutination ne se produit-elle pas ? il est atteint d'une autre affection.

Comment le Bacille typhique pénètre-t-il dans un organisme sain ?

Le Bacille typhique pullule dans le corps des typhiques ; il en sort véhiculé par les matières fécales, l'urine et aussi par les crachats expectorés ; très résistant au froid, à la chaleur, à la dessiccation, à la privation d'oxygène, il va rester longtemps vivant, prêt à infecter un individu sain. Cette infection se réalisera par le tube digestif, que contamineront l'eau de boisson, les aliments crus, ou les objets souillés portés à la bouche.

L'eau de boisson, voilà la cause de la maladie 90 fois sur 100 ; deux exemples prouveront avec la plus grande netteté l'origine hydrique de la fièvre typhoïde.

Voici d'abord l'histoire d'une épidémie, telle que l'a racontée Duclaux :

« Le petit village de Lausen, près de Bâle, n'avait pas, de mémoire d'homme, subi d'épidémie typhoïdique et n'avait pas compté, depuis de longues années, un seul cas de cette maladie, lorsqu'en août 1882 survint une épidémie qui dura jusqu'à la fin de novembre, attaquant 130 personnes sur les 780 habitants des 90 maisons du village... Si une semblable épidémie éclatait sur Paris, ses 2 500 000 habitants fourniraient en quatre mois 425 000 cas de fièvre typhoïde.

« A Lausen les cas étaient à peu près également répartis entre toutes les habitations. Seules, six maisons en furent exemptes ; elles étaient aussi les seules à avoir de l'eau chez elles et à ne pas s'abreuver à la fontaine publique.

« L'eau de cette fontaine venait d'un coteau formé d'une ancienne moraine glaciaire séparant la vallée de Lausen de la vallée parallèle du Fürlerthal. Elle avait été captée et conduite à Lausen par un conduit en briques à l'abri de toute pollution ; elle ne semblait donc pas pouvoir être soupçonnée. Pourtant la maladie avait été convoyée par elle. Voici comment.

« Dix ans auparavant, on avait découvert une communication directe, à travers une colline de terrain glaciaire, entre les sources de Lausen et un petit ruisseau du Fürlerthal. Tout près de ce ruisseau, au voisinage d'une ferme, un trou d'éboulement s'était creusé dans le sol, et au fond on avait vu couler un petit filet d'eau claire. Ces puits d'éboulement sont fréquents dans un terrain calcaire. Ils sont très multipliés sous le nom de *bétoires* dans les vallées de l'Avre et de la Dhuis. Ils sont dus à ce que, sous l'influence des eaux qui le dissolvent depuis des siècles, le sol se creuse de cavités dans lesquelles à un moment donné s'effondre la surface et on aperçoit parfois alors au fond le ruisseau souterrain qui les a produits.

« Tel avait été le cas pour la ferme de Lausen, et la curiosité ayant été piquée par ce fait, on avait amené dans cette excavation le ruisseau voisin, qui s'y était englouti tout entier. Or environ deux heures après, les sources de Lausen, très diminuées en ce moment par suite de la sécheresse, coulaient abondamment, troubles d'abord, claires ensuite, jusqu'au moment où on ramena le ruisseau du Fürlerthal dans son lit. Depuis on avait remarqué tous les ans l'augmentation du débit des sources de Lausen, au moment où les irrigations des prairies se faisaient dans la ferme du Fürlerthal dont nous avons parlé.

« Or, dans cette ferme isolée, le fermier, au retour d'un voyage, avait été pris par la fièvre typhoïde, le 10 juin 1882. Les latrines de la maison et ses fumiers se déversaient dans le ruisseau. Dans ce ruisseau, on vidait les ordures, on lavait le linge du malade, et cela au moment des irrigations. Trois semaines après, c'est-à-dire dans le temps voulu pour l'incubation, la fièvre éclatait à Lausen.

« La preuve de la contamination peut sembler faite par les faits qui précèdent. Le Docteur Haegler, de Bâle, eut le mérite de ne pas s'en contenter et de la rendre tout à fait évidente par d'ingénieuses et décisives expériences. Il fit débarrasser l'ouverture du trou du Fürlerthal, et y ramena le ruisseau. Trois heures après, le débit des fontaines de Lausen avait doublé. On jeta dans le trou, après les avoir fait dissoudre dans de l'eau, 18 quintaux de sel. L'eau de Lausen devint salée. Mais en remplaçant le sel par de la farine mise en suspension dans l'eau du ruisseau, on n'observa dans l'eau de Lausen ni trouble, ni augmentation de matériaux solides en solution. Si au lieu de se servir de farine dont les éléments sont gros, le Docteur Haegler avait dilué dans l'eau des cultures de microbes, il aurait sûrement vu, comme on l'a vu dans la vallée de l'Avre et de la Dhuis, depuis que j'ai donné l'idée de le rechercher, que les microbes pouvaient circuler au travers du sol sans s'y arrêter, et que, partis d'un fumier ou d'une fosse d'aisances de l'une des vallées qui alimentent Paris, ils pouvaient nous arriver en un temps relativement très court, et sans perdre sensiblement de leur virulence. » (Duclaux.)

Lisez encore le récit, par le regretté Dr Brouardel, de la fameuse épidémie de Pierrefonds qui fit périr plusieurs membres de la même famille.

« Pierrefonds est bâti dans une vallée et reçoit son eau d'une source qui coule au pied d'une colline sur laquelle est construit le château. Une rue de la ville (la rue du Bourg) et plus particulièrement trois maisons de la ville, les maisons Carron, Bouvry et Resses, avaient été visitées, cinq fois depuis quinze ans, par la fièvre typhoïde. Pour se rendre compte de ces épidémies à répétition, il suffit de voir les conditions géologiques du sol de Pierrefonds. L'eau, venant de la colline, traverse un sable nummulitique, coule à travers les interstices du sol et arrive au-dessous des maisons de la rue du Bourg, où les habitants la puisent. Or dans son trajet cette eau se trouve en contact avec les fosses d'aisances qui, comme presque partout, ne sont nullement étanches et laissent filtrer des matières organiques. Pour augmenter encore le danger, les habitants de Pierrefonds envoient, au moment des pluies, l'eau des toits dans les fosses. Les matières organiques sont alors diluées et entraînées dans la nappe d'eau, qui sert à l'alimentation de la rue du Bourg.

« M. Gabriel Pouchet a trouvé que les eaux de la maison Carron étaient infectes. Celles de la maison Resses étaient relativement pures. Nous avons alors fait examiner ces eaux au point de vue bactériologique et MM. Chantemesse et Widal ont pu voir qu'elles renfermaient le Bacille de la fièvre typhoïde. Ils ont comparé ce bacille avec ceux contenus dans le sang et la rate des typhiques pendant la vie. Ils ont trouvé que la ressemblance était parfaite au point de vue bactériologique et au point de vue du mode de culture. La preuve a donc été faite presque complètement, aussi complètement que l'expérimentation le permet, puisqu'il est impossible de développer la fièvre typhoïde chez les animaux.

« Ces maisons étaient prises pour la cinquième fois. Le propriétaire de la maison Carron était lui-même mort de fièvre typhoïde...

« Il y avait entre la fosse et les eaux 20 mètres de sable. Ce sable dépouillait l'eau de la plus grande partie des matières organiques qu'elle renfermait. Il laissait passer les organismes pathogènes, les seuls nuisibles dans l'espèce. »

Aussi instructive que l'étude d'épidémies célèbres, est la marche de la fièvre typhoïde dans une grande ville comme Paris. Que l'on jette les yeux sur le graphique ci-contre (fig. 192) dressé par M. Chantemesse, graphique qui indique le nombre de typhiques entrés dans les hôpitaux de Paris et le nombre des décès à Paris en 1889; on constate immédiatement que la morbidité augmente trois à quatre semaines après la première distribution d'eau de Seine aux habitants, pour diminuer trois à quatre semaines après que l'eau de source leur est rendue. La relation de cause à effet entre la consommation d'eau polluée et l'apparition de la maladie ne saurait faire le moindre doute.

A côté de l'eau de boisson, certains aliments sont capables de véhiculer les germes typhiques : ce sont, par exemple, les légumes crus arrosés avec de l'eau contaminée, ou encore les huîtres des rares parcs placés imprudemment au voisinage de déversoirs d'égouts. Des objets contaminés ou des mains malpropres, portés aux lèvres, peuvent, eux aussi, réaliser l'infection en déposant à l'entrée du tube digestif les bacilles qui causent la maladie; d'ailleurs ces objets, ces mains n'ont pas besoin d'approcher d'un typhique pour recueillir des microbes, nous verrons un peu plus loin qu'ils peuvent le faire bien plus simplement.

Prophylaxie de la fièvre typhoïde

Tuer les bacilles typhiques toutes les fois que la chose est possible et interdire l'accès de l'organisme sain à ceux qui ont échappé à la mort, voilà les éléments de la lutte contre la fièvre typhoïde.

Les bacilles sortent du corps des typhiques avec leurs déjections : selles et linge souillé sont donc éminemment dangereux : les selles, par des infiltrations de fosses d'aisances, le linge, par l'eau qui l'a nettoyé, introduisent des microbes dans les nappes souterraines ou dans les cours d'eau. Une désinfection complète de tous les excreta est donc le meilleur moyen de s'opposer à la dissémination des germes. Si les microbes habitaient l'intestin et la vessie des seuls malades, il serait permis d'espérer leur destruction complète : malheureusement il est loin d'en être ainsi.

Des travaux récents, exécutés en Allemagne par le Dr Koch ou sous son inspiration, ont établi que le microbe de la fièvre typhoïde subsiste parfois dans l'intestin et la vessie des typhiques un temps fort long après la guérison ; il peut même se rencontrer chez des individus n'ayant jamais eu la fièvre typhoïde, simplement parce qu'ils ont approché des malades. Comment, en face d'une telle constatation, conserver l'espoir d'anéantir tous les bacilles dangereux ? Force est aux hygiénistes de

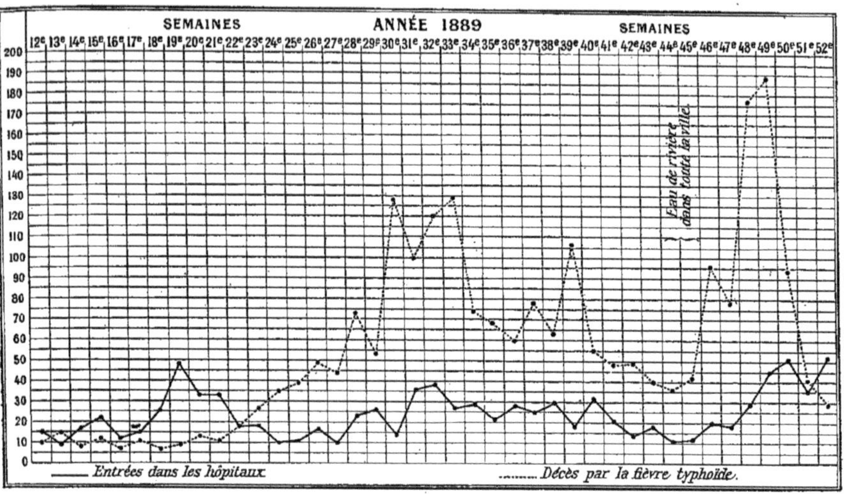

Fig. 192. — Graphique représentant le nombre des typhiques entrés dans les hôpitaux de Paris et le nombre des décès par fièvre typhoïde à Paris, pendant l'année 1889. (D'après Chantemesse.)

L'eau de rivière a été distribuée dans le	1er	arrondissement	partiellement	du 20 juin	au 3 juillet.
—	3e	—	entièrement	— 5 juillet	— 24 juillet.
—	4e	—	partiellement	— —	— —
—	5e	—	—	— 24 juillet	— 12 août.
—	6e	—	entièrement	— —	— —
—	7e	—	partiellement	— —	— —
—	8e	—	—	— 13 août	— 26 août.
—	9e	—	—	— 31 mai	— 18 juin.
—	10e	—	—	— 14 juin	20 —
—	11e	—	—	— 5 juillet	— 24 juillet.
—	12e		entièrement	— 12 —	— 24 —
—	13e	—	—	— 24 mai	— 15 juin.
—	13e	—	—	— 10 septembre	— 21 septembre.
—	14e	—	partiellement	— 25 mai	— 14 juin.
—	14e	—	—	— 10 septembre	— 21 septembre.
—	15e	—	entièrement	— 24 mai	— 15 juin.
—	15e	—	—	— 10 septembre	— 21 septembre.
—	16e	—	partiellement	— 25 mai	— 14 juin.
—	16e	—	—	— 13 août	— 3 septembre.
—	16e	—	—	— 10 septembre	— 25 septembre.

consacrer la majeure partie de leurs efforts à fermer la porte aux microbes sur lesquels ils n'ont pas de prise directe.

Porter toute leur attention sur l'eau de boisson, si souvent le véhicule des germes typhiques, est leur premier soin. Combien de fois n'a-t-il pas suffi de purifier l'eau distribuée à une population pour voir diminuer, dans une proportion considérable, la morbidité par fièvre typhoïde ? De la stérilisation des eaux, nous n'avons rien à dire ici, le chapitre V a été suffisamment explicite sur le sujet. Nous rappellerons seulement ce que disait le Dr Brouardel : « Chacun doit se faire sa sécurité personnelle en ne buvant que de l'eau bouillie en temps d'épidémie ; en utilisant, pour les usages journaliers, l'eau filtrée à travers des filtres soigneusement entretenus. »

Les légumes frais, on les fera bouillir toutes les fois qu'ils seront suspects.

Voici maintenant le point délicat de la prophylaxie : quelles mesures prendre contre les *porteurs de bacilles* ? Il semble fort difficile de prémunir les gens contre des individus depuis longtemps guéris d'une fièvre typhoïde, ou qui ont seulement voisiné avec des typhiques sans avoir jamais été malades eux-mêmes. Ceux qui ont charge de la santé publique doivent s'inspirer des circonstances avant de dicter des prescriptions et montrer beaucoup d'adresse pour les faire accepter.

Voulez-vous un exemple de la conduite à tenir vis-à-vis des *porteurs de bacilles* ? Lisez les recommandations faites à ce sujet en France aux généraux commandants de corps d'armée par le Sous-secrétaire d'État à la guerre :

. . . .

Afin d'éviter la contamination par des sujets porteurs de bacilles, maintenir à l'hôpital les malades atteints de fièvre typhoïde jusqu'à ce que l'examen bactériologique des selles et des urines ait démontré l'absence du bacille d'Eberth dans les excrétions.

Si un typhoïdique guéri, mais porteur de bacilles, est autorisé à sortir de l'hôpital par congé de convalescence, il sera dûment averti des dangers que son état peut encore faire courir à son entourage, et une instruction écrite lui sera remise pour indiquer les précautions à prendre en vue de les éviter.

Tout militaire qui, ayant été atteint de fièvre typhoïde, rentre à son corps après un congé de convalescence, sera soumis à un examen dans le but d'établir s'il est encore porteur du bacille typhique. Dans le cas de l'affirmative, un nouveau congé lui sera délivré jusqu'à ce qu'il cesse d'être un danger possible pour la collectivité. D'une manière très exceptionnelle des sujets restent porteurs de bacilles pendant plusieurs années consécutives ; l'intérêt général justifiera au besoin la présentation de ces hommes à la commission de réforme.

7° Les militaires ayant été atteints de fièvre typhoïde ne seront, après leur rentrée au corps, jamais utilisés à la cuisine, dans les mess, les cantines, c'est-à-dire dans les emplois où ils auraient à manipuler des aliments.

. . . .

9° Les voisins de lit des malades qui auront été hospitalisés pour fièvre typhoïde seront l'objet d'une vigilante attention de la part des médecins des corps de troupe, même si leur état de santé ne laisse rien à désirer, car, du fait de la cohabitation, ces sujets peuvent recueillir le germe de l'affection et devenir ainsi des porteurs ignorés de bacilles qu'il importe de dépister.

10° Lorsque des circonstances paraîtront établir que des cas successifs de fièvre typhoïde se produisent autour d'individus sains, il y aura lieu de considérer ces derniers comme des porteurs possibles de bacilles, et de faire procéder à l'examen de leurs excreta.

En résumé, la prophylaxie de la fièvre typhoïde est extrêmement difficile à réaliser, parce que nombre de bacilles dangereux échappent à toute surveillance.

Colibacille

Appelé aussi *Bacillus coli commune, Bacterium coli commune, Bacille du colon,* le *Colibacille* a été découvert par le Dr Escherich, en 1885, dans les selles des nourrissons ; on a bientôt reconnu qu'il était un hôte normal de l'intestin de l'homme et des animaux et cette propriété lui a valu le nom de *Bacille du colon.*

Dans certaines conditions mal déterminées, ce Colibacille, qui habite tous les intestins sains, prend de la virulence et produit alors des maladies variées ; chez l'homme : des méningites, des abcès, des angines, des broncho-pneumonies, des endocardites, le choléra infantile, le choléra nostras (qui n'a aucune relation avec le choléra asiatique, c'est-à-dire la maladie épidémique connue vulgairement sous le nom de choléra), etc. . ; chez les animaux : la diarrhée des veaux, diverses sortes de septicémies, etc...

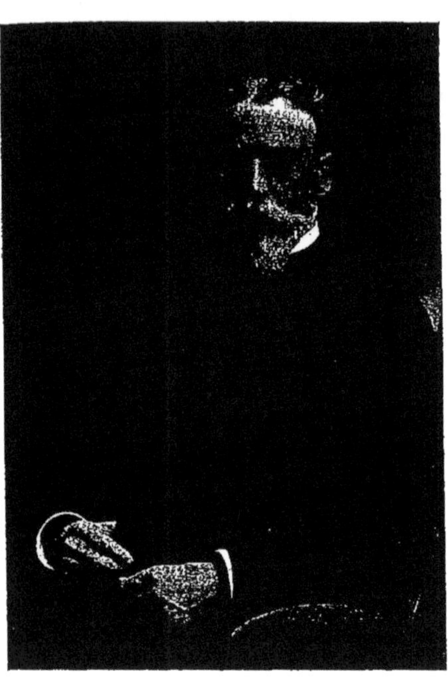

Fig. 193. — Dr Escherich.

Le côté par lequel le Colibacille mérite de fixer l'attention est sa ressemblance avec le Bacille typhique.

Morphologiquement parlant, on ne peut relever qu'une différence insignifiante entre les deux microbes : le nombre des cils de chaque individu est très variable chez les Colibacilles et à peu près constant chez les Bacilles typhiques.

Tous deux ont sur les animaux de laboratoire une action très analogue ; ils tuent par septicémie, c'est-à-dire en se multipliant dans le sang et les organes sans produire de lésions spéciales comme celle des plaques de Peyer dans la fièvre typhoïde.

Restent les caractères de culture : ce n'est point ici le lieu de les énumérer, encore moins d'en faire une étude complète, c'est affaire des traités techniques. Mais il faut savoir qu'aucun n'appartient en propre à l'un des deux microbes, qu'on n'observe jamais qu'une différence de degrés entre les aspects de leurs cultures sur les mêmes milieux, entre la manière dont se comportent ces cultures vis-à-vis des mêmes réactifs chimiques. Est-on en face d'un Bacille typhique type et d'un Colibacille type, il semble difficile de les confondre, tant chaque caractère est prononcé chez l'un et peu accusé chez l'autre, mais vient-on à examiner de nombreuses races de ces microbes, on en trouve dont les caractères sont voisins, et le sont même tellement qu'on est embarrassé pour les étiqueter typhique plutôt que Coli ou Coli plutôt que typhique.

On conçoit, sans qu'il soit besoin d'insister, combien cette similitude de propriétés entre un microbe le plus souvent inoffensif et un autre fort dangereux, complique toutes les questions où l'un des deux joue un rôle.

TUBERCULOSE

Est-il besoin d'expliquer pourquoi tout le monde connaît, au moins de nom, la « maladie de poitrine », la *tuberculose?* Malheureusement non. Le nombre de portes, auxquelles le fléau s'est plu à frapper, le dit assez ; point d'affection plus meurtrière dans nos régions, nous lui devons le cinquième, et quelquefois le quart, de nos deuils. Cependant nous savons soigner la maladie, beaucoup plus souvent qu'on ne pense avec succès ; les tubercules guéris, rencontrés presque constamment dans les poumons de vieillards morts de toutes sortes de maladies, sont là pour le prouver. Nous ne réussissons pas toujours, hélas ! parce que seul l'empirisme règle notre thérapeutique, nous n'avons en main aucun remède spécifique. Est-ce à dire que nous savons peu de choses sur la tuberculose ? Bien loin de là : les savants ont le droit de dire, sans fatuité aucune, qu'ils connaissent bien l'affection, que l'aspect, la biologie de son microbe leur sont familiers ; le jour où sera découvert le traitement scientifique de la tuberculose, ils pourront légitimement dire que le service rendu à l'humanité vient récompenser les immenses efforts de plusieurs générations des leurs.

Comment l'homme a-t-il appris ce qu'il sait aujourd'hui de la tuberculose ?

Hippocrate décrit sous le nom de *phtisie* une affection qui emporte les malades de consomption en détruisant leurs poumons ; mais, non plus que les autres médecins de l'Antiquité, il ne parle de tubercules ; ne faisant point d'autopsies, il ne pouvait les voir.

En 1793, pour la première fois, le mot *tubercule* est employé dans un sens précis : sous la plume du médecin anglais Baillie, il désigne de petites nodosités, grosses comme une tête d'épingle, disséminées dans les poumons des phtisiques.

Jusqu'au XIXe siècle la maladie est très généralement tenue pour contagieuse ; dans l'Antiquité Galien (131-200) la regardait comme telle et, beaucoup plus près de nous, au XVIIe siècle, Morgagni se refusait à faire des autopsies de poitrinaires par crainte de prendre la maladie. « J'en ai à peine disséqué un, avouait-il franchement. » Tout le monde croyait à la nécessité de la désinfection des locaux et des effets des malades morts de la poitrine.

Dans l'esprit de tous, l'hérédité de la maladie ne faisait pas plus de doute que sa contagion ; l'on avait trop de fois vu les enfants des phtisiques atteints eux-mêmes tôt ou tard, pour ne pas croire que les parents léguassent à leur descendance une prédisposition à la tuberculose.

Laennec et la tuberculose. — Avec la venue de Laennec, l'étude de la maladie fait de très grands progrès.

Dans son beau *Traité de l'auscultation médiate et des maladies du poumon et du cœur,* Laennec enseigne d'abord au médecin à mettre l'oreille sur la poitrine des malades et à conclure des modifications du bruit respiratoire les lésions du poumon, en un mot il crée l'*auscultation* ; l'étude de la phtisie l'occupe ensuite. Tous les médecins admettaient l'existence de plusieurs espèces de phtisie, les unes tuberculeuses, les autres non ; contre de telles idées Laennec va s'élever avec la dernière énergie. La phtisie est *une,* dit-il, et toujours causée par l'existence de tubercules ; puis, poussé en avant par la sûreté de ses observations, il va plus loin : ne croyez pas, affirme-t-il, que le poumon seul puisse être atteint « il n'est peut-être aucun organe qui soit exempt du développement des tubercules » et, de bien loin en avance sur son temps, il ose écrire : « Les tubercules du poumon ne diffèrent en rien de ceux qui, placés dans les glandes, prennent le nom de scrofules. » C'était, pressentie longtemps avant qu'elle pût être démontrée, l'identité de nature de la scrofule et de la phtisie.

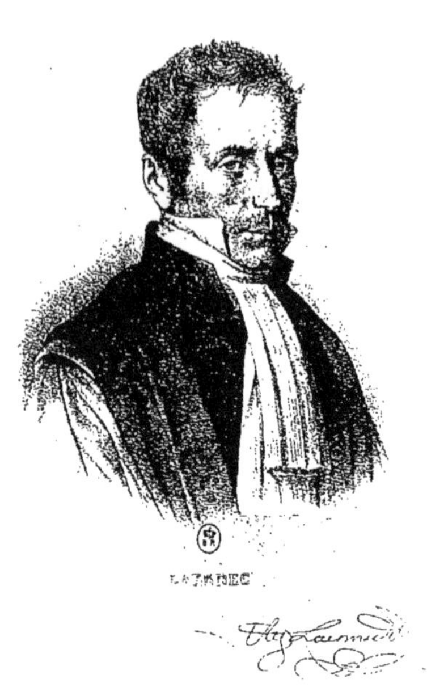

Fig. 194. — Laennec.

Chose curieuse, le hardi novateur qu'était Laennec accepta sur l'étiologie de la maladie les vues de ses contemporains tous imbus des idées de Broussais. « Si la question de la non-contagion, écrit-il, peut être regardée comme fort douteuse relativement aux tubercules, il n'en est pas de même de la prédisposition héréditaire. Une expérience trop habituelle prouve à tous les praticiens que les enfants de phtisiques sont plus fréquemment attaqués de cette maladie que les autres sujets. »

Ainsi, la prédisposition héréditaire passait au premier rang des causes de phtisie ; de sa haute autorité, Laennec déniait à la contagion le rôle que lui avaient jusque-là attribué les médecins. Il faudra les belles découvertes de la fin du XIXe siècle pour remettre chaque chose en place.

L'opinion de Laennec sur la nature de la phtisie fut combattue et le fut longtemps : deux découvertes mirent fin aux discussions, celle de l'inoculabilité de la tuberculose et celle du bacille tuberculeux.

La tuberculose est une maladie inoculable. Villemin. — Le 5 décembre 1865, un médecin militaire français, professeur au Val-de-Grâce, le Dr Villemin, communiquait à l'Académie de médecine le résultat de recherches qui, suivant l'expression de Strauss, ouvrait « une voie nouvelle à la médecine expérimentale ». Les premiers mots du mémoire mettaient en relief tout l'intérêt de la découverte faite.

« La tuberculose est l'effet d'un agent causal spécifique, d'un virus. Cet agent morbide doit se retrouver, comme ses congénères, dans les produits morbides qu'il a déterminés par son action directe sur les éléments normaux des tissus affectés. Introduit dans un organisme susceptible d'être impressionné par lui, cet agent doit donc se reproduire et reproduire en même temps la maladie dont il est le principe essentiel et la cause déterminante. L'expérimentation est venue confirmer ces données de l'induction. »

Et Villemin, montrait à l'appui de son dire qu'il suffisait d'inoculer de la matière tuberculeuse à des lapins, à des cobayes pour les faire périr de tuberculose ; il concluait : « La tuberculose est une affection spécifique. Sa cause réside dans un agent inoculable. La tuberculose appartient donc à la classe des maladies virulentes... »

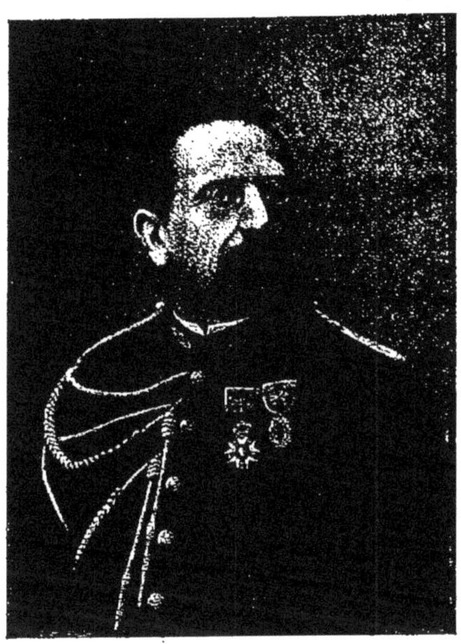

Fig. 195. — Villemin.

En 1865, une semblable affirmation devait rencontrer et rencontra les plus grandes résistances ; les esprits étaient si peu préparés à une telle nouveauté ! La controverse qui s'ouvrit sur la nature virulente de la tuberculose dura longtemps ; la découverte du microbe spécifique de la maladie vint la clore irrévocablement en 1882.

La tuberculose est causée par un microbe spécifique. M. Koch. — C'est le 24 mars 1882 que M. Koch mit sous les yeux de la Société de physiologie de Berlin l'agent inoculable dont Villemin avait prouvé l'existence.

« Désormais, disait-il alors, nous n'avons plus affaire, dans la lutte contre le terrible fléau de la tuberculose, à quelque chose de vague et d'indéterminé ; nous sommes en présence d'un parasite visible et tangible, dont nous connaissons déjà en partie les moyens d'existence, conditions que nous pourrons encore étudier de plus près. Nous savons que ce parasite ne trouve des conditions d'existence que dans le corps de l'homme et des animaux, et qu'il ne peut se développer comme le bacille du charbon, en dehors de l'économie animale, dans le milieu ambiant : c'est là une donnée très consolante au point de vue de la lutte contre la tuberculose. Il en résulte qu'il faut s'attacher avant tout à tarir les sources d'où dérive l'infection. Une des sources, et la principale certainement, est l'expectoration des phtisiques, qu'il faut s'appliquer à désinfecter et à rendre inoffensive ; ainsi on supprimera la plus grande partie du contage tuberculeux. La désinfection des habits, de la literie, etc... souillés par les phtisiques, mérite aussi une sérieuse attention. Une autre source d'infection est la tuberculose des animaux domestiques, en première ligne la pommelière [1]. Celle-ci est identique à la tuberculose de l'homme et peut par conséquent se transmettre à l'homme par l'usage de la viande et du lait provenant d'animaux tuberculeux. Il faut donc agir avec elle comme avec les autres maladies infectieuses transmissibles des animaux à l'homme. »

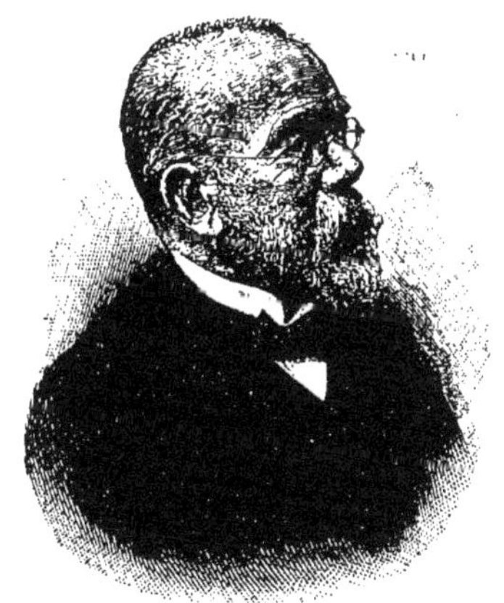

Fig. 196. — Le Dr Koch.

[1] La pommelière est la tuberculose de la mamelle des vaches.

Ainsi M. Koch apercevait du premier coup toutes les conséquences de sa découverte et les exposait en maître. Vingt-cinq ans ont passé depuis lors, vingt-cinq ans d'études ininterrompues sur la maladie, et les bases de la prophylaxie de la tuberculose, telle que nous la comprenons aujourd'hui, sont encore exactement les mêmes que celles qu'il a fixées avec tant de précision.

Le jour où l'on connut le bacille tuberculeux, toutes les discussions auxquelles la phtisie avait donné naissance dans le cours du XIXe siècle, prirent fin. La tuberculose était une maladie microbienne et par suite contagieuse ; nos grands-pères avaient donc raison contre nos pères. Quant à l'hérédité, on devait l'envisager comme une prédisposition de l'organisme à cultiver le microbe, les enfants nouveau-nés donnant très exceptionnellement asile aux bacilles spécifiques.

Le bacille tuberculeux

Une des propriétés caractéristiques du bacille tuberculeux est la manière dont il se comporte vis-à-vis des matières colorantes : il se teint très difficilement parce qu'il est enveloppé d'une carapace de cire qui prend mal la couleur, mais, une fois teint, il l'est bien plus solidement que les autres microbes ; sur ce fait est fondée la méthode de coloration qui permet de le reconnaître entre tous. Prenons une lamelle de verre sur laquelle ont été desséchées diverses bactéries, y compris des bacilles tuberculeux, et recouvrons-la d'une solution chaude de fuchsine ; tous les microrganismes vont se teindre ; que nous lavions ensuite la préparation avec de l'acide sulfurique étendu d'eau, et seuls les bacilles tuberculeux resteront colorés en rouge.

Tel qu'on le rencontre dans les crachats des phtisiques, dans le pus des abcès tuberculeux, le microbe est un bacille très fin, dont la longueur égale la moitié ou le quart du diamètre d'un globule rouge ; dans les vieilles cultures, il prend des formes ramifiées et renflées extrêmement variées qui le rapprochent incontestablement des streptothrix (voy. page 15).

Le microbe est très délicat en fait d'alimentation : ensemencé dans les bouillons qui conviennent à la plupart des organismes pathogènes, il ne s'y multiplie pas ; mais ajoute-t-on à ces milieux de la glycérine, on obtient aussitôt un riche développement. Rigoureusement aérobie, le bacille pullule à la surface du bouillon, laissant la masse du liquide absolument limpide ; aucun des individus tombés au fond du vase ne se multiplie, faute d'air.

L'homme, la vache deviennent aisément tuberculeux, les oiseaux ne sont pas moins atteints ; chez les uns et les autres, les tubercules renferment des microbes morphologiquement identiques et se colorant de la même façon ; on avait conclu de là, et cette manière de voir fut reçue pendant quelques années, que la même bactérie pouvait causer une tuberculose de mammifère ou d'oiseau. On sait aujourd'hui que les bacilles de la tuberculose des mammifères diffèrent de ceux de la tuberculose aviaire.

D'autre part, en 1901, M. Koch vint affirmer que les microbes retirés des organes tuberculeux de l'homme et ceux venant des organes des bovidés n'étaient point les mêmes, que les hommes étaient réfractaires aux microbes bovins et les bœufs aux microbes humains ; et les expériences exécutées pour vérifier le fait, confirmèrent dans leurs grandes lignes les vues du savant Allemand ; l'homme semble peu ou point sensible à la tuberculose bovine.

En résumé, en ajoutant aux bacilles aviaire, humain et bovin un bacille tuberculeux rencontré chez les poissons, et qui leur est propre, on se trouve en présence de quatre espèces microbiennes très voisines les unes des autres, mais dont les propriétés virulentes sont extrêmement variables suivant les animaux considérés.

La tuberculose et la microbiologie

La microbiologie aide journellement le médecin dans la lutte qu'il mène contre la tuberculose : elle permet le diagnostic précoce de la maladie et indique les mesures à prendre pour empêcher son extension aux individus sains.

La bactériologie facilite le diagnostic de la tuberculose. — Un malade se met à tousser, à cracher, a-t-il une simple bronchite ou va-t-il devenir phtisique ? Un autre fait une pleurésie : faut-il ne voir là qu'une affection bénigne causée par un refroidissement, ou au contraire une première atteinte de tuberculose ? Graves questions s'il en fut ; en y répondant le médecin va porter un diagnostic et, dans une certaine mesure, décider du traitement. Or trop souvent l'auscultation, la marche de la maladie laissent les meilleurs cliniciens dans le doute ; c'est alors qu'intervient très utilement la bactériologie. Un fragment de crachat étalé sur une lame de verre et coloré comme nous l'avons expliqué page 12, présente des bacilles de Koch (voy., page 16-17, la fig. 4 de la planche en couleur) ? Aucune hésitation n'est possible, on est en face d'une phtisie qui débute. Le liquide de l'épanchement pleurétique inoculé à un cobaye le rend tuberculeux ? la pleurésie cesse d'être suspecte, elle est certainement tuberculeuse. Un simple examen microbiologique autorise le médecin à se prononcer en toute sécurité.

Comment envisage-t-on aujourd'hui l'étiologie et la prophylaxie de la tuberculose ? — Nous savons que toutes les lésions tuberculeuses renferment le bacille découvert par M. Koch et que les enfants à leur naissance ne l'hébergent point. Comment l'ennemi pénètre-t-il dans la place ?

Dès 1882, M. Koch incriminait comme véhicule du contage les crachats des phtisiques, le lait et la viande des animaux malades (1) ; encore aujourd'hui nous ne pensons pas autrement. Chez les vaches tuberculeuses, beaucoup plus nombreuses qu'on ne croit en général, le lait renferme souvent des bacilles, la viande très rarement : l'ingestion de l'un ou de l'autre peut donc être dangereuse. Quant à la question de savoir comment des microbes, expectorés dans des crachats tombés sur le sol, arrivent à contaminer un organisme sain, elle est encore très controversée, sans offrir d'ailleurs un grand intérêt au point de vue pratique : que les bacilles soient inhalés pendant la respiration ou déglutis avec les mucosités nasales sur lesquelles ils se sont déposés, qu'ils soient dangereux à l'état sec ou de préférence dans les gouttelettes de

(1) Les expériences sur l'innocuité pour l'homme des bacilles tuberculeux bovins sont trop peu nombreuses pour autoriser à regarder le lait et la viande des vaches tuberculeuses comme inoffensifs.

salive lancées par la toux des phtisiques, au fond peu importe ; le danger offert par l'expectoration des poitrinaires ne fait de doute pour personne.

De l'étiologie de la maladie, telle que nous la comprenons, découlent les mesures à prendre pour s'opposer à son extension.

Les crachats des phtisiques, riches en bacilles spécifiques, doivent être désinfectés, il faut donc empêcher les malades de les répandre aux quatre vents : voilà pourquoi en maints endroits ont été apposées des affiches invitant le public à ne point cracher sur le sol : les phtisiques doivent jeter leur expectoration dans un petit crachoir de poche qui chaque soir est rigoureusement désinfecté. La chambre dans laquelle est mort un poitrinaire est toujours plus ou moins souillée par des parcelles de crachats virulents ; avant de recevoir un nouvel habitant, elle sera très soigneusement assainie.

A moins de circonstances fort exceptionnelles, le consommateur ignore toujours si le lait qu'il vient d'acheter renferme ou non des bacilles de Koch ; le regarder comme suspect sera sa règle ; il lui suffira de le porter à l'ébullition pour le rendre inoffensif. Nous avons vu, en nous occupant des altérations spontanées du lait, qu'un chauffage à 100° débarrassait ce liquide de tous les microbes pouvant donner des diarrhées graves aux jeunes enfants, ce même chauffage fait donc périr les bacilles tuberculeux qui, le cas échéant, s'y rencontrent.

Le traitement de la tuberculose et la bactériologie. — Dès que le bacille tuberculeux fut découvert, beaucoup de gens se crurent à la veille de ne plus avoir à compter avec lui. On allait, pensait-on, trouver le moyen de lutter contre ce microbe comme on lutte contre celui du charbon. Les savants se mirent à l'œuvre, mais toutes leurs tentatives échouèrent. C'est que la tuberculose diffère profondément du plus grand nombre des maladies microbiennes. Une première atteinte de charbon *vaccine,* c'est-à-dire rend l'animal réfractaire à une nouvelle incursion de la maladie ; une première atteinte de tuberculose *sensibilise* l'organisme en le rendant moins apte à résister, une autre fois, aux bacilles de Koch. Donc il ne faut guère songer à trouver un vaccin, au sens où nous l'entendons d'ordinaire, contre la tuberculose ; il s'agit de découvrir une méthode thérapeutique complètement nouvelle.

Au mois de décembre 1890, M. Koch annonça au monde savant qu'il avait réussi à préparer un liquide dont les propriétés allaient transformer le traitement de la tuberculose. Injecté en quantité extrêmement faible (1 milligramme) sous la peau d'un homme sain, ce liquide ne causait aucun trouble pathologique ; inoculé au contraire à un sujet tuberculeux, il déterminait un violent accès de fièvre accompagné d'une congestion intense des tissus environnant les tubercules ; des injections répétées, ajoutait M. Koch, amenaient une nécrose, ou mortification des tissus tuberculeux et l'organisme revenait à la santé en se débarrassant de cette matière morte. M. Koch concluait : « La phtisie commençante peut être sûrement guérie à l'aide de ce remède. »

On se trouvait bien là en présence d'une méthode absolument neuve et l'on conçoit l'accueil enthousiaste fait aux paroles du savant Allemand ; de tous côtés, on lui demanda son précieux remède dont il avait celé la préparation, et les malades affluèrent à Berlin. Malheureusement, les faits avancés par M. Koch ne se vérifièrent qu'en partie. Au point de vue thérapeutique, on eut une grande désillusion : la *tuberculine* ne guérit pas la tuberculose, les améliorations qu'elle produit dans l'état des malades sont essentiellement passagères. Mais de là à prétendre, comme l'ont fait nombre de gens dont l'ignorance était l'excuse, que la découverte de M. Koch n'offrait aucun intérêt, il y avait loin : rien de mieux observé que l'action de la tuberculine sur l'organisme ; et de cette action une application des plus heureuses n'allait pas tarder à être faite.

Les animaux sains et les animaux tuberculeux ne se comportent pas de même après une injection de tuberculine, les premiers ne présentent rien de particulier, les autres ont un fort accès de fièvre ; n'y aurait-il pas là un moyen de dépister une tuberculose trop peu avancée pour se manifester par des signes cliniques? L'expérience interrogée affirma tout à la fois et la précision et la simplicité du nouveau mode d'investigation. En général la méthode n'est point usitée en médecine humaine, car les injections de tuberculine rendent parfois les tuberculeux fort malades, et l'on préfère laisser un diagnostic en suspens plutôt que de courir le risque d'aggraver un état de santé qui n'est pas alarmant. Il en va tout autrement en pathologie vétérinaire où une telle considération n'entre pas en ligne de compte et, la tuberculose très fréquente des bovidés étant une menace permanente pour la santé de l'homme, on a le plus grand intérêt à la reconnaître aussitôt que possible afin d'éliminer des étables les animaux infectés. Une simple injection de tuberculine sous la peau de tous les bœufs, vaches, veaux d'une ferme permet de faire la sélection ; ceux qui ont une notable élévation de température sont tuberculeux, les autres non. Comment ne pas être reconnaissant à M. Koch d'avoir mis entre nos mains un moyen de diagnostic aussi précis et aussi aisé ?

Les bacilles tuberculeux humains ne tuent pas les bovidés, ne pourraient-ils, se dit M. Behring, les vacciner contre les bacilles bovins, absolument comme le vaccin de Jenner immunise contre la variole ? L'expérience tentée donna d'abord des résultats très encourageants : M. Behring choisit un bacille humain donnant aux veaux une maladie locale sans tendance à la généralisation, ce fut son *bovovaccin*. Trois mois après avoir reçu le bovovaccin dans les veines, les animaux résistaient à une inoculation d'épreuve de bacilles bovins. Malheureusement ce succès n'eut point de lendemain, l'immunité ne se maintint pas ; au bout d'un an, les veaux étaient redevenus aptes à contracter la tuberculose.

Vacciner des bovidés offre un grand intérêt, vacciner des hommes serait autrement précieux. L'homme résiste bien aux bacilles bovins, peut-être en existe-t-il des races pouvant jouer chez lui le rôle de vaccin vis-à-vis des bacilles humains. Impossible de faire cette recherche sans prendre parmi nous les sujets d'expérience ; l'essai n'a pas été tenté, on devine pourquoi.

Tuberculine de M. Koch, bovovaccin de M. Behring, ni l'une ni l'autre n'ont répondu aux espérances qu'ils avaient autorisées, mais ils ont présenté un très grand intérêt : ils nous ont fait mieux connaître les bacilles tuberculeux.

La fin de cette étude laisse évidemment le lecteur sur une pénible impression, celle de l'impuissance actuelle de la science contre la tuberculose. Pour la corriger, autant que faire se peut, nous terminerons comme nous avons commencé, en assurant que, tout compte fait, l'homme se défend très bien contre le bacille de Koch et que la simple hygiène bien comprise opère chaque jour des cures merveilleuses.

Lèpre

La lèpre est connue depuis les temps les plus reculés : la Bible parle souvent des lépreux, et de longs passages de l'Ancien Testament expliquent les mesures à prendre pour empêcher l'extension de la maladie.

Les Grecs, les Romains surtout, ont eu beaucoup à compter avec la lèpre. Elle était si répandue au Moyen Age que l'autorité dut prendre contre les individus atteints les mesures les plus rigoureuses ; les lépreux étaient séquestrés et déclarés morts civilement. Avec les temps modernes, la lèpre diminua lentement en Europe, et, au XVIIe siècle, elle abandonna presque complètement la France.

Aujourd'hui la maladie existe encore en quelques points de l'Islande, de la Norwège, sur les bords de la Baltique, de la mer Noire et de la mer Caspienne ; quelques cas sont connus en Italie, en Espagne et sur la côte française de la Méditerranée. La lèpre est plus fréquente en Afrique et très répandue en Asie (on comptait il y a quelques années 130 000 lépreux aux Indes) ; en Amérique, elle est inconnue dans les régions septentrionales, mais fait beaucoup de ravages dans les pays du Centre et du Sud.

En 1878, Hansen découvrit le microbe spécifique de la lèpre ; c'est un bacille qui ressemble beaucoup à celui de la tuberculose, mais qui, n'ayant pu jusqu'ici être cultivé, est encore mal connu.

Là où la maladie a tendance à s'étendre, on lutte contre elle comme contre toutes les infections microbiennes par des mesures d'isolement et de désinfection.

CHAPITRE XV

MICROCOQUES PATHOGÈNES

MICROCOQUES CAUSANT LA SUPPURATION

Microcoques causant la suppuration. — La chirurgie avant Lister. — Premières recherches de Lister sur le traitement des plaies. — La chirurgie pendant la guerre de 1870. — Les origines de la méthode antiseptique de Lister. — Pasteur et la chirurgie. — Les microcoques agents de la suppuration : le *Staphylococcus pyogenes aureus* et le *Streptococcus pyogenes*.

« Quand vous aurez une amputation à faire, enseignait Denonvilliers à ses élèves, regardez-y à dix fois, car si nous décidons d'une opération, trop souvent nous signons un arrêt de mort. » Il y a cinquante ans tout le monde redoutait la chirurgie, tant était chanceuse l'issue des opérations, même les plus simples ; d'intervention abdominale il n'était jamais question, un homme dont on touchait le péritoine était un condamné à mort.

Que se produisait-il donc alors après les opérations ? Au bout de quelques heures les plaies s'enflammaient ; elles perdaient leur aspect rosé pour devenir sanieuses et se recouvrir de *pus*, de ce liquide jaune citron que le vulgaire désigne habituellement sous le nom d'humeur. Quand la cicatrisation parvenait à se faire sous la nappe de pus, le blessé guérissait : mais une fièvre violente s'allumait-elle, des abcès profonds plus ou moins éloignés du siège de la blessure se collectaient-ils, l'organisme profondément infecté par la suppuration était incapable de survivre ; nombreuses étaient les formes d'infection, on les appelait septicémie, infection purulente, pyohémie, gangrène, pourriture d'hôpital, etc. ; toutes étaient les ennemis les plus terribles des chirurgiens, qui avaient fini par les regarder comme inévitables et dans leur désespérance s'écriaient avec Velpeau : « Une piqûre d'épingle est une porte ouverte à la mort. »

Quelques années passent et les chirurgiens voient leur art bouleversé par une de ces révolutions qui sont malheureusement trop rares ; les vieilles méthodes, emportées malgré leurs efforts par un courant irrésistible, doivent céder la place à d'autres toutes jeunes, qui « pour des coups d'essai veulent des coups de maître », comme dit le poète, et ne failliront point à leurs promesses ; ces méthodes sont filles d'une science alors au berceau, la microbiologie.

Il était dit que Pasteur porterait la cognée là même où on s'y serait le moins attendu. Suivons pas à pas sa lutte contre la chirurgie traditionnelle, elle est si instructive !

En 1865, alors que venait de se terminer la discussion sur la génération spontanée, un chirurgien anglais, le Dr Lister, se mit à réfléchir sur le rôle possible des germes dans les complications des plaies. Des microbes, se dit-il, produisent des fermentations, ne pourraient-ils être cause des accidents infectieux qui tuent les opérés? Éloigner des plaies les germes susceptibles de les infecter, soit au cours de l'opération, soit après, voilà quel va être désormais le but de tous les efforts du Dr Lister : stérilisation des instruments, des éponges, des fils à ligature d'artères, des fils à suture des tissus, désinfection des mains du médecin, occlusion de la plaie par un pansement dont toutes les pièces ont été stérilisées, tout est l'objet de ses soins minutieux. Sous ses doigts, la méthode antiseptique se crée, qui lui permet de sauver en deux ans (1867-1869) 34 opérés sur 40.

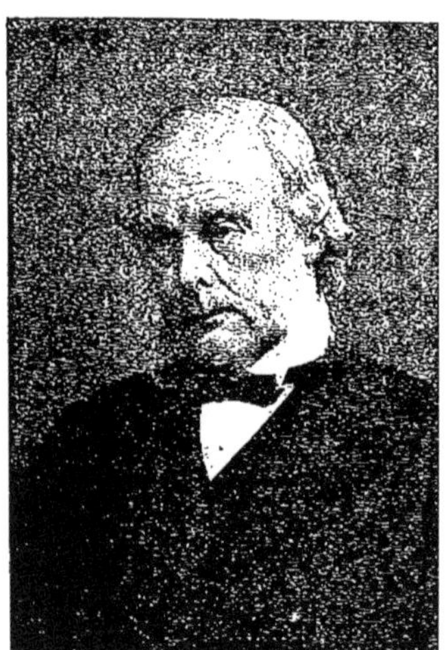

Fig. 197. — Lord Lister.

En France où s'épanouissaient les merveilleuses découvertes de Pasteur, les médecins y portaient peu d'attention. Le Fort avait, il est vrai, en 1868, commencé à introduire la propreté dans la pratique chirurgicale ; il lavait ses mains et ses instruments avant de toucher ses malades, nettoyait leurs plaies avec de l'eau alcoolisée, et il était fier de montrer à ses confrères que 24 pour 100 seulement de ses opérés mouraient, alors qu'ils perdaient 60 pour 100 des leurs.

Les choses en étaient là, quand éclata la guerre de 1870 : les médecins soignèrent les blessés suivant leurs méthodes habituelles et, navrés, assistèrent à la plus épouvantable explosion d'infection purulente qui se puisse voir. « Du huitième au douzième jour, écrivait le Dr Sédillot à l'Académie des sciences, on reconnaît les lieux où séjournent les blessés à l'odeur de suppuration et de gangrène qui s'en dégage. »

Dans les ambulances, dans les hôpitaux d'évacuation, dans les hôpitaux de Paris, partout la mortalité était effrayante. Seul le chirurgien Alphonse Guérin réussit à la fin de la guerre, au cœur même de Paris, à sauver 19 opérés sur 34 : un simple pansement ouaté, mettant les plaies rigoureusement à l'abri des poussières extérieures, avait fait cette merveille.

Cependant Lister perfectionnait constamment sa méthode antiseptique et en quelques années l'amenait à la perfection. L'idée directrice de ses recherches, il se plaisait à la faire remonter aux travaux de Pasteur ; ainsi le 18 février 1874, il écrivait d'Edimbourg :

« Permettez-moi de saisir cette occasion (il envoyait à Pasteur un de ses mémoires) de vous adresser mes plus cordiaux remerciements pour m'avoir, par vos brillantes recherches, démontré la vérité de la théorie des germes de putréfaction et m'avoir ainsi donné le seul principe qui pût mener à bonne fin le système antiseptique.

« Si jamais vous veniez à Edimbourg, ce serait, je crois, une véritable récompense pour vous, que de voir à notre hôpital dans quelle large mesure le genre humain a profité de vos travaux. Ai-je besoin d'ajouter quelle grande satisfaction j'éprouverais à vous montrer ici ce dont la chirurgie vous est redevable ? »

« Nul n'est prophète en son pays », dit le proverbe, Pasteur après bien d'autres allait le constater. En Angleterre, la chirurgie prenait grâce à lui de plus en plus d'assurance, en France, elle niait toujours avoir jamais affaire aux microbes. Le chirurgien Le Fort dira encore en 1878, en pleine Académie de médecine : « Je crois à l'*intériorité* du principe de l'infection purulente chez certains malades ; c'est pour cela que je repousse l'extension à la chirurgie de la théorie des germes qui proclame l'*extériorité constante* de ce principe. »

Et Pasteur, fort de toutes ses expériences, fort aussi des résultats obtenus par le Dr Lister, de répondre :

« Cette eau, cette éponge, cette charpie avec lesquelles vous lavez ou vous recouvrez une plaie y déposent des germes qui... ont une facilité extrême de propagation dans les tissus et qui entraîneraient infailliblement la mort des opérés dans un temps très court si la vie, dans ces membres, ne s'opposait à la multiplication de ces germes. Mais, hélas ! combien de fois cette résistance vitale est impuissante, combien de fois la constitution du blessé, son affaiblissement, son état moral, les mauvaises conditions du pansement n'opposent qu'une barrière insuffisante à l'envahissement des infiniment petits dont vous l'avez recouvert, à votre insu, dans la partie lésée. Si j'avais l'honneur d'être chirurgien, pénétré comme je le suis des dangers auxquels exposent les germes des microbes répandus à la surface de tous les objets, particulièrement dans les hôpitaux, non seulement je ne me servirais que d'instruments d'une propreté parfaite, mais, après avoir nettoyé mes mains avec le plus grand soin et les avoir soumises à un flambage rapide, ce qui n'expose pas à plus d'inconvénients que n'en éprouve le fumeur qui fait passer un charbon ardent d'une main dans l'autre, je n'emploierais que de la charpie, des bandelettes, des éponges préalablement exposées dans un air porté à la température de 130 à 150° ; je n'emploierais jamais qu'une eau qui aurait subi la température de 110 à 120°. Tout cela est très pratique. De cette manière, je n'aurais à craindre que les germes en suspension dans l'air autour du lit du malade ; mais l'observation nous montre chaque jour que le nombre de ces germes est pour ainsi dire insignifiant à côté de ceux qui sont répandus dans les poussières à la surface des objets ou dans les eaux communes les plus limpides. »

Admirez la puissance de la méthode expérimentale, qui permettait à un homme, de génie il est vrai, mais à un homme sans instruction médicale, d'expliquer avec une pareille précision comment devaient opérer les chirurgiens.

Chose curieuse ! le pansement de Lister, les procédés antiseptiques tels que les préconisait Pasteur, étaient dirigés contre des microbes qu'on n'avait jamais vus ; on ne connaissait pas encore à cette époque les bactéries qui causent le plus fréquemment les accidents des plaies. Pasteur en fit la première étude en 1881.

Deux ont été découvertes par lui : l'une le *Staphylococcus pyogenes aureus* dans le pus des furoncles, vulgairement les clous, l'autre, le *Streptococcus pyogenes*, dans des plaies.

Le *Staphylococcus* (fig. 16) est formé de petits grains sphériques réunis en amas ; ces amas ressemblant à des grappes de raisin ont valu son nom au microbe (σταφυλή, grappe de raisin) : le *Staphylococcus* se rencontre dans les furoncles, les anthrax, les phlegmons, certaines suppurations osseuses, etc...

Chez le *Streptococcus* (fig. 18), les petits grains sont disposés en chapelet ; le microbe se trouve dans certains phlegmons et dans nombre de suppurations graves ; une de ses variétés est l'agent spécifique de l'érysipèle.

Les germes de ces microrganismes sont partout prêts à infecter les moindres plaies sur lesquelles ils viennent à tomber.

Le Dr Lister lavait avec des antiseptiques les plaies de ses opérés, il faisait de l'*antisepsie*. Or, si la peau du malade sur laquelle va porter l'incision du chirurgien a été privée de ses microbes par un nettoyage soigné, si les instruments ont été stérilisés, si les mains de l'opérateur rigoureusement désinfectées sont recouvertes de gants stérilisés en caoutchouc, la plaie opératoire ne recevant aucun microbe dangereux ne réclamera aucun lavage antiseptique ; qu'elle soit recouverte d'un pansement stérilisé et elle ne s'infectera pas. Il suffit pour la bonne réussite d'une intervention chirurgicale de ne point porter de microbes là où il n'en existe pas naturellement, en un mot de faire de l'*asepsie*. C'est ainsi que l'on opère aujourd'hui, toutes les fois qu'on le peut.

Quand vous visiterez une salle d'opération, que vous y verrez les murs, le plancher, le plafond tapissés de substances se prêtant à un lavage soigné, que vous verrez la table d'opération d'une propreté méticuleuse, l'eau stérilisée et les solutions antiseptiques mises à la portée du chirurgien et de ses aides, les instruments avec le brillant du neuf sortir d'une étuve à 180°, quand vous verrez tout cela, pensez que tout est disposé pour la lutte contre des microbes, en particulier le *Staphylococcus pyogenes aureus* et le *Streptococcus pyogenes*, et que cette lutte, dont Pasteur a montré la nécessité, sauve chaque année des milliers d'existences en rendant inoffensives les opérations les plus sérieuses.

CHAPITRE XVI

COCCO-BACILLES PATHOGÈNES

PESTE

La peste au point de vue clinique : diverses formes cliniques de la peste. — La peste au temps passé. — La peste justinienne. La peste noire. La peste au XVIIe siècle. La peste de Marseille. — Le microbe de la peste. — Pasteur et la peste ; découverte du microbe de la peste par le Dr Yersin ; le microbe de la peste est un cocco-bacille ; vaccination contre la peste ; préparation du sérum antipesteux. — Comment la peste se propage-t-elle ? Idées anciennes. Idées modernes : la maladie se transmet de rat à rat, puis du rat à l'homme ; les agents d'inoculation du microbe sont les puces ; certaines puces de rat peuvent piquer l'homme, les puces d'homme ne peuvent transmettre la maladie à l'homme. — La lutte contre la peste. — Comment empêcher l'importation de la peste dans un pays indemne ? Conduite à tenir sur les frontières terrestres, dans les ports, dératisation des navires. Comment enrayer l'extension de la peste dans un pays où elle règne ? Vaccination antipesteuse. Le traitement des pestiférés. — Choléra des poules.

La peste est une maladie épidémique qui, au temps passé, a sévi maintes fois en Europe ; depuis bientôt deux cents ans elle n'y a fait aucune apparition, mais elle décime encore souvent les populations en Orient et rien ne dit, s'il n'y avait les récentes conquêtes de la science, qu'elle ne viendrait pas encore s'abattre sur nous.

La nature de la peste, son mode de propagation, sa thérapeutique, nous connaissons tout aujourd'hui et c'est à la microbiologie que nous le devons. Aucun chapitre de la médecine n'a, plus que celui-ci, profité des découvertes de Pasteur.

La peste au point de vue clinique

On connaît trois formes de la maladie :

La *peste bubonique* est caractérisée par des *bubons*, ou ganglions engorgés et souvent suppurés, aux aines, aux aisselles, au cou ; l'intensité de la fièvre, les maux de tête, des douleurs dans l'estomac et l'intestin, une sensation de brûlure interne très violente attestent à quel point l'organisme est profondément atteint. Souvent apparaissent sur le corps des phlyctènes qui, rappelant des brûlures superficielles, ont reçu le nom de *charbons*, et aussi des taches ecchymotiques rouge foncé.

Quelquefois la peste revêt une allure *septicémique* ; la maladie ne se localise pas en des points déterminés, comme dans les bubons, des symptômes généraux sont seuls notés ; la mort est alors très rapide.

Enfin certaines épidémies sont caractérisées par des *pneumonies pesteuses* ; les fluxions de poitrine causées par la peste, comme dirait le vulgaire, sont extrêmement graves et contagieuses.

Le pronostic de la peste est fort sévère ; 90 pour 100 des individus frappés périssent.

La peste au temps passé

On lit sur le frontispice de l'ancien Hôtel de Ville de Bruxelles :

« A peste, fame et bello, libera nos, Maria pacis. » (1)

Comme la famine, comme la guerre, la peste était un des pires fléaux qui pouvaient désoler l'humanité.

Aujourd'hui que cette épouvantable maladie a depuis longtemps quitté l'Europe, on se fait difficilement une idée des ravages qu'elle causait. Des villes, des régions entières voyaient disparaître le quart, le tiers de leur population, les cadavres pourrissaient dans les rues faute de bras pour les enlever ; la terreur, la folie même éclataient avec une telle violence que les hommes les plus réfléchis, médecins, magistrats, etc... n'hésitaient pas à torturer de pauvres hommes accusés par la clameur populaire d'avoir semé la maladie. C'est à maintes reprises, depuis l'Antiquité jusqu'au XVIIIe siècle, que l'Europe eut de pareils spectacles sous les yeux.

Il est extrêmement intéressant, maintenant que l'on connaît bien la peste, que l'on sait les mesures à prendre pour empêcher son importation et son extension, de jeter les regards sur quelques-unes des épidémies les plus tristement célèbres ; c'est la seule manière de concevoir à quel point était redouté leur retour et de comprendre pourquoi dans le langage courant le mot peste est devenu synonyme de fléau.

Nous ne dirons rien de la maladie connue sous le nom de *peste d'Athènes,* dont Thucydide a laissé une si belle description, car il semble bien qu'il se soit alors agi de variole, mais nous nous arrêterons quelque peu sur une des épidémies de véritable peste qui ont ravagé l'Empire Romain.

La peste justinienne. — Sous le règne de l'Empereur Justinien, en l'an 542 de notre ère, une épidémie d'une intensité effroyable éclata à Constantinople.

« Dans les commencements, raconte Procope, le nombre des morts ne fut pas effrayant, mais il augmenta progressivement jusqu'à 10 000 par jour. Dans les premiers mois chaque famille enterrait les siens. Bientôt après il fut impossible de remplir ce devoir, quand les maîtres et les domestiques se trouvèrent privés, par la maladie ou par la mort, des secours mutuels qu'ils pouvaient se rendre, de façon que la plupart des cadavres se trouvaient sans sépulture.

. . . .

« On se doute bien que toutes les sortes de commerce, tous les ouvrages furent interrompus, par la raison que chacun était occupé chez soi à soigner les malades ou à pleurer ses pertes et que l'on ne trouvait dans les rues que les gens qui allaient enterrer les morts. Cette inaction générale causa la famine, qui emporta encore un grand nombre d'habitants ; Justinien lui-même fut attaqué de la contagion : un charbon pestilentiel fit craindre pour sa vie et acheva de mettre en deuil la ville déjà affligée par tant de maux.

« Cette peste, une des plus terribles dont l'histoire fasse mention, dura cinquante-deux ans et dépeupla l'univers. »

La peste noire. — A la fin du Moyen Age la maladie renaît plus épouvantable que jamais ; partant du nord de la Chine, en 1346, elle ravage l'Inde, la Turquie et

(1) De la peste, de la faim et de la guerre, délivrez-nous Marie de la paix.

s'étend sur notre continent ; c'est la *peste noire* qui, de 1346 à 1353, soit en 7 ans, emporta le quart des habitants de l'Europe.

« Il y avait dans toutes les villes qu'elle ravageait, raconte l'historiographe de la peste, Papon, la même confusion qu'à Florence, où le nombre excessif des morts empêchait qu'on ne leur rendît les honneurs de la sépulture. On exposait les cadavres à la porte des maisons ; quelquefois on les jetait par les fenêtres et ils pourrissaient dans les rues, parce qu'on manquait de monde pour les enterrer, ou parce que ceux qui dans les commencements avaient été chargés de cette périlleuse fonction avaient les premiers payé le tribut à la mort. Il y eut peu de personnes qui voulussent les remplacer même pour un gros salaire.

. . . .

« L'apathie était devenue si générale qu'on ne se portait plus aucun secours les uns aux autres. Beaucoup de malades mouraient dans leur maison sans qu'on s'en doutât ; et les voisins n'étaient avertis de leur mort que par l'infection des cadavres, qu'ils faisaient enterrer par la crainte du danger. Toute société fut dissoute, tout commerce interrompu ; les parents et les amis ne se virent plus ; le père, la mère, les enfants, le frère et la sœur, l'oncle et le neveu s'évitaient avec soin ; les médecins mêmes, voyant l'impuissance de leur art, s'éloignèrent du séjour de la mort. »

Suivant Boccace, l'épidémie fit périr à Florence plus de 100 000 personnes en quatre mois.

« Cette terrible épidémie, qui ne cessait de circuler tantôt dans un endroit et tantôt dans un autre, se ralluma d'une manière effrayante en 1450 à Paris surtout, où elle enleva 40 000 hommes en deux mois.

. . . .

« Elle était accompagnée d'accidents terribles. La frayeur saisissait d'abord les esprits les plus rassurés : elle ne leur permettait de voir d'autre objet qu'une mort inévitable. Livrés entièrement au désespoir, ils s'enveloppaient eux-mêmes dans un suaire. Plusieurs n'avaient pas le temps de s'embarrasser de cet appareil, ils mouraient subitement..... » (Papon.)

La peste au XVIIe siècle. — Au XVIIe siècle, la peste ravage à nouveau l'Europe.

« Rien n'était égal au spectacle d'horreur et de pitié qu'offrait la ville de Lyon à la fin de septembre et dans les mois d'octobre et de novembre » de l'an 1628. « On ne voyait presque personne dans les rues ; ceux qu'on rencontrait avaient sur eux des flacons d'odeur et le mouchoir sur la bouche : amis ou alliés ils n'osaient s'aborder. On regardait les passants à travers les fentes des portes, ou bien on parlait par la fenêtre à ceux à qui l'on avait affaire. L'auteur de la relation dit avoir souvent parcouru la rue Mercière en plein jour, sans avoir rencontré personne ; ce qui n'est pas étonnant, parce que les rues étaient jonchées de cadavres et qu'on trouvait à chaque pas des chars funèbres remplis de morts ou de malades. Il y avait trois ou quatre cents personnes par heure qui recevaient le trait contagieux ou celui de la mort. On voyait six ou sept malades dans la même chambre et trois ou quatre dans le même lit. L'un mourait, l'autre tourmenté par des douleurs cruelles poussait des cris affreux ; tandis qu'un peu plus loin un troisième, devenu fou par l'effet de la maladie, se livrait à mille extravagances. Les moins malades employaient leurs forces défaillantes à secourir ceux qui l'étaient davantage. » (Papon.)

« C'est surtout pendant le XVIIe siècle que fonctionnèrent dans toute leur sauvage rigueur les *bureaux* ou *conseils de santé*, tribunaux omnipotents et sans appel, composés, il est vrai, de personnes honorables et capables de la cité, mais dont le pouvoir discrétionnaire disposait sans contrôle de la fortune, du sort, de la vie des citoyens quels qu'ils fussent, en temps d'épidémie. Quand une fois les fuyards avaient franchi les portes de la ville, quand les cordons militaires avaient enveloppé et enserré celle-ci d'une barrière infranchissable et que les portes en étaient closes, tout ce qui demeurait emprisonné dans l'étroite enceinte tombait sous la redoutable puissance des membres du Bureau sanitaire, dont les commissaires, les agents innombrables, se partageaient la direction et la gestion de tout ce qui concernait l'existence de la population, depuis la santé et les subsistances jusqu'aux soins suprêmes de l'inhumation. En sorte que la vie entière de la cité se trouvait concentrée et comme resserrée entre les mains de quelques citoyens qui devaient travailler pour le salut de tous.

« Il est facile d'imaginer les abus auxquels donnèrent lieu trop souvent un tel excès de pouvoir et une telle rigueur dans l'exécution d'un système inflexible.

« Chaque pestiféré, chaque individu seulement suspect, devait être aussitôt transféré de sa demeure dans des lazarets ou hôpitaux situés soit dans la ville, soit en dehors quoique à proximité, établissements défectueux, souvent horribles de malpropreté et d'insalubrité, où l'on entassait les mourants et parfois les bien portants.

« Ce régime, fait d'excès de toute sorte, d'abus de pouvoir et de sévérité sans frein venant d'en haut, de terreur, d'affolement, de trahison et de délation, du ferment des plus détestables passions venant d'en bas, produisit les plus funestes résultats : non seulement la perte des existences qu'il avait pour but de sauver, mais encore la démoralisation et l'abaissement des survivants. Tout était matière à réquisition de la part du tribunal de santé et de ses agents, avant tout les médecins qui furent souvent victimes innocentes de la fureur populaire. Mais ce qu'il y eut de plus atroce, ce furent les supplices de la torture et de la mort infligés, au nom de la justice, à des infortunés soupçonnés d'avoir semé les germes de la peste au moyen de poudres, d'onguents et autres maléfices. On brûla, on pendit beaucoup d'innocents dont les juges aveuglément cruels de ces temps barbares extorquaient des aveux au milieu des plus horribles tourments, comme à Milan en 1630, et on alla même jusqu'à élever sur leurs maisons rasées des monuments impérissables de la fureur populaire et de l'abrutissement des hommes préposés à la justice.

« Dans les villes tout rassemblement était interdit, sauf parfois les processions, comme à Milan ; en France les foires cessaient d'exister en temps de peste. Mais la désolation n'existait pas que dans l'intérieur des cités pestiférées. Malheur à quiconque s'aventurait à l'inconnu au milieu des campagnes, car les paysans terrorisés par la peur pourchassaient les malheureux que la faim finissait par faire mourir. » (Mahé.)

La peste de Marseille. — Au XVIIIe siècle, nouvelle incursion de la peste en Europe et nouvelles hécatombes de tous côtés. L'épidémie qui désola Marseille, en 1720, fut terrible.

« En peu de jours toutes les rues furent infectées. Les nuits n'étaient pas assez longues pour donner le temps de transporter les morts : il fallut mettre sous les yeux du public les pertes qu'il faisait et qu'on avait eu grand soin de lui cacher. Les cadavres ne pouvaient plus être transportés les uns après les autres, on fut obligé de les entasser dans des tombereaux. Heureusement que tous les gueux et vagabonds n'avaient point obéi à l'ordre qui les chassait de la ville ; ceux qui restaient furent condamnés à aller, sous le nom ignoble de *corbeaux,* enlever les cadavres entassés dans les maisons ; ordinairement, ils les traînaient par les pieds le long de l'escalier ; quelquefois ils les jetaient par les fenêtres du premier étage.

« Le bruit des tombereaux, mêlé au frémissement qu'occasionnait le ballottement des cadavres, portait l'épouvante dans le cœur des malades et des personnes en santé ; les boutiques étaient fermées, le commerce interdit, les travaux interrompus, les églises, le collège, la bourse, en un mot tous les lieux publics fermés, les offices divins suspendus et le cours de la justice arrêté. Un deuil funèbre couvrait la ville ; un morne silence régnait partout. Il n'y eut plus parmi les citoyens aucun lien qui les unit. Les parents évitaient de se voir ; les amis se fuyaient, le voisin craignait de recevoir de son voisin un trait contagieux, et lui inspirait les mêmes craintes : ainsi, on s'enferma parce que tout devint suspect et dangereux.

. . . .

« La peste enlevait souvent toute une famille et frappait des rues entières où d'un bout à l'autre il ne restait pas une maison saine. » (Papon.)

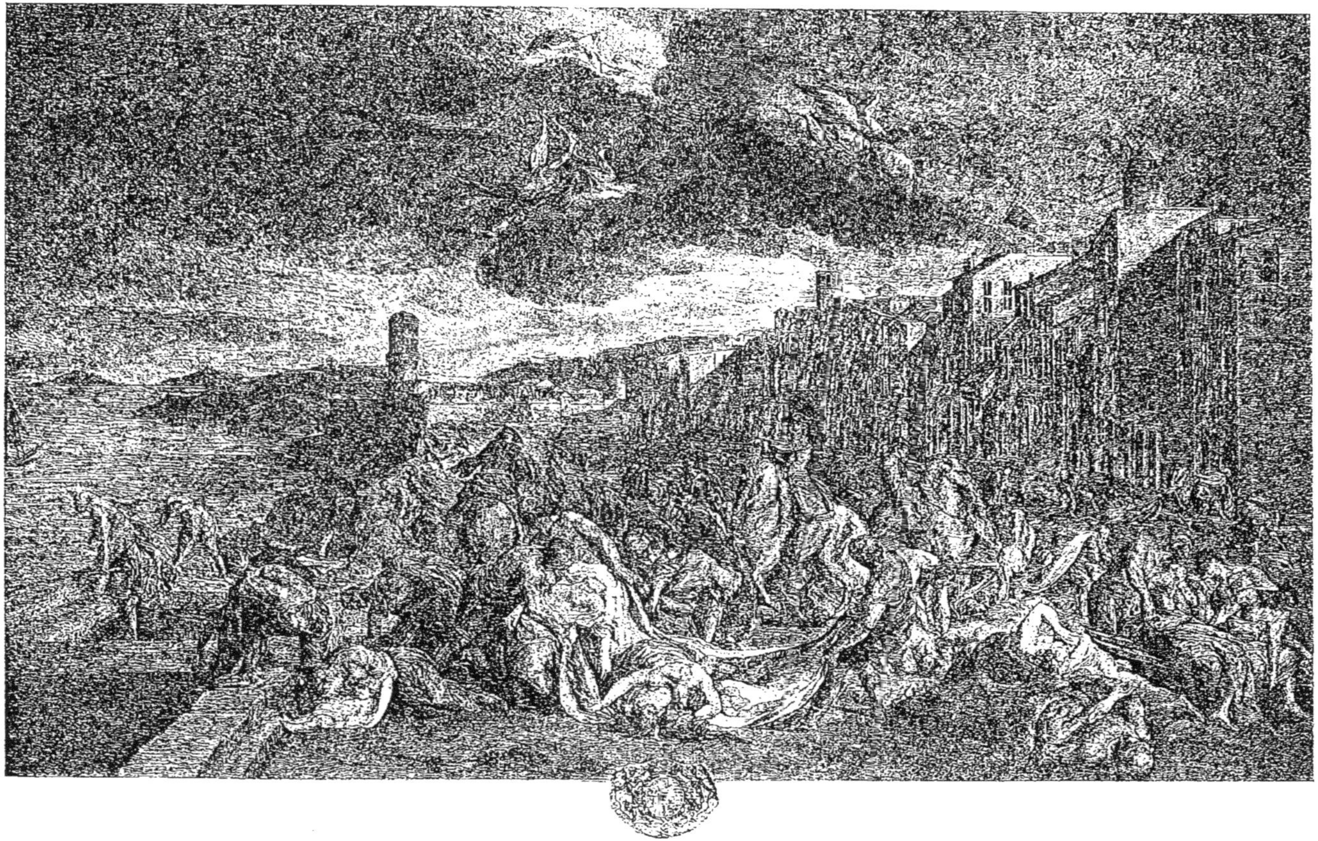

Fig. 198. — La peste de Marseille en 1720 : le chevalier Roze fait enlever par des forçats les cadavres des pestiférés. (D'après le tableau de de Troy.)

L'évêque de Marseille, Monseigneur Belzunce, se prodigua au milieu des malades et des mourants : sa conduite héroïque a laissé un souvenir inoubliable. Dans son mandement du 22 octobre 1720, il dépeignait ainsi l'état de la ville :

« Sans entrer dans le secret de tant de maisons désolées par la peste et par la faim, où l'on ne voyait que des morts et des mourants : où l'on n'entendait que des gémissements et des cris ; où des cadavres que l'on n'avait pu faire enlever pourrissaient depuis plusieurs jours auprès de ceux qui n'étaient pas encore morts, et souvent dans le même lit, étant pour ces malheureux un supplice plus dur que la mort elle-même ; sans parler de toutes ces horreurs qui n'ont pas été publiques, de quel spectacle affreux, vous et nous n'avons-nous pas été et ne sommes-nous pas encore les tristes témoins? Nous avons vu tout à la fois les rues de cette vaste cité bordées des deux côtés de morts à demi pourris : si remplies de hardes, de meubles pestiférés jetés par les fenêtres, que nous ne savions où mettre les pieds ; nous avons vu toutes les places publiques, toutes les rues, les églises, traversées de cadavres entassés, et, en plus d'un endroit, rongés par les chiens, sans qu'il fût possible pendant un nombre très considérable de jours, de leur procurer la sépulture.

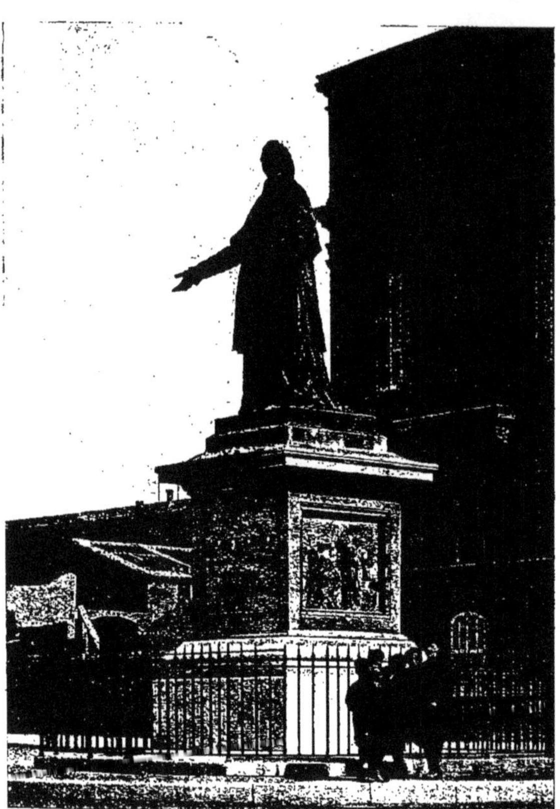

Fig. 199. — Monument élevé à Marseille à la mémoire de Mgr Belzunce.

« Nous avons vu dans le même temps infinité de malades devenus un objet d'horreur et d'effroi, pour les personnes mêmes à qui la nature devait inspirer pour eux les sentiments les plus tendres et les plus respectueux : abandonnés de tout ce qu'ils avaient de plus proche : jetés inhumainement hors de leurs propres maisons : placés sans aucun secours dans les rues parmi les morts, dont la vue et la puanteur étaient insupportables.

. . . .

Nous avons vu les maris traîner eux-mêmes hors de leurs maisons et dans les rues les corps de leurs femmes ; les femmes, ceux de leurs maris ; les pères, ceux de leurs enfants et les enfants, ceux de leurs pères, témoignant bien plus d'horreur pour eux que de regret de les avoir perdus. »

Pour enlever les morts « on fut obligé d'employer des forçats auxquels on promit la liberté. Il en mourut environ quatre-vingts en l'espace de huit jours.......... Sousla conduite du chevalier Roze » ils « parvinrent à nettoyer la ville ; sur une grande esplanade, la Tourrette, il y avait près de deux mille morts. » (Papon.)

Quand la maladie disparut, Marseille avait perdu 40 000 âmes.

L'épidémie de 1720 fut la dernière dont la France eut à souffrir ; pendant le reste du XVIIIe siècle, la peste ne sévit qu'en Asie et dans le nord de l'Afrique ; Bonaparte la trouva en Égypte à la fin du Directoire.

La peste au XIXe siècle. — Au cours du XIXe siècle, la maladie ravagea à plusieurs reprises l'Orient, faisant de temps à autre des incursions en Mésopotamie voire même dans la Tripolitaine. En 1879, elle éclata dans la province d'Astrakan, mais respecta l'Europe. Quinze ans plus tard, la peste envahissait la Chine et se propageait dans un grand nombre de points du globe, mais nulle part ne déterminait une de ces épouvantables épidémies que nos arrière-grands-pères avaient connues.

Actuellement la maladie est endémique aux Indes où elle tue environ un million d'individus chaque année.

Le microbe de la peste

En 1879, la peste ayant éclaté dans un village de la province d'Astrakan fit pendant quelque temps trembler l'Europe. Pasteur tout à ses études sur le charbon réfléchit sur la nature de l'affection, grave sujet de préoccupation pour les pouvoirs publics et les médecins de tous pays, et traça d'avance un plan des recherches à entreprendre au moment où la maladie gagnerait nos régions.

« Puisque la peste, écrivait-il, est une maladie dont on ignore absolument la cause, il n'est pas illogique de supposer qu'elle est peut-être produite, elle aussi, par un microbe spécial. Toute recherche expérimentale devant avoir pour guide certaines idées préconçues, on pourrait sans inconvénient, et très utilement peut-être, aborder l'étude de ce mal avec la croyance qu'il est parasitaire.

« De toutes les preuves qu'on puisse invoquer en faveur de la corrélation possible entre une affection déterminée et la présence d'un organisme microscopique, la plus décisive est celle de la méthode des cultures des organismes à l'état de pureté ; méthode qui depuis vingt-deux ans m'a servi à résoudre la plupart des difficultés relatives aux fermentations proprement dites : notamment l'importante question, fort débattue jadis, de la corrélation qui existe entre ces fermentations et leur ferment propre. »

Pasteur « indiquait alors, résume M. Vallery-Radot, que si, après avoir recueilli soit du sang, soit du pus à la fin de la vie ou aussitôt après la mort d'un pestiféré, on arrivait à découvrir l'organisme microscopique, puis à trouver pour ce microbe un milieu de culture approprié, il y aurait lieu d'inoculer des animaux de diverses espèces, le singe peut-être de préférence, et de rechercher les lésions capables d'établir les rapports de cause à effet entre cet organisme et la maladie dans l'espèce humaine. »

C'était là, fixée avec une précision admirable, la technique aujourd'hui banale de l'étude d'une maladie virulente. Pasteur n'eut pas l'occasion de l'appliquer, la peste s'éteignit sur place en Russie, laissant indemnes les autres états de l'Europe.

Il fallut attendre vingt-cinq ans la possibilité d'effectuer une recherche scientifique sur l'affection. En 1894, une épidémie de peste bubonique, qui envahit la Chine, tua en quelques semaines 60 000 habitants de Canton et gagna Hong-Kong ; le Gouvernement français, inquiet des risques que couraient le Tonkin et la Cochinchine, pria un médecin des colonies, le Dr Yersin, de l'Institut Pasteur de Paris, d'aller à Hong-Kong étudier la nature du mal et aviser aux mesures à prendre pour empêcher la contamination des possessions françaises.

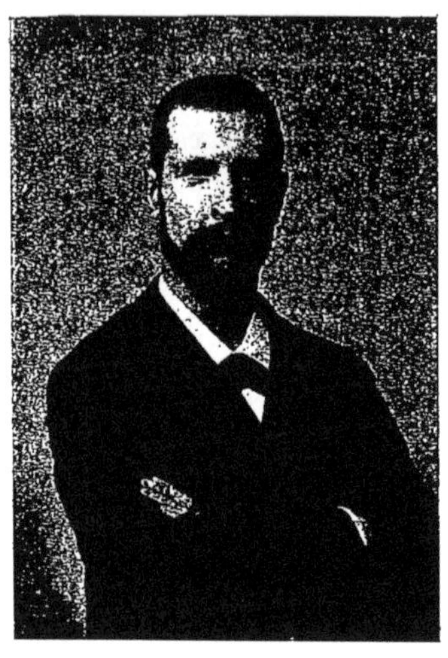

FIG. 200. — Le Dr Yersin.

Arrivé le 15 juin en pleine épidémie, le Dr Yersin s'installe dans une paillotte et se met au travail. Le 30 juillet, il peut annoncer à l'Académie des sciences la découverte du microbe spécifique.

C'est un bacille court, trapu, à bouts arrondis, ou un *cocco-bacille,* dont le centre se colore moins bien que les extrémités. Il se trouve dans les bubons et la rate, rarement dans le sang, sauf dans les formes septicémiques de la peste. Les milieux de culture usuels conviennent bien à son développement. Les rats, souris, cobayes sont très sensibles à son action.

Les cultures chauffées à 60° sont tuées, elles ne donnent plus la peste aux animaux, mais en revanche peuvent les vacciner et vacciner l'homme contre une inoculation de microbes virulents. Les chevaux, qui ont reçu à maintes reprises dans les veines ces cultures *tuées,* sont capables de supporter sans périr des injections de cultures *vivantes* : leur sérum possède alors des propriétés thérapeutiques très analogues à celles du sérum antidiphtérique, il est *antipesteux.*

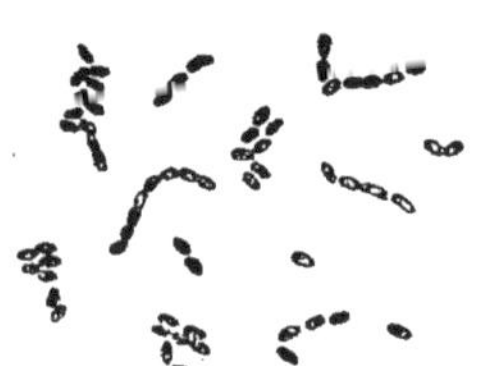

FIG. 201. — Cocco-bacilles de la peste.

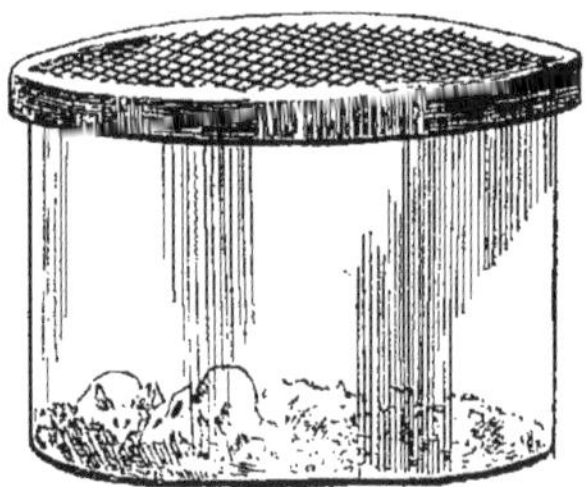

FIG. 202. — Bocal renfermant des souris, animaux de choix pour des expériences sur la peste.

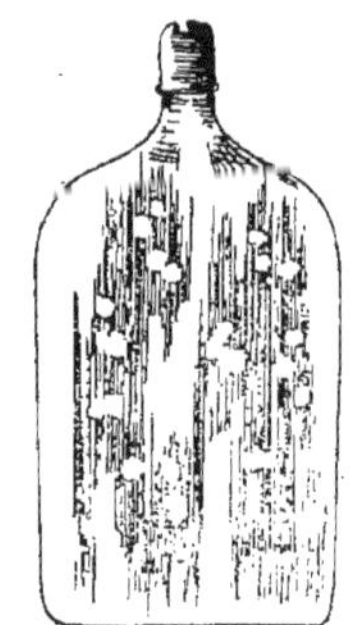

FIG. 203. — Colonies de microbes de la peste développées sur gélose.

La microbiologie a donc su mettre entre les mains des médecins un vaccin préventif et un sérum thérapeutique ; nous verrons un peu plus loin comment il faut se servir de l'un et de l'autre et quels résultats on peut attendre de leur emploi.

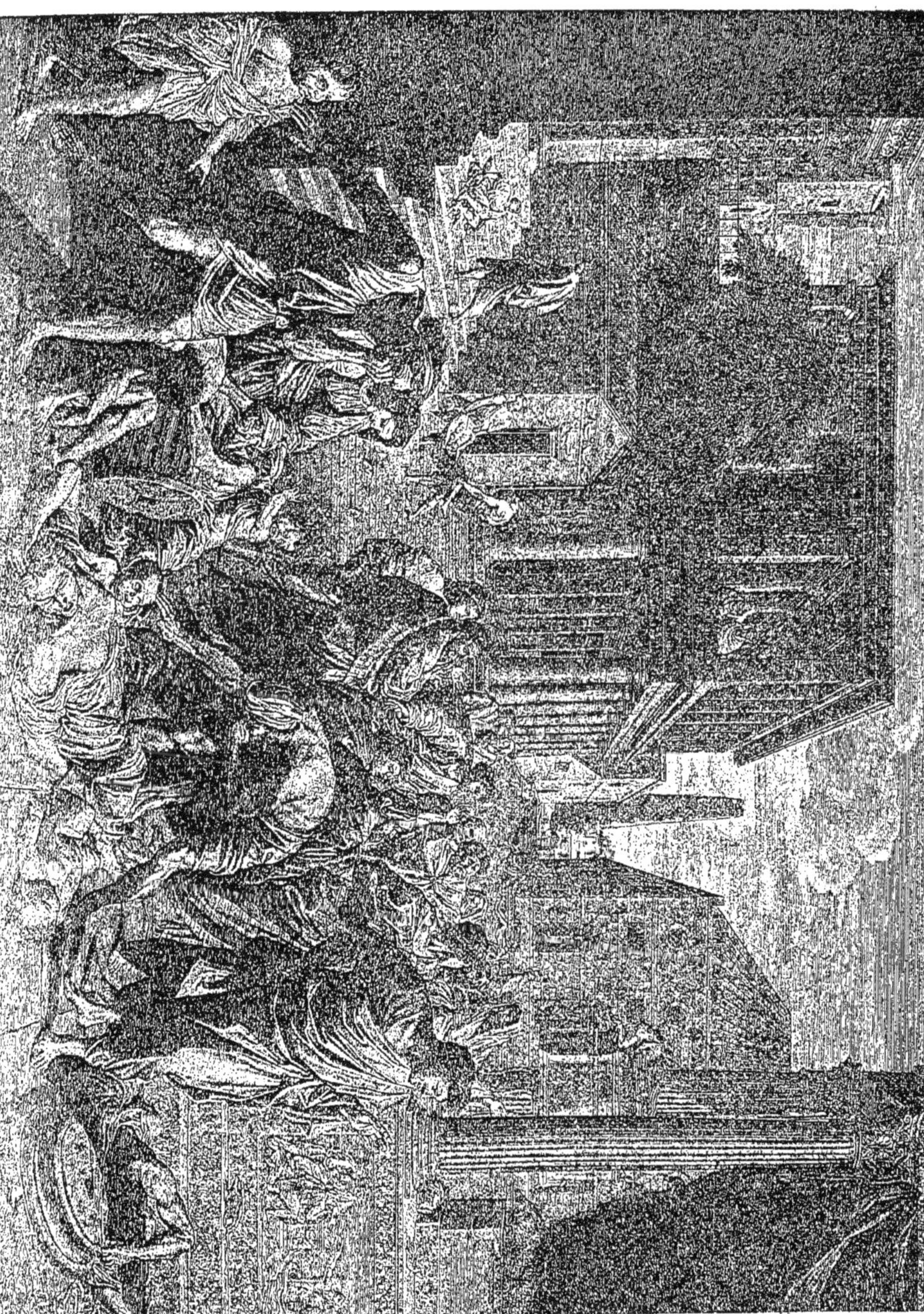

Comment la peste se propage-t-elle ?

Tout naturellement chaque âge a compris à sa manière l'étiologie de la peste ; pendant longtemps les idées reçues n'ont reposé sur aucune base certaine ; puis, peu à peu, à mesure que l'homme apprit à observer les phénomènes qui se déroulaient sous ses yeux, il se mit à voir plus juste : il ne put cependant avoir conscience de connaître la cause de la maladie que le jour où le microbe en fut découvert.

Idées anciennes sur la propagation de la peste. — En face d'un fléau aussi épouvantable, les anciens ont cru, comme il faut s'y attendre, à une intervention surnaturelle : c'était à la colère des Dieux qu'ils devaient le mal, ou bien à l'influence des constellations, des comètes, des éclipses.

Au xve siècle, une notion nouvelle se fait jour ; on se demande si la maladie ne vient pas de l'homme. On accuse d'abord certains individus de jeter un mauvais sort sur leurs semblables, puis l'idée de matérialiser ce mauvais sort perce, et l'on imagine l'existence de *semeurs de peste* ou *unctores* qui, par un raffinement infâme de méchanceté, répandraient dans les villes des substances prises dans les bubons ou autres organes des pestiférés. Nous avons vu à quels excès la population de Milan se porta contre ces soi-disant malfaiteurs publics.

L'obscurité se dissipa petit à petit, et, en 1840, l'Académie de médecine déclarait que :

« 1. — La peste n'est pas contagieuse par les malades.

« 2. — La peste n'est pas transmissible par les effets et les hardes des pestiférés.

« 3. — La peste ne se propage pas par les marchandises.

« 4. — Le principe contagieux est pris par le navire dans le pays infecté, il est transporté par lui mais il lui demeure extérieur. » (Chantemesse et Borel.)

Quel était ce principe ? L'Académie ne se prononçait pas : elle se contentait de dire que la maladie se transmettait par « l'air chargé de miasmes exhalés du corps des pestiférés », et que « ces foyers d'infection pestilentielle une fois formés à bord d'un navire, par la présence d'un ou plusieurs pestiférés, peuvent être transportés, même à de grandes distances. »

Idées modernes sur la propagation de la peste. — Avec la découverte du microbe spécifique, l'étiologie de la maladie va devenir claire.

Poussin, voulant représenter la peste qui désola les Philistins, commenta avec son pinceau ces paroles de la Bible : « Et les villages et les champs, dans ce pays, fourmillèrent de rats qui naquirent tout d'un coup, et une grande mortalité amena la confusion dans la ville ». Il eut donc soin de figurer des rats sur sa toile (fig. 202). Qu'il y ait une relation entre ces rongeurs et la peste, nombre d'auteurs depuis l'Antiquité l'ont constaté. Avicenne n'écrit-il pas par exemple : « Avant l'apparition de la peste, on voit les rats et les animaux qui habitent sous terre fuir vers la surface du sol et s'agiter de-ci de-là comme des animaux ivres. » Mais, si plusieurs observateurs ont voulu donner à la maladie qui tuait les rats la même origine qu'à celle qui sévissait sur les hommes, aucun n'eut l'idée de regarder la seconde comme fille de la première, de faire de la peste une affection se transmettant des animaux à l'homme.

Le Dr Yersin, aux cours de ses recherches sur la peste, à Hong-Kong, ayant remarqué l'existence d'une violente épidémie chez les rats, put s'assurer que celle-ci et la maladie humaine avaient la même cause et affirmer, le premier, que la peste décimait simultanément gens et rats.

Depuis 1894, le fait a maintes fois été vérifié : partout où règne la maladie, on constate qu'elle fait de nombreuses victimes chez la gent ratière avant d'éclater parmi les hommes. Aussi les premiers pestiférés sont-ils contaminés là où se trouvent le plus grand nombre de rats, c'est-à-dire dans les endroits où ceux-ci ont leur alimentation facile, comme dans les magasins de grains. Voici un exemple de ce qui se passe d'ordinairé :

« A Port-Louis, dans l'Ile Maurice, la peste était d'abord cantonnée dans un quartier bien délimité facile à indiquer sur le plan de la ville, car celle-ci, étant bâtie régulièrement, est composée de rues se coupant à angles droits. Dans un quadrilatère — formé de la plupart des entrepôts de riz et de grains — les cas de peste se montraient multiples en chaque maison. En dehors de cette zone, quelques cas — toujours isolés — se manifestaient chez des individus que leurs occupations ou leurs achats avaient amenés dans la région contaminée. Lorsque la peste se répartit dans les autres parties de l'île, l'expansion se fit en suivant une route déterminée qui, chaque matin, était jalonnée de cadavres de rats.

« Or si les malades avaient joué un rôle quelconque dans la diffusion de la maladie, tout autre eût été sa marche. Il est clair que chaque cas nouveau eût créé dans chaque maison un foyer nouveau et que les malades, dont quelques-uns sont allés mourir en diverses parties de l'île, eussent contaminó tout au moins leur entourage immédiat.

« Les personnes qui avaient approché les contagieux étaient enfermées de suite dans des camps d'isolement, quelquefois au nombre de 50 ou 60. Quelques-unes eurent la peste, mais toujours quatre ou cinq jours au maximum à partir de la date de leur internement et sans infecter les autres isolés, ce qui prouve que ces gens étaient déjà, au moment de leur mise en observation, dans la période d'incubation et qu'ils ne furent, par la suite, la source d'aucun danger pour ceux qui les entouraient.

« Le rôle pathogénique des objets s'est montré tout aussi dénué de valeur. En effet, nul cordon sanitaire ne fut institué, nulle entrave à la circulation des choses et des gens ne fut imposée à la population de l'Ile Maurice ; chaque jour les trains partaient librement de Port-Louis. Il est donc certain que des milliers d'objets touchés par les malades ont voyagé dans l'île sans créer un foyer quelconque.

« La marche de l'épidémie dans la ville, dans ses environs et dans l'Ile entière ne peut s'expliquer que par la propagation au moyen des rats. Cette constatation a été si bien établie que l'on a eu bientôt recours à l'évacuation pure et simple des maisons contaminées. Tout un quartier a été de la sorte abandonné, les habitants ont été transportés à la campagne. Les cas de peste cessèrent immédiatement parmi ces déracinés pour faire leur apparition quelques jours après dans une autre partie de la ville. » (Chantemesse et Borel.)

Donc la peste ne se transmet pas d'homme à homme mais de rat à rat, puis du rat à l'homme ; reste à savoir par quel mécanisme.

En 1898, un médecin des Colonies, le Dr Simond, envoyé à Bombay par l'Institut Pasteur de Paris, étudiait la maladie ; remarquant que chez l'homme la porte d'entrée de l'infection était souvent une petite phlyctène formée sur une piqûre de puce, il se demanda si les insectes, qui pullulent dans la fourrure des rongeurs, ne seraient pas les agents d'inoculation de la peste. Dans une cage il met un rat pestiféré, dans une cage voisine un rat sain, les deux animaux vivent l'un à côté de l'autre sans pouvoir se toucher ; le rat sain reste en bonne santé, tant que vit le rat infecté, il ne prend la peste qu'après la mort de celui-ci, c'est-à-dire au moment où les puces abandonnent un cadavre froid pour sauter sur un animal vivant. La preuve que tout ceci n'est pas une simple hypothèse ? Des puces capturées sur un rat pestiféré, broyées dans un peu de bouillon et inoculées à des rats sains, leur donnent la maladie.

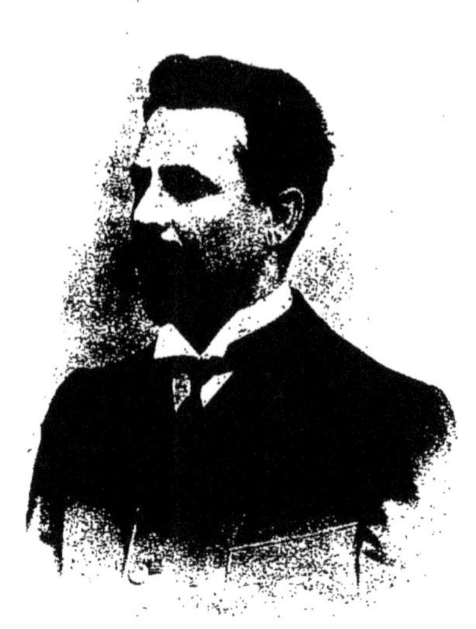

Fig. 205. — Le Dr Simond.

Voilà les puces agents actifs de propagation de la peste chez les rats, jouent-elles un rôle dans les épidémies qui s'abattent sur les hommes ? Malgré les premières observations du Dr Simond on demeurait sceptique, s'imaginant que les puces parasites des rats ne veulent point de mal aux hommes, que le même insecte ne peut piquer successivement les uns et les autres. Mais les observations du Dr Simond furent plus tard confirmées d'une manière éclatante, notammnt par la Commission anglaise de la peste.

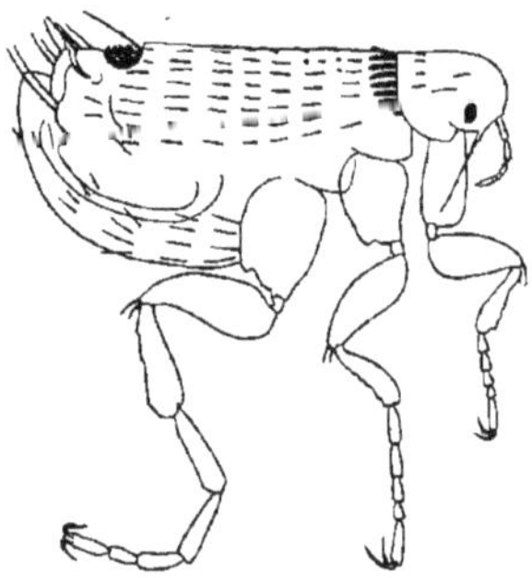

Fig. 206. — *Ceratophyllus fasciatus*, puce de rat.

On examina avec soin toutes les puces que l'on put rencontrer, notamment celles qui peuplent la fourrure des deux espèces de rats les plus répandues, *Mus decumanus* et *Mus rattus* ; on découvrit ainsi que *Ceratophyllus fasciatus* (fig. 206) vit sur le rat, *Pulex felis* (fig. 207) sur le chat et le chien, *Pulex*

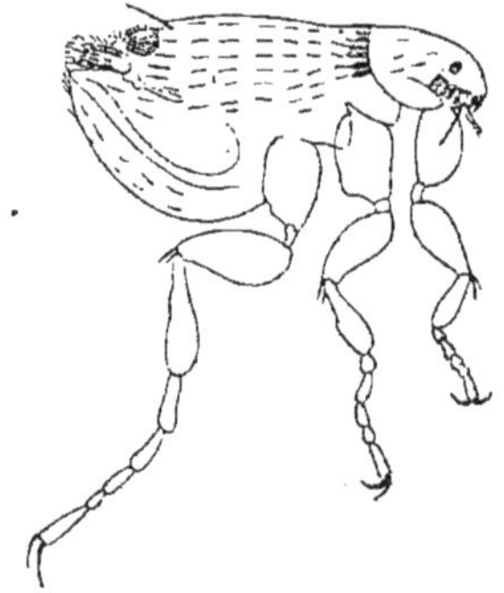

Fig. 207. — *Pulex felis*, puce de chat.

irritans (fig. 208) sur l'homme, mais que *Pulex cheopis* (fig. 209) est aussi friande du sang de l'homme que de celui du rat.

L'étiologie des épidémies devenait donc de plus en plus nette. Une puce, *Pulex cheopis* qui vient de mordre un animal pestiféré, pique-t-elle un homme ? elle dépose directement dans la blessure le bacille de Yersin. A-t-elle déjà depuis plusieurs jours puisé les microbes dangereux ? elle les abandonne avec ses déjections sur la petite plaie, réalisant ainsi sûrement l'inoculation (les bacilles de la maladie peuvent vivre pendant une vingtaine de jours dans le tube digestif des puces).

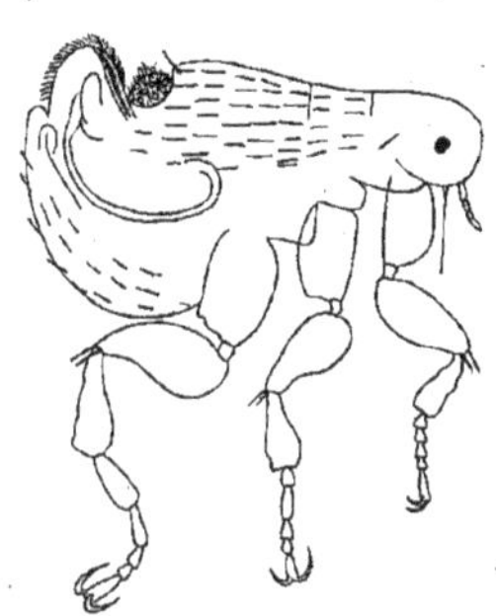
Fig. 208. — *Pulex irritans*, puce d'homme.

La manipulation des cadavres d'animaux pestiférés est tout particulièrement dangereuse. A Bombay, sur vingt coolies qui chaque matin enlevaient les rats morts des greniers à grains onze prirent la maladie. Autre exemple du même fait : un village indou décimé par la peste est évacué, tous ses habitants sont allés camper à une certaine distance ; au bout de plusieurs jours, alors qu'aucun d'entre eux n'était malade et ne pouvait plus le devenir, la période d'incubation étant terminée, deux femmes retournent chez elles chercher des objets oubliés ; en parcourant leur maison elles trouvent des cadavres de rats qu'elles jettent dehors et reviennent au campement ; quelques heures après, elles ont la peste.

Les populations les plus atteintes sont les plus pauvres, les plus sales, celles qui vont les pieds et les jambes nus et qui vivent dans les maisons les plus mal construites, c'est-à-dire d'un accès plus aisé aux rats.

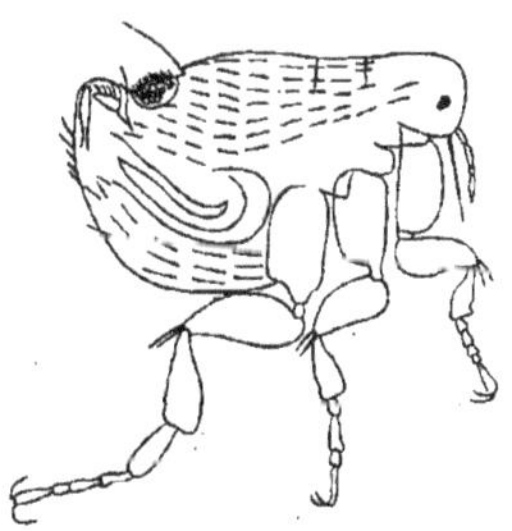
Fig. 209. — *Pulex cheopis*, qui pique aussi facilement l'homme que le rat, est l'agent de transmission de la peste.

Au point de vue qui nous occupe, deux espèces de rats sont à redouter, *Mus rattus* et *Mus decumanus*, mais le premier beaucoup plus que le second. Comparé à *Mus decumanus*, *Mus rattus* est un être civilisé, il ne craint aucunement l'homme et s'introduit dans les habitations avec une assurance déplorable ; en cas d'épidémie, il y a tout à craindre de lui. La sauvagerie de *Mus decumanus* va avec une certaine férocité capable de rendre en matière de peste des services signalés : ce rat arrivant dans une région, de lui inconnue, fait la guerre à *Mus rattus* et parvient à le détruire : comme il vit moins près de l'homme, il éloigne de son voisinage les bacilles de la peste, et diminue ainsi les chances d'épidémie. C'est, pense-t-on, à l'envahissement de l'Europe au XVIIIe siècle par *Mus decumanus*, que nous devons de pouvoir rayer la peste du cadre de nos maladies.

Le rat n'est pas le seul animal pouvant prendre la peste, le singe, l'écureuil, l'arctomys (gros rongeur), le porc, le canard ne sont pas à l'abri de la contagion et pourraient peut-être devenir parfois une source de dangers pour l'homme : il faut avouer cependant qu'une telle éventualité n'est guère à envisager, tant elle est peu vraisemblable.

Rien n'empêche les mouches de transporter les microbes spécifiques, elles sont en revanche absolument incapables de les inoculer ; les punaises le pourraient, mais elles s'infectent bien rarement elles-mêmes.

En résumé : *l'homme prend la peste du rat par l'intermédiaire des puces.*

Une question reste à élucider : pourquoi un individu sain n'a-t-il rien à redouter du voisinage d'un pestiféré ? Il semble que les puces propres à l'espèce humaine devraient propager la maladie d'homme à homme beaucoup plus aisément que les puces de rats. Cependant il n'en est rien et voici pourquoi : la peste du rat est une septicémie, le sang des animaux malades renferme environ un *milliard* de microbes par centimètre cube, donc l'estomac d'une puce qui vient de piquer un rat malade peut contenir un nombre très notable de germes dangereux ; tout au contraire, dans la peste à forme bubonique, de beaucoup la plus fréquente chez l'homme, les bacilles, très abondants dans le bubon, sont si rares dans le sang que la gouttelette aspirée par une puce a les plus grandes chances de n'en point renfermer du tout. Les insectes s'infectent donc sur les rats et point sur les hommes, aussi les puces spéciales à l'homme jouent-elles un rôle très effacé dans l'étiologie de la peste : nous ne disons pas un rôle nul, car il est clair qu'un homme atteint de peste septicémique est, pour les puces qui le piquent, une réserve de bacilles spécifiques au même titre qu'un rat pestiféré. Ajoutons que les crachats des individus souffrant de pneumonie pesteuse sont extrêmement riches en microbes et communiquent la peste avec la plus grande facilité.

A n'envisager que les formes septicémique et pneumonique de la maladie, nous aurions eu le plus grand tort d'affirmer, à la suite de l'Académie de médecine du reste, que le voisinage d'un pestiféré n'est point redoutable. Nous avons cependant eu raison de le faire, parce qu'en matière d'hygiène publique il ne faut point tabler sur des exceptions mais sur les cas les plus fréquents ; or ce n'est pas dix fois sur cent que la peste se transmet sous forme de pneumonie ou de septicémie, et les épidémies qui naissent ainsi restent toujours localisées dans une maison ou en son voisinage immédiat : elles ont d'ailleurs presque constamment pour point de départ une épizootie sur les rats.

Pratiquement nous avons le droit de dire que seul est dangereux pour l'homme le rat pestiféré.

La lutte contre la peste

Empêcher l'importation de la maladie dans un pays indemne, arrêter l'extension du fléau dans une population déjà frappée, enfin soigner les pestiférés, telles sont les trois étapes de la lutte à conduire contre la peste.

Comment empêcher l'importation de la peste dans un pays indemne ? — Cette importation est possible par voie de terre et par voie de mer : examinons-la sous ces deux aspects.

I. — Transmission par voie de terre. — On sait que l'homme ne propage pas la peste, on se contentera donc d'arrêter à la frontière les individus malades ; les voyageurs bien portants venant d'un pays contaminé seront tenus en surveillance pendant le très petit nombre de jours que dure l'incubation de la maladie (six en moyenne).

Très à craindre est l'immigration des rats pestiférés. Si l'on peut aisément l'empêcher de s'effectuer par chemin de fer ou par bateau — en prenant les mesures indiquées plus loin — on est absolument désarmé contre celle qui se réalise de proche en proche par extension de l'épizootie. Remarquez d'ailleurs que dans le cas particulier de la France, l'éventualité d'un tel danger est fort peu probable : pour pénétrer ainsi chez nous la maladie aurait dû auparavant envahir à fond un des pays voisins du nôtre ; or, grâce aux mesures d'hygiène si largement répandues aujourd'hui, grâce à toutes les notions que l'on possède sur la maladie, ce pays se serait assurément débarrassé de l'épidémie avant d'être devenu dangereux pour nous. Des circonstances exceptionnelles nous forceraient-elles à nous mettre en garde nous-mêmes ? nous n'aurions qu'à tenter une destruction préventive de tous nos rats, sans nous dissimuler la difficulté de l'entreprise,

II. — Transmission par voie de mer. — C'est la plus à redouter. La navigation est de nos jours si développée que, d'un moment à l'autre, un navire peut apporter la peste d'un pays contaminé dans un port indemne.

On est heureusement bien armé maintenant pour empêcher semblable malheur. Un bâtiment arrivant d'un port pestiféré doit, au point de vue de la police sanitaire maritime, être considéré comme « une maison qui, détachée de ce port, vient faire partie intégrante d'une collectivité encore indemne. » (Chantemesse et Borel). Il est donc logique de regarder *a priori* comme particulièrement dangereux les rats cachés dans sa cale. Or il faut savoir que les rats pullulent à bord de tous les navires ; pendant le débarquement des marchandises, ils gagnent rapidement la terre et ont tôt fait, s'ils sont pestiférés, de contaminer leurs camarades indigènes. Se prémunir contre un pareil danger est une nécessité de tout premier ordre ; aussi est-ce avec la plus grande sagesse que le Gouvernement français a, par décret du 4 mai 1906, prescrit la destruction des rats ou la *dératisation :*

« 1° de tout navire provenant d'un port considéré comme contaminé de peste ou y ayant fait escale ;

« 2° de tout navire ayant pris en transbordement, c'est-à-dire de bord à bord, plus de cinquante tonnes de marchandises provenant directement d'un pays considéré comme contaminé de peste. »

(Mention est faite dans le décret de quelques cas particuliers dans lesquels la mesure est inutile.)

Comment débarrasser un navire de ses rats ? Le mieux est de le remplir d'un gaz asphyxiant. L'oxyde de carbone, l'acide carbonique sont peu recommandables ; ils font, il est vrai, périr très rapidement les rongeurs, mais, si ensuite les cales ne sont pas parfaitement ventilées, les hommes qui y pénétreront pourront être plus ou moins sérieusement incommodés ; l'acide sulfureux est infiniment préférable, les animaux sont tués dans une atmosphère en renfermant seulement 10 à 12 pour 100.

On pourrait produire l'acide sulfureux dans le navire lui-même en y faisant brûler du soufre, il est plus commode de lancer dans les cales le gaz fabriqué au dehors.

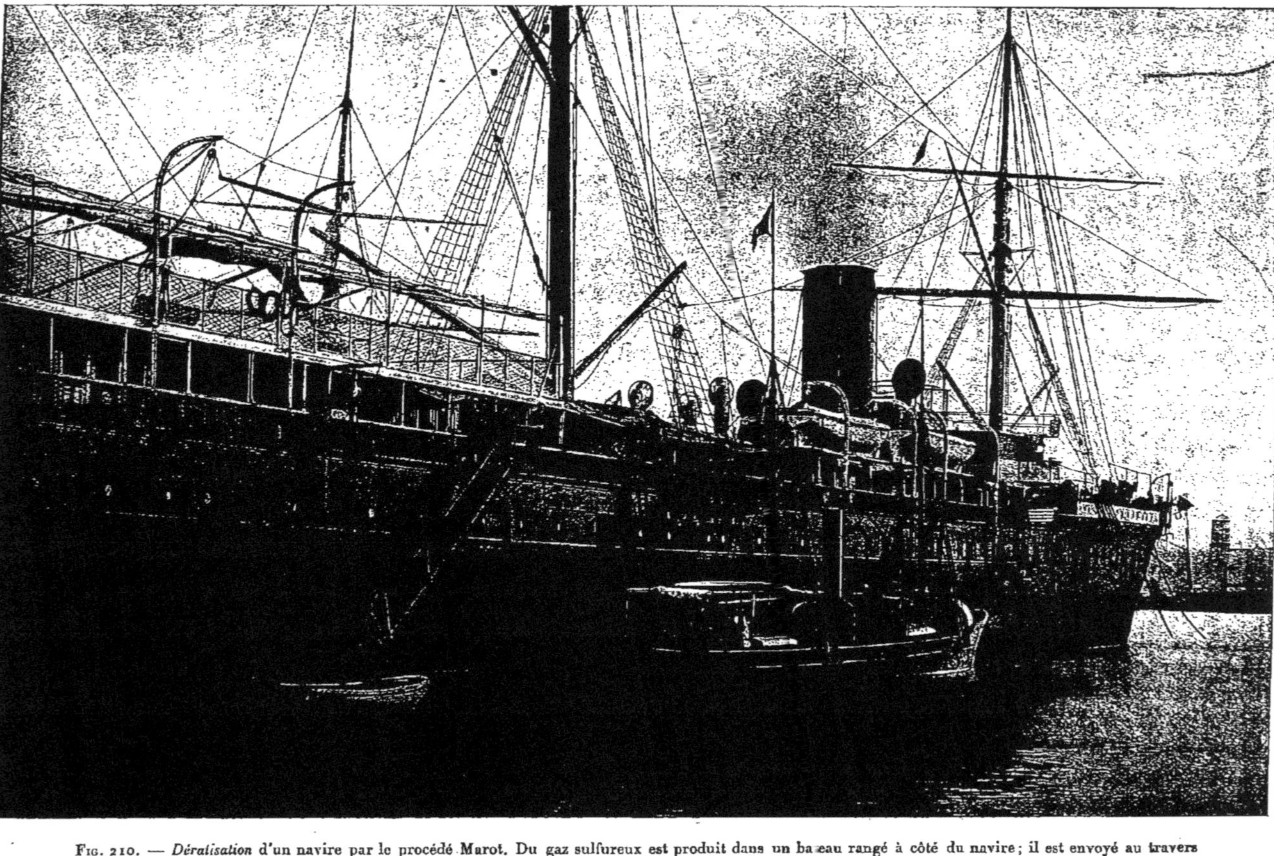

FIG. 210. — *Dératisation* d'un navire par le procédé Marot. Du gaz sulfureux est produit dans un bateau rangé à côté du navire ; il est envoyé au travers de tuyaux dans les cales de celui-ci et il asphyxie les rats.

Dans le procédé Clayton, on aspire avec des pompes l'air du bâtiment, on le fait passer sur du soufre en combustion et on le renvoie là où on l'a puisé : comme le même air passe à plusieurs reprises sur le soufre, il s'enrichit suffisamment en gaz toxique pour tuer les animaux. L'appareil à gaz Clayton est monté sur un chaland, qui se range à côté du navire à dératiser.

Le procédé Marot utilise le gaz produit par la détente de l'acide sulfureux liquéfié.

A la dératisation des bateaux on pourra joindre celle des ports, qui même incomplète est une excellente mesure. Moins un port renferme de rats, moins il a de chances d'être jamais contaminé. L'opération peut se faire en empoisonnant les animaux par des substances chimiques ou bien en déterminant chez eux, au moyen de virus approprié, une maladie contagieuse mortelle.

Comment enrayer l'extension de la peste dans un pays où elle règne. Vaccination antipesteuse. — L'isolement des malades est une sage précaution mais qui, nous le savons, ne saurait entraver le développement de la maladie. Pour arrêter la propagation de la peste, il faut de toute nécessité faire une guerre acharnée aux rats ; relativement aisée dans nos villes, cette guerre sera évidemment beaucoup plus difficile dans des pays moins civilisés comme les Indes.

A ces mesures prophylactiques, on ajoutera la vaccination préventive des sujets indemnes, par des inoculations de cultures du microbe de la peste chauffées à 70° ; cette vaccination peut produire des syncopes, des accidents cardiaques, et est souvent extrêmement douloureuse, mais elle est d'une incontestable efficacité ; des millions d'inoculations sont là, qui le prouvent.

La vaccination antipesteuse est le seul moyen efficace d'éteindre sur place une épidémie.

Le traitement des pestiférés. — Le sérum antipesteux, dont nous avons indiqué plus haut la préparation, rend dans le traitement de la maladie des services signalés.

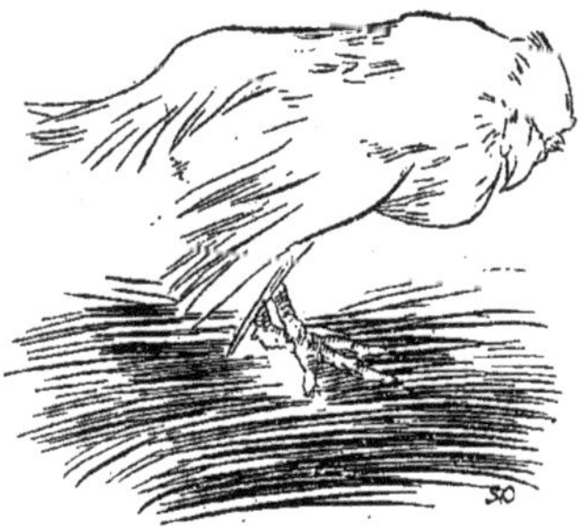

Fig. 211. — Poule atteinte de la maladie appelée *choléra des poules.*

Choléra des poules

« Parfois se déclare dans les basses-cours une maladie désastreuse qu'on désigne vulgairement sous le nom de *choléra des poules*. L'animal en proie à cette affection est sans force, chancelant, les ailes tombantes. Les plumes du corps, soulevées, lui donnent la forme en boule. Une somnolence invincible l'accable. Si on l'oblige à ouvrir les yeux, il paraît sortir d'un profond sommeil et bientôt les paupières se referment, et le plus souvent la mort arrive sans que l'animal ait changé de place, après une muette agonie. C'est à peine si quelquefois il agite les ailes pendant quelques secondes. » (Pasteur.)

La maladie est causée par un cocco-bacille analogue à celui de la peste, mais qui fut connu bien avant lui. Ce microbe a pour nous un intérêt tout particulier : il est le premier microrganisme pathogène dont Pasteur ait réussi à *atténuer* la virulence : le choléra des poules est la première maladie contre laquelle on sut préparer un vaccin par virus atténué.

CHAPITRE XVII

VIBRIONS PATHOGÈNES

CHOLÉRA

Les épidémies de choléra au XIXᵉ siècle. — Les épidémies de choléra avant la découverte du microbe spécifique : le choléra en Europe en 1832, en 1849, en 1854. La découverte du microbe du choléra : une mission française est envoyée, en 1883, à Alexandrie pour étudier le choléra ; mort de Thuillier, l'un des membres de la mission ; le Dʳ Koch découvre aux Indes le vibrion cholérique et explique comment s'infecte l'organisme; vaccination anticholérique et sérum anticholérique ; voies de pénétration du choléra en Europe. — Traitement et prophylaxie du choléra. — Mesures à prendre sur les frontières d'un pays menacé par une épidémie. Comment interrompre la marche d'une épidémie de choléra ?

Le choléra est une affection endémique aux Indes, d'où la qualification d'*indien,* ou d'*asiatique,* qu'on lui donne souvent. A plusieurs reprises, dans le courant du siècle dernier, il s'est abattu sur les régions les plus diverses du globe, jalonnant son passage de tant de morts que l'homme a appris à le redouter à l'égal de la peste.

Les principaux symptômes de la maladie se résument en une diarrhée profuse, des vomissements, des crampes douloureuses, une diminution extrême de la quantité des urines, le refroidissement des parties périphériques du corps (la température de la bouche, des mains, peut tomber à 10° ou 12° au-dessous de la normale) ; les yeux enfoncés dans les orbites donnent au visage du cholérique un aspect de cadavre.

Les épidémies de choléra au XIXᵉ siècle

Les épidémies de choléra avant la découverte du microbe spécifique. — Point d'épidémie généralisée avant 1817 ; le choléra semble avoir régné aux Indes de toute Antiquité, il y existait certainement au XVIIIᵉ siècle, mais n'en sortait jamais.

En 1817, son allure change ; il commence à se répandre d'une façon inquiétante. Au mois d'août, il éclate à Jessore dans le delta du Gange et fait en quelques jours des milliers de victimes : des gens qui paraissaient en pleine santé quelques heures auparavant tombaient étourdis dans les rues et expiraient quelques instants après (Laveran) ; sur le bord du Betoah, l'armée anglaise forte de 90 000 hommes se vit enlever en six jours 2 000 des siens.

De 1818 à 1823, l'épidémie s'étend : elle envahit à l'Est Singapoure, Bornéo, Shanghaï, les Philippines, les Moluques, à l'ouest toute la presqu'île de l'Hindoustan, les bords du golfe Persique et ceux de la Caspienne ; mais, comme si elle eût épuisé ses forces sur l'Asie, elle s'arrête brusquement à Astrakhan.

Malheureusement, la maladie n'allait pas tarder à revenir en force à l'assaut de notre vieux monde. Elle ravage la Chine, met cinq ans à traverser le Nord de l'Asie et éclate, en 1828, sur la frontière russe à Orembourg, en même temps qu'elle arrive à Astrakhan par une autre voie, celle de l'Afghanistan. Deux courants de mort se fusionnant vont faire passer à l'Europe des jours sombres.

Au mois de juin 1831 le choléra est à Constantinople, en juillet à Saint-Pétersbourg, en novembre à Berlin, au mois de janvier 1832 il paraît à Londres, en mars il est à Paris ; en juin au Canada, d'où il gagne toute l'Amérique du Nord ; de 1832 à 1837, il parcourt le Nord de l'Afrique, l'Espagne, l'Italie et tout le reste de l'Europe.

Entre temps, les Hindous l'importaient au tombeau du Prophète pendant leur pèlerinage à la Mecque, et de là le fléau s'étendait sur l'Égypte.

Les résultats de cette épidémie furent terribles.

De 1817 à 1829, l'Inde perdit trois millions d'hommes. Tous les pays frappés furent très éprouvés, le nôtre en particulier. Le premier cas de choléra se produisit à Paris le 26 mars 1832, et quelques jours suffirent à la maladie pour faire des centaines de victimes.

« Ce fut alors, quand la capitale de la France se vit en proie à un mal horrible contre lequel l'art épuisait en vain toutes ses ressources, et dont il ne pouvait pas plus indiquer le terme qu'il n'avait pu en prévoir la violence ; quand ce terrible fléau dévorait chaque jour sept à huit cents victimes, et menaçait d'en emporter vingt-cinq mille en un mois, sans qu'au prix de cet affreux tribut la mortalité des autres maladies fût en rien diminuée ; quand les rues offraient sans cesse le pénible spectacle de malades expirants ou même déjà morts, transportés sur des brancards au plus proche hôpital ; ou la vue plus douloureuse encore de ces vastes chariots dont les draperies lugubres, quand le vent venait à les agiter, laissaient voir en s'écartant les nombreux cercueils dont ils étaient chargés, ce fut alors que la désolation et l'effroi ne connurent plus de bornes, et que ses habitants, se croyant dévoués à une mort inévitable s'ils y restaient plus longtemps, se hâtèrent de fuir d'une ville qu'ils regardaient comme devant être désormais leur tombeau. » (Relation officielle sur le choléra à Paris en 1832.)

La maladie enleva plus de 18 000 habitants de la capitale, qui n'en comptait pas un million ; elle s'étendit sur cinquante-deux départements et tua 100 000 personnes.

En 1849, nouvelle grande épidémie qui, comme la précédente, a pour origine une recrudescence du choléra aux Indes. A Téhéran (Perse), ville de 60 000 âmes, elle fait 12 000 morts, se montre sur les bords de la Caspienne en 1847 et arrive à Paris en 1849 ; elle frappe cinquante-quatre départements et tue 110 000 individus. A la même époque, le Sud de la France était contaminé par l'Égypte, infectée elle-même par le pèlerinage hindou de la Mecque.

Après un assoupissement de quelques mois dans l'Europe centrale, le fléau se réveille ; il signale sa présence à Paris à la fin de 1853 et, en quelques mois, fait plus de 143 000 victimes dans les soixante-dix départements qu'il envahit ; c'est cette épidémie qui a été si désastreuse pour les armées qui combattaient en Crimée.

En 1865, puis en 1883, le choléra est importé en Europe de l'Égypte, que les pèlerins de la Mecque avaient contaminée. Ces deux dernières épidémies se sont montrées infiniment moins graves que les précédentes. La seconde, celle de 1883, a pour nous une importance toute particulière, car elle fut l'occasion des premières recherches bactériologiques sur la maladie.

La découverte du microbe du choléra. — Au mois de juin 1883, quelques cas de choléra, qui allaient bientôt forcer l'attention de toute l'Europe, se produisaient à Damiette. Le 14 juillet, le Caire était envahi et perdait bientôt cinq cents personnes par jour. Pasteur se hâta de proposer au Comité consultatif d'hygiène publique d'envoyer des savants français étudier le mal sur place.

« Depuis la dernière épidémie de 1865, disait-il, la science a fait un grand progrès au sujet des maladies transmissibles. Toutes celles de ces maladies qui ont été l'objet d'une étude approfondie se sont offertes aux biologistes comme étant le produit d'un être microscopique se développant dans le corps de l'homme ou des animaux et y déterminant des ravages le plus souvent mortels. Tous les symptômes de la maladie, toutes les causes de la mort sont directement sous la dépendance des propriétés physiologiques du microbe..... » et Pasteur traçait au Comité consultatif d'hygiène publique un programme des recherches à entreprendre.

En quelques heures la mission française fut constituée : elle comprenait le Dr Roux, le Dr Strauss, agrégé à la Faculté de médecine de Paris, médecin des hôpitaux, Nocard, professeur à l'École vétérinaire d'Alfort, et un jeune homme entré depuis peu au laboratoire de Pasteur, Thuillier. Le 15 août, tous arrivèrent à Alexandrie où le choléra enlevait chaque jour de 40 à 50 personnes : ils trouvèrent là des savants envoyés par l'Allemagne sous la direction du Dr Koch pour se livrer aux mêmes recherches qu'eux.

Les premières investigations n'eurent point de résultat appréciable ; contre toute attente, ni le sang, ni les organes ne semblaient renfermer de microbe auquel on pût attribuer la maladie, et une constatation fut rapidement faite, qui rendait les expériences tout particulièrement difficiles : aucun animal n'était susceptible de prendre le choléra.

Déjà vingt-quatre cadavres avaient été autopsiés et les chercheurs commençaient à orienter leurs travaux, quand brusquement l'épidémie cessa. Quelques jours après, le choléra s'abattait sur Thuillier et l'emportait en peu d'heures. Le Dr Roux annonça cette fin à Pasteur dans une lettre qu'on nous permettra de citer ici, d'autant qu'on y verra tracé le tableau de la mort d'un cholérique :

« Alexandrie, 21 septembre. Monsieur et cher maître, j'apprends à l'instant qu'un bateau italien va partir et je vous écris ces quelques mots sans attendre le courrier de France.

« Le télégraphe vous a appris l'affreux malheur qui est tombé sur nous comme la foudre.

« Thuillier et Nocard étaient allés, le vendredi 14, à Tantah, assister à une autopsie de peste bovine ; ils sont revenus le samedi, et, le lundi 17, ils sont allés au lazaret des animaux, à l'abattoir, recueillir du sang de bœuf. Thuillier eut le matin une selle, il fut toute la journée gai et prit un bain de mer ; le soir nous avions fait une promenade en voiture. Au dîner il mangea de bon appétit, et se coucha vers dix heures et demie. Le sommeil vint rapidement. A trois heures du matin, il va à la garde-robe, il se sent très mal et entre dans notre chambre en criant : « Roux, je suis très mal », et il tombe sur le plancher. Strauss et moi, nous le portons dans son lit ; il avait le visage pâle et suant, les mains froides comme un homme qui a une syncope. Nous avons cru d'abord à une indigestion. Il se remit très vite, prit un peu de solution opiacée et s'endormit.

« Je m'étais installé dans sa chambre sur le canapé. A cinq heures, il eut une selle diarrhéique abondante. Je le couchai ; il vomit son dîner de la veille comme il l'avait ingéré. Puis, soulagé, il s'endormit de nouveau après avoir pris encore une solution opiacée. A sept heures, il me paraît plus mal, il se plaint du froid. Une nouvelle selle survient. Strauss et moi avons besoin de le soutenir, tant la syncope est menaçante. A partir de ce moment, tout se précipite. La médication la plus énergique a beau être appliquée, à huit heures on peut le considérer comme mort. Crampes des muscles des jambes, des cuisses, du diaphragme, altération de la face, selles involontaires, rien ne manque au tableau du choléra le plus effroyable.

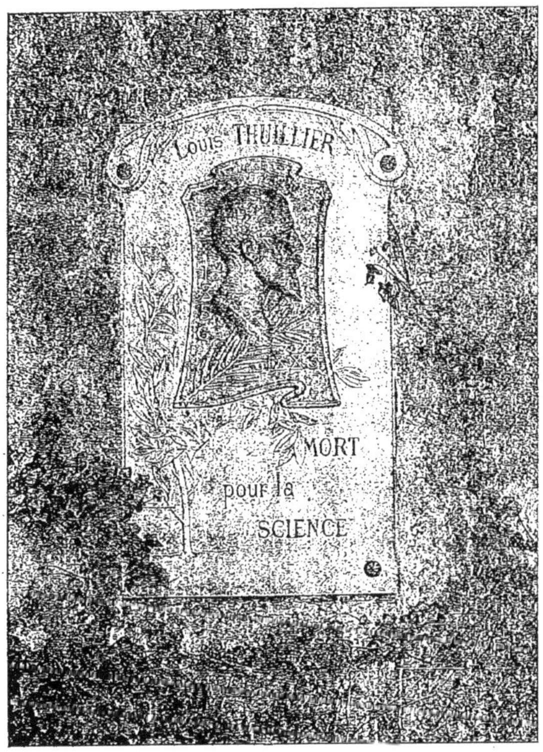

FIG. 212. — Médaillon enchâssé, en souvenir de Thuillier, dans un des murs de l'Institut Pasteur de Paris.

« Dès sept heures, nous nous sommes mis à le frictionner. Tous les médecins français et italiens sont là. Le champagne glacé est prodigué, les injections d'éther pratiquées. Tout enfin, tout est mis en œuvre avec l'ardeur et la foi de ceux qui sont décidés à tout pour repousser la mort. La respiration est pénible ; mais, grâce aux frictions, la température ne baisse pas. Vers midi, un peu de mieux, on sent le pouls à l'avant-bras. A deux heures la respiration devient plus pénible, les selles sont toujours involontaires, le pouls a disparu. La respiration et la circulation ne sont entretenues que par les injections d'éther et le champagne : les traits sont tirés, mais l'expression n'est pas très cholérique.

« Grâce à tout ce que nous avions de forces et d'énergie, nous avons entretenu l'agonie jusqu'au mercredi matin 19, à sept heures. L'asphyxie, qui durait depuis vingt-quatre heures, était plus forte que nos soins.

« Par ce que vous avez ressenti, vous jugerez de notre douleur.

« La colonie française, le corps médical, ont été atterrés. Les manifestations les plus glorieuses pour notre pauvre Thuillier ont été faites.

« Il a été enterré le mercredi soir à quatre heures, au milieu de la plus belle et de la plus imposante manifestation qu'Alexandrie ait vue depuis longtemps.

« Un hommage précieux et touchant entre tous a été rendu par la mission allemande, avec une noblesse et une simplicité qui nous ont tous émus. »

Un monument élevé à Alexandrie, un buste placé à l'École normale, un médaillon enchâssé dans un des murs de l'Institut Pasteur de Paris, rappellent à tous que Thuillier perdit la vie en travaillant pour le bien de l'humanité.

L'épidémie éteinte en Égypte, la mission française rentra en France, la mission

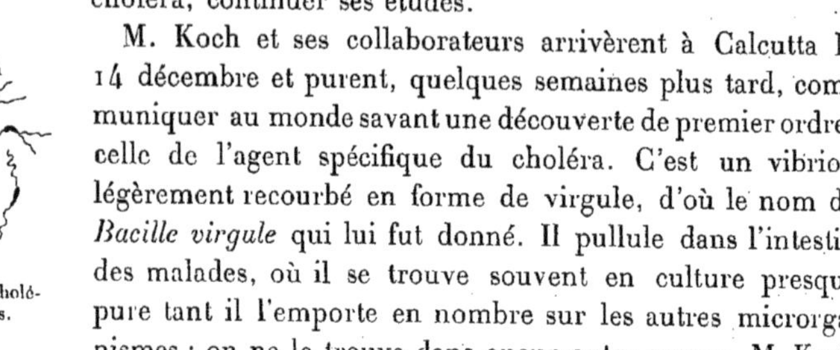

allemande se décida à aller jusqu'aux Indes, le berceau du choléra, continuer ses études.

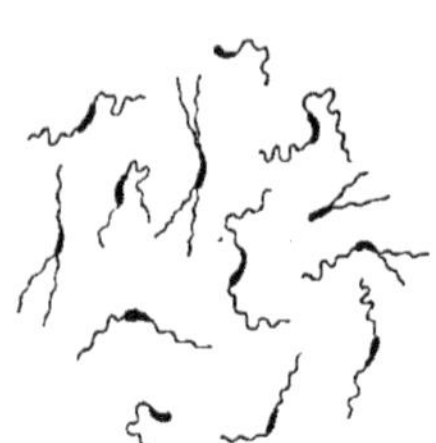

Fig. 213. — Vibrions cholériques avec leurs cils.

M. Koch et ses collaborateurs arrivèrent à Calcutta le 14 décembre et purent, quelques semaines plus tard, communiquer au monde savant une découverte de premier ordre, celle de l'agent spécifique du choléra. C'est un vibrion légèrement recourbé en forme de virgule, d'où le nom de *Bacille virgule* qui lui fut donné. Il pullule dans l'intestin des malades, où il se trouve souvent en culture presque pure tant il l'emporte en nombre sur les autres microorganismes ; on ne le trouve dans aucun autre organe. M. Koch

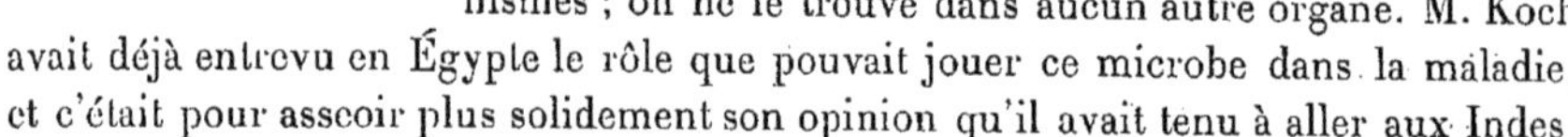

avait déjà entrevu en Égypte le rôle que pouvait jouer ce microbe dans la maladie, et c'était pour asseoir plus solidement son opinion qu'il avait tenu à aller aux Indes.

D'où le vibrion cholérique venait-il, par quelles voies pénétrait-il dans le tube digestif de l'homme ? M. Koch fut assez heureux pour pouvoir répondre à cette double question. Voici ce qu'il écrivait, de Calcutta, le 4 mars 1884 :

« Tout le Bengale est couvert de *tanks*, c'est-à-dire de lacs-étangs et marais entourés de cabanes qui fournissent aux pauvres habitants toute l'eau dont ils ont besoin pour les divers usages : bains, lavages de linge, nettoyage des ustensiles de ménage, boisson, etc..... Il faut ajouter que les latrines, si l'on peut toutefois se servir de ce mot pour désigner une organisation des plus primitive, se trouvent fréquemment au bord de ces *tanks* et y vident leur contenu, et que, de plus, les bords des *tanks* servent généralement de dépôt pour toutes les ordures et en particulier pour les excréments humains. L'eau des *tanks* est donc absolument impure et on comprend que les médecins du pays lui aient attribué certaines épidémies cholériques localisées. Une épidémie ayant sévi sur les cabanes situées autour d'un *tank*, dans lequel d'ailleurs on avait lavé les linges souillés par les déjections des cholériques, la commission allemande examina l'eau de ce *tank* et dans plusieurs échantillons elle trouva des bacilles du choléra en très grand nombre. »

Le microbe du choléra était découvert, on savait le cultiver, on savait par quelle voie il infectait l'organisme ; de tous côtés les savants se mirent au travail pour faire profiter la médecine des notions acquises ; mais leurs efforts allaient rencontrer bien des obstacles, dont quelques-uns sont encore aujourd'hui debout.

Dès 1885, un médecin espagnol, le Dr Ferran, vaccinait 50 000 personnes contre le choléra, en leur inoculant sous la peau des cultures de vibrions retirés de l'intestin des cholériques. Plus tard, en 1893-95, le Dr Haffkine avait recours aux Indes à la même méthode d'immunisation. Tous deux ont conclu que les vaccinations sont incontestablement efficaces ; la maladie frappe moins les individus inoculés que les autres.

Après la découverte du sérum antidiphtérique, la préparation d'un *sérum anticholérique* fut à l'ordre du jour. Il fallut bien des études pour la réaliser ; depuis peu de temps seulement on y est parvenu. Essayé au laboratoire, ce sérum a montré des propriétés très actives, mais que vaudrait-il dans la thérapeutique humaine ?

On l'ignore encore, n'ayant point eu l'occasion d'éprouver sa valeur au cours d'une épidémie.

Nous avons tenu à rapprocher de la découverte du Bacille virgule toutes les tentatives faites pour l'utiliser dans la pratique ; il nous reste à mentionner les deux épidémies qui se sont produites depuis 1883, et dont la marche nous indiquera, une fois de plus, les voies de pénétration du choléra en Europe.

En 1889, la maladie arriva du fond du golfe Persique sur les bords de la mer Caspienne et en trois ans s'étendit sur toute l'Europe ; en 1900 elle ravagea la Chine, le Japon, fut importée à la Mecque par les pèlerins hindous, et de là gagna l'Égypte où elle fit périr 33000 personnes ; elle envahit même la Russie et l'Allemagne, mais épargna la France.

En résumé :

« Les divers itinéraires du choléra, que nous avons successivement indiqués, se concentrent vers trois routes : la première est celle de l'Afghanistan et de la Perse aboutissant à la mer Caspienne ; la seconde est celle du Golfe Persique, du Chat-el-Arab et de la Perse débouchant encore à la Caspienne ; la troisième enfin est la voie de la Mecque et de l'Égypte, qui conduit à la Méditerranée. (Chantemesse et Borel.)

Prophylaxie du choléra

Deux moyens s'offrent pour lutter contre le choléra : l'un consiste à protéger les individus indemnes, l'autre à soigner les malades. Sur le dernier nous n'avons rien à dire ; nous avons fait connaître tout ce qu'on en sait, en parlant du sérum anticholérique. Reste à se demander comment l'on garantit de l'épidémie un pays ou des particuliers.

Mesures à prendre sur les frontières d'un pays menacé par une épidémie. — La maladie se propage par terre aussi bien que par mer ; les caravanes, les chemins de fer, la convoyent comme les navires : il faudrait donc lui opposer partout les mêmes barrières, mais lesquelles ?

De nombreuses expériences ont prouvé que les marchandises, les effets provenant de pays contaminés, ne peuvent porter au loin la maladie : il est donc absolument inutile de rompre toute relation commerciale avec une région infectée.

L'homme seul véhicule le Bacille virgule, c'est contre lui seul que des mesures doivent être prises ; mais ici le problème se complique. Si les microbes dangereux n'existaient que chez les cholériques, point de difficulté à s'en garantir ; malheureusement, il se passe pour le choléra ce qui se passe pour la fièvre typhoïde : des hommes bien portants, venant d'une région infectée, peuvent être extrêmement redoutables, même s'ils ne sont pas en incubation de la maladie ; on sait en effet aujourd'hui que les individus venant d'un pays où règne le choléra donnent souvent asile dans leur intestin à des Bacilles virgules, sont, comme l'on dit, *porteurs de bacilles,* ou *en état de microbisme latent.* Ces vibrions peuvent dans certaines circonstances, inconnues du reste, devenir l'origine de la maladie soit pour celui qui les abrite ou pour ses voisins ; combien de temps peut durer ce microbisme latent chez un homme qui quitte un milieu infecté ? on ne sait au juste, mais peut-être six semaines.

Voilà pourquoi, plus le voyage des *porteurs de bacilles* sera long de la région contaminée à la région indemne, moins l'importation du choléra aura de chances de se faire : les chemins de fer en permettant des déplacements rapides faciliteront, plus que les anciens navires à voile, la propagation d'une épidémie.

Qui ne voit maintenant les difficultés auxquelles se heurtent les hygiénistes en matière de prophylaxie du choléra ? Se garantir d'un malade est chose aisée ; se prémunir contre des voyageurs en bonne santé, qui pendant six semaines peuvent inspirer des craintes, devient fort difficile, disons même impossible. Aucune mesure pratique ne permet à un pays de fermer ses portes au fléau ; faute de mieux il faut se résigner à lui voir passer la frontière, quitte à éteindre ensuite son action sur place, ce qui est relativement simple.

Comment interrompre dans un pays la propagation du choléra ? — Voici un cas de choléra qui éclate dans une population indemne, que va-t-il se passer ? Les vibrions cholériques existant seulement dans l'intestin des malades, seules les déjections de ceux-ci sont dangereuses. Que ces vibrions pénètrent dans le tube digestif d'un individu sain et ils pourront faire une nouvelle victime. Or cette pénétration est aisée. Ceux qui donnent des soins aux cholériques s'infectent en touchant leurs lèvres ou leurs aliments avec des mains souillées. Loin des malades, les gens prennent le choléra par l'intermédiaire de leurs aliments ou de l'eau qu'ils boivent ; les aliments et les boissons sont toujours exposés à recevoir la visite de mouches, qui véhiculent les microbes dangereux recueillis sur des excréments ; le lavage dans les cours d'eau du linge des cholériques, l'infiltration dans les nappes souterraines des déjections déposées sur le sol, expliquent la contamination fréquente des eaux de boisson.

Les mesures à prendre pour protéger une population contre le choléra découlent des notions étiologiques que nous venons de résumer. Les selles des cholériques seront désinfectées aussitôt émises, et leur linge lavé, aussitôt souillé ; les malades seront isolés et le personnel qui les soigne sera instruit des précautions à prendre pour rester sain et sauf à côté d'eux ; on mettra les individus bien portants à l'abri de la contagion en leur faisant boire de l'eau bouillie et en leur interdisant de manger des légumes crus [1] ; on pourra leur inoculer *préventivement* des vibrions selon la méthode de Ferran et d'Haffkine.

[1] Remarquez que toutes ces mesures sont précisément celles qui empêchent la diffusion de la fièvre typhoïde dont les germes, comme ceux du choléra, pullulent dans les déjections des malades.

CHAMPIGNONS PATHOGENES

CHAPITRE XVIII

STREPTOTHRIX. — TEIGNES. — MYCOLEVURE PATHOGÈNE. — CHAMPIGNON, PROPREMENT DIT, PATHOGÈNE.

STREPTOTHRIX. — Actinomycose. — Le microbe de l'actinomycose. Comment prend-on l'actinomycose ? Evolution de la maladie. — Pied de Madura.
TEIGNES. — Teignes tondantes. — Teigne tondante à petites spores. Teigne tondante à grosses spores, ou trichophytique. Pourquoi faut-il redouter les teignes tondantes et comment peut-on lutter contre elles ?
MYCOLEVURE PATHOGÈNE. — Muguet.
CHAMPIGNON, PROPREMENT DIT, PATHOGÈNE. — Aspergillose : l'aspergillose est une maladie des gaveurs de pigeons et des peigneurs de cheveux.

Voici un groupe très hétérogène de microbes malfaisants, les uns sont très voisins de certaines formes bactériennes allongées, les autres, véritables champignons, s'en éloignent beaucoup. Il est cependant logique de les rapprocher dans le même chapitre, parce que plusieurs d'entre eux forment passage entre les types extrêmes.

STREPTOTHRIX

Ce sont des filaments longs, ramifiés (fig. 26) qui se reproduisent par des spores disposées en chapelets.

Suivant l'espèce considérée, ils s'attaquent à l'homme seul, aux animaux seuls, ou bien à l'homme et aux animaux.

ACTINOMYCOSE

L'actinomycose est une maladie commune à l'homme et aux animaux. Toujours rare chez l'homme (en France, par exemple, on en compte seulement quelques cas chaque année), elle est, au contraire, très fréquente chez les bovidés dans certaines régions : en Angleterre 8 p. 100 quelquefois des animaux sont atteints, en Allemagne souvent 5 p. 100, en France la proportion n'est guère que de 1 à 3 p. 1000.

En général la maladie consiste en une tumeur qui se développe dans les maxil-

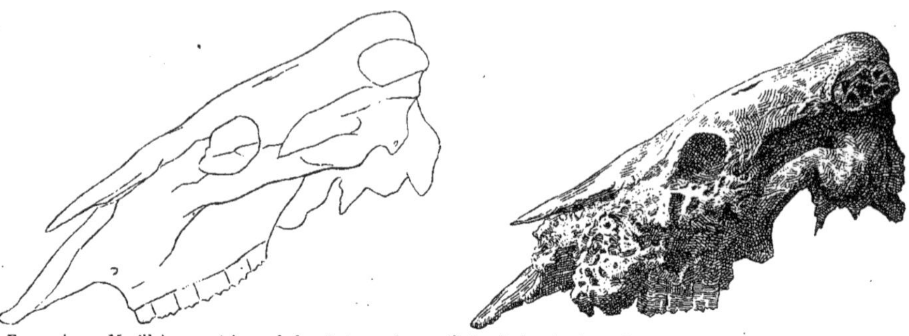

Fig. 214. — Maxillaires supérieurs de bœuf : à gauche maxillaire de bœuf sain, à droite maxillaire de bœuf actinomycosique (photographie communiquée par M. Vallée, professeur à l'École vétérinaire d'Alfort).

laires (fig. 214 et 215) ; cette tumeur se ramollit peu à peu et s'ulcère pour donner issue à du pus contenant une multitude de petits grains jaunes, gros comme des têtes d'épingles ; ces lésions sont beaucoup plus fréquentes dans les mâchoires que dans les autres régions du corps, mais elles ont cependant pu être observées dans presque tous les tissus.

Le microbe de l'actinomycose. — C'est en examinant le pus des tumeurs que l'on découvrit le parasite.

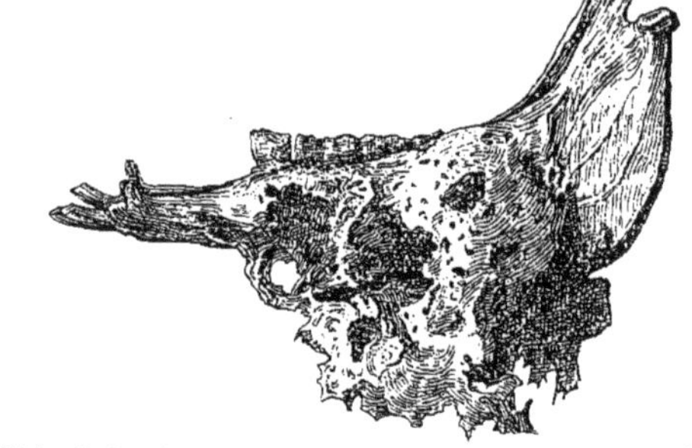

Fig. 215. — Maxillaires inférieurs de bœuf : à gauche maxillaire de bœuf sain, à droite maxillaire de bœuf actinomycosique (photographie communiquée par M. Vallée, professeur à l'École vétérinaire d'Alfort).

Étudie-t-on au microscope un des grains jaunes de ce pus écrasé sur une lame de verre, on reconnait qu'il est constitué par l'agglomération de nombreux petits granules ; dans chacun de ceux-ci la partie centrale est un feutrage de filaments fins et la partie périphérique une couronne de petites *massues* dont la pointe est dirigée vers l'intérieur du granule (fig. 216) ; cette disposition rayonnée a fait donner au parasite le nom d'*Actinomyces* (de ἀκτίς, étoile et μύκης, champignon).

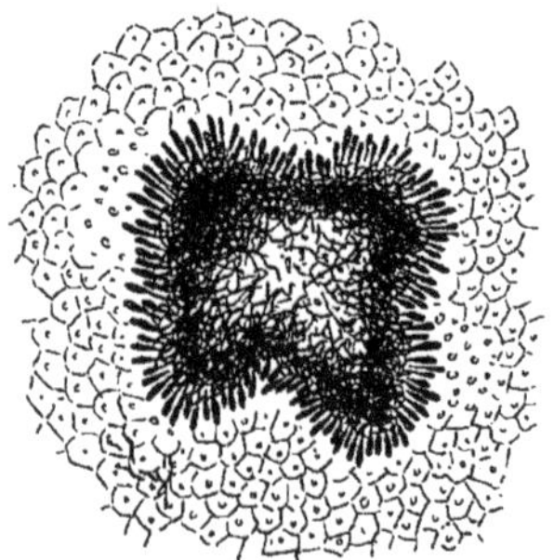

Fig. 216. — Granule de pus actinomycosique vu au microscope.

Le microbe pousse bien sur les divers milieux nutritifs ; il prend dans les vieilles cultures la forme des filaments longs et ramifiés caractéristiques des streptothrix.

Comment l'actinomycose se prend-elle et comment évolue-t-elle ? — La présence des tumeurs actinomycosiques dans les mâchoires des bovidés avait fait supposer, avant toute expérience, que l'infection se produisait par l'intermédiaire des aliments ; l'on sait aujourd'hui d'une manière certaine que les graminées, en particulier l'*Hordeum murinum*, servent souvent de véhicule au parasite ; les épillets qui portent celui-ci se logent accidentellement entre deux molaires, et de là pénètrent dans une alvéole, ou bien s'implantent dans la langue, dans le pharynx, etc... ; le streptothrix se développe, et ses filaments pénétrant dans les tissus profonds déterminent la formation de la tumeur.

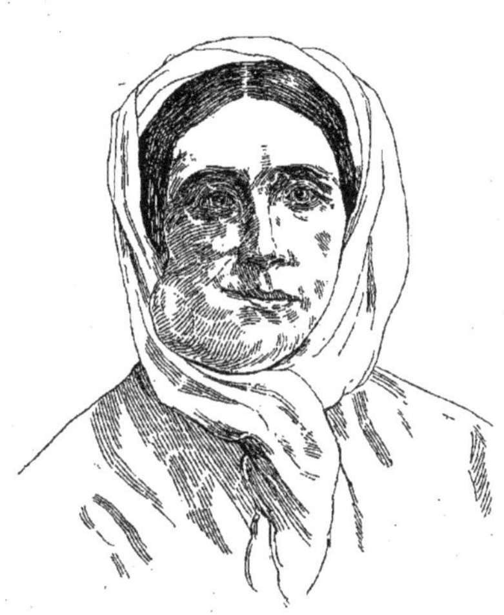

Fig. 217. — Femme portant une tumeur actinomycosique de la mâchoire inférieure.

L'homme prend rarement la maladie des animaux infectés, il se contamine la plupart du temps comme eux ; c'est en mâchonnant des grains de graminées, en se servant de fragments de paille comme cure-dents, quelquefois même en mettant dans sa bouche des morceaux de bois ou d'écorce, qu'il s'inocule le microbe.

Les tumeurs actinomycosiques une fois constituées ne rétrocèdent point d'elles-mêmes ; en se développant, elles empêchent les animaux de s'alimenter. Chez l'homme ces tumeurs sont la cause de suppurations interminables qui entraînent la mort par épuisement.

L'iodure de potassium administré par le tube digestif guérit souvent la maladie, quand elle n'est pas trop ancienne ; s'il échoue, il faut avoir recours au traitement chirurgical.

PIED DE MADURA

Tel est le nom d'une maladie observée surtout aux Indes, et en particulier dans le district de Madura ; depuis peu, on en a relevé quelques cas dans un grand nombre de contrées tropicales, même à Chypre et en Italie.

L'affection atteint presque exclusivement les habitants des campagnes ; elle consiste en des tumeurs développées sous la plante du pied qui prend alors une forme convexe (fig. 218) ; ces tumeurs s'ouvrent pour donner issue à un liquide renfermant des petits grains blanc jaune ressemblant à des œufs de poisson, ou bien des grains noirs rappelant l'aspect de la poudre de chasse et, s'ils sont gros, de la poudre de mine.

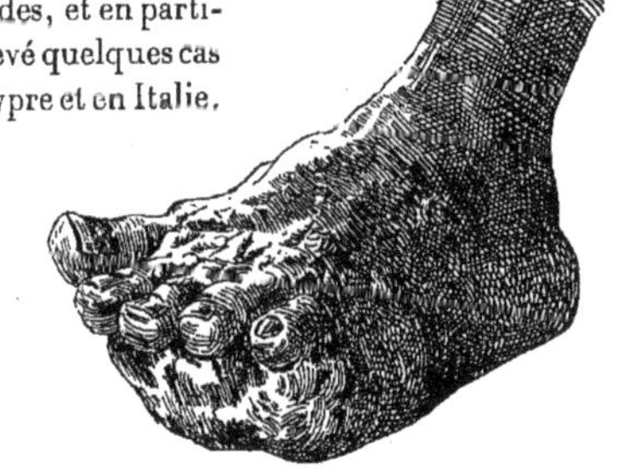

Fig. 218. — Pied atteint de la maladie appelée *Pied de Madura*.

Ces grains sont constitués par les filaments enchevêtrés d'un streptothrix : le *Streptothrix Maduræ*, pour la variété jaune clair, le *Streptothrix Mycetomi*, pour la variété noire.

Il semble que l'affection soit inoculée par les épines de quelques plantes, entre autres les Mimosas ; le seul traitement à lui opposer, quand les lésions sont étendues, est l'amputation du pied. Livrée à elle-même, elle finit par emporter le malade en dix et quelquefois vingt ans.

TEIGNES

« Cela tient comme de la teigne », dit-on souvent, en parlant d'une chose qui tient fortement. D'où vient cette expression populaire ? Qu'est-ce que la teigne ?

La teigne est une affection de la peau, qui atteint le plus souvent le cuir chevelu. C'est dans les ouvrages d'Étienne d'Antioche, au XIIe siècle, que l'on trouve pour la première fois le mot *teigne*. On n'en connaît point exactement l'étymologie ; peut-être Ambroise Paré a-t-il raison de dire que ce nom a été donné à la maladie « parce que le cuir de la tête apparaît troué, rouge et comme mangé de teignes, qui sont vers qui rongent les habillements. »

Teigne tondante à petites spores. — Cette affection n'existe que chez l'enfant, elle le quitte quand il devient adulte. On a cependant le plus grand intérêt à la guérir avant d'attendre ce moment, car elle est extrêmement contagieuse.

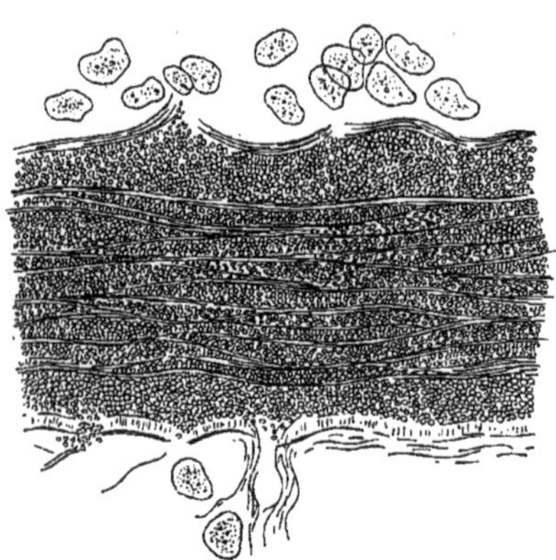

Fig. 219. — Cheveu atteint de *teigne tondante à petites spores*, vu au microscope.

Le cuir chevelu présente des taches rondes, de la dimension de pièces de deux francs et plus, sur lesquelles les cheveux, tous cassés à une hauteur de 3 à 5 millimètres au-dessus de la peau, sont entourés d'une gaine grisâtre. Vu au microscope, le cheveu malade se montre recouvert d'une innombrable quantité de petits corpuscules ; il « ressemble à une baguette enduite de colle et roulée dans du sable. » (Sabouraud.) Ces corpuscules sont les spores du champignon, le *Microsporum Audouini*, cause de l'affection ; ils se trouvent uniquement à la surface du cheveu et jamais dans son intérieur (fig. 219).

En Angleterre, 80 à 90 p. 100 des teigneux le sont du fait du *Microsporum Audouini* ; en France, la proportion est moins élevée, elle est de 60 p. 100 ; en Allemagne, cette espèce de teigne est extrêmement rare.

Teigne tondante à grosses spores ou trichophytique. — Il en existe bien des variétés ; ordinairement dans une région donnée l'une prédomine, si bien que chaque pays a pour ainsi dire un type spécial de *teigne trichophytique*.

Les enfants sont encore les seuls frappés ; à mesure qu'ils grandissent, la maladie disparaît, comme la *teigne à petites spores*.

Ici les cheveux malades sont cassés au ras de la peau et, comme après rupture ils continuent à pousser sans aucune rigidité, ils sont pris dans l'épiderme et y restent couchés, revêtant les formes les plus bizarres.

Intérieurement, ces cheveux sont bourrés de cellules cubiques (fig. 220), qui sont les spores du parasite, champignon auquel on a donné le nom de *Trichophyton* (de θρίξ, poil, et φυτόν, plante) ; fait à noter, aucune des spores n'est à la surface externe du cheveu.

Pourquoi faut-il redouter les teignes tondantes et comment peut-on lutter contre elles ? — Les teignes ne sont nullement dangereuses et disparaissent d'elles-mêmes sans laisser aucune trace, quand l'adolescent devient adulte. Mais ces affections sont extrêmement contagieuses et, même bien traitées, très longues à guérir ; d'où l'expression, que nous rappelons plus haut « tenir comme de la teigne ».

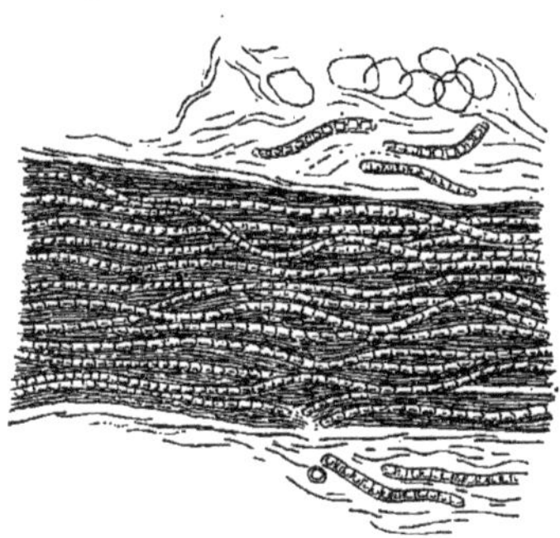

Fig. 220. — Cheveu atteint de *teigne tondante à grosses spores*, vu au microscope.

Leur caractère contagieux et leur ténacité, voilà ce qui rend les teignes redoutables et qui oblige à tout tenter pour en éviter la propagation.

A la campagne, où la population est peu dense, les malades sont rares. Mais dans les grandes villes il en va tout autrement ; un teigneux en contamine tout de suite un grand nombre ; sur 150 000 enfants qui fréquentent les écoles à Paris, il y en a plusieurs milliers d'atteints.

Pour enrayer le mal une seule mesure est effective, c'est la mise à l'index des teigneux ; la fréquentation d'enfants sains doit leur être interdite, la porte de l'école leur être fermée, le séjour à côté de leurs frères et sœurs empêché. Or, songez que les teignes durent des mois, des années, sans altérer le moins du monde la santé générale, et vous comprendrez la difficulté qu'éprouve un médecin à faire accepter à des familles des mesures aussi compromettantes pour l'instruction et l'éducation des enfants. Il ne faut donc pas s'étonner que l'on use souvent d'atermoiements avec les teignes et que celles-ci s'étendent de plus en plus.

La maladie est déclarée, comment la soigner ?

On cherche à provoquer l'expulsion des cheveux malades pour les voir remplacés par des cheveux sains. Naguère encore cette chute des cheveux était très laborieuse ; la guérison d'une teigne tondante exigeait des séances d'épilation, des frictions à la teinture d'iode étendue, des applications d'huile de croton ; elle demandait 18 mois environ. Aujourd'hui, le traitement ne dure pas plus de 3 mois ; les régions teigneuses du cuir chevelu sont soumises à l'action des rayons X, qui amènent une épilation rapide.

MYCOLEVURE PATHOGÈNE

MUGUET

Toutes les mères, toutes les nourrices, savent que le *muguet* est une maladie atteignant souvent les nouveau-nés peu robustes ; les médecins savent de plus qu'il se peut présenter chez les vieillards affaiblis, et chez les adultes dont la vie est compromise comme les typhiques et les phtisiques.

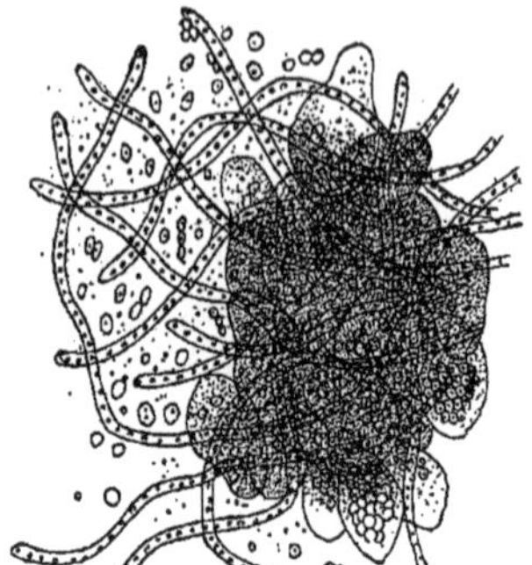

Fig. 221. — *Oidium albicans*, microbe qui cause la maladie appelée *muguet*.

Le plus souvent le *muguet* se présente sous forme de plaques blanches, qui recouvrent la face interne des joues et la langue du malade ; une parcelle de cet enduit blanc, portée sous le microscope, se montre constituée par des filaments et par des cellules libres ressemblant à des globules de levure (fig. 221); le parasite se présente en effet sous deux formes, l'une *mycélienne* et l'autre *levure*, coexistant chez le même malade ; c'est ce qu'on appelle une *myco levure*. Lui ayant trouvé une ressemblance avec les champignons appelés *Oidiums*, Robin l'avait désigné sous le nom d'*Oidium albicans* qui lui est resté.

La maladie n'est pas dangereuse par elle-même, mais elle est de mauvais augure ; quand on la voit paraître, il faut se dire le plus souvent que la vie du malade court des dangers.

Le champignon ne vit bien qu'en milieu acide ; il suffit donc, pour empêcher son développement, de rendre alcalin l'intérieur de la bouche ; on y parvient par des lavages à l'eau de Vichy et des badigeonnages d'un mélange de glycérine et de borax.

CHAMPIGNON, PROPREMENT DIT, PATHOGÈNE

ASPERGILLOSE

Savez-vous que les pigeons, qui se vendent par milliers à Paris, viennent presque tous de la Lombardie, ou de la région de Mâcon, qu'ils sont gavés avant d'entreprendre leur long voyage et gavés encore dans de grands entrepôts à Charenton, et à Boulogne-sur-Seine, en attendant le jour où, tués et plumés, ils arriveront aux halles?

Savez-vous que les cheveux, qui se trouvent chaque matin dans les ordures ménagères, sont soigneusement mis de côté par les chiffonniers, portés dans des ateliers spéciaux, recouverts de farine, peignés et enfin triés pour être livrés aux fabricants de postiches?

Eh bien, les hommes qui gavent les pigeons, ceux qui peignent les cheveux enfarinés, sont en contact avec des poussières provenant de la surface des grains de céréales et, de ce fait, sujets à une maladie spéciale, l'*aspergillose*.

Qu'un de ces gaveurs, qu'un de ces peigneurs de cheveux, vienne à avoir un crachement de sang ou une pleurésie, qu'il se mette à tousser, à cracher, tous signes de tuberculose pulmonaire, il faut se demander, en raison de sa profession, s'il ne serait pas atteint d'*aspergillose*.

Nous venons de dire que l'affection simulait à s'y méprendre la tuberculose, à quels signes l'en distingue-t-on?

Un simple examen microscopique peut mettre sur la voie du diagnostic en montrant dans les crachats des malades, non des bacilles tuberculeux, mais des filaments rappelant ceux d'un mycelium de champignon. Cette recherche est cependant souvent négative et, est-elle positive, elle ne permet pas d'affirmer la nature du mal, car rien ne dit que les filaments observés sont ceux d'un organisme nuisible ; pour être fixé, il faut absolument faire des cultures du parasite.

On ensemence des parcelles de crachat dans un liquide nutritif dont nous avons déjà parlé (voyez page 56), le *liquide Raulin*. Si le malade est atteint d'aspergillose, on voit au bout de quelques heures se développer à la surface du liquide un organisme très voisin de celui étudié par Raulin, l'*Aspergillus fumigatus*.

Comment cet Aspergillus infecte-t-il l'homme sain? La maladie ayant son siège dans le poumon, il est à présumer que le microbe y parvient par les voies respiratoires ; la bouche, les fosses nasales seraient ainsi les portes d'entrée de l'*aspergillose*. Une étude attentive des faits et gestes des gaveurs de pigeons, des peigneurs de cheveux, plus exposés que d'autres à l'affection, prouvera le bien fondé de cette hypothèse.

Voici d'abord le gaveur : il fait « préparer dans un baquet un mélange à parties égales d'eau, de grains de millet et de grains de vesce, il emplit sa bouche de ce mélange, puis prend chaque pigeon par les ailes d'une main, de l'autre lui ouvre le bec et y pousse autant de substance nutritive que le pigeon peut en recevoir. Cette manœuvre demande à peine une à deux secondes par chaque pigeon, de sorte que chaque gaveur peut gaver jusqu'à 2 000 pigeons le matin et autant le soir, soit 4 000 dans sa journée. Dans les moments de presse, le nombre de pigeons gavés par chaque homme peut aller jusqu'à 6 000. » (Rénon).

Quant aux peigneurs de cheveux, ils « achètent aux chiffonniers de Paris les cheveux trouvés dans les boîtes à ordures et les démêlent en les classant par longueur, couleur et grosseur, pour les revendre ensuite. Si le cheveu est sec, le peignage se fait directement, mais si le cheveu est un peu gras, pour le dégraisser et éviter qu'il ne casse, on le recouvre de farine, ce qui facilite l'opération et rend le cheveu plus beau : on se sert pour cet usage de farine de seigle. » (Rénon.)

Les gaveurs de pigeons ont constamment des grains de céréales dans la bouche, les peigneurs de cheveux respirent un air chargé de poussières de farine, les uns et les autres sont donc mieux placés que personne pour être infectés par les microbes dangereux présents sur ces grains ou dans cette farine.

Or, l'expérience prouve que les spores d'*Aspergillus fumigatus* sont souvent présentes sur les grains de millet et de vesce, ainsi que dans les ateliers où l'on peigne les cheveux.

La sensibilité des oiseaux à l'*aspergillose* n'a pas échappé aux peigneurs de cheveux et les a éclairés sur la cause de leur mal. En face des animaux qu'un séjour dans leur atelier tue rapidement, en face de leur propre santé si souvent compromise, leur opinion s'est faite, et faite très justement : « C'est la farine qui nous tue », disent-ils.

MICROBES INVISIBLES PATHOGENES

CHAPITRE XIX

RAGE

La rage avant Pasteur. — Ce que l'on connut de la rage aux diverses époques : la rage dans l'Antiquité, Aristote, Celse ; la rage dans les temps modernes, Van Helmont, les bains de mer dans le traitement de la rage ; la rage naît-elle spontanément ? — La rage chez les animaux et chez l'homme. — Mesures sanitaires contre la rage : peut-on faire disparaître la rage d'un pays ? — Pasteur et la rage. — Premières recherches de Pasteur : le virus rabique existe dans le cerveau des animaux malades. — Culture du virus rabique dans les centres nerveux : inoculation de la rage par trépanation. — Vaccination contre la rage : Pasteur vaccine des chiens en leur inoculant des fragments de moelles rabiques desséchées. — Traitement de la rage après morsure : Meister et Jupille traités par Pasteur échappent à la rage. — Fondation de l'Institut Pasteur. — La rage après Pasteur. — Le service de la rage à l'Institut Pasteur de Paris. Préparation du vaccin antirabique : inoculation du virus fixe à des lapins ; prélèvement des moelles sur des lapins morts de rage ; préparation du liquide vaccinal. Traitement des mordus : fixation de la durée du traitement ; vaccinations. Résultats du traitement pastorien. — Le microbe de la rage est un microbe invisible.

La rage ! Peut-on voir maladie plus épouvantable ? En est-il une qui fasse éprouver à l'homme de pires angoisses ? On peut répondre non avec assurance, car tout concourt à la rendre terrifiante.

Ordinairement, quelle que soit la gravité d'une affection, il se rencontre toujours des individus frappés qui échappent à la mort ; tous les pestiférés, tous les cholériques ne succombent pas. Ici, rien de semblable, l'homme pris de rage périt fatalement ; aucun exemple de guérison n'a été relevé. Et, comme si ce n'était pas assez d'un pronostic aussi sombre, il faut que la longue durée de l'incubation vienne ajouter encore à l'horreur de la situation du blessé ; ce n'est ni le lendemain, ni le surlendemain de la morsure qu'éclatera la maladie, mais après plusieurs semaines ou même plusieurs mois.

Le malheureux, tel un condamné à mort qui attend sa grâce, espère toujours échapper au sort fatal, parce qu'il sait que toute morsure d'un animal enragé ne donne pas forcément la rage, mais il sait aussi que la maladie une fois éclose ne peut avoir pour lui qu'une issue, la mort. Aussi, est-ce dans une anxiété terrible que ses jours s'écoulent ; l'on a même vu quelques personnes ressentir avec une telle acuité ces tortures morales de la crainte, qu'elles s'imaginaient un jour éprouver les premières atteintes du mal, bien qu'elles fussent indemnes.

Aujourd'hui, grâce au génie de Pasteur, toutes ces terreurs n'ont plus de raison d'être ; on sait presque à coup sûr s'opposer à l'éclosion de la maladie.

La découverte de Pasteur a un immense intérêt. En indiquant une méthode de traitement préventif de la rage, elle a rendu un service inappréciable : mais elle a fait plus : elle a montré l'utilité de la microbiologie pour la sauvegarde de la vie humaine et mis ainsi à l'ordre du jour l'étude microbienne des maladies contagieuses.

Les travaux de Pasteur marquent le point culminant de l'histoire de la rage. Il est donc logique de diviser celle-ci en trois périodes : la rage avant Pasteur, Pasteur et la rage, la rage après Pasteur.

La rage avant Pasteur

Pendant la longue suite de siècles qui s'étend depuis l'Antiquité jusqu'à la fin du XIXe, l'homme apprit successivement à connaître la rage, à lui opposer un traitement préventif souvent efficace, enfin à préciser son histoire clinique, mais malgré tant d'efforts et de travaux, on était encore en pleine confusion lorsque Pasteur intervint.

Ce que l'on connut de la rage aux diverses époques. — Hippocrate ne fait point mention de la rage dans ses livres ; il est donc probable qu'elle était inconnue de son temps.

Environ un demi-siècle après Hippocrate, Aristote parle de la maladie ; il sait qu'elle est transmise par la morsure d'un animal rabique, mais il croit l'homme réfractaire : « La rage, dit-il, est fatale au chien et à tous les animaux, l'homme excepté, que les chiens peuvent mordre. » Or les chiens grecs n'avaient évidemment aucune raison pour ne pas se comporter comme les chiens modernes ; pourquoi auraient-ils épargné l'homme alors qu'ils se jetaient avec fureur sur les autres animaux ? il faut croire que les cas de rage humaine étaient rares en Grèce et qu'Aristote n'en avait point observé.

Les Romains n'ignoraient pas à quel point la maladie était atroce ; Celse la qualifie : « Miserrimum genus morbi ; in quo simul æger et siti et aquæ metu cruciatur. Quo oppressis, in angusto spes est. » (La plus épouvantable maladie ; le patient y est torturé à la fois par la soif et par la crainte de l'eau. Ceux qui en sont accablés n'ont plus guère d'espoir). Déjà à l'époque de Celse, on connaissait le seul moyen de prévenir la rage qui fût usité avant le traitement pastorien : la cautérisation des morsures suspectes par le feu ou les caustiques, aidée de la succion des plaies et, quand elle était possible, de l'extirpation des tissus lésés. La maladie une fois déclarée était soignée avec la dernière énergie. Comme l'hydrophobie, ou la peur d'avaler de l'eau, était un des symptômes très fréquents, tous les efforts de la thérapeutique tendaient à lutter contre elle ; jetés inopinément dans l'eau froide, puis retirés au bout de quelques instants, les malheureux malades étaient à nouveau plongés et sortis de l'eau à plusieurs reprises, afin « qu'ils puissent boire malgré eux et qu'ainsi on les délivre tout à la fois et des tourments de la soif et de la terreur de l'eau. »

Comment qualifier un tel traitement appliqué à de pauvres patients, auxquels la nature de leur mal faisait redouter la moindre commotion, et même le moindre ébranlement nerveux ? Ce n'était rien moins que de la barbarie, et cette barbarie fut pendant bien longtemps pratiquée. Encore à la fin du XVIe siècle, Van Helmont vit ces tortures imposées à un malheureux ; et, chose curieuse, spectateur tout d'abord sceptique, il crut voir la preuve de l'efficacité de la méthode dans les résultats très extraordinaires qu'il observa.

« Il est sur le bord de la mer, raconte-t-il, une place forte, distante de 4 lieues de Gand, qu'on appelle Cataracte. J'ai vu là sur un bateau qui naviguait un vieillard nu, lié par des cordes, et ayant un poids attaché aux pieds. Sous ses bras était une ceinture par laquelle il était tenu à la vergue. J'ai demandé ce que voulaient dire ces apprêts. Un des matelots me dit que ce vieillard était hydrophobe, ayant été mordu quelque temps auparavant par un chien enragé. Comme je demandais dans quel but on le traînait vers la mer, si l'on avait l'intention de le tuer. Point du tout, dit le matelot, on va bientôt le ramener guéri, car c'est une bénédiction particulière de la mer que de guérir instantanément la rage. J'ai offert de l'argent pour qu'on m'emmenât et être témoin du fait. Après avoir navigué pendant un mille italique, les matelots ouvrirent au fond du bateau un trou, ce qui le submergeait presque jusqu'au bord. Cette eau salée servait à renforcer le sel d'Espagne. Quand ce trou fut fermé de nouveau très exactement, deux hommes tirant la queue de la vergue élevèrent sa pointe et en même temps le vieillard, puis ils le précipitèrent dans la mer où ils le maintinrent sous l'eau le temps d'un *miserere*. Ils l'immergèrent ensuite deux fois le temps d'un *ave maria*. Enfin ils le placèrent sur un vase cylindrique, couché sur le dos, couvert d'un manteau. Pour moi je pensais qu'il en était mort, mais le matelot rit de mon inquiétude. En effet, ses liens une fois défaits, le vieillard commença à rendre toute l'eau de mer qu'il avait ingérée. Il ne tarda pas à revenir à la vie. C'était un vannier Gantois, qui, guéri de sa rage, vécut sain et sauf. »

On sait aujourd'hui que la rage ne pardonne jamais, il est donc évident que le malade vu par Van Helmont guéri de sa rage n'était en réalité nullement enragé.

Du reste, il s'en fallait tellement que cette hydrothérapie intensive donnât toujours de bons résultats, qu'on cessa peu à peu d'y avoir recours, renonçant à infliger aux malheureux enragés un supplice dont on avait reconnu l'inutilité.

S'il fut des procédés bizarres de soigner la rage déclarée, il en fut de non moins bizarres de la prévenir ; la cautérisation des morsures indiquée par Celse n'empêche pas toujours la maladie d'éclater, aussi s'est-on ingénié à trouver mieux. On a imaginé de faire manger aux mordus le foie ou la tête du chien enragé sans être cuits, de leur faire avaler une pilule dans laquelle était enrobée la salive du chien, etc...

Au XVIIe siècle, les bains de mer étaient recommandés aux gens qui avaient été mordus par un chien enragé. Ainsi, le 13 mars 1671, Madame de Sévigné écrivait-elle à sa fille :

« Il y a huit jours que Mme de Ludres, Coëtlogon et la petite de Rouvroy furent mordues d'une petite chienne, qui était à Théobon : cette petite chienne est morte enragée ; de sorte que Ludres, Coëtlogon et Rouvroy sont parties ce matin pour aller à Dieppe, et se faire jeter trois fois dans la mer. Ce voyage est triste ; Benserade en était au désespoir ; Théobon n'a pas voulu y aller, quoiqu'elle ait été mordillée. La reine ne veut pas qu'elle la serve qu'on ne sache ce qui arrivera de toute cette aventure. »

A part la cautérisation des plaies, toute la thérapeutique préventive de la rage ne présentait qu'un intérêt : rendre le calme et la tranquillité d'esprit aux mordus. Ces malheureux en éprouvaient d'autant plus le besoin que, s'ils avaient tout à craindre de la maladie, ils avaient lieu de suspecter fortement les intentions de ceux qui les approchaient, parents ou amis. La contagion était tellement redoutée que parfois l'on n'hésitait pas à abréger les jours du patient ; saignée profuse, coups de fusil, étouffement entre deux matelas, tout moyen semblait bon, qui rassurait les peureux ; cette pratique avait encore ses partisans au commencement du XIXe siècle.

Enfin, une question a de tout temps beaucoup préoccupé médecins et vétérinaires, c'est celle de la spontanéité de la rage ; la maladie peut-elle, oui ou non, s'abattre sur un être qui n'a point été mordu par un animal enragé ?

Que la rage fût le plus souvent transmise par une morsure, cela ne faisait pas le moindre doute et n'était contesté par personne depuis Aristote, mais il s'agissait de savoir si, exceptionnellement, il ne pouvait en être autrement. Bien des vétérinaires le soutenaient : ils avaient, disaient-ils, observé des cas, rares assurément mais indéniables, dans lesquels à la suite d'un trouble nerveux banal avait éclaté la maladie. L'opinion des médecins était diamétralement opposée. Cette divergence s'explique d'ailleurs tout naturellement. En face d'un homme pris de rage, aucune discussion possible sur l'étiologie du mal ; on remonte toujours très aisément à une morsure rabique ou à une plaie souillée de bave virulente, portes d'entrée du virus ; comment au contraire faire une enquête sérieuse, autorisant une conclusion ferme, quand il s'agit d'un animal ? Qui pourra jamais répondre qu'un chien pris de rage n'a pas été, plusieurs semaines auparavant, victime d'une morsure suspecte ? D'ailleurs, la blessure n'a point besoin d'être profonde, une légère érosion perdue au milieu des poils suffit, érosion que l'animal aura reçue pendant les quelques instants où il a pu se soustraire à la surveillance du maître le plus soigneux ; il y a même plus : l'animal qui a fait, ou seulement léché, cette petite plaie, n'avait pas besoin d'être atteint d'accidents rabiques pour transmettre la maladie, il lui suffisait d'être en imminence de rage, car la bave d'un chien est virulente dans les jours qui précèdent l'éclosion de l'affection.

Dès lors quoi d'étonnant à ce que l'on discutât sur la spontanéité possible de la maladie ; l'étiologie était parfois si obscure, que chacun avait pour ainsi le droit de l'envisager comme bon lui semblait.

La rage chez les animaux et chez l'homme. — Comment se présente la rage chez les animaux, puis chez l'homme qui la reçoit d'eux ? Quelle est sa fréquence, son incubation, ses symptômes, sa durée, comment se transmet-elle, en un mot quelle est son histoire clinique ?

Les travaux de Pasteur, en attirant l'attention sur cette maladie, ont certainement aidé à préciser bien des notions restées vagues, mais ils ont pris pour point de départ le fruit de l'observation consciencieuse des médecins et des vétérinaires ; c'est cette connaissance clinique de la rage que nous voudrions résumer très brièvement. Personne ne doit ignorer certains symptômes de la maladie, car tout le monde est exposé à se trouver un jour ou l'autre en face d'un chien enragé.

La rage chez les animaux. — Observée chez un grand nombre de mammifères, la rage n'est pas également fréquente chez tous, ainsi que le montre la statistique allemande suivante :

ANNÉES	ANIMAUX ENRAGÉS						
	CHIENS	CHATS	CHEVAUX	BOVIDÉS	MOUTONS	CHÈVRES	PORCS
1898.	904	9	14	223	44	3	5
1899.	911	77	9	171	38	1	17

En fait de rage, l'animal le plus redoutable est donc le chien. Chez lui la maladie peut revêtir deux formes distinctes ; la plus connue, parce que la plus répandue, est la *rage furieuse,* caractérisée par des accès de fureur, des aboiements d'un caractère tout particulier, et la tendance à mordre ; l'autre, *rage paralytique* ou *rage mue* (muette) plus rare, est en même temps moins dangereuse, non point pour le chien malade, mais pour ceux qui l'approchent : sous cette forme, impossibilité de mordre, peu d'aboiements, aucun accès de fureur. La ligne de démarcation entre ces deux formes d'une même maladie est d'ailleurs loin d'être aussi nette qu'elle le peut sembler ; la rage furieuse se change souvent en rage mue et se termine toujours comme elle par des phénomènes paralytiques ; puis il faut bien avouer que, dans nombre de cas, les symptômes tiennent à la fois de l'une et de l'autre espèce : la rage est une maladie essentiellement protéiforme.

L'animal chez lequel va éclater la rage *furieuse* commence par être inquiet, agité, il est toujours en mouvement ; s'il vient à s'assoupir, son sommeil ne dure que quelques instants, un réveil brusque l'interrompt et l'animal reprend sa marche incessante. Il n'a encore aucune envie de mordre, souvent au contraire il redouble de caresses pour son maître ; *caresses extrêmement redoutables,* car déjà la bave est virulente et peut, déposée sur une écorchure, transmettre la maladie. Bientôt le chien semble avoir des hallucinations : à maintes reprises, il se lance en avant, happant l'air comme pour mordre les objets que lui montre son imagination. Sa voix complètement changée, est devenue la *voix rabique* ; l'aboiement se termine par une note aiguë, sorte de hululement plaintif si spécial, que ceux qui l'ont ouï quelquefois ne l'oublient plus ; entendu dans la nuit, le son de cette voix est d'une tristesse poignante. La déglutition se fait difficile, l'animal semble avoir un os dans la gorge : apparence trompeuse qui a été cause de bien des malheurs ; on ne compte plus le nombre de maîtres qui se sont fait mordre par leur chien en cherchant à le débarrasser de l'objet qu'ils croyaient arrêté dans le fond de sa bouche. Jamais le chien enragé n'éprouve d'appréhension pour boire, il n'est *jamais hydrophobe*. Peu à peu l'excitation du chien devient de la fureur, de la rage. L'animal de plus en plus agité met avec ses dents, avec ses pattes, sa litière en miettes ; lui présente-t-on un bâton, il le mord avec une énergie farouche ; son appétit dépravé lui fait avaler une foule de corps étranges, des cailloux, de la paille, des clous, etc... ; sa sensibilité est fort émoussée, il saisit entre ses dents, sans manifester de souffrance, une barre de fer rougie au feu. Si l'animal est en liberté, il se met à courir, l'œil hagard, la queue entre les jambes ; rencontre-t-il un homme, un chien, il se jette sur eux pour les mordre cruellement ; puis il reprend sa course désordonnée. Il parcourt ainsi des kilomètres et des kilomètres, une centaine parfois, pour tomber épuisé au bord d'un chemin, ou pour rentrer chez son maître, couvert de poussière et de sang. Peu à peu ses membres se paralysent et il meurt. Quatre à cinq jours, dix au plus, ont suffi pour l'évolution de toute la maladie.

Le mot rage est tellement synonyme de fureur que bien souvent la rage *mue* est méconnue. Un chien dont l'arrière-train est paralysé, dont la langue pend en dehors d'une gueule qui ne peut plus se fermer, n'évoque point l'idée de rage ; et cependant la bave est virulente : qu'elle vienne à souiller une plaie, elle va y déposer le germe de la maladie. L'animal meurt en quelques jours des progrès de la paralysie.

La rage chez l'homme. — Point n'est besoin de nous étendre longuement sur elle : la connaissance des symptômes de la rage humaine n'est utile qu'aux médecins : l'homme enragé n'est point dangereux pour ceux qui l'approchent, et s'il va jusqu'à dire qu'il veut mordre, c'est dans l'effroi de l'état où il se trouve. Les deux formes de la maladie, furieuse et paralytique, se traduisent de même : après une période d'idées mélancoliques, éclatent les troubles caractéristiques de la rage ; c'est-à-dire des spasmes extrêmement douloureux des muscles de la respiration et de la déglutition ; les causes les plus insignifiantes provoquent ces spasmes ; une odeur un peu forte, un léger courant d'air sur la peau, un rayon de lumière, etc. suffisent. Une goutte d'eau mise sur les lèvres du malade, et même la seule vue de l'eau, déterminent le spasme des muscles du pharynx ; le malheureux, torturé par la soif, ne peut avaler la plus petite quantité de liquide ; à ce symptôme est dû le nom *d'hydrophobie* (de ὕδωρ, eau et φόδος, crainte), employé souvent pour désigner la rage.

Mesures sanitaires contre la rage. — Le chien étant ordinairement l'agent d'inoculation de la maladie, il semble fort simple au premier abord de faire disparaître celle-ci d'un pays civilisé.

L'abatage des animaux enragés et de ceux qu'ils ont pu mordre devrait amener rapidement la disparition de la rage. Ces mesures inscrites dans les législations de la plupart des pays peuvent en effet avoir un résultat immédiat, mais il faut pour cela qu'elles soient appliquées. Or souvent les propriétaires de chiens, doués, hélas ! d'une tendresse de père pour leurs animaux, s'y opposent énergiquement ; si quelques-uns consentent, et cela bien à contre-cœur sous prétexte qu'il ne peut être enragé, à mettre à l'attache leur chien légèrement malade, que dire du mécontentement de ceux auxquels on veut enlever un animal qui vient d'être mordu ? Des protestations, des récriminations sans nombre s'élèvent contre les arrêtés de l'autorité ; et celle-ci, se sentant devenir impopulaire, n'exige que mollement l'exécution de ce qu'elle a prescrit.

Cependant point de mesures sanitaires dont l'effet soit plus incontestable.

Dans les deux premiers trimestres de l'année 1878, on relève à Paris 141 et 175 cas de rage ; la situation devenant inquiétante, l'autorité décide l'abatage des chiens errants et le musellement de tous les autres. Pendant les mois de juillet et d'août, 4 000 chiens errants sont détruits, et les cas de rage, qui s'élèvent encore à 133 pendant le troisième trimestre de l'année, tombent à 39 pendant le quatrième.

A Londres, les choses sont encore plus typiques. Au cours de l'année 1889, 123 cas de rage sont reconnus, l'autorité s'émeut et décrète le musellement de tous les chiens et la saisie de ceux qui n'ont point de maître. Résultat : on relève 32 cas de rage en 1890, 13 en 1891, et 3 en 1892. Comme la maladie semble disparaître, les mesures sanitaires sont rapportées ; immédiatement on s'en aperçoit ; la maladie tue 8 animaux en 1893, 12 en 1894, 46 en 1895, 67 pendant les trois premiers mois de l'année 1896. Devant un danger de plus en plus menaçant, l'ancien décret est remis en vigueur ; 33 000 chiens errants sont détruits, et l'on ne compte que 10 chiens enragés pendant le dernier trimestre de l'année.

L'application stricte de mesures auxquelles on ne se soumet en France qu'avec répugnance, est en train d'éteindre la maladie en Angleterre, ainsi qu'en témoignent les nombres suivants (1) :

Années.. . .	1895	1896	1897	1898	1899	1900	1901
Cas de rage. .	672	458	151	17	9	6	1

Une population qui le voudrait sérieusement, pourrait donc supprimer la rage de

(1) Tous les nombres, que nous citons, sont empruntés au livre de Nocard et Leclainche « Les maladies microbiennes des animaux ». Plusieurs se rapportent à des années postérieures aux études de Pasteur sur la rage ; nous les avons néanmoins consignés ici, comme à la place qui leur convenait le mieux.

son territoire, et n'aurait pas besoin d'avoir recours au traitement pastorien ; malheureusement aucune n'a eu jusqu'ici la patience de suivre sans dévier la ligne qui mène au but. La découverte de Pasteur a donc été, et sera encore longtemps, un grand bienfait.

Pasteur et la rage

« Un des souvenirs d'enfance de Pasteur (l'événement remontait au mois d'octobre 1831), était l'impression de terreur répandue dans le Jura par le passage d'un loup enragé qui mordit sur sa route bêtes et gens. Pasteur avait vu cautériser au fer rouge, dans la forge située à quelques pas de la maison de son père, un habitant d'Arbois nommé Nicole. Les personnes atteintes aux mains et à la tête succombèrent à la rage, quelques-unes au milieu d'atroces souffrances. Dans les communes seules de Villers-Farlay, d'Écleux et de Mouchard, il y eut huit victimes. Nicole avait été sauvé. Pendant des années on conserva dans toute la région l'effroi de ce loup furieux. » (Vallery-Radot.)

L'homme mûr se rappelle bien peu de choses de ses premières années. Quelques menus incidents qui ne méritaient que l'oubli, et quelques rares événements importants ont seuls gravé leur place dans son cerveau d'enfant ; les faits dramatiques, quand l'homme est aux prises avec la mort, sont peut-être ceux qui laissent l'impression la plus profonde.

L'histoire du loup enragé du Jura ne devait point sortir de la mémoire de Pasteur, et il est fort possible qu'on lui doive dans une certaine mesure la découverte du traitement antirabique. La rage est une des maladies « qui font le moins de victimes parmi les hommes ; si Pasteur l'a choisie comme sujet d'études, c'est d'abord parce que le virus rabique a toujours été regardé comme le plus subtil et le plus mystérieux des virus, et aussi parce que la rage est pour tout le monde la maladie effrayante et redoutée. Pasteur partageait l'horreur commune ; il pensait que résoudre la question de la rage serait un bienfait pour l'humanité et un éclatant triomphe pour ses doctrines. » (Roux.)

Premières recherches de Pasteur. — Pasteur aborda l'étude de la rage avec une idée que n'avaient eue avant lui aucun médecin, aucun savant, — avec une idée neuve, — celle de l'existence d'un microbe cause de la maladie.

La bave est virulente, se disait-il, elle doit donc renfermer un microrganisme spécifique ; ensemencée dans du bouillon, elle doit donner naissance à la culture de ce microbe ; inoculée sous la peau d'animaux, leur communiquer la maladie.

Le 11 décembre 1880, un enfant meurt de rage typique à l'hôpital Trousseau, Pasteur va, 4 heures après la mort, recueillir quelques-unes des mucosités de sa bouche, puis les inocule à des lapins. Ces lapins meurent en 36 heures ; leur sang contient un microbe dont la culture fait périr rapidement les lapins auxquels on l'inocule. Tout autre que Pasteur eût cru avoir découvert le microbe de la rage ; lui, frappé de la brièveté d'incubation de cette maladie, si peu dans les allures de la rage, se refuse à conclure, il recommence l'expérience et la recommence maintes fois.

« Dès que dans le chenil de Bourrel (1) éclatait un cas de rage, une dépêche arrivait au laboratoire.

(1) « Ancien vétérinaire de l'armée, Bourrel était l'homme de Paris et de France hospitalisant le plus grand nombre de chiens et notamment de chiens enragés. » (Vallery-Radot.)

Le temps de demander un fiacre, et l'on partait vite avec une demi-douzaine de lapins dans un panier.

« Un jour, deux aides de Bourrel, voulant répondre au désir qu'avait Pasteur de prélever lui-même dans la gueule d'un chien enragé un peu de bave, de la recueillir ainsi directement, se chargèrent d'entraîner hors de sa cage de fer un boule-dogue qui écumait. Ils lui jettent un nœud coulant, ils s'en emparent. Le chien qui se débat furieux est étendu sur une table. La mâchoire à demi liée reste entr'ouverte. Leurs puissantes mains tiennent le chien enragé immobile pendant que Pasteur, un tube effilé entre les lèvres, la tête penchée sur la gueule du chien, aspire quelques gouttes de bave. Ainsi se trouvaient rapprochés dans le même danger, associés dans un même courage, Pasteur et deux inconnus. » (Vallery-Radot.)

Quelque multipliées que fussent les expériences, elles ne jetaient point de lumière sur la question. Les cultures obtenues avec la bave des chiens enragés renfermaient toujours de nombreuses espèces microbiennes, parce que dans la gueule de ces chiens se trouve une flore bactérienne très variée; puis les inoculations de salive rabique à des chiens, à des lapins, tantôt donnaient la rage, tantôt ne la donnaient pas, sans que l'on pût savoir pourquoi; enfin, quand la maladie éclatait, elle ne le faisait qu'au bout de plusieurs semaines d'incubation, les expériences étaient interminables.

Si la plupart des animaux inoculés restaient saufs, ceux qui prenaient la rage étaient l'objet des observations les plus minutieuses de Pasteur et de ses collaborateurs, MM. Chamberland et Roux ; il fut bientôt évident pour eux que dans la rage l'organe malade est le système nerveux : « Il semble, a écrit M. Roux, lorsqu'on suit les manifestations de la rage, que l'on assiste à la propagation du virus dans le système nerveux de l'animal enragé. A l'inquiétude, à la fureur due à l'excitation de l'écorce grise du cerveau, succèdent l'altération de la voix, les difficultés de la déglutition. Le bulbe et les nerfs qui en partent sont donc atteints à leur tour ; enfin la moelle elle-même est envahie, et c'est par la paralysie que se termine la scène rabique. »

Mais, si le système nerveux est malade, le microbe de la rage doit s'y trouver, et un fragment de substance nerveuse, inoculé à un animal sain, doit lui communiquer la maladie. Cette conclusion à laquelle arrivait Pasteur était logique, mais elle était contredite par des expériences antérieures dues à M. Galtier, professeur à l'École vétérinaire de Lyon. M. Galtier, en effet, n'avait jamais réussi à donner la rage à des animaux en faisant pénétrer sous leur peau des parcelles de la substance nerveuse d'un animal mort de rage.

Pasteur voulut examiner le fait par lui-même ; un petit morceau du bulbe d'un chien enragé, broyé dans un peu d'eau, fut inoculé sous la peau de chiens sains, en prenant tout le soin nécessaire pour empêcher l'introduction de microbes étrangers dans la matière d'inoculation. L'expérience fut concluante, la plupart des chiens prirent la rage.

Le microbe de la rage existait donc bien dans le système nerveux des animaux enragés ; une première découverte fort importante était faite ; désormais on savait où trouver du virus à l'état pur, c'est-à-dire non souillé, comme celui de la bave, de microbes étrangers.

Culture du virus rabique dans les centres nerveux. — Jusqu'ici Pasteur n'était parvenu, ni à donner la rage à coup sûr, ni à abréger la période d'incubation, ni à cultiver le microbe de la maladie.

Causant, discutant avec ses collaborateurs, il cherchait toujours. Ce qu'était la physionomie de ces discussions, M. Roux l'a dépeint : « On convenait des expériences à faire ; Pasteur se tenant debout, à son pupitre, prêt à écrire ce qui serait décidé, Chamberland et moi en face de lui, adossés à une vitrine. C'était le moment important de la journée ; chacun donnait son avis, et souvent une idée, confuse tout d'abord, se dégageait dans la discussion et finissait par conduire à une de ces expériences qui dissipent tous les doutes. Parfois nous n'étions pas d'accord et les voix s'échauffaient ; mais, avec Pasteur, qui passait cependant pour autoritaire, on pouvait dire librement toute sa pensée ; je ne l'ai jamais vu résister à une bonne raison. »

C'est de la sorte que germa une idée fort originale, qui eut en même temps la bonne fortune d'être heureuse.

Puisque le microbe de la rage existait dans le système nerveux, il était probable qu'un fragment de la substance nerveuse d'un animal rabique, inoculée directement dans les centres nerveux d'un animal sain, lui donnerait la maladie, et la lui donnerait beaucoup plus rapidement et plus sûrement qu'une inoculation sous-cutanée, car le virus serait porté directement là où il se cultive. De plus s'il en était ainsi, une telle injection réaliserait la culture jusque-là impossible du microbe de la rage ; culture faite, non point dans un bouillon artificiel, il est vrai, mais dans le tissu nerveux même.

Pour faire l'expérience, il fallait, sur un animal mort de rage, prélever un fragment de matière cérébrale, forer ensuite un petit trou à travers les os du crâne d'un animal sain, et faire pénétrer à la surface de son cerveau, sous la dure-mère, la substance virulente.

« D'ordinaire, a écrit M. Roux, une expérience conçue et discutée était mise en train sans retard. Celle-ci, sur laquelle nous comptions cependant beaucoup, ne fut pas exécutée aussitôt ; Pasteur, qui a dû sacrifier tant d'animaux dans le cours de ses bienfaisantes études, éprouvait une véritable répugnance pour la vivisection. Il assistait sans trop de peine à une opération simple comme une inoculation sous-cutanée, et encore, si l'animal criait un peu, Pasteur se sentait aussitôt pris de pitié et donnait à la victime des consolations et des encouragements qui auraient paru comiques s'ils n'avaient été touchants.

« La pensée qu'on allait perforer le crâne d'un chien lui était désagréable. Il souhaitait vivement que l'expérience fût réalisée et il craignait de la voir entreprendre. Je le fis un jour qu'il était absent. Le lendemain, comme je lui rendais compte que l'inoculation intra-crânienne ne présentait aucune difficulté, il s'apitoya sur le chien : « Pauvre bête, son cerveau est sans doute lésé, il doit être paralysé. » Sans répondre, je descendis au sous-sol chercher l'animal et je le fis entrer au laboratoire. Pasteur n'aimait pas les chiens ; mais quand il vit celui-ci, plein de vivacité, fureter partout en curieux, il témoigna la satisfaction la plus vive et se mit à lui prodiguer les mots les plus aimables. Pasteur savait un gré infini à ce chien de si bien supporter la trépanation, et de faire ainsi tomber tous ses scrupules pour les trépanations futures.

« Ce premier chien trépané prit la rage caractéristique en quatorze jours. L'expérience, répétée à maintes reprises, donna le même résultat ; on pouvait donc donner la rage à coup sûr et dans un temps relativement court ; dès lors il était facile d'expérimenter. » (Roux.)

L'inoculation intra-crânienne réussit chez les autres animaux aussi bien que chez le chien ; les lapins, par exemple, contractent ainsi très facilement la rage, et, si l'on prend un fragment du bulbe de l'animal qui vient de mourir, pour l'inoculer dans le cerveau d'un animal sain, si, comme on dit, on fait passer le virus rabique

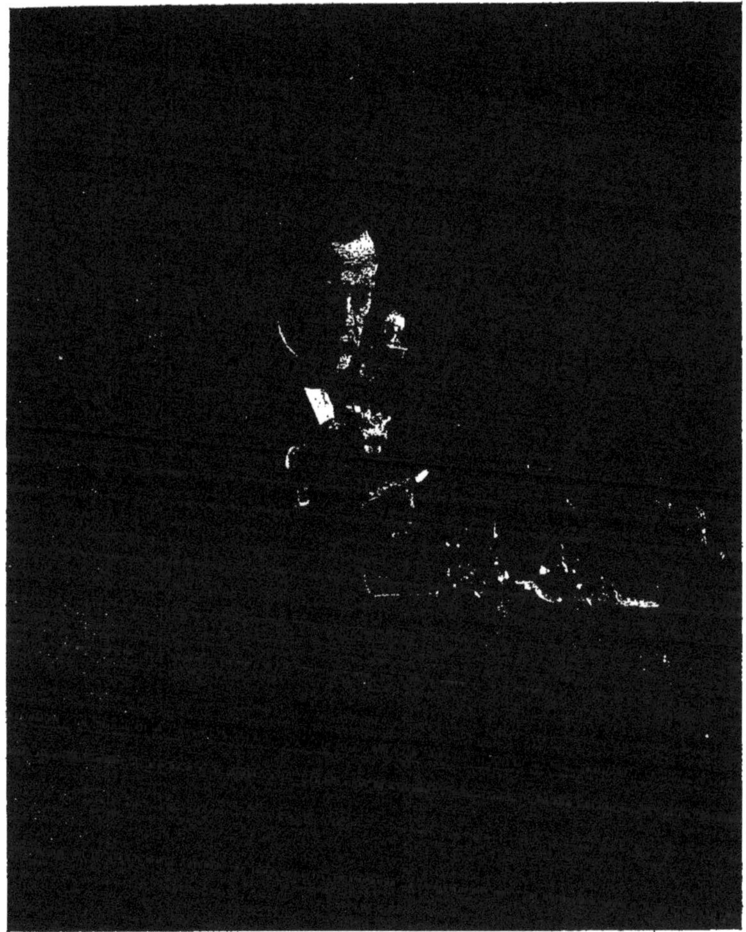

Fig. 222. — Pasteur, d'après le tableau d'Edelfelt.

de lapin à lapin, on s'aperçoit que son activité augmente progressivement ; l'intervalle de temps qui sépare le moment de l'inoculation de celui où éclate la maladie, devient de plus en plus court ; jamais cependant il n'est inférieur à 7 jours, quel que soit le nombre de fois que le virus ait passé par l'animal. Ce virus qui donne la rage en 7 jours est dit *virus fixe*.

Dans l'étude de la maladie, les premières difficultés étaient vaincues ; Pasteur savait communiquer la rage à coup sûr, et avec une incubation relativement courte, il savait aussi cultiver le virus dans les centres nerveux des animaux.

Vaccination contre la rage. — Ce que Pasteur cherchait en étudiant la rage, c'était le moyen de lutter contre elle, et son premier but était évidemment la découverte d'un vaccin. « Pouvoir rendre les chiens réfractaires à la rage, écrivait-il, ce serait non seulement une solution de la question de la prophylaxie de cette affection chez le chien, mais encore chez l'homme, puisque l'homme ne contracte jamais la rage qu'à la suite d'une morsure dont le virus provient directement ou indirectement du chien. »

Or, se disait Pasteur, le contact prolongé de l'oxygène de l'air atténue la virulence de la Bactéridie charbonneuse, du Coccus du choléra des poules, pourquoi n'agirait-il pas de même sur l'organisme inconnu qui cause la rage? Les cultures du charbon, du choléra des poules sont, il est vrai, faites en bouillon, mais rien ne dit que les cultures du virus rabique dans la substance nerveuse ne se modifieraient pas de la même façon : il faut le rechercher.

Pasteur enleva la moelle épinière à un lapin venant de mourir de la rage et la plaça dans un air sec, maintenu à 23°, à l'abri des microbes étrangers ; 14 jours après, cette moelle était devenue absolument inactive ; inoculée à la surface du cerveau des lapins, elle ne leur donnait plus la rage, alors qu'elle l'eût fait en 7 jours au moment où elle sortait du cadavre de l'animal rabique. Chacun de ces 14 jours lui avait fait perdre un peu de sa virulence, si bien que pendant ce laps de temps, elle était passée par tous les états intermédiaires entre l'activité maxima et l'activité nulle.

Une fois en possession d'une véritable gamme de virus rabiques de virulences variées, Pasteur tenta sans retard de vacciner des animaux, et voici ce qu'il eut la joie de constater : inocule-t-on à un chien neuf des fragments de moelles rabiques de plus en plus actives, en commençant par celles qui ne le sont pas du tout et en mettant un intervalle de 12 ou 24 heures entre deux inoculations successives ? On amène peu à peu l'animal à pouvoir supporter sans aucun inconvénient des parcelles de moelles tuant en 8 à 10 jours les animaux non préparés. Le chien ainsi traité est désormais réfractaire à la rage ; non seulement les morsures d'un animal enragé ne peuvent lui donner la maladie, mais encore les inoculations intra-crâniennes du virus le plus virulent le laissent indemne.

Il était donc possible de vacciner des animaux contre la rage.

Traitement de la rage après morsure. — D'une découverte aussi importante Pasteur entrevit immédiatement une merveilleuse application et, le 25 février 1884, il écrivait : « La Médecine humaine ne pourra-t-elle pas profiter de la longue durée d'incubation de la rage pour tenter d'établir dans cet intervalle de temps, avant l'éclosion des premiers symptômes rabiques, l'état réfractaire des sujets mordus ? »

Avant de penser à traiter les hommes, il fallait traiter les chiens ; seuls des succès constants sur les animaux devaient autoriser une tentative audacieuse sur l'homme. Pasteur fit donc mordre des chiens sains par un chien enragé, puis il leur inocula toute la série de moelles de plus en plus virulentes. Ce qu'il avait prévu se vérifia : ces chiens, vaccinés après morsure, ne prirent point la maladie. Dès lors, il était évident que les inoculations préservatrices étaient capables d'exercer leur action bienfaisante même chez des sujets mordus ; les centres nerveux étaient impressionnés par les virus vaccinaux avant de l'être par celui de la bave déposée dans la morsure.

Pasteur en était là de ses expériences quand, le 6 juillet (1885), il « vit arriver à son laboratoire un petit Alsacien, âgé de neuf ans, Joseph Meister, mordu l'avant-veille par un chien enragé. Sa mère l'accompagnait.

« Elle raconta que son enfant se rendait seul par un petit chemin de traverse à l'école de Meissengott, près de Schlestadt, lorsqu'un chien s'était jeté sur lui. Terrassé, incapable de se défendre, l'enfant n'avait songé qu'à couvrir son visage de ses mains. Un maçon, qui avait vu de loin ce qui se passait, arriva, armé d'une barre de fer. Il frappa à coups redoublés ce chien furieux et l'obligea à lâcher prise. Il releva l'enfant couvert de bave et de sang. Le chien revint chez son maître, Théodore Vone, épicier à Meissengott, qu'il mordit au bras. Théodore Vone saisit son fusil et tua l'animal. A l'autopsie on trouva l'estomac rempli de foin, de paille, de fragments de bois. Lorsque les parents du petit Meister apprirent tous ces détails, ils allèrent, pleins d'inquiétude, le soir même, jusqu'à Villé, consulter le docteur Weber. Après avoir cautérisé les plaies à l'acide phénique, le docteur Weber conseilla à Mme Meister de partir dès le lendemain pour Paris. Elle dirait tous ces faits à quelqu'un qui n'était pas médecin, mais qui pouvait, mieux qu'un médecin, juger ce qu'il fallait faire dans un cas aussi grave. Quant à Théodore Vone, inquiet à la fois pour l'enfant et pour lui-même, il se déclara prêt à partir.

« Pasteur le rassura. Les vêtements avaient essuyé la bave du chien. La manche de la chemise n'avait pas même été traversée. Il pouvait reprendre le premier train pour l'Alsace. Il ne se le fit pas dire deux fois. » (Vallery-Radot.)

Que fallait-il faire pour le pauvre enfant ? Le renvoyer chez lui sans aucun traitement ? C'était certainement le plus simple ; le cas semblait très grave ; les virus atténués, si heureusement expérimentés chez les chiens, pouvaient à tout prendre échouer ici et ne pas empêcher la rage d'éclater. Quel triomphe alors pour tous les ennemis des microbes ! La grande découverte que Pasteur entrevoyait, qu'il croyait en quelque sorte tenir, serait sérieusement compromise ; la foule ignorante se mettrait à la remorque de ceux qui depuis vingt ans luttaient contre l'homme qui avait apporté tant d'idées neuves dans la science, et il serait peu aisé plus tard de lui faire faire volte-face, tant il est difficile, Pasteur en savait quelque chose, de remonter le courant de l'opinion publique.

Tout ceci touchait à l'avenir de la méthode, à la réputation du savant, mais, aux yeux de Pasteur, avait le grave défaut de ne tenir aucun compte du petit blessé. Que risquait-on à tenter sur lui les vaccinations qui réussissaient à coup sûr chez les animaux ? De par le nombre de ses morsures, le petit Meister était inévitablement condamné à mourir. En admettant même, chose bien invraisemblable, que le traitement fût dangereux, il ne ferait que raccourcir de quelques instants une vie dont le terme était tout proche ; s'il réussissait, au contraire, quel bonheur serait celui de Pasteur. En Pasteur, le savant était doublé d'un homme foncièrement sensible ; « il faut, a écrit M. Roux, avoir vécu dans son intimité, pour connaître toute la bonté de son cœur. » La vision de ce petit enfant, aujourd'hui couvert « de nombreuses blessures, à la main, aux jambes, aux cuisses, quelques-unes profondes, qui rendaient même sa marche difficile » (Pasteur), dans quelques jours guéri de ses plaies, grandissant, devenant homme, et lui devant tout cela, à lui Pasteur, le décida, non point à prendre le parti d'essayer le traitement, il ne voulait pas être seul à assumer pareille responsabilité, mais à demander leur avis à des médecins de haut savoir.

Le Dr Vulpian et le Dr Grancher furent ceux auxquels il s'adressa.

« Quand, à la fin de cette journée du 6 juillet, Vulpian et M. Grancher vinrent voir le petit Meister et examiner le nombre, l'intensité et le siège des morsures, — quelques-unes particulièrement graves, surtout celles de la main, — ils décidèrent qu'il fallait, le soir même, faire la première inoculation. On prendrait la moelle la plus reculée, la moelle de quatorze jours, sans nulle virulence, et l'on remonterait ainsi jusqu'aux moelles fraîches. Bien que l'inoculation fût très facile, car il ne s'agissait que d'injecter au flanc, à l'aide de la seringue de Pravaz, quelques gouttes du liquide préparé avec un des fragments de moelle, le petit Meister pleurait d'avance comme s'il se fût agi d'une grande opération. Ce fut bien vite fait de le consoler tant la piqûre était légère. Pasteur avait organisé dans le vieux collège Rollin une chambre pour la mère et l'enfant. Il voulait que rien ne leur manquât. Le lendemain matin, Joseph Meister ne tarda pas à s'amuser comme s'il revenait sans devoirs et sans leçons de son école de Meissengott. » (Vallery-Radot.)

Après la moelle de quatorze jours on lui inocula celle de douze, puis celle de onze, et ainsi de suite ; le dixième jour, il recevait celle de virus fixe, sortant d'un lapin pris de rage en sept jours, plus dangereuse que celle du chien des rues. Pasteur s'était décidé à donner à l'enfant cette injection si virulente à cause de la gravité de ses morsures, il voulait porter au maximum son état réfractaire ; ce n'était cependant pas sans angoisse qu'il avait pris pareille résolution, et ceux qui l'ont vu de près à ce moment-là savent les heures pénibles qu'il traversa. La dernière inoculation faite, « Pasteur passa une nuit cruelle. L'insomnie, qui épargne d'ordinaire les hommes d'action, ne ménage pas les hommes de pensée. Ce mal les étreint. A ces heures lentes et sombres de la nuit où tout est déformé, où la sagesse est en proie aux fantômes, Pasteur, hors de son laboratoire, perdant de vue l'accumulation d'expériences qui lui donnait la certitude du succès, s'imaginait que cet enfant allait mourir. » (Vallery-Radot.)

Puis, à mesure que les jours succédaient aux jours, l'éclosion de la rage chez le petit Meister devenait moins probable, et Pasteur reprenait le calme que ses innombrables expériences antérieures lui imposaient. Il attendit le 26 octobre 1885 pour exposer sa découverte à l'Académie des sciences. Trois mois et trois semaines avaient passé depuis que l'enfant, blessé d'une si atroce façon, était arrivé dans son laboratoire, et il se portait toujours très bien. « Joseph Meister avait donc échappé, disait Pasteur, non seulement à la rage que ses morsures auraient pu développer, mais à celle que je lui ai inoculée pour contrôle de l'immunité due au traitement, rage plus virulente que celle du chien des rues. » Et Pasteur terminait sa communication en annonçant qu'il avait dû commencer le traitement d'un second enfant, presque un adolescent, mordu par un chien enragé et venu, comme le petit Meister, lui demander ses soins.

Son histoire était particulièrement émouvante :

« Six petits bergers gardaient leurs troupeaux dans un pré. Tout à coup ils virent sur la route un chien de forte taille qui passait, la gueule pleine de bave. « Un chien fou ! » s'écrièrent-ils, le mot fou étant pour eux synonyme d'enragé. A leur vue, l'animal quitte la route pour se précipiter sur eux. La bande des enfants se sauve en poussant des cris. Le plus âgé, qui était dans sa quinzième année, J.-B. Jupille, voulut protéger la fuite de ses camarades. Armé de son fouet, il marche droit sur l'animal. D'un bond, le chien se jette sur Jupille et lui mord la main gauche. Une lutte s'engage, Jupille terrasse le chien. Puis, de sa main droite, il lui ouvre la gueule pour dégager sa main gauche, toujours serrée comme dans un étau. Il y parvient, mais sa main droite reçoit à son tour de graves morsures. Il lutte encore. Il saisit le chien par le cou. Pendant le combat son fouet était tombé. Il appelle son petit frère, qui revient sur ses pas, ramasse et apporte le fouet. De la lanière, Jupille lie la gueule du chien. Prenant alors son sabot, il frappe et assomme l'animal. Enfin, pour être bien sûr que la bête ne mordra plus, ne bougera plus, il la traîne jusqu'au ruisseau qui coule le long du pré. Il lui tient, plusieurs minutes, la tête sous l'eau. Le chien est bien mort. Dès lors, plus de danger pour les autres enfants, Jupille revient à Villers-Farlay.

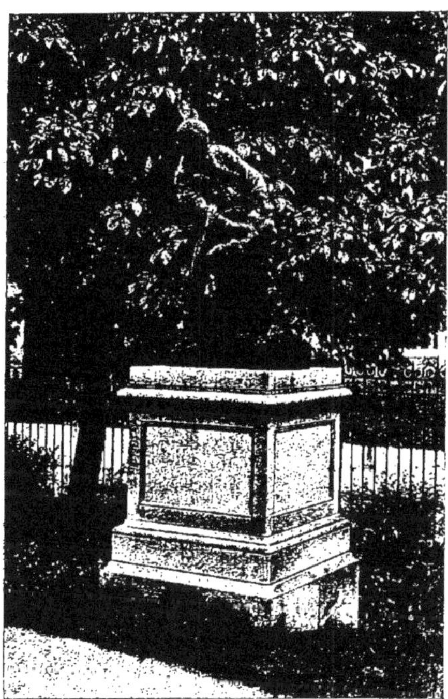

Fig. 223. — Dans le jardin de l'Institut Pasteur de Paris s'élève une statue représentant le berger Jupille terrassant un chien.

« Pendant que l'on appliquait un premier pansement sur ses plaies, on envoya chercher le cadavre du chien. L'autopsie fut faite le lendemain par deux vétérinaires. Nulle hésitation : le chien était enragé. » (Vallery-Radot.)

Jupille arriva à Paris six jours après avoir été mordu ; n'était-il pas trop tard pour commencer le traitement ? Cruelle question à laquelle Pasteur ne pouvait alors répondre ; au risque de voir échouer sa méthode et de donner ainsi un semblant de raison aux critiques dont elle était l'objet, il commença les inoculations préventives. Le traitement eut un plein succès. Jupille ne prit point la rage.

Bientôt les mordus affluèrent au laboratoire de Pasteur ; ils venaient de tous les points de la France, ils venaient même de tous les points de la terre. L'enthousiasme était tel dans le monde entier que le New-York Herald ouvrit une souscription publique pour donner à quatre petits Américains les moyens de venir se faire traiter à Paris.

Fondation de l'Institut Pasteur. — Moins de six mois après avoir publié l'histoire du petit Meister, le 1er mars 1886, Pasteur pouvait annoncer à l'Académie des sciences qu'il avait déjà soigné 350 personnes mordues ; une seule était morte de rage, la petite Louise Pelletier, enfant de dix ans, dont on n'avait pu commencer le

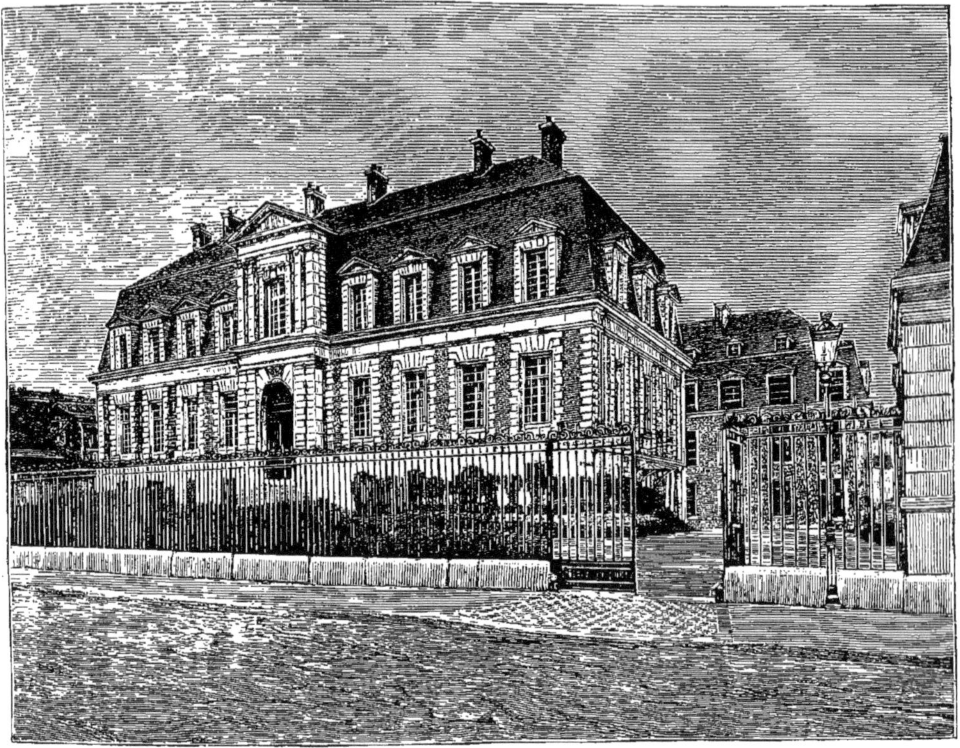

Fig. 224. — Vue de l'Institut Pasteur de Paris.

traitement que 37 jours après les morsures — avant l'application de la nouvelle méthode, il mourait plus d'un mordu sur six — ; Pasteur avait donc le droit de dire :

« On voit, en s'appuyant sur les statistiques les plus rigoureuses, quel nombre élevé de personnes ont déjà été soustraites à la mort.

« La prophylaxie de la rage après morsure est fondée.

« Il y a lieu de créer un établissement vaccinal contre la rage. »

Dans sa pensée, cet établissement, dans lequel pourraient se faire traiter les étrangers aussi bien que les Français, devait être international et dû aux libéralités de tous ; il fallait ouvrir une souscription publique accessible aux riches et aux pauvres indistinctement.

Le 8 mars 1886, la souscription était ouverte, et le Comité de patronage de l'Institut Pasteur constitué ; il comprenait : MM. l'amiral Jurien de la Gravière, Gosselin, Bertrand, Pasteur, Vulpian, Marey, Paul Bert, Richet, Charcot, Hervé-Mangon, de Freycinet, Camille Doucet, Wallon, de Laborde, Jules Simon, Magnin, Christophle, le baron Alphonse de Rothschild, Béclard, Brouardel, Grancher.

2 586 680 francs furent recueillis et la construction de l'*Institut Pasteur* commença.

Le 14 novembre 1888, le Président de la République, Carnot, présida à l'inauguration du nouvel établissement. De tous les discours qui furent alors prononcés, nous ne retiendrons que la fin de celui de Pasteur ; le culte de la science, l'amour de la patrie, la charité pour le prochain, s'y pressent à chaque ligne, comme pour mieux faire connaître l'âme de cet homme éprise d'une passion ardente pour tout ce qui est noble et élevé.

« Cet enthousiasme, disait-il, que vous avez eu dès la première heure, gardez-le, mes chers collaborateurs, mais donnez-lui pour compagnon inséparable un sévère contrôle. N'avancez rien qui ne puisse être prouvé d'une façon simple et décisive.

« Ayez le culte de l'esprit critique. Réduit à lui seul, il n'est ni un éveilleur d'idées, ni un stimulant de grandes choses. Sans lui, tout est caduc. Il a toujours le dernier mot. Ce que je vous demande là, et ce que vous demanderez à votre tour aux disciples que vous formerez, est ce qu'il y a de plus difficile à l'inventeur.

« Croire que l'on a trouvé un fait scientifique important, avoir la fièvre de l'annoncer, et se contraindre des journées, des semaines, parfois des années à se combattre soi-même, à s'efforcer de ruiner ses propres expériences, et ne proclamer sa découverte que lorsqu'on a épuisé toutes les hypothèses contraires, oui, c'est une tâche ardue.

« Mais quand, après tant d'efforts, on est enfin arrivé à la certitude, on éprouve une des plus grandes joies que puisse ressentir l'âme humaine, et la pensée que l'on contribuera à la grandeur de son pays rend cette joie plus profonde encore.

« Si la science n'a pas de patrie, l'homme de science doit en avoir une, et c'est à elle qu'il doit reporter l'influence que ses travaux peuvent avoir dans le monde.

« S'il m'était permis, Monsieur le Président, de terminer par une réflexion philosophique provoquée en moi par votre présence dans cette salle de travail, je dirais que deux lois contraires semblent aujourd'hui en lutte : une loi de sang et de mort qui, en imaginant chaque jour de nouveaux moyens de combat, oblige les peuples à être toujours prêts pour le champ de bataille, et une loi de paix, de travail, de salut, qui ne songe qu'à délivrer l'homme des fléaux qui l'assiègent.

« L'une ne cherche que les conquêtes violentes, l'autre que le soulagement de l'humanité. Celle-ci met une vie humaine au-dessus de toutes les victoires ; celle-là sacrifierait des centaines de mille existences à l'ambition d'un seul. La loi dont nous sommes les instruments cherche même à travers le carnage à guérir les maux sanglants de cette loi de guerre. Les pansements inspirés par nos méthodes antiseptiques peuvent préserver des milliers de soldats. Laquelle de ces deux lois l'emportera sur l'autre ? Dieu seul le sait. Mais ce que nous pouvons assurer, c'est que la science française se sera efforcée, en obéissant à cette loi d'humanité, de reculer les frontières de la vie. »

La rage après Pasteur

Son Institut achevé, Pasteur vint y résider, mais sa santé devait lui interdire d'y travailler. « Hélas ! disait-il, j'ai la poignante mélancolie d'y entrer comme un homme vaincu du temps. »

La période postpastorienne de l'histoire de la rage commence donc en réalité à l'inauguration de l'Institut Pasteur, c'est-à-dire à la fin de 1888 ; elle compte aujourd'hui vingt ans. Pendant ces vingt ans, les vaccinations se continuèrent sans une interruption d'un jour telles que Pasteur les avait réglées, et quelques découvertes intéressantes furent faites sur la maladie.

Comment fonctionne un service antirabique, que la science a-t-elle appris de neuf sur la rage, c'est ce qu'il nous faut maintenant faire connaître.

Le service de la rage à l'Institut Pasteur. — Un service antirabique a un but essentiellement pratique, celui de préparer du vaccin et de l'inoculer aux individus menacés de rage.

Préparation du vaccin antirabique. — L'élément actif du vaccin est contenu dans des moelles épinières de lapins morts de rage. Donner la rage à des lapins sera donc le premier acte de la préparation du vaccin.

A un lapin solidement maintenu à plat ventre sur un appareil à contention (fig. 225),

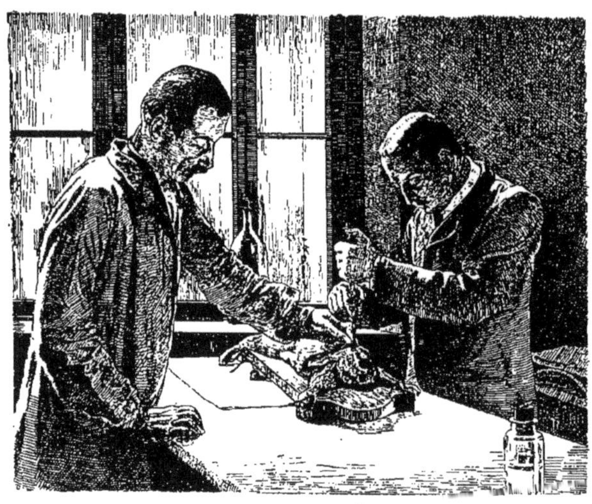

Fig. 225. — Préparation des moelles vaccinales à l'Institut Pasteur de Paris : le préparateur du service trépane un lapin pour lui inoculer du virus rabique à la surface du cerveau. (D'après une photographie communiquée par M. Viala.)

on fait une petite boutonnière dans la peau du crâne ; les deux lèvres de la plaie écartées, on enlève une petite rondelle d'os avec un trépan — sorte de vilebrequin muni d'une petite scie cylindrique — ; la plus épaisse des méninges, la *dure-mère,* est à nu ; on la traverse très obliquement avec l'aiguille d'une seringue de Pravaz contenant, émulsionné dans du bouillon, un fragment de moelle de lapin venant de mourir du virus fixe ; l'injection est faite de manière que le liquide pénètre entre la dure-mère et le cerveau, sans léser celui-ci. Deux points de suture ferment la plaie cutanée et le lapin est porté dans une écurie chaude.

Sept jours après, l'animal est pris de rage paralytique, il met un, deux ou trois jours à mourir.

Il faut alors prélever sur le cadavre la moelle épinière. La colonne vertébrale est découverte (fig. 226) et les lames vertébrales sont sectionnées avec une pince coupante ; la moelle apparaît blanche, nacrée, on l'enlève ; un fil fixé à une de ses extré-

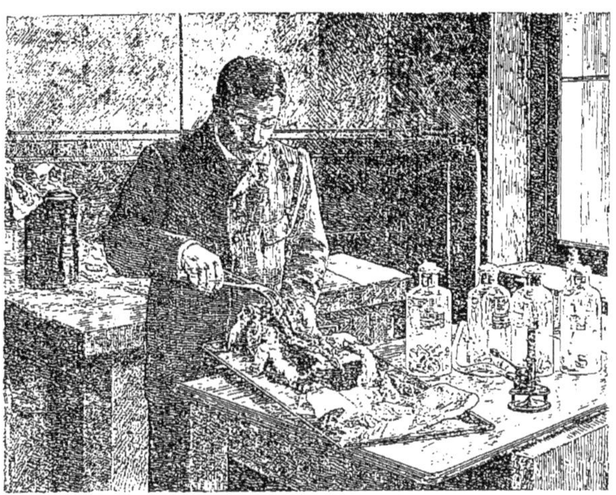

Fig. 226. — Préparation des moelles vaccinales à l'Institut Pasteur de Paris : le préparateur du service enlève la moelle épinière d'un lapin mort de rage, pour la suspendre dans un flacon desséchant. (D'après une photographie communiquée par M. Viala.)

mités permet de la suspendre dans un flacon à deux tubulures (fig. 227) fermées par des tampons de coton et contenant quelques morceaux de potasse caustique qui dessèchent l'air. Toutes ces manipulations sont faites *aseptiquement* pour éviter qu'aucun germe ne tombe sur la moelle.

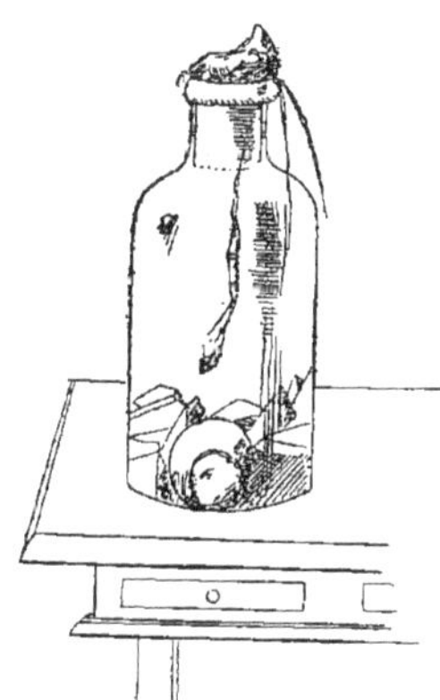

Fig. 227. — Flacon dans lequel se dessèche une moelle rabique ; la moelle est suspendue par un fil au-dessus de morceaux de potasse caustique, qui dessèchent l'atmosphère du flacon.

Le flacon est porté dans une étuve maintenue à 23°. Il y reste plus ou moins longtemps suivant le degré d'atténuation du virus que l'on désire.

Pour préparer le liquide vaccinal, on coupe un fragment de moelle long de 2 à 5 millimètres que l'on fait tomber dans un verre à expériences (fig. 229) ; avec une baguette de verre on le broye très soigneusement dans un peu de bouillon stérile, de manière à obtenir l'émulsion la plus homogène possible. C'est cette émulsion qui, aspirée dans une seringue de Pravaz, sera inoculée aux personnes mordues. Suivant que la moelle aura subi une dessiccation de 14, 13, 12, etc... jours, on obtiendra le 1er, le 2e, le 3e, etc..., liquide vaccinal.

Traitement des mordus. — Un homme vient d'être mordu par un chien, ou tout autre animal suspect de rage, il se présente dans un institut antirabique, doit-il subir des inoculations préventives ?

Le médecin chargé du service interroge le blessé. Le chien mordeur est connu dans le pays, il est encore vivant chez son maître? qu'on l'observe : si dans sept ou huit jours sa santé ne laisse point à désirer, il n'y a rien à redouter des mor-

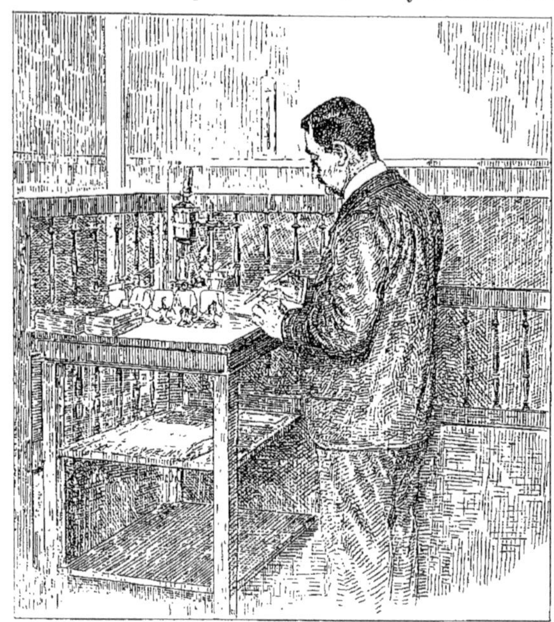

Fig. 228. — Préparation des émulsions de moelle pour le traitement des mordus à l'Institut Pasteur de Paris. (D'après une photographie communiquée par M. Viala.)

sures qui ne sauraient être rabiques, le traitement pastorien est inutile ; les symptômes manifestes de la rage viennent-ils au contraire à se déclarer, le blessé doit être vacciné sans retard. Le chien a pu mordre des animaux, plusieurs personnes, et avoir été abattu sur-le-champ par crainte de nouveaux malheurs ; l'autopsie de l'animal ne permettant pas de porter un diagnostic sûr, il y a doute, le traitement pastorien s'impose ; il s'impose encore, et pour la même raison, si le chien mordeur est un chien errant qui a disparu.

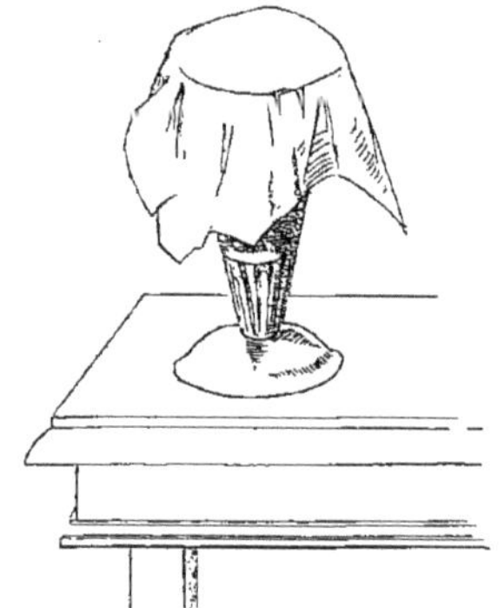

Fig. 229. — Verre contenant une émulsion de moelle rabique.

Il faut bien savoir que la maladie ne peut être diagnostiquée à la fois rapidement et sûrement que sur un animal vivant, et par suite se garder avec soin de céder à son premier mouvement qui fait tuer un chien soupçonné de rage. Le chien solidement enchaîné doit être mis en observation : s'il est encore vivant dix jours après, on peut être sûr qu'il n'a point eu la rage ; s'il est mort, sa bave était virulente au moment des morsures et a pu déposer dans les blessures le germe de la maladie.

Tous les renseignements concernant le blessé sont consignés par le médecin, chef de service, sur un registre *ad hoc*, qui servira à établir une statistique irréprochable. La gravité des morsures décide du nombre d'inoculations préventives ou de la durée du traitement. Celle-ci sera :

Pour les blessures légères des membres, de 15 jours.

Pour les blessures graves des membres, de 18 jours.

Pour les blessures de la tête, de 21 jours.

Ces dernières blessures très rapprochées du cerveau sont infiniment plus dangereuses que les autres, parce que le virus a peu de chemin à parcourir pour gagner les centres nerveux : on les rend inoffensives en multipliant les inoculations pendant les premiers jours du traitement afin d'arriver plus tôt aux moelles virulentes et de permettre au vaccin d'agir sur les centres nerveux avant le virus déposé dans la morsure.

Le dossier du blessé constitué et la durée du traitement fixée, le médecin passe dans la salle d'inoculations. Sous la peau de chacun des deux flancs du mordu, il injecte une émulsion de moelle qui a été desséchée pendant 14 jours. Le lendemain matin à la même heure, il inocule de la même façon une émulsion de moelle desséchée pendant 13 jours, puis vient le tour d'une moelle desséchée pendant 12 jours et ainsi de suite : à la fin du traitement, surtout quand il dure 18 ou 21 jours, on répète les inoculations de moelles virulentes pour assurer une immunité solide.

Résultat du traitement antirabique pastorien. — La méthode de prévention de la rage imaginée par Pasteur est aujourd'hui vieille de 20 ans, elle a été appliquée à des milliers de mordus et ses résultats ont été consignés dans des statistiques dressées avec la plus grande rigueur, il est donc possible de se faire sur elle une opinion définitive.

Voici les chiffres relevés dans le service de la rage à l'Institut Pasteur de Paris.

ANNÉES	TRAITÉS	MORTS	MORTALITÉ %
1886.	2 671	25	0,94
1887.	1 770	14	0,79
1888.	1 622	9	0,55
1889.	1 830	7	0,38
1890.	1 540	5	0,32
1891.	1 559	4	0,25
1892.	1 790	4	0,22
1893.	1 648	6	0,36
1894.	1 387	7	0,50
1895.	1 520	5	0,33
1896.	1 308	4	0,30
1897.	1 521	6	0,39
1898.	1 465	3	0,20
1899.	1 614	4	0,25
1900.	1 420	4	0,28
1901.	1 321	5	0,38
1902.	1 105	2	0,18
1903.	628	2	0,32
1904.	755	3	0,39
1905.	727	3	0,41
1906.	772	1	0,13
1907.	786	3	0,38

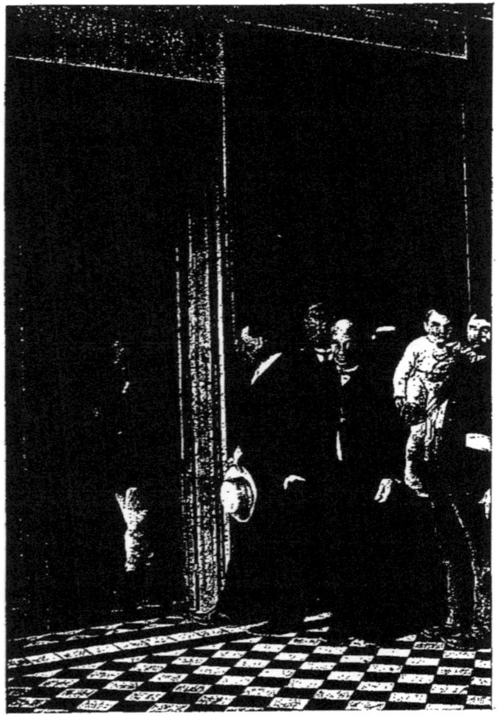

Fig. 230. — Les personnes mordues attendent dans une salle le moment ou elles expliqueront au médecin comment elles ont été blessées.

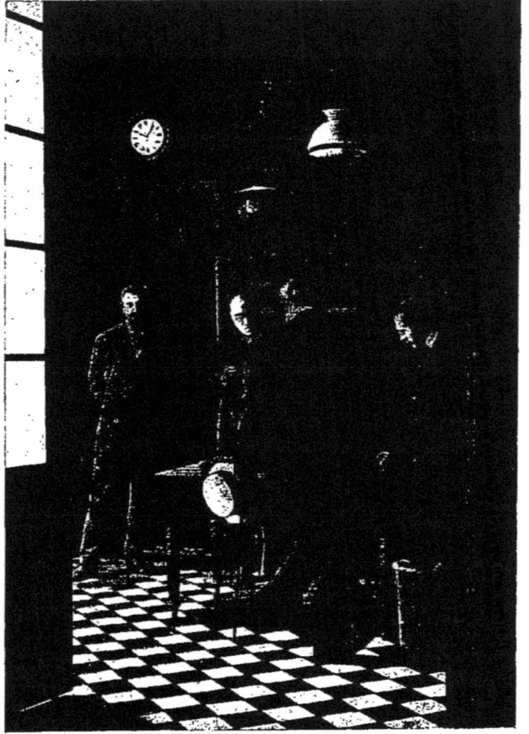

TRAITEMENT DES MORDUS A L'INSTITUT PASTEUR DE PARIS

Fig. 231. — Les personnes mordues donnent dans la salle d'inscriptions tous les renseignements qui permettent de décider le traitement à leur faire subir.

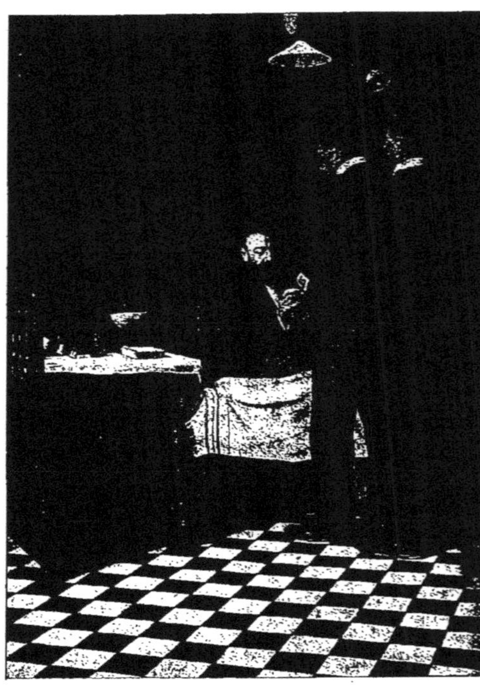

Fig. 232. — Le Dr Chaillou inocule le liquide vaccinal sous la peau du flanc d'un mordu.

A la lecture du tableau, on remarque immédiatement que le nombre des personnes mordues va en diminuant d'une manière continue ; cela tient à la création de nombreux instituts antirabiques qui, soignant chacun les personnes mordues dans leur voisinage, ont fait décroître d'autant le nombre des traités à l'Institut Pasteur de Paris.

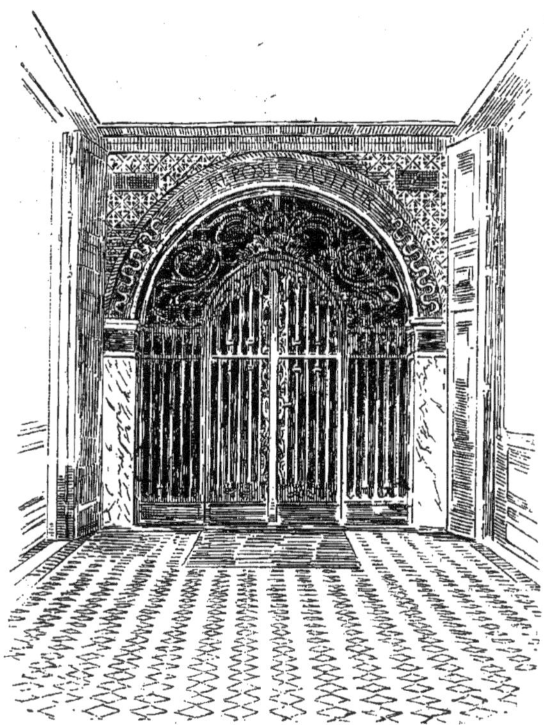

Fig. 233. — Entrée de la crypte dans laquelle est placé le tombeau de Pasteur à l'Institut Pasteur de Paris.

On compte en effet actuellement 27 instituts antirabiques à la surface du globe : ils sont à Paris, Lille, Lyon, Marseille, Alger, Tunis, Kharkoff, Pétersbourg, Varsovie, Kasauli, Perm, Constantinople, Jassy, Buda-Pesth, Sophia, Bucharest, Vienne, Berlin, Rome, Naples, Florence, Faenza, Milan, Pernambuco, Lisbonne, le Caire, New-York. D'après M. Remlinger, qui a compulsé toutes les statistiques : 131 579 personnes mordues ont été traitées, 549 sont mortes plus de quinze jours après la fin du traitement [1], la mortalité globale des individus soumis au traitement pastorien est donc de 0,41 pour 100, soit de 41 décès sur 10 000 mordus. Si l'on veut bien songer qu'avant la découverte de Pasteur sur 10 000 mordus il en périssait 1 660, on conviendra que l'on peut être heureux du résultat obtenu.

Ainsi les vaccinations antirabiques, saluées à leur naissance par le plus grand enthousiasme, n'ont rien perdu à subir l'épreuve du temps. Les malheureux mordus peuvent, leur traitement terminé, aller avec un pieux respect, dans la crypte de l'Institut Pasteur, saluer ce qui reste en ce monde du créateur de la microbiologie, car ils peuvent se dire que sans lui leurs jours auraient bien des chances d'être comptés.

Quel est le microbe de la rage? — Arriver à la dernière ligne de l'étude d'une mala-

[1] On admet « que chez les personnes qui manifestent des symptômes de rage dans les 15 jours qui suivent la vaccination, le virus avait commencé son développement pendant le traitement, car les animaux inoculés de la rage, sous la dure-mère, après trépanation, mettent 15 jours environ à prendre la rage. » (Perdrix.)

die microbienne et se poser pareille question, n'est-ce pas étrange ? Le lecteur sera certainement fort surpris d'apprendre qu'on n'a jamais vu le microbe de la rage. Pasteur savait inoculer la maladie, cultiver son microbe dans les centres nerveux des animaux, vacciner bêtes et gens contre son action, qu'il n'avait jamais réussi à voir l'agent spécifique de la maladie.

Après lui, maintes tentatives de cultures en milieux artificiels, maintes tentatives de coloration

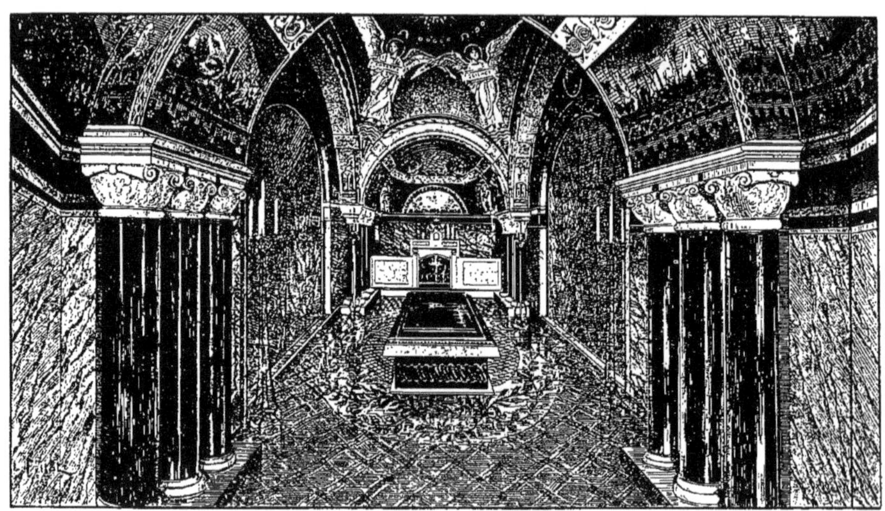

Fig. 234. — Crypte dans laquelle repose Pasteur à l'Institut Pasteur de Paris.

de coupes de moelles épinières, furent faites pour découvrir le fameux microbe, mais toutes échouèrent avec un égal insuccès. Nous savons maintenant pourquoi.

Broyons, comme M. Remlinger l'a fait le premier, un cerveau de lapin rabique dans de l'eau avec assez de soin pour que les grains de l'émulsion soient extrêmement fins, puis filtrons une partie de cette émulsion sur une bougie poreuse à pâte lâche, et l'autre sur une bougie poreuse à pâte serrée ; nous constaterons que le liquide qui a traversé des canalicules de gros calibres peut donner la rage aux animaux, tandis que celui qui en a traversé de fins est inoffensif.

Le microbe de la rage est donc un microrganisme assez petit pour traverser des cloisons poreuses à mailles peu serrées, c'est ce que l'on appelle aujourd'hui un *microbe invisible* ou un être *ultra-microscopique*.

CHAPITRE XX

FIÈVRE JAUNE

La maladie est connue depuis la découverte de l'Amérique, ses symptômes, sa gravité. — Comment contracte-t-on la fièvre jaune ? — En 1881 le Dr Finlay affirme que la maladie est transmise par une piqûre de moustique ; travaux de la commission américaine qui démontrent la justesse de cette assertion. — Le microbe de la fièvre jaune est un *microbe invisible*. — La lutte contre la fièvre jaune. — Mœurs et développement du *Stegomyia fasciata* : le moustique ne peut vivre que dans les pays chauds, sa ponte et ses métamorphoses. — Prophylaxie de la fièvre jaune dans un pays où elle règne. Comment empêcher les moustiques de s'infecter ? On leur interdit l'accès des maisons qui abritent les malades et on en détruit le plus grand nombre possible. Comment soustraire les individus sains aux piqûres des Stegomyia ? Résultat de la lutte menée contre la fièvre jaune. — Prophylaxie de la fièvre jaune dans un pays indemne.

L'Amérique centrale, les Antilles sont le berceau d'une maladie extrêmement grave, la *fièvre jaune* ou *typhus amaryl*. Cette maladie semble avoir régné de tout temps dans cette région, car elle décima les soldats de Christophe Colomb. Du jour où des relations s'établirent entre l'ancien continent et l'Amérique, la fièvre jaune se mit à sortir de temps en temps de son pays d'origine ; l'Amérique du Nord, l'Afrique et même l'Europe furent à maintes reprises visitées par elle. L'Espagne en particulier fut souvent contaminée ; les rapports constants qu'elle entretenait avec ses colonies des Antilles en étaient cause. A chaque épidémie nouvelle qui éclatait en Espagne, tous les États de l'Europe se prenaient à trembler ; le plus grand nombre cependant restaient absolument indemnes : seuls l'Italie et quelques ports français et anglais virent des décès par fièvre jaune. La maladie paraissait affectionner exclusivement les pays chauds.

Qu'est-ce que la fièvre jaune ?

En pleine santé, un homme est pris d'un frisson avec fièvre, de violentes douleurs dans la région lombaire (d'où le nom de *coup de barre* donné autrefois à la maladie), de vomissements bilieux, d'albuminurie et pendant trois jours sa température se maintient à 40° ; cet homme a la fièvre jaune. Après une courte rémission des symptômes inquiétants, se produit un abattement profond accompagné de saignements de nez, de vomissements de sang noir en partie digéré (le *vomito negro*) et d'hémorragies intestinales ; le malade, dont la peau a pris une teinte jaune très accusée, ne tarde pas à mourir en se refroidissant. En général la durée de la fièvre jaune ne dépasse pas 7 jours.

La maladie guérit parfois après la première rémission, beaucoup plus rarement après avoir présenté des accidents graves. Elle est fréquemment si légère qu'elle passe inaperçue, prise pour une indisposition sans importance.

La morbidité et la mortalité par fièvre jaune sont parfois extrêmement élevées. L'épidémie qui frappa le Sénégal en 1900 atteignit tous les blancs et en fit périr le quart ; au XVIIIe siècle, l'Espagne se vit enlever 300 000 des siens ; pendant les six derniers mois de l'année 1857, 18 000 habitants de Lisbonne eurent la fièvre jaune et 6 000 succombèrent.

Comment contracte-t-on la fièvre jaune ?

La fièvre jaune n'est pas contagieuse ; elle ne se contracte que la nuit ; voilà à quoi se bornait tout ce que l'on savait de l'étiologie de l'affection, il y a encore vingt-cinq ans. C'était peu, et c'était beaucoup tout à la fois, comme on va le voir.

Un médecin de Cuba, le Dr Finlay, partant de ces deux faits, découvrit en 1881 le mécanisme de l'infection. Il avait remarqué que la fièvre jaune ne sévissait que là où vivait un certain moustique, le *culex mosquito,* que l'intensité des épidémies dépendait du nombre de ces moustiques, et que la maladie disparaissait avec eux ; il en avait conclu que le *culex mosquito* était l'agent d'inoculation de la fièvre jaune. L'opinion du Dr Finlay fut longtemps combattue, mais finit par triompher ; ce furent les Américains qui démontrèrent sa justesse.

Au lendemain de la guerre hispano-américaine, les vainqueurs se trouvèrent à Cuba, comme la veille les vaincus, en face de la fièvre jaune. Les Américains, persuadés que la mise en valeur d'une région, quelque fertile qu'elle soit, ne peut être complète si la santé de ses habitants court de grands risques, les Américains, disons-nous, se mirent à chercher les moyens de lutter contre la maladie. Une commission composée de MM. Walter Reed, J. Carroll, Agramonte et Lazear fut envoyée à la Havane étudier la prophylaxie de la fièvre jaune.

Sans s'attarder à de longues recherches de laboratoire sur le microbe spécifique de l'affection, la commission se mit en devoir de vérifier les assertions du Dr Finlay, sentant que si elles étaient exactes, si réellement un moustique inoculait la maladie, les grandes lignes de la prophylaxie seraient connues. Elle commença par constater que le culex mosquito pouvait donner la fièvre jaune s'il avait piqué un malade depuis plus de douze jours ; encouragée alors par le général Wood, gouverneur de Cuba, la commission résolut de faire une grande expérience, en s'entourant de toutes les garanties désirables.

« On choisit un terrain situé à environ un mille de la ville de Quemados, sur un plateau bien drainé, bien aéré et absolument indemne de fièvre jaune. Un camp y est établi, qui, en souvenir du membre de la commission précédemment décédé, est appelé camp Lazear [1].

« Dans ce camp sont enfermées, avec quelques personnes ayant l'immunité, vingt-huit personnes sensibles ; Américains de bonne volonté et émigrants espagnols qui ont reçu une somme importante pour se soumettre à ces dangereuses expériences. Tous sont préalablement soumis à une quarantaine d'observation qui a duré cinq jours pour quelques-uns, mais de quinze à vingt-cinq jours pour la plupart. Aucun d'entre eux ne doit sortir du camp. Tout manquement à cette discipline entraîne l'exclusion. La moindre manifestation fébrile chez l'un des sujets le fait mettre à l'écart.

« Toutes ces précautions prises, des moustiques infectés plus de douze jours auparavant sur des malades dans les premiers jours de leur affection piquent douze personnes. Dix prennent la fièvre jaune dans un délai variant de quarante et une heures à cinq jours.

. . . .

« Cinq personnes qui refusèrent de se laisser piquer et sept autres qui servirent à des recherches ultérieures, ont vécu constamment à proximité des malades sans présenter le moindre trouble morbide. » (Marchoux.)

La preuve était donc faite et du rôle du moustique dans la transmission de la maladie et de l'innocuité des malades pour leur entourage, c'est-à-dire de la non-contagiosité de la fièvre jaune. De nouvelles expériences montrèrent que les linges souillés,

[1] Le Dr Lazear était mort peu auparavant de la fièvre jaune.

que les marchandises qui semblaient offrir le plus de danger, étaient en réalité complètement inoffensifs.

La commission américaine put donc affirmer que *seule la piqûre d'un moustique infecté peut donner la fièvre jaune.*

Le microbe de la fièvre jaune

Un moustique peut transporter la fièvre jaune d'un organisme malade à un organisme sain, le sang des malades doit donc renfermer le germe infectieux. Rien de plus facile que de vérifier le fait : prélevez un peu de sang chez un individu atteint de fièvre jaune, et injectez ce sang, ou seulement le sérum qu'il laisse transsuder, sous la peau d'un individu sain, vous lui donnerez la maladie.

Le sérum est virulent, il contient donc certainement un microbe spécifique, mais ce microbe, nous ne devons guère espérer le voir jamais. Filtré à travers une bougie Berkefeld, ou une bougie Chamberland à pâte peu serrée, le sérum des malades conserve sa virulence ; filtré au contraire sur une bougie Chamberland à pâte très serrée, il devient inoffensif ; le microbe de la fièvre jaune peut donc, comme celui de la rage, traverser les gros canalicules des parois poreuses et point les petits, c'est un *microbe invisible* ou ce que l'on appelle encore un *virus filtrant.*

Le microbe n'existe dans le sang que pendant les trois premiers jours de la maladie, mais il vit longtemps dans le corps du moustique ; il lui faut douze jours pour gagner les glandes salivaires de l'insecte et le rendre dangereux. On n'a pu réussir jusqu'ici à obtenir le développement du microbe dans un milieu de culture artificiel.

La lutte contre la fièvre jaune

De vaccination par virus atténué, de sérothérapie, il ne saurait être question à propos de la fièvre jaune ; l'impossibilité de cultiver le microbe, l'immunité naturelle de toutes les espèces animales vis-à-vis de lui, expliquent pourquoi.

La lutte contre la maladie se bornera à protéger les individus sains : nous allons voir que cette lutte ainsi réduite à la seule prophylaxie est possible et donne des résultats vraiment merveilleux.

Un seul insecte est dangereux en l'espèce, le *Stegomyia fasciata,* appelé autrefois *Culex mosquito* ; la connaissance approfondie de son développement et de ses mœurs indiquera les moyens de soustraire l'homme à sa voracité.

Mœurs et développement du Stegomyia fasciata. — Ce moustique, qui appartient au genre appelé vulgairement *cousin,* est un insecte de pays chaud ; il ne vit bien que dans les régions où la température oscille entre 25 et 30° ; au-dessous de 20°, il ne peut plus pondre.

« Partout où la température se maintient au-dessus de 20°, la fièvre jaune peut exister à l'état endémique. Là où les conditions favorables à l'existence du Stegomyia ne se trouvent réunies qu'à une époque de l'année, il peut se produire des épidémies suivies de disparition complète de la maladie. Enfin, là où les conditions n'existent que pendant quelques jours, il devient possible de voir éclater quelques cas sporadiques, si la période favorable coïncide avec l'introduction des moustiques infectés. » (Marchoux.)

Marquez sur un planisphère les deux lignes limitant la zone dans laquelle la température ne descend pas au-dessous de 20°, c'est-à-dire sensiblement les 43mes parallèles, vous aurez en même temps délimité la région dans laquelle la fièvre jaune peut exister à l'état permanent ; bien entendu, tous les points de cette zone rendus froids par leur altitude sont dépourvus de Stegomyia et partant de fièvre jaune. Tout ceci fait comprendre pourquoi l'Europe, ses parties méridionales exceptées, a toujours été à l'abri de la maladie, et pourquoi de nombreux pays chauds, telles nos possessions asiatiques peuplées de Stegomyia, pourraient se voir un jour envahis par elle.

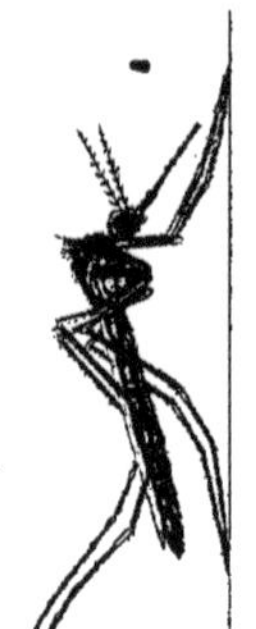

Fig. 235. — *Stegomyia fasciata*, moustique qui inocule la fièvre jaune à l'homme.

Le moustique dépose ses œufs à la surface de l'eau, et là seulement ; les plus petits dépôts lui suffisent : il pond dans des tessons de bouteilles, des vieilles boîtes à conserve, des débris de porcelaine, des gouttières mal entretenues, des baquets de ménage, bref partout où il trouve de l'eau : ses œufs sont très nombreux, la première ponte en peut contenir 95. En deux ou trois jours, si la température est favorable, les œufs éclosent ; il en sort une petite larve de couleur claire munie d'un siphon très noir ; cette larve subit plusieurs mues qui en sept jours la transforment en pupe ; au bout de deux à six jours, la pupe est devenue insecte parfait. L'évolution complète du moustique ne dure pas plus de treize à quinze jours ; si les conditions climatériques sont défavorables, elle peut ne débuter que cinq mois après la ponte.

Le Stegomyia éprouve le besoin impérieux de piquer les animaux ; il ne peut pondre qu'après un repas copieux de sang, de mammifère ou d'oiseau peu importe, mais de sang frais. Il préfère cepen-

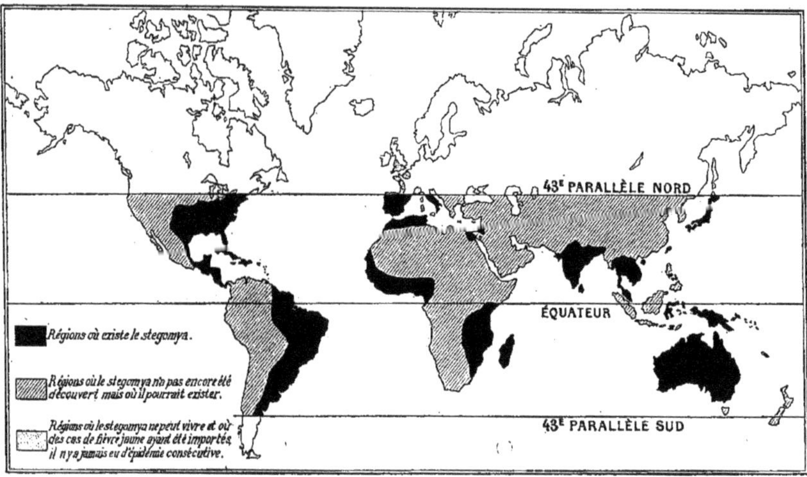

Fig. 236. — Carte indiquant à la fois la répartition des Stegomyia à la surface du globe et les régions où la fièvre jaune peut exister.

dant de beaucoup le sang de l'homme à tout autre ; aussi ne quitte-t-il pas le voisinage des habitations et rend-il la fièvre jaune bien plus fréquente dans les villes que loin d'elles.

Le Stegomyia est un insecte nocturne ; à part quelques rares exceptions, il ne pique que la nuit ;

la maladie ne se prend donc point le jour, ainsi que les médecins l'avaient depuis longtemps constaté.

Les mesures prophylactiques contre la fièvre jaune sont commandées par les mœurs du Stegomyia. Nous examinerons ce qu'elles doivent être, d'abord dans un pays contaminé, puis dans un pays indemne.

Prophylaxie de la fièvre jaune dans un pays où elle règne. — L'homme est contaminé par un Stegomyia qui s'infecte lui-même en piquant des malades : il faut donc s'efforcer d'empêcher les Stegomyia : 1° de piquer les malades, pour éviter qu'ils deviennent dangereux ; 2° de piquer les individus sains, parce que, dans un pays où règne la fièvre jaune, on ne peut être sûr, malgré les précautions prises, qu'aucun Stegomyia n'est infecté.

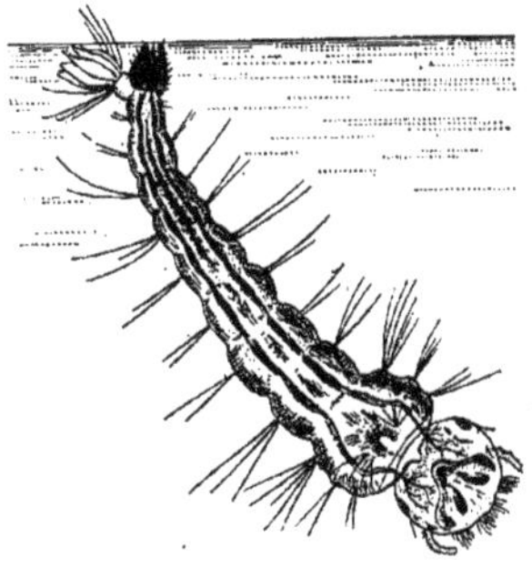

Fig. 237. — Larve de *Stegomyia fasciata*.

Comment empêcher les Stegomyia de s'infecter ? — Le sang des malades est virulent pendant les trois premiers jours de la maladie ; donc, aussitôt qu'un cas de fièvre jaune se produit, on doit soustraire aux piqûres des Stegomyia l'individu atteint et commencer en même temps une guerre acharnée contre tous les Stegomyia du voisinage.

A Rio-de-Janeiro, le Dr Oswald Cruz, qui a organisé la lutte méthodique contre la maladie, dispose, depuis 1904, de 1 200 hommes pour assurer l'exécution des mesures indispensables.

« Dès qu'un cas de fièvre jaune est signalé, une escouade se met en route sur une voiture qui porte tout le matériel nécessaire. Une heure plus tard et souvent moins, suivant la distance à parcourir, les gardes sanitaires sont à l'œuvre. La chambre du malade est l'objet de leurs premiers soins. Pendant que les uns disposent, en dehors des fenêtres, des écrans en toile métallique, les autres installent à la porte d'entrée un tambour garni d'un réseau métallique. Un homme reste en surveillance auprès de ce tambour pour veiller à la régularité de son fonctionnement. La disposition des portes est d'ailleurs telle qu'une ne peut s'ouvrir, si l'autre n'est fermée.

« Cette première précaution prise, les gardes sanitaires se disséminent dans la maison et disposent chaque pièce pour la destruction des moustiques qui s'y trouvent. Après avoir fermé toutes les issues, collé des bandes de papier sur les fissures des parois, recouvert les cheminées et les courettes de toile et de papier, on brûle soit du soufre à la dose de 8 grammes, soit de la poudre de pyrèthre, à raison de 2 grammes par mètre cube.

« Toute la maison est ainsi traitée, la chambre seule du malade est réservée. Quand celui-ci est guéri ou décédé, elle est fumigée à son tour. » (Marchoux)

Aux alentours de la maison, on fait la guerre aux moustiques en détruisant les larves qui pullulent dans toutes les collections d'eau, même les plus petites. Cette destruction s'effectue en supprimant les petits dépôts d'eau et en versant un peu de pétrole dans les puits, mares, etc... que l'on ne peut faire disparaître ; les larves périssent rapidement par dessiccation dans le premier cas, par asphyxie sous la couche de pétrole dans le second. On prévient les pontes ultérieures de l'insecte, en comblant tous les creux susceptibles de contenir de l'eau et en recouvrant de toile métallique les récipients que l'on ne peut vider.

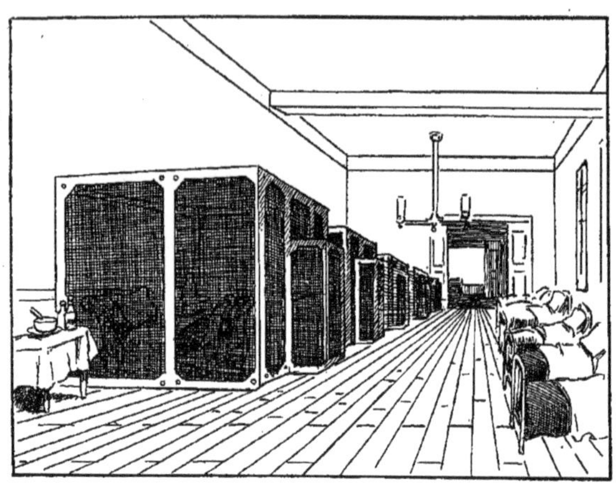

Fig. 238. — Salle d'hôpital disposée pour le traitement des malades atteints de fièvre jaune. Les moustiquaires qui entourent chaque lit empêchent les *Stegomyia* de piquer les malades et par suite de s'infecter.

Quand ces mesures sont rapidement prises, on a les plus grandes chances qu'aucun Stegomyia ne se soit infecté sur le malade.

Notez que les habitants auraient vraiment mauvaise grâce à s'opposer aux faits et gestes des gardes sanitaires : le malade peut rester chez lui, se faire soigner par qui et comme il lui plaît, voir tous les siens autant qu'il lui convient. Ce que le Dr Oswald Cruz eut le plus de peine à faire comprendre à la population fut la nécessité de détruire les larves des moustiques et d'empêcher ceux-ci de pondre ; les gens se refusaient à croire que de petits vers puissent se transformer en insectes ailés ; pour les convaincre, il fallut à maintes reprises enfermer sous leurs yeux des larves dans des bouteilles qu'on laissait à leur disposition jusqu'à la fin des métamorphoses de l'insecte.

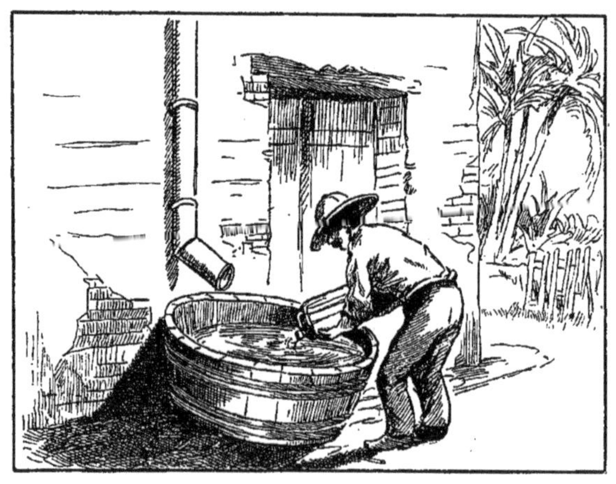

Fig. 239. — Pour détruire les larves de *Stegomyia* on répand du pétrole à la surface des masses d'eau qu'on ne peut supprimer.

Comment soustraire les individus sains aux piqûres des Stegomyia ? — La destruction des moustiques est certainement une des mesures qui mettent le mieux les individus sains à l'abri des piqûres : plus rares sont les Stegomyia, moins nombreuses sont les chances d'être contaminé par eux.

En temps d'épidémie, il faut se résigner à coucher sous une moustiquaire, ou, quand la chose est possible, à évacuer la nuit la région infectée : ainsi les habitants de Rio qui passent leurs journées à Rio et leurs nuits à Pétropolis ont toujours été à l'abri de la fièvre jaune : Pétropolis, bâtie sur une des hauteurs qui environnent Rio, est à une altitude trop élevée pour que les Stegomyia y vivent ; jamais de mémoire d'homme un individu n'y a pris la fièvre jaune, et les cas importés y sont toujours restés uniques.

Résultat de la lutte menée contre la fièvre jaune. — La lutte contre la fièvre jaune, comprise comme nous l'avons dit, a les résultats les plus heureux.

A la Havane, par exemple, elle a permis de faire disparaître complètement la maladie, ainsi que le prouve le tableau suivant :

		Années	Mortalité par fièvre jaune
Sous la domination espagnole		1895-96	552
		1896-97	1 385
		1897-98	745
Sous la domination américaine	Des mesures d'hygiène générale sont appliquées	1898-99	128
		1899-1900	122
		1900-01	302
	Des mesures sont prises contre les moustiques	1901-02	5
		1902-03	0

A Rio-de-Janeiro, pour être moins parfaits, les résultats ne sont pas moins démonstratifs : voici les chiffres de la mortalité pendant les mois de janvier de six années consécutives (en janvier, mois le plus chaud de l'année, l'épidémie est en pleine activité).

Années	Mortalité par fièvre jaune
1899	269
1900	106
1901	54
1902	96
1903	275
1904 (La guerre est faite aux moustiques)	2

Récemment un cas de fièvre jaune éclatait au Soudan dans une localité infestée de Stegomyia, le Dr Bouffard persuada aux habitants de quitter la nuit leurs maisons pour aller camper à quelque distance, et de laisser faire pendant la journée une guerre méthodique aux moustiques. Le succès dépassa les espérances les plus optimistes : le cas de fièvre jaune resta unique.

Prophylaxie de la fièvre jaune dans un pays indemne. — Un navire ayant à bord la fièvre jaune arrive dans un port non contaminé, quelle conduite tenir vis-à-vis de lui? Deux cas sont à distinguer.

Si le pays est dépourvu de Stegomyia, le navire n'offre guère de danger. Il suffira de détruire tous les moustiques qu'il abrite pour que les passagers, malades ou non, puissent descendre à terre sans inconvénient et pour que les marchandises puissent être débarquées sans faire courir de risques aux gens qui les manipulent.

Le pays est-il au contraire infesté de Stegomyia? les plus grandes précautions s'imposent. Le navire sera traité comme l'est la maison d'un malade dans une ville où règne la fièvre jaune : les passagers atteints seront mis à l'abri des piqûres de moustiques; les passagers en bonne santé seront, pendant toute la durée de l'incubation de la maladie, soit treize jours, soustraits, eux aussi, aux piqûres des Stegomyia : enfin tous les moustiques du bâtiment seront détruits.

PROTOZOAIRES PATHOGÈNES

CHAPITRE XXI

PALUDISME

Qu'est-ce que le paludisme ? Incubation, différentes formes et gravité de la maladie. — Histoire du paludisme jusqu'à la découverte du microbe spécifique. — Découverte des propriétés du quinquina ; découverte de la quinine par Pelletier et Caventou. — Le microbe du paludisme. — Découverte de l'*Hématozoaire*. — Vie de l'Hématozoaire dans l'organisme humain. — Vie de l'Hématozoaire dans le corps d'un moustique du genre *Anopheles*. — Étiologie du paludisme. — Développement et mœurs des Anopheles. — Le paludisme et le moustique : le paludisme est une maladie locale et saisonnière. — Le paludisme et l'homme. — Le paludisme à la surface du globe. — Prophylaxie du paludisme. — Lutte contre le paludisme : destruction des moustiques ; protection de l'homme contre les piqûres des moustiques. — Mise en état de défense de l'organisme humain contre l'infection palustre. — Résultat de la lutte contre le paludisme.

Voici une maladie des plus répandues, très grave, dont l'étude est devenue extrêmement intéressante, depuis que de multiples recherches microbiennes ont éclairé toute son étiologie et donné les moyens d'engager contre elle une lutte efficace. Peu de questions ont autant bénéficié des découvertes pastoriennes, peu montrent d'une façon plus nette qu'on est mal venu à mépriser les travaux de laboratoire, tant peuvent être importants leurs résultats pratiques.

Qui ne sait aujourd'hui ce que sont les *fièvres intermittentes,* les *fièvres des marais?* N'aurait-on pas eu l'occasion de l'apprendre en lisant livres et journaux, qu'un ami, un parent, revenant des pays chauds et trop souvent leur victime, serait là pour le conter. Mais, seules les populations qui ont le malheur de les connaître mieux que par ouï-dire savent la lourdeur du tribut qu'elles leur payent, et les redoutent à l'égal des affections les plus dangereuses. Certaines régions, où le paludisme règne d'une manière particulièrement violente, sont de fait inhabitables.

Cette maladie, connue depuis l'Antiquité, a reçu à travers les âges un grand nombre de noms, *fièvres intermittentes, fièvres paludéennes, fièvres palustres, impaludisme, fièvres des marais, malaria, fièvres telluriques,* rappelant pour la plupart qu'elle s'observe dans les pays marécageux ; aujourd'hui, on la désigne le plus souvent sous le nom de *paludisme.*

Les anciens connaissaient le paludisme, mais dans leur ignorance des différents aspects qu'il peut revêtir, ils le connaissaient mal, ne lui imputant pas nombre d'affections qui sont sous sa dépendance directe. L'homme n'apprit que bien lentement à le dépister sous toutes ses formes, à le guérir et à le prévenir.

Qu'est-ce que le paludisme?

Un homme sain arrive dans un pays palustre, au bout de combien de temps les premières manifestations du paludisme peuvent-elles éclater chez lui s'il est immédiatement frappé? Quels symptômes éprouvera-t-il? Pendant combien de temps sera-t-il malade? Quel danger court sa vie? C'est à toutes ces questions que répond la clinique.

Incubation. — Quelques faits bien observés permettent de fixer sa durée à une douzaine de jours.

Ferrus raconte ceci : « En 1811, ayant passé 12 jours avec un détachement de 300 chasseurs de la vieille garde à Breskens (rive gauche) (1) et me félicitant de n'avoir eu pendant ce temps qu'un seul

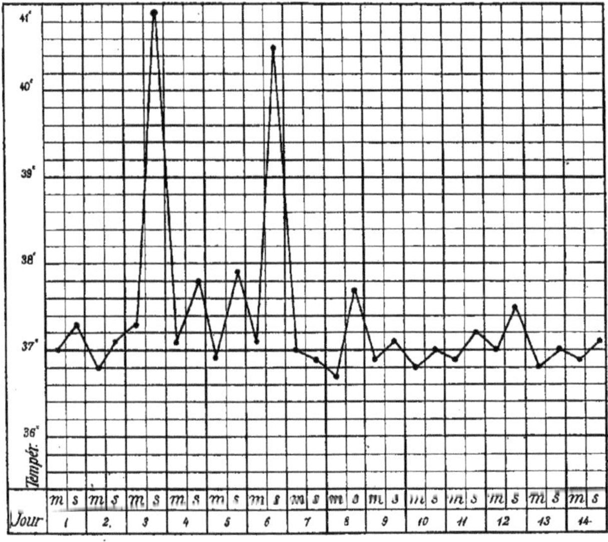

Fig. 240. — Graphique des températures relevées chez un malade atteint de fièvre quarte.

malade, je fus péniblement surpris lorsque, dès la première journée de marche, 10 chasseurs éprouvèrent une fièvre violente. Le lendemain il y eut plus de 20 malades avant d'arriver à Anvers, et pendant les 2 jours que nous passâmes dans cette ville, leur nombre s'éleva à plus de 80. Officiers et soldats, tous étaient pris de fièvres intermittentes fort intenses et rebelles au quinquina. Quelques-unes prenant le caractère pernicieux des fièvres de Flessingue furent promptement mortelles... » (Cité d'après Laveran.)

Autre fait.

« La corvette *la Sarcelle*, après un séjour de plusieurs mois sur la rade de Mayotte pendant la mauvaise saison de 1843, sans avoir senti les atteintes de l'endémie, lève l'ancre et voit 15 jours

(1) Localité très malsaine sur les bords de l'Escaut.

après éclater la fièvre dans son équipage. Plus tard c'est la frégate la *Reine-Blanche* qui voit se produire les mêmes faits après son départ de Sainte-Marie. » (Cité d'après Laveran.)

L'expérimentation confirme les données de la clinique. Inocule-t-on le paludisme — nous verrons plus loin comment — à un homme sain, la maladie met en moyenne 12 jours à se déclarer.

DIVERSES FORMES DE LA MALADIE. — On a distingué plusieurs formes de fièvres paludéennes ; nous ferons seulement connaître les principales.

Les *fièvres intermittentes* sont de courts accès de fièvre séparés par des périodes apyrétiques ; les accès se reproduisent tous les jours dans la fièvre *quotidienne,* tous les 2 jours dans la *fièvre tierce,* tous les 3 jours dans la *fièvre quarte.* Les deux derniers types, tierce et quarte, sont plus fréquents dans les pays tempérés, le type quotidien dans les pays chauds.

Les accès ont lieu, en général, de minuit à midi ; l'élévation thermique, qui peut atteindre 40-41°, commence par un violent frisson et se termine par des sueurs profuses. Bien soignés, les accès de fièvre intermittente cessent de se produire au bout de quelques jours, mais on observe souvent des *rechutes.*

Les *récidives,* c'est-à-dire de nouveaux accès de fièvre chez un individu guéri des premiers, sont fréquentes, car en matière de paludisme, il ne saurait être question de vaccination : une première attaque de fièvre paludéenne, loin de conférer l'immunité comme il arrive dans nombre de maladies infectieuses, diminue le degré de résistance naturelle que peut posséder l'homme.

La *fièvre continue palustre,* par opposition à la fièvre intermittente, ne quitte pas le malade pendant plusieurs jours. En Europe, elle n'existe guère qu'en Italie et en Grèce : fréquente en Algérie, elle est très commune aux Indes.

Le paludisme peut passer à l'état chronique et produire la *cachexie palustre* qui donne au malade un facies tout particulier.

« Le cachectique palustre est anémié, amaigri, vieilli avant l'âge ; l'amaigrissement des membres contraste avec le développement de l'abdomen ; la pâleur et la teinte terreuse de la peau, la bouffissure de la face, l'apathie que dénotent la physionomie et l'allure, sont caractéristiques et permettent de faire le diagnostic à distance ; ces signes sont si apparents qu'ils frappent même les voyageurs étrangers à la profession médicale qui traversent les contrées où sévit l'endémie palustre. » (Laveran.)

L'anémie de ces cachectiques est extrême, leur sang ne renferme souvent que 1 000 000 de globules par millimètre cube (le nombre normal est de 4 500 000) ; leur rate atteint quelquefois des proportions énormes.

GRAVITÉ DU PALUDISME. — La fièvre paludéenne est une maladie peu grave dans certains pays, très sérieuse dans d'autres.

Bien traitée chez des hommes robustes, elle tue peu : c'est ce qui se passe dans l'armée en temps de paix. Mais, si la malaria s'abat sur des sujets déjà débilités par des fatigues, l'alcoolisme, la misère, si les malades sont mal surveillés et mal soignés, la maladie fait d'innombrables victimes ; elle est aussi redoutable que la peste, de lugubre mémoire.

Quelques faits typiques montrent quels ravages peuvent faire les fièvres paludéennes :

« Le débarquement des Anglais, au mois d'août 1809, dans l'île de Walcheren fut suivi d'une des plus graves épidémies de fièvres palustres que l'on connaisse. Du 28 août au 23 décembre, sur un effectif de 39 219 hommes, 4 175 succombèrent aux fièvres ; du 21 août au 18 novembre, le nombre des admissions aux hôpitaux, récidives comprises, s'élevait à 26 846 ; vers la fin de décembre 1809, après la rentrée des troupes en Angleterre, on comptait encore 11 503 hommes atteints de *maladies de Walcheren.* L'armée anglaise avait été vaincue avant de combattre, elle n'eut que 217 hommes tués à l'ennemi. » (Laveran.)

En 1833 pendant la conquête de l'Algérie, la garnison de Bône forte de 5500 hommes, en perdait, en quatre mois, 830 presque tous palustres.

En 1877-78, dans une des armées russes qui firent la campagne de Turquie, on compta 140000 cas de paludisme, dont 1092 mortels.

« L'expédition de 1895 à Madagascar est un exemple mémorable de l'extension et de la gravité que peuvent prendre les fièvres palustres dans une armée en campagne ; en quelques mois, le nombre des décès s'est élevé à 6000, ce qui représentait près du quart de l'effectif et, sur 3 hommes rapatriés, 2 étaient atteints de paludisme.

. . . .

« Une compagnie du génie, forte de 225 hommes à son départ de Majunga, ne comptait plus à son arrivée à Suberbieville, après avoir travaillé à la construction de la route et des ponts, que 25 hommes qui se traînaient à peine.» (Laveran.)

Histoire du paludisme jusqu'a la découverte du microbe spécifique

Hippocrate décrit les fièvres continue, quotidienne, tierce, quarte, et parle de fièvres quintane, septinane et nonane. Celse et Galien les observèrent comme lui.

Après eux, les médecins, rencontrant des fièvres qui ne rentraient point dans les types hippocratiques, remirent ceux-ci en question, et le paludisme devint une maladie mal connue. Il resta tel jusqu'au moment où l'illustre médecin anglais Sydenham (1624-1689) montra que certaines fièvres continues avaient la même origine que la fièvre intermittente.

Au xviie siècle, une découverte des plus importantes vint bouleverser la thérapeutique des fièvres paludéennes, ce fut celle des propriétés du quinquina.

En 1638, la femme du vice-roi du Pérou, la comtesse d'El Chinchon, était à Lima atteinte depuis plusieurs mois d'une fièvre rebelle à tout traitement. Le Corrégidor de Loxa, qui devait beaucoup au vice-roi, lui dévoila les propriétés de l'écorce du quinquina que connaissaient les Indiens. La vice-reine prit le remède et guérit. Reconnaissante, elle se procura une provision de quinquina qu'elle distribua autour d'elle, et le médicament devint la *poudre de la comtesse*. De retour en Europe, en 1640, elle fit connaître les propriétés de la bienfaisante poudre, et celle-ci distribuée par les Jésuites fut la *poudre des Jésuites* : après que le cardinal de Lugo en eut fait venir à Rome pour les paludiques italiens, on la nomma *poudre du cardinal*.

A la fin du xviie siècle, le quinquina fut peu à peu délaissé ; il avait échoué dans quelques cas, soit parce qu'il avait été mal administré, soit parce qu'il avait été sophistiqué — les Péruviens, à court de quinquina, vendaient en son lieu et place une poudre d'écorces d'arbres, dans laquelle celle de quinquina n'entrait que pour une faible part —. Il fallut l'autorité de Sydenham pour réhabiliter aux yeux des médecins un médicament qu'ils n'auraient jamais dû abandonner.

Dans l'histoire du paludisme, le xixe siècle occupe une place tout à fait prépondérante ; c'est en 1880 que fut découvert le microbe spécifique de la maladie.

Bien des années avant, en 1820, Pelletier et Caventou avaient réussi à isoler le principe actif de l'écorce du quinquina, la *quinine* ; au lieu de faire absorber à un malade 120 grammes de poudre de quinquina, on pouvait désormais lui donner 2 grammes de sulfate de quinine qui, dans les cas graves, agissent bien plus efficacement, parce que bien plus rapidement.

Le Microbe du paludisme

Découverte du microbe. — En 1878, le Dr Laveran se trouvant à Bône (Algérie) observa, dans le sang des paludiques, des corpuscules plus ou moins volumineux dont les uns étaient doués de mouvements amœboïdes et dont les autres avaient la forme de croissants.

Deux ans après, reprenant ses recherches à Constantine, il découvrit, toujours dans le sang palustre, des corps sphériques à la surface desquels étaient fixés des filaments très mobiles analogues à des flagelles (voy., page 16-17, la fig. 5 de la planche en couleur) ; dès lors il eut la certitude d'être en présence d'un microbe et du microbe du paludisme. Tous ces corpuscules ne sont en effet que des formes diverses du même parasite, cause de la malaria, ainsi que le vérifièrent tous les savants qui voulurent contrôler les recherches de M. Laveran.

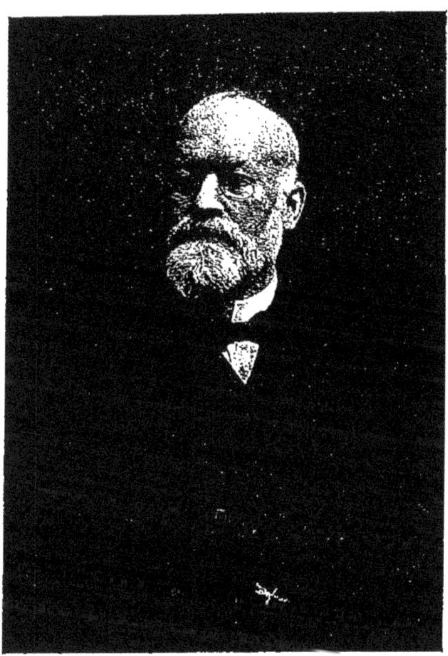

Fig. 241. — Dr Laveran.

Quelle preuve a-t-on de sa spécificité? On ne peut en l'inoculant aux animaux leur donner la fièvre paludéenne, tous y sont réfractaires ; mais, pendant les accès de fièvre, et avant l'usage de la quinine, on le trouve *toujours* dans le sang des paludiques et jamais dans celui d'autres malades ni d'individus bien portants ; cette double constatation, faite *à quelque moment* et *en quelque lieu* que ce soit, suffit à affirmer le rôle du microbe de M. Laveran. Du reste, quelques expérimentateurs ont réussi à communiquer à l'homme la fièvre paludéenne en lui inoculant dans les veines du sang de paludique ; l'éclosion de la maladie coïncidait avec l'apparition, dans le sang, du microbe spécifique.

La présence du parasite dans le sang lui a fait donner le nom d'*Hématozoaire* (αἷμα, sang et ζῷον, animal), et, pour le distinguer de tous les Hématozoaires qui n'ont rien à voir avec le paludisme, on le désigne sous le nom d'*Hématozoaire du paludisme. Hæmamœba Malariæ* (Hémamibe de la malaria), l'appelle-t-on encore, pour rappeler que sous certaines de ses formes il est doué de mouvements analogues à ceux des amibes.

Le microbe était découvert, mais loin d'être connu ; il fallait savoir comment les diverses formes qu'il revêt dérivent les unes des autres, c'est-à-dire quelle est son évolution. Celle-ci fut longue à pénétrer, car imitant certains parasites intestinaux, l'Hématozoaire du paludisme ne peut parcourir tout le cycle de son développement dans le corps de l'homme ; il doit, à un moment donné, passer par celui d'un moustique particulier, d'un *Anopheles*. Aujourd'hui la vie du microbe n'a plus de secret pour nous ; il est facile de la résumer (fig. 242).

Vie de l'Hématozoaire du paludisme dans l'organisme humain. — Jeune, le microbe se présente sous la forme d'une petite tache claire, large d'un millième de millimètre environ, sur un globule rouge (fig. 242, A) ; il est alors soit accolé à la surface du globule, soit enfermé à l'intérieur (on voit souvent jusqu'à 6 parasites dans le même globule).

L'Hémamibe grossit peu à peu en se remplissant de petits grains de pigment noir (fig. 242, B et C) et finit par acquérir un volume égal à celui du globule qui la contient (fig. 242, D).

Pour se multiplier, les Hémamibes se divisent en un grand nombre de fragments ovalaires, les *mérozoïtes* ; accolés d'abord les uns aux autres, les mérozoïtes donnent au parasite l'aspect d'une *marguerite* ou d'une *rosace* (fig. 242, F et G) ; chacun d'eux, mis en liberté, est une petite Hémamibe qui va parasiter des globules rouges. Ainsi se ferme un premier cycle de développement du microbe, grâce auquel une seule Hémamibe peut infecter un nombre immense de globules.

Les petites Hémamibes peuvent, dès leur mise en liberté, prendre une forme de résistance qui leur permet de vivre à l'état latent, c'est le *croissant* (fig. 242, I, J et J') ; accolés d'abord à un globule rouge, les croissants s'en séparent ensuite en devenant ovalaires (fig. 242, K et K'), puis sphériques (fig. 242, L et L'). On les rencontre souvent dans le sang des malades atteints de cachexie palustre.

A un certain moment, des filaments très fins, les *flagelles* ou *microgamètes*, sortent de grosses Hémamibes ou de corps sphériques dérivés des croissants (fig. 242, M), et, devenus libres, se meuvent avec une très grande agilité.

Vie de l'Hématozoaire du paludisme dans le corps d'un « Anopheles ». — Comment l'homme contracte-t-il le paludisme ? on le sait depuis une dizaine d'années seulement.

En 1897-98, un jeune médecin de l'armée anglaise, M. R. Ross, étudia, aux Indes, le développement d'un Hématozoaire très voisin de celui du paludisme, *Hæmamœba relicta*, parasite dans le sang des oiseaux, et découvrit que toute une partie de son développement s'effectue dans l'organisme de moustiques très répandus, les *Culex* (¹).

Cette belle découverte fut le point de départ de nouvelles recherches sur l'Hématozoaire du paludisme, et, en 1898-99, MM. Grassi, Bignami et Bastianelli, puis M. Koch, réussirent à étendre à ce microbe ce que M. Ross avait observé dans l'évolution de l'*Hæmamœba relicta*. Disons tout de suite que l'Hématozoaire du

(¹) Dès 1884, M. Laveran avait supposé que les moustiques étaient les agents d'inoculation du paludisme.

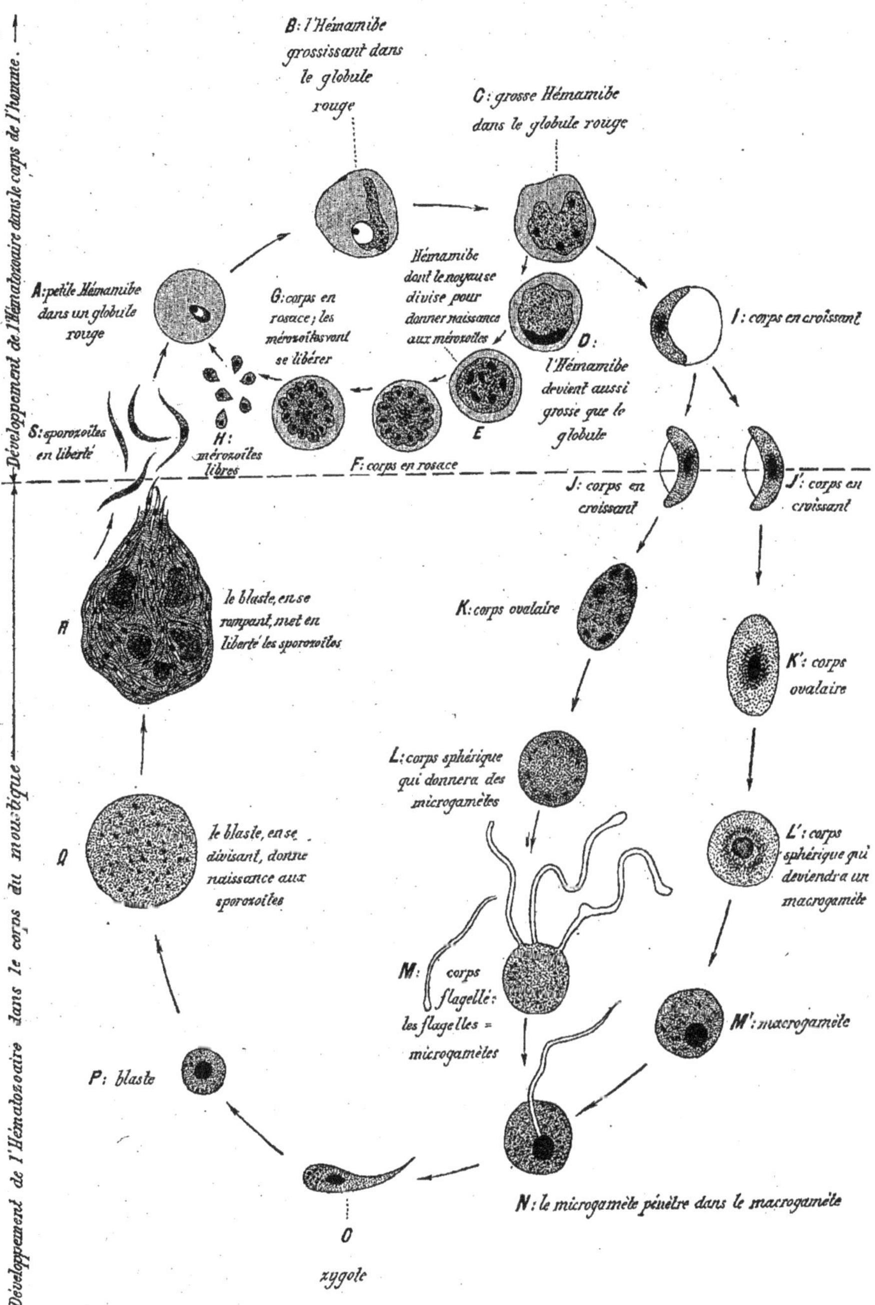

Fig. 242. — Évolution de l'Hématozoaire du paludisme dans le corps de l'homme et dans le corps d'un moustique du genre *Anopheles*.

paludisme ne se développe point dans le corps d'un Culex, mais seulement dans celui d'un autre moustique, d'un *Anopheles* (fig. 244).

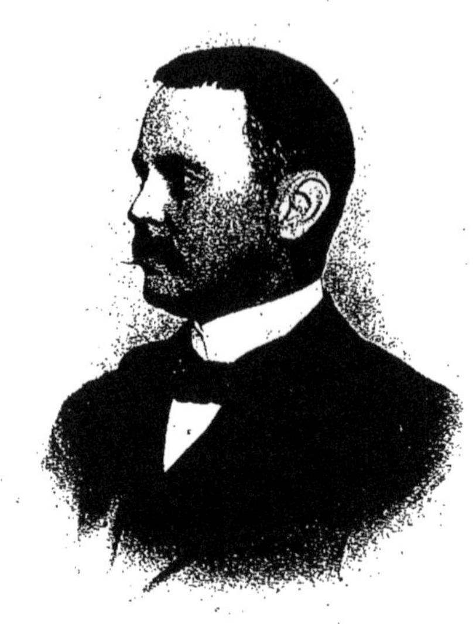

Fig. 243. — Dr Ross.

Un Anopheles pique un paludique et se gorge de sang riche en corps *en croissants*, que vont devenir ceux-ci dans son organisme? Ils prendront une forme ovalaire (fig. 242, K et K'), puis sphérique (fig. 242, L et L') et donneront naissance, les uns à des *flagelles* ou *microgamètes*, les autres à des corps sphériques particuliers les *macrogamètes*. Au bout de 12 à 24 heures, on trouve dans l'intestin du moustique des corps allongés (fig. 242, O) ou *zygotes*, qui ne sont autre chose que des macrogamètes dans lesquels a pénétré un microgamète : ces zygotes, semblables à de petits vers longs de 14 à 18 millièmes de millimètre, pénètrent dans la paroi de l'intestin moyen de l'hôte, y deviennent sphériques (fig. 242, P) et, en 7 jours, acquièrent un diamètre de 60 millièmes de millimètre ; ce sont les *blastes* (fig. 242, Q). Ces blastes se rompent (fig. 242, R) et donnent issue à de nombreux corps fusiformes (fig. 242, S), les *sporozoïtes*. Ces sporozoïtes tombent dans la cavité générale du moustique et gagnent les glandes salivaires (fig. 245).

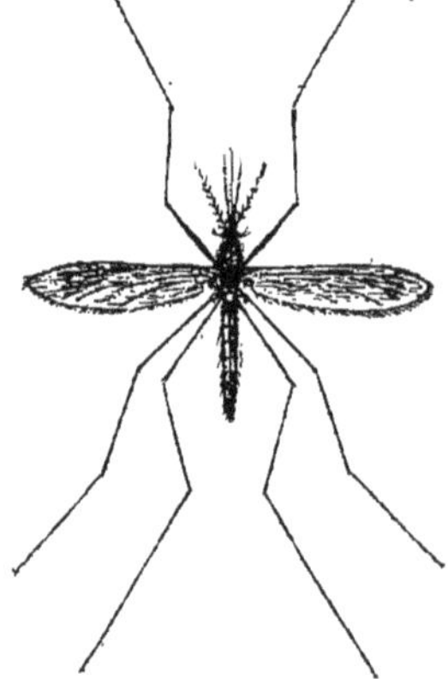

Fig. 244. — *Anopheles*, moustique qui inocule à l'homme le paludisme.

Or, avant de sucer le sang de l'homme qu'il vient de piquer, l'insecte injecte dans la plaie une gouttelette de salive ; il était donc bien vraisemblable qu'il inoculait en même temps les sporozoïtes de l'Hématozoaire. L'expérience prouve en effet

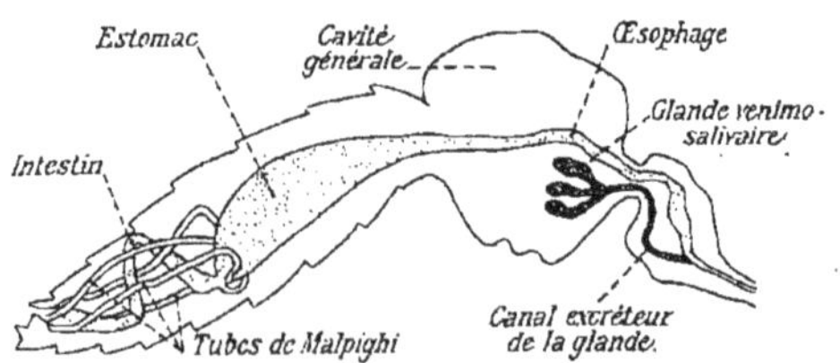

Fig. 245. — Coupe longitudinale du corps d'un Anopheles.

que la piqûre d'un Anopheles, nourri de sang palustre, peut donner la maladie. Ainsi s'éclaire l'étiologie du paludisme : ce sont les moustiques qui, dans les pays à malaria, infectent les hommes.

On contracte le paludisme par la piqûre d'un Anopheles ; ne peut-on le prendre autrement? Il est encore aujourd'hui difficile de se prononcer, mais on peut dire que plus les enquêtes et les travaux se multiplient, plus il semble évident que l'éclosion de la maladie est sous la seule dépendance des moustiques.

Un dernier mot avant de quitter l'évolution de l'Hématozoaire. A quel groupe de microrganismes rattacher ce microbe? Comparez son développement (fig. 242) avec celui de la Coccidie du lapin (fig. 61), vous serez frappé de leur ressemblance et vous comprendrez pourquoi on a fait de l'Hématozoaire du paludisme une coccidie.

Étiologie du paludisme

Pour que l'homme devienne paludique, il faut que des Hématozoaires soient inoculés dans son organisme ; cette inoculation est le fait d'un Anopheles. Deux éléments règlent donc l'éclosion de la malaria : le moustique qui inocule, l'homme qui est inoculé; nous les examinerons successivement, mais il est indispensable que nous sachions auparavant comment se développent et vivent les Anopheles.

Développement et mœurs des Anopheles. — Les Anopheles sont des insectes du groupe des *Culicides*, appelés vulgairement cousins. Les Culicides comprennent plusieurs genres, parmi lesquels les *Culex* et les *Anopheles* nous intéressent particulièrement. Seuls, il est vrai, les Anopheles peuvent propager le paludisme, mais ils voisinent souvent avec les Culex, on doit savoir distinguer les uns des autres.

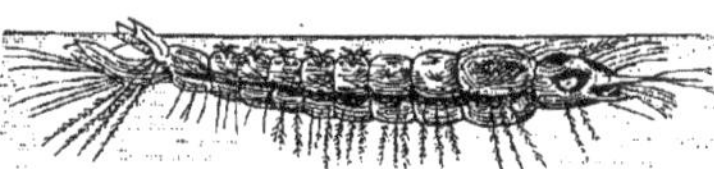

Fig. 246. — Larve d'*Anopheles*, étendue au-dessous de la surface de l'eau.

Les Anopheles pondent leurs œufs à la surface des eaux stagnantes ; de ces œufs sort une *larve* (fig. 246) qui, pour respirer, se maintient à la surface de l'eau. Vieilles d'une quinzaine de jours, les larves se transforment en *nymphes* (fig. 247) ; au bout de 3 ou 4 jours la carapace de la nymphe s'ouvre pour laisser sortir l'insecte parfait, le moustique ailé. Cette dernière métamorphose est une phase très critique de la vie de l'insecte ; que l'eau soit le moins du monde agitée, elle échoue.

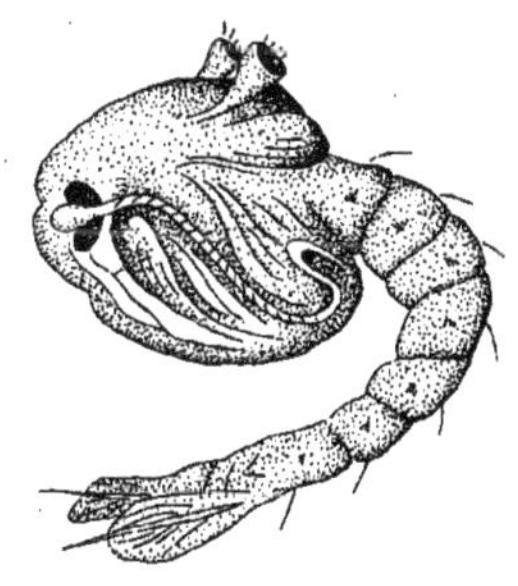

Fig. 247. — Nymphe d'*Anopheles*.

Nous avons dit les Anopheles très voisins des Culex, en quoi s'en distinguent-ils? Les larves ne se tiennent pas de même dans l'eau ; celles des Culex (fig. 248), munies d'un siphon respiratoire, se placent la tête en bas, en faisant émerger l'extrémité de leur siphon ; celles des Anopheles doivent, pour respirer, s'étendre horizontalement au-dessous de la surface de l'eau (fig. 246). La conformation des appendices buccaux permet de distinguer les Anopheles adultes des Culex adultes. Sauf de rares exceptions, l'attitude de chaque espèce, au repos contre un mur, est caractéristique : chez les Culex (fig. 249), l'abdomen est incliné vers le mur, et la trompe fait un angle avec l'axe du corps; l'insecte semble bossu ;

chez les Anopheles (fig. 250) la trompe est dans le prolongement de l'axe du corps et l'abdomen s'écarte du mur.

Sont palustres les pays couverts de mares d'eau tranquille, parce que dans ceux-là peuvent vivre les larves d'Anopheles ; ces larves ne réclament pas de grands marécages, les très petites collections d'eau, qui se forment dans des pots cassés, dans des boîtes de conserve vides, dans des seaux abandonnés, leur conviennent parfaitement. En eau courante, les nymphes sont incapables de se transformer en insectes parfaits, mais dans un cours d'eau très peu rapide, entre des feuilles de plantes aquatiques, il se trouve des endroits assez calmes pour que la métamorphose puisse s'effectuer.

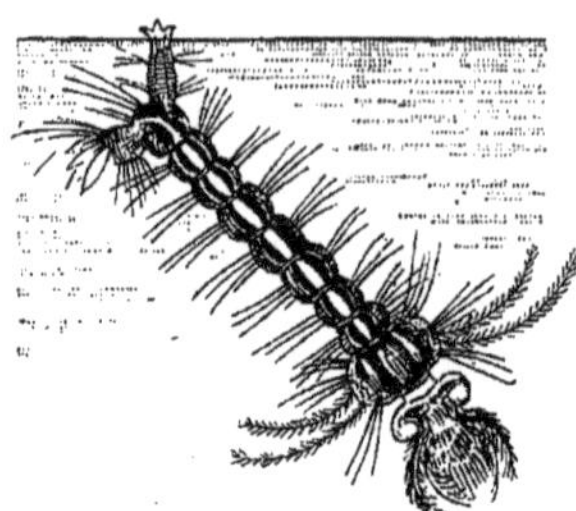

Fig. 248. — Larve de *Culex* ; pour respirer l'animal fait émerger son siphon au-dessus de la surface de l'eau.

Les Anopheles ne s'éloignent guère des eaux où ils sont nés ; on les rencontre rarement à plus de 500 mètres ; c'est ce qui explique pourquoi des régions salubres sont souvent très proches d'autres fort malsaines.

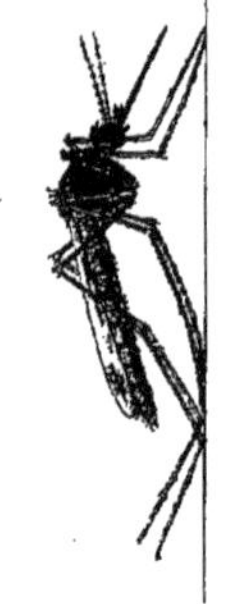

Fig. 249. — *Culex* au repos : l'abdomen est incliné vers la muraille sur laquelle est posé l'insecte et la trompe fait un angle avec l'axe du corps.

Les Anopheles s'élèvent peu dans les airs ; en pays palustre, les habitants ont donc raison de fuir les terres basses, comme ils le font depuis plusieurs siècles, pour se réfugier sur les hauteurs. A Constantine, par exemple, édifiée sur une éminence haute de 600 mètres, il n'y a pour ainsi dire point de fièvres paludéennes, tandis que dans la campagne immédiatement voisine, elles sont très communes.

Le paludisme et le moustique. — On ne voit de moustiques que pendant l'été et au bord de l'eau ; sans chaleur ni humidité ils ne peuvent vivre. Aussi le paludisme est-il une maladie *locale* et *saisonnière*.

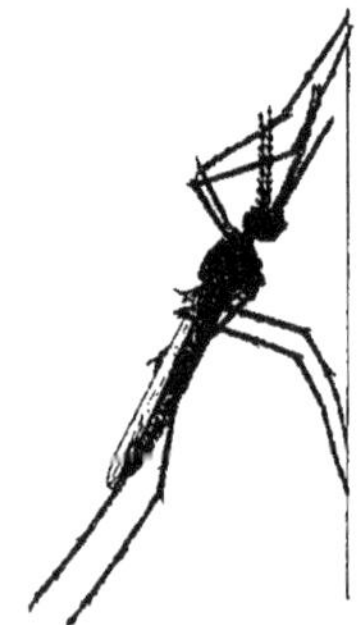

Fig. 250. — *Anopheles* au repos : l'abdomen s'écarte de la muraille sur laquelle est posé l'insecte et la trompe est dans le prolongement de l'axe du corps.

Le paludisme est une maladie locale. — Il est des régions palustres et d'autres qui ne le sont pas ; les pays marécageux, alternativement humides et desséchés, où l'eau forme des mares qui s'assèchent peu à peu, sont particulièrement favorables à la pullulation des moustiques, donc au développement de la malaria.

Les rizières, les oseraies, les eaux où rouit le chanvre sont très fréquemment malsaines.

Les marais salants bien entretenus ne sont point insalubres ; mais, qu'on vienne à les abandonner, l'eau ne s'y renouvelle pas et ils deviennent rapidement des foyers de paludisme, l'eau saumâtre pouvant donner un excellent asile aux larves d'Anopheles.

« Toutes les fois, dit M. Arnould, que la démarcation est nettement accomplie entre la terre et l'eau, la salubrité est assurée et d'autant plus que l'eau collectionnée est plus constante et plus profonde. »

En pays de fièvres, les années pluvieuses sont particulièrement redoutables, car elles amènent des eaux stagnantes dans toutes les dépressions du sol.

Bien entendu, la présence de moustiques n'implique pas forcément l'existence du paludisme dans une région ; là où manque l'Hématozoaire, la maladie est inconnue. Certaines régions marécageuses, qui semblent à première vue réunir toutes les conditions d'insalubrité, peuvent donc être très saines, telle la Nouvelle-Calédonie.

Nous avons vu que les Anopheles piquent de préférence le soir et la nuit, rarement dans la journée, aussi est-il prudent de quitter les endroits dangereux au coucher du soleil ; ainsi font les habitants des pays palustres toutes les fois qu'ils le peuvent.

Le paludisme est une maladie saisonnière. — Le paludisme s'observe seulement dans les mois chauds de l'année, parce que les moustiques ne vivent qu'à une température élevée ; on a remarqué qu'à Rome les premiers accès de fièvre ont lieu au commencement du mois de juillet ; les cas de malaria qui se produisent l'hiver sont des rechutes de la maladie contractée pendant l'été. Le même fait est constant au Sénégal et aux Antilles ; à la Guyane, où les fièvres sévissent toute l'année, c'est au cours de la saison froide qu'elles sont le moins répandues et le moins redoutables.

Le paludisme et l'homme. — Tous les hommes ne sont pas également sensibles aux fièvres paludéennes ; ceux dont la santé est affaiblie pour une cause ou une autre, les enfants, sont bien plus facilement atteints que les individus robustes ; c'est l'histoire de presque toutes les maladies infectieuses.

L'homme est plus souvent frappé que la femme ; les travaux auxquels il se livre sur les terres palustres, le repos qu'il prend la nuit sur ces terres, expliquent cette plus grande réceptivité.

En pays palustre, les cultivateurs, les jardiniers, les ouvriers des rizières en particulier, payent à la maladie un bien plus lourd tribut que les citadins. Dans l'intérieur de Rome, par exemple, les habitants ne courent aucun risque ; qu'ils sortent de la ville, ils sont en danger, car les Anopheles les guettent.

Dans les armées en campagne, alors que les soldats mal nourris sont accablés de marches et de travaux, le paludisme fait de nombreuses victimes.

Les nègres résistent beaucoup mieux que les blancs à la malaria ; ils s'infectent plus difficilement, et, ordinairement, la maladie revêt chez eux des formes moins graves. Témoin le fait suivant :

« En 1841, trois navires anglais, l'*Albert*, le *Wilberforce*, et le *Soudan*, remontèrent le Niger ; les équipages se composaient de 145 blancs et de 158 nègres ; un mois après l'entrée dans le Niger, 130 blancs sur 145 étaient atteints de fièvre, 40 succombèrent ; des 158 noirs, 11 seulement eurent de légères atteintes de fièvre palustre, aucun ne mourut. » (Laveran.)

Cette immunité de la race noire semble naturelle et non acquise, car les nègres, qui d'un pays sain sont transportés dans un pays palustre, résistent bien aux fièvres. D'ailleurs, différant du plus grand nombre des maladies infectieuses, le paludisme est une affection contre laquelle on n'est jamais vacciné (voy. page 324); une première atteinte rend l'organisme plus sensible à une nouvelle ; aussi, quand la chose est possible, faut-il faire quitter les pays palustres aux anciens paludiques.

Le paludisme a la surface du globe

Europe. — Inconnu dans l'extrême nord de l'Europe, le paludisme existe sur les bords de la Baltique.

La Hollande dont le sol est presque au niveau de la mer était autrefois très malsaine ; les digues, le drainage et la culture, l'ont rendue presque totalement salubre ; les fièvres ne se voient plus que sur le littoral. Cependant, depuis quelques années, elles sont en recrudescence.

Le drainage, l'assèchement de certains marais, ont fait de l'Angleterre et de l'Irlande, très palustres au temps de Sydenham (XVIIe siècle), des pays très sains. La malaria y est aujourd'hui une rareté.

La France, autrefois impaludée en maints endroits, est en train de s'assainir.

Dès qu'ils ont cessé d'être exploités, les marais salants de l'embouchure de la Loire sont devenus une source de paludisme si abondante qu'au milieu du siècle dernier l'état de ce malheureux pays était lamentable :

« Que l'on se figure, dit Mèlier, une plaine de plus de 8000 hectares, très basse, très plate, presque horizontale ou à peine inclinée vers la mer, toute parsemée d'excavations et de fossés que séparent des élévations irrégulières, restes dégradés des *bosses* [1] des anciens marais ; l'eau stagnant partout, ne pouvant s'écouler nulle part et se corrompant, toutes sortes de débris végétaux y pourrissant dans les chaleurs et répandant les miasmes les plus délétères. »

Toute la côte de Rochefort est beaucoup moins malsaine aujourd'hui que jadis ; celle du Languedoc, très marécageuse, est encore insalubre en nombre de points.

L'histoire des Dombes et de la Sologne montre l'influence que peut exercer l'homme sur le développement du paludisme.

« Les habitants de la Dombes avaient transformé une grande partie de leurs propriétés en étangs à poisson qui étaient exploités pendant deux ans, puis vidés et ensemencés ; cette alternative d'inondations et de desséchements était bien faite pour développer l'endémie palustre, qui prit en effet une extension telle que cette région fut ruinée et se dépeupla. De 1802 à 1842, la vie moyenne des habitants de la Dombes ne dépassait pas vingt-quatre ans. Les travaux d'assainissement qui ont été pratiqués depuis cinquante ans ont modifié heureusement cette situation ; plus de la moitié des 200 000 hectares de terrains alternativement noyés et asséchés avaient été reconquis à la fin du siècle dernier par la culture. » (Laveran.)

« Jusqu'en 1450, la Sologne avait été un pays très salubre et très prospère ; à la suite de la guerre de Cent Ans, le pays s'appauvrit et se dépeupla ; on créa partout des étangs et la culture du sol fut abandonnée. Au commencement du siècle dernier, on comptait en Sologne 12 000 étangs occupant 17 000 hectares.

« En 1586, à la suite du desséchement des étangs de la ville de Romorantin, une épidémie de fièvres palustres fit un grand nombre de victimes.

« En 1832, les Solognots vivaient dans un état misérable qui a été bien décrit par Monfalcon et Burdel, de Vierzon. La Sologne était inculte et marécageuse dans la moitié au moins de sa superficie ; les habitants, misérables, n'ayant qu'une nourriture insuffisante et de l'eau de mauvaise qualité, étaient impaludés dans une très forte proportion.

« Depuis 1852 on travaille à assainir la Sologne, on a creusé des canaux, drainé le sol sur un grand nombre de points, desséché les étangs les plus insalubres ; la surface cultivée s'est considérablement accrue ; chez la plupart des habitants l'aisance a remplacé la misère, et la conséquence de toutes ces améliorations a été la diminution progressive de l'endémie palustre. » (Laveran.)

Les bords du Danube et toutes les côtes russes de la mer Noire et de la mer Caspienne sont impaludés.

En Grèce, le tiers des malades l'est du fait du paludisme.

L'Italie est la terre de prédilection de la malaria en Europe ; chaque année, l'Hématozoaire y rend malades près de 200000 individus, et en fait périr 15 000. La région des Maremmes en Toscane, les Marais Pontins, la Campagne Romaine sont les foyers les plus dangereux.

Asie. — Le paludisme étend ses ravages dans toute la partie méridionale de l'Asie ; il fait aux Indes six fois plus de victimes que le choléra. (Laveran.)

La Basse Cochinchine, où abondent les rizières, où sont fréquentes les inondations, est fort insalubre, mais l'est cependant moins que le Tonkin. Dans la seule année 1897, au Tonkin et en Annam, plus de la moitié des maladies et des décès a eu pour cause le paludisme.

Afrique. — C'est en Afrique que les fièvres paludéennes sont le plus fréquentes.

[1] Les *bosses* sont les talus qui séparent les différents compartiments des marais salants.

L'Algérie, le delta du Nil, Zanzibar, le Mozambique sont ravagés par l'Hématozoaire, Madagascar est très malsaine et, chose triste à dire, Tananarive devient de jour en jour moins salubre.

« Les changements d'habitudes des indigènes paraissent être la cause principale de cette recrudescence du paludisme. Un grand nombre d'hommes employés à la construction des routes ou du chemin de fer ont contracté le paludisme et en ont rapporté les germes dans leurs villages ; d'autre part, les Malgaches, qui émigraient autrefois sur les hauteurs, pour se protéger contre les incursions des tribus ennemies, ne quittent plus le voisinage des rizières (où abondent les *Anopheles*), depuis que la sécurité a été assurée. » (Laveran.)

Le Cap et le Transvaal sont sains, mais toute la côte occidentale d'Afrique, du Congo au Sénégal, est loin de l'être.

Amérique. — Très rare au Canada, la malaria augmente de fréquence à mesure qu'on descend vers l'équateur : au Mexique, aux Antilles, dans toute l'Amérique centrale elle est extrêmement redoutable.

Les moitié des maladies observées à la Guyane est sous la dépendance de l'Hématozoaire : la région des *Savanes noyées* ou *Savanes tremblantes* est d'une insalubrité telle qu'aucun Européen ne peut y séjourner impunément.

Le paludisme, fréquent au Brésil et dans la république Argentine, est inconnu plus au sud.

Océanie. — A Java, Sumatra, Bornéo, il existe de nombreux foyers de fièvres intermittentes. La ville de Batavia est si dangereuse qu'on l'a surnommée le cimetière des Hollandais.

En Australie, le paludisme est rare et peu dangereux : il est inconnu à la Nouvelle-Calédonie.

Prophylaxie du paludisme

Du jour où fut connu le mécanisme de l'infection paludéenne, la prophylaxie de la maladie fit de très grands progrès.

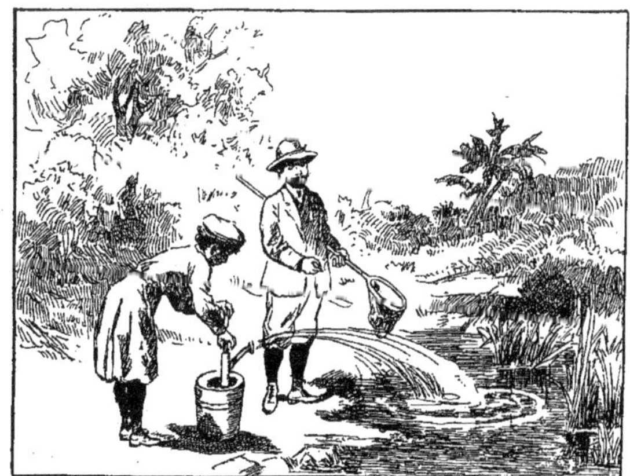

Fig. 251. — Pétrolage des mares ; en recouvrant d'une mince couche de pétrole l'eau des mares on tue les larves d'*Anopheles* qui s'y trouvent.

L'Hématozoaire est inoculé par un Anopheles : donc mettre l'homme à l'abri des piqûres de ce moustique sera le soustraire au paludisme ; mais, comme dans un pays où vivent des Anopheles on ne peut évidemment épargner aux habitants de rares piqûres, il faut s'efforcer de diminuer, dans la mesure du possible, la sensibilité des individus aux fièvres. La lutte contre les moustiques et la mise en état de défense de l'organisme humain contre les incursions du microbe sont les bases de la prophylaxie actuelle de la malaria.

Lutte contre les moustiques. — Cette lutte débutera par une guerre acharnée aux Anopheles, car ceux-ci piqueront d'autant moins souvent qu'ils seront plus rares; des mesures la complèteront, ayant pour but de maintenir à distance de l'homme les insectes ayant échappé à la destruction.

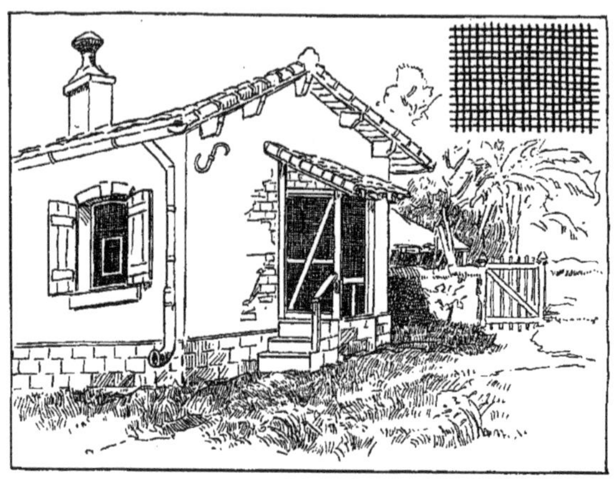

Fig. 252. — En pays palustre, les portes, les fenêtres, et toutes les ouvertures des maisons doivent être munies de toile métallique à mailles suffisamment serrées pour empêcher le passage des moustiques.

Destruction des moustiques. — Les larves sont bien plus faciles à supprimer que les insectes parfaits, c'est contre elles que seront dirigés les premiers et les plus grands efforts.

Le drainage du sol, la régularisation du cours des rivières, l'assainissement des marais, etc..., en un mot tous les travaux, qui, empêchant les collections d'eau stagnante enlèvent aux Anopheles la possibilité de se reproduire, sont des mesures de première nécessité en pays palustre.

Quant aux réservoirs, aux mares, aux étangs que l'on ne peut, pour une raison ou une autre, faire disparaître, on les débarrassera des larves de moustiques en recouvrant la surface de l'eau d'une mince couche de pétrole: l'huile tue les insectes en pénétrant dans leurs trachées.

La destruction des Anopheles ailés — qui, bien entendu, n'a de raison d'être que dans des espaces clos, telles les habitations, — s'effectue, comme à la Havane ou à Rio-de-Janeiro, en faisant brûler de la poudre de pyrèthre.

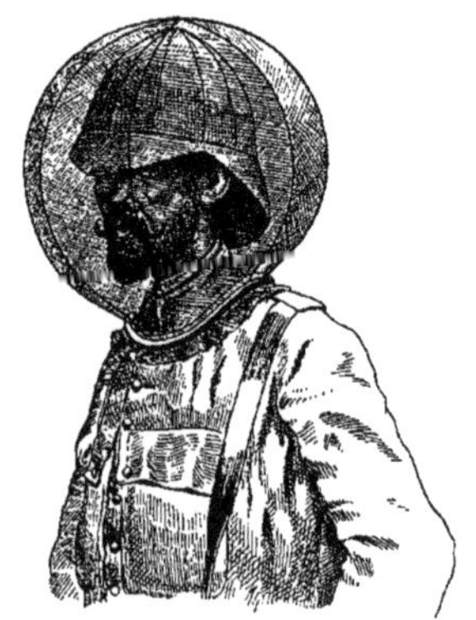

Fig. 253. — Individu dont la tête enfermée dans une moustiquaire est à l'abri des piqûres de moustiques.

Protection de l'homme contre les piqures de moustiques. — L'homme fuyant le voisinage immédiat du sol, se tiendra de préférence dans les parties élevées des maisons; il s'éloignera des eaux, surtout la nuit, pour se réfugier sur les hauteurs où ne montent pas les Anopheles. Ses chambres seront bien aérées et largement éclairées, car les moustiques aiment les endroits obscurs où l'air circule mal.

L'accès de sa maison sera rigoureusement interdit aux insectes: des toiles métalliques tendues devant les fenêtres et devant toutes les ouvertures, des tambours grillagés placés au devant des portes, maintiendront les moustiques à distance.

Les gens obligés de passer la nuit dehors sortiront la tête enveloppée dans un sac en tulle et de gros gants aux mains; pour reposer, ils s'introduiront sous une moustiquaire (grande cage en tulle fixée aux parois de la tente).

Mise en état de défense de l'organisme contre l'Hématozoaire. — Nous avons vu que la misère, les fatigues, l'alcoolisme, bref toutes les causes débilitantes, favorisent l'éclosion du paludisme ; toute mesure ayant pour effet de rendre les individus sains et robustes sera donc une mesure de prophylaxie contre la malaria.

Existe-t-il un traitement préventif du paludisme? Assurément, et ce traitement est basé sur l'emploi de la quinine. Le quinquina fait mieux que de guérir la fièvre paludéenne, il l'empêche de prendre possession de l'individu. Peu de faits le prouvent plus nettement que ceux rapportés par Bryson :

« Vingt matelots et un officier devaient être envoyés à Sierra-Leone pour y travailler pendant la journée ; aux matelots on administra l'écorce de quinquina, l'officier refusa d'en prendre ; ce fut la seule personne qui eut la fièvre. Plus tard, on détacha deux chaloupes de l'*Hydra* pour explorer la rivière Sherbo ; elles restèrent absentes pendant une quinzaine ; chaque jour, les hommes prirent du quinquina dans du vin, conformément aux instructions qu'ils avaient reçues. Pas un seul homme ne fut atteint de la fièvre, quoique la région explorée passât pour une des plus insalubres de la côte. L'équipage d'une troisième chaloupe séjourna pendant deux jours seulement dans la même région et à la même époque ; les hommes n'avaient pas pris de quinquina, tous furent attaqués, excepté l'officier qui commandait la chaloupe. » (Cité d'après Laveran.)

En pays palustre, tous les habitants doivent donc prendre préventivement de la quinine.

Résultats de la lutte contre le paludisme. — Nous pourrions citer de nombreux cas où les mesures prophylactiques indiquées plus haut ont eu les plus heureux effets, nous nous contenterons d'indiquer les résultats qu'elles ont permis d'atteindre en Italie, cette terre de prédilection du paludisme européen :

« Sur un total de 5 165 personnes protégées plus ou moins complètement, il y a eu 20 p. 100 de récidives et 3,3 p. 100 seulement de fièvres primitives.

« Sur 4 363 personnes protégées complètement, la proportion des récidives a été de 21,1 p. 100, celle des fièvres primitives de 1,9 p. 100 seulement.

« Sur 802 personnes protégées incomplètement [1], la proportion des fièvres primitives a été de 10,9.

« Chez les personnes non protégées, habitant les mêmes localités que les personnes protégées et servant de contrôle, la proportion des individus atteints de fièvre s'est élevée souvent à 40 et 60 p. 100 ; dans un cas, elle est montée à 96 p. 100. » (Laveran.)

De tels chiffres donnent le droit d'affirmer que la lutte contre l'Hématozoaire doit être commencée sans retard dans toutes les régions palustres.

(1) La protection est dite incomplète, quand elle est limitée aux chambres à coucher.

CHAPITRE XXII

MALADIE DU SOMMEIL

La maladie du sommeil est connue depuis une centaine d'années. — Qu'est-ce que la maladie du sommeil, son histoire clinique, sa gravité. — Le microbe qui cause la maladie du sommeil est un trypanosome; sa découverte, sa morphologie. — Comment l'homme contracte-t-il la maladie du sommeil? La *Glossina palpalis*, du groupe des mouches Tsétsés, l'inocule. Mœurs de la *Glossina palpalis*. — Prophylaxie de la maladie: le défrichement du sol chasse les mouches tsétsés d'un pays. — Traitement de la maladie: il exige le diagnostic précoce de l'affection: valeur thérapeutique de l'atoxyl et de l'émétique.

La maladie du sommeil fait depuis quelque temps beaucoup parler d'elle : sa gravité, sa marche envahissante et, avouons-le, la bizarrerie d'un de ses symptômes, expliquent pourquoi. A lire journaux et revues de tout ordre qui se sont occupés d'elle, on s'imaginerait être en face d'une nouvelle venue dans le monde des maladies; cependant cette nouvelle venue est déjà vieille.

C'est en 1803 qu'elle fut observée pour la première fois. Depuis, nombre de médecins adonnés à la pathologie exotique l'ont rencontrée. Elle fut longtemps sans exciter la curiosité publique; quel intérêt un mal localisé dans le centre de l'Afrique pouvait-il avoir pour des Européens?

Avec la pénétration des nations civilisées dans le continent noir, la question vient de changer de face. Des courants commerciaux s'établissent, qui, par les caravanes, les déplacements d'indigènes, disséminent au loin le mal; et en face des colons se dresse un fléau avec lequel ils doivent compter.

La maladie du sommeil ne règne qu'en Afrique — les quelques cas observés ailleurs venaient de là — où elle forme trois foyers principaux. Le premier se trouve au nord du golfe de Guinée: il comprend le Sierra-Leone, la Côte d'Ivoire, la Côte d'Or et une partie du Cameroun. Le second s'étend sur le Congo français et le Congo belge. L'Ouganda et tout le pourtour de l'immense lac Victoria constituent le troisième. La marche envahissante du mal est dirigée vers l'est; la côte orientale d'Afrique, qui borde l'Océan Indien, est très menacée.

En face d'un danger si pressant, l'Europe s'est émue. L'Angleterre, la Belgique, l'Allemagne ont envoyé des missions scientifiques étudier la maladie sur place et aviser aux mesures à prendre pour enrayer son extension. En France, la Société de géographie a organisé une mission d'étude dans le même but. Le 25 octobre 1906 partaient de Bordeaux des savants français qui se rendaient au Congo; un comité présidé par M. Le Myre de Vilers leur était venu en aide scientifiquement et matériellement.

Qu'est-ce que la maladie du sommeil?

Il y a seulement dix ans on ne connaissait pas encore complètement l'histoire clinique de la maladie. En face d'un individu atteint d'accès de fièvre, rappelant de loin ceux de la fièvre paludéenne, en face d'un autre individu présentant ce symptôme si caractéristique de la somnolence, on croyait avoir affaire à deux affections distinctes ; il ne venait à l'idée de personne que le premier malade serait tôt ou tard en l'état du second, que les deux maladies n'en faisaient qu'une. C'est cependant ce qui fut découvert en 1903.

Chez les nègres, la première phase du mal passe inaperçue. Les blancs ont des accès de fièvre répétés ; ces accès ne débutent point par un frisson, atteignent leur maximum à la fin du jour et sont rebelles à l'action de la quinine : autant de caractères qui les distinguent de ceux des fièvres intermittentes. Les ganglions du cou augmentent de volume, mais aucune tendance au sommeil ne se

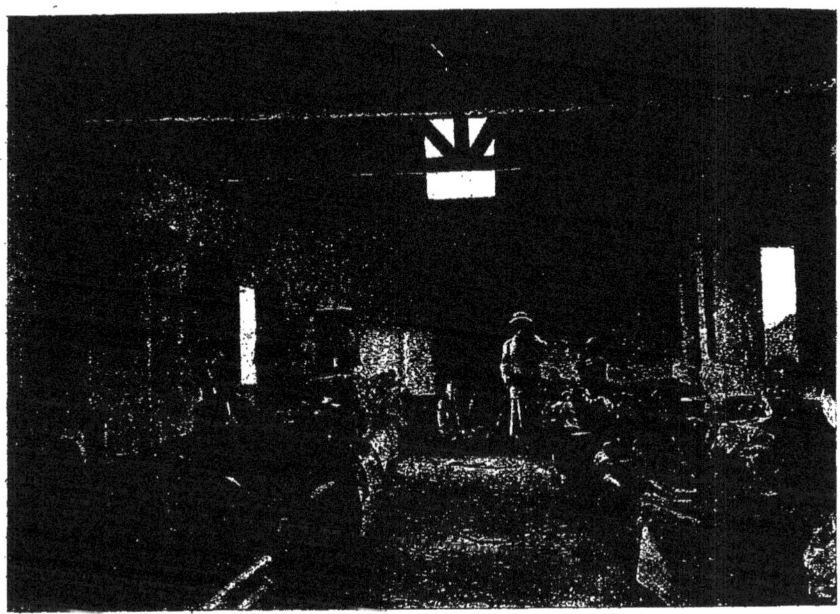

Fig. 254. — Nègres atteints de la maladie du sommeil dans un hôpital de l'Ouganda. (Photographie communiquée par M. de la Motte Saint-Pierre.)

manifeste encore. Cet état se prolonge des mois, des années, peut même s'améliorer pendant quelque temps : simple rémission dans le mal qui tôt ou tard reprend sa marche en avant.

La seconde phase de l'affection commence : le malade est pris de somnolence.

« Au début, c'est une simple paresse à accomplir la besogne quotidienne. Le malade a la démarche lente et traînante, il est vite fatigué, mais ses accès de sommeil sont encore intermittents.

« A ce moment, l'indigène peut rendre encore quelques services et l'on rencontre fréquemment chez les Européens des serviteurs noirs arrivés à cette période de la maladie. Nombreux sont les exemples de cuisiniers somnolents près de leur fourneau, de tirailleurs en armes s'endormant en montant la faction, de pagayeurs tombant de sommeil dans leur pirogue ; on cite même le cas d'une famille entière s'endormant sur le toit de la case qu'elle contruisait.

« Bientôt le malade s'alite dans un coin de case, indifférent à tout, bien que capable de parler et de prendre sa nourriture ; mais sa torpeur augmentant, il finit par tomber endormi même pendant son repas, la bouche pleine. » (Dr Gustave Martin.)

L'amaigrissement devient extrême et le dormeur, le corps réduit à l'état de squelette, couvert de plaies, s'éteint dans le coma. La période léthargique de la maladie dure de quatre à huit mois.

Voulez-vous avoir une idée exacte de l'état de ces malheureux endormis ? Lisez ces lignes écrites par le Père supérieur de Kisoubi qui soigne des malades dans l'Ouganda :

« Entrons dans un des locaux devenus hôpital. Trente pauvres dormeurs enveloppés dans leur pagne

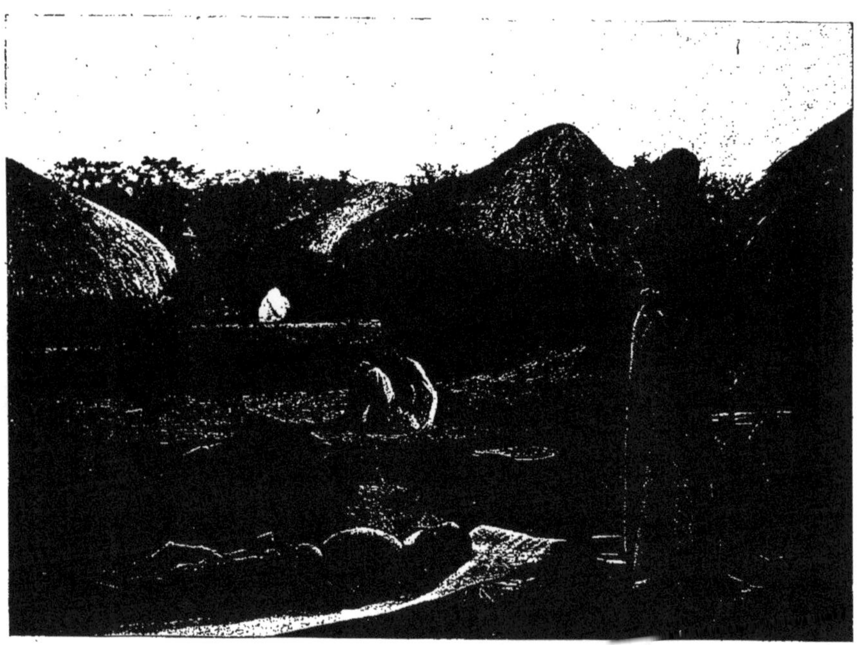

FIG. 255. — Nègres atteints de la maladie du sommeil, agonisant devant leur case. (Photographie communiquée par M. de la Motte-Saint-Pierre.)

d'écorce sont étendus sur des claies de roseaux, semblables à des cadavres. Tous pourtant ne dorment pas, mais tous sont sans vie et sans forces. Soulevez un peu la grossière étoffe d'écorce dont ils se couvrent même la tête, ils vous regardent avec de grands yeux éteints, dans lesquels on ne peut distinguer aucun sentiment. Près d'un foyer, sont accroupis cinq ou six des moins malades. Parfois surpris subitement par le sommeil, l'un ou l'autre tombe dans le feu, et c'est à peine si la douleur le tire de la torpeur qui l'a envahi. Au dehors, quelques malades sont assis, d'autres sommeillent étendus par terre, la bouche béante ; un sang corrompu sort de leurs gencives tuméfiées et crevassées par le scorbut. Dans une salle à part, les fous à l'attache se roulent dans la poussière, hurlant jour et nuit, et épuisant dans une agonie de quelques jours le peu de forces qui leur restent.

« Sous le toit des petites paillottes, le spectacle est plus triste encore. Là tout choque la vue et répugne à l'odorat ; c'est là que sont remisés deux à deux les malades les plus avancés. Pauvres cadavres de demain, ils n'ont presque plus conscience de ce qui se passe autour d'eux ; c'est à eux surtout que le missionnaire est souvent obligé de donner par lui-même les soins matériels qu'une mère intelligente et dévouée pourrait seule donner.

« Dans le hangar qui sert de chapelle, sont étendus dans leur linceul deux ou trois cadavres ; ils attendent l'arrivée du Père qui doit les accompagner jusqu'à leur dernière demeure.

« Çà et là traînent des lambeaux de pagne souillés, qu'il faut chaque jour ramasser et détruire, les étoffes d'écorce ne supportant pas le lavage. »

Qu'on ne s'étonne pas qu'un tel spectacle ait frappé les noirs d'épouvante et les ait fréquemment portés à chasser dans la brousse, pour éviter la contagion, ceux

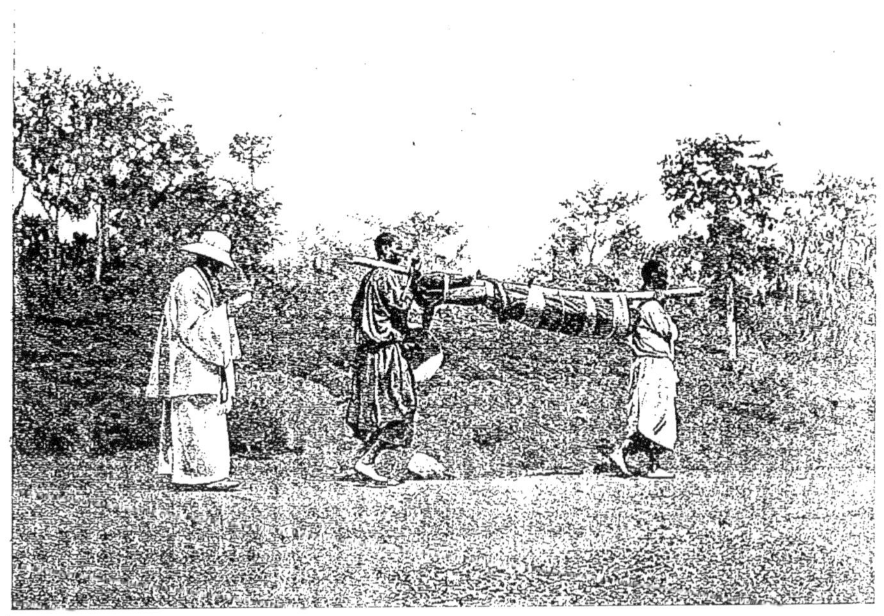

Fig. 256. — Enterrement d'un nègre décédé de la maladie du sommeil dans l'Ouganda. (Photographie communiquée par M. de la Motte-Saint-Pierre.)

des leurs qu'ils voyaient atteints. Heureux sommeil, qui cachait l'atrocité de leur situation à ces malheureux, épuisés par la maladie et guettés par les bêtes féroces.

Abandonnée à elle-même l'affection est toujours mortelle ; soignée, elle peut guérir tant que le symptôme sommeil n'a pas apparu ; dès que les individus sont devenus dormeurs, leur sort est décidé, il faut mourir.

Les ravages causés par le mal sont parfois épouvantables.

Le Dr Koch écrivait de l'Ouganda, le 15 octobre 1906, que la population des îles Sésé (lac Victoria) était, du fait de la maladie, tombée de 30 000 âmes à 12 000, et que 70 % des survivants étaient actuellement infectés.

Le microbe de la maladie du sommeil

Le 10 mai 1901, le Dr Forde examinait à Batthurst (Gambie) le sang d'un malade atteint d'une fièvre d'allure bizarre : au lieu de rencontrer l'Hématozoaire du paludisme, comme il s'y attendait, il se trouva en présence de petits vermicules que le Dr Dutton lui assura, quelques mois plus tard, être des *trypanosomes* : le nom de *Trypanosoma Gambiense* fut donné à ces microrganismes. En 1903, un médecin italien, le Dr Castellani, découvrit un trypanosome dans le sang de nègres de l'Ouganda ayant la maladie du sommeil ; il en fit l'agent spécifique de l'affection et le nomma *Trypanosoma ugandense*. Dans l'ignorance où l'on était alors des deux phases distinctes que parcourt la maladie du sommeil, on regardait *Trypanosoma gambiense* et *Trypanosoma ugandense* comme deux espèces différentes produisant deux affections n'ayant point de rapport l'une avec l'autre.

Telle fut l'opinion courante jusqu'au jour où l'on vit la fièvre à *Trypanosoma gambiense*, dont était atteinte une femme blanche, se transformer en une véritable maladie du sommeil à *Trypanosoma ugandense*. On comprit alors que les deux affections n'en faisaient qu'une, et l'on reconnut que les deux espèces microbiennes, ne présentant aucun caractère distinctif, devaient être réunies sous un seul nom ; celui de *Trypanosoma gambiense* fut choisi.

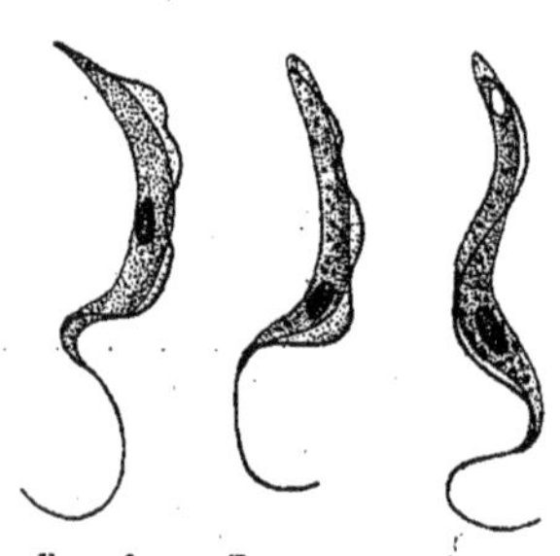

Fig. 257. — *Trypanosoma gambiense*, microbe qui cause la maladie du sommeil.

Le microbe a l'aspect d'un petit fuseau, long de 17 à 28 millièmes de millimètre (soit 3 fois environ le diamètre d'un globule sanguin), large de 1,40 à 2. Le long d'un des côtés du corps est fixée une membrane bordée d'un filament, dont l'extrémité est un fouet libre. Le microrganisme se meut avec une très grande vivacité, agitant en tous sens les globules rouges qui l'entourent. C'est un être relativement élevé en organisation, un protozoaire, voisin des infusoires qui peuplent si souvent les eaux.

Pendant la première phase de la maladie, les trypanosomes se trouvent dans la circulation générale ; pendant la période léthargique, ils sont surtout abondants dans les vaisseaux sanguins et lymphatiques des méninges.

De cultures du parasite, on n'a jamais réussi jusqu'à présent à en réaliser.

Beaucoup d'espèces animales deviennent malades quand on leur inocule le *Trypanosoma gambiense*. Chacune réagit à sa manière ; l'affection que prend le singe ressemble à celle que l'on observe chez l'homme.

Comment contracte-t-on la maladie du sommeil ?

La peste est inoculée par des puces, la fièvre jaune et le paludisme par des moustiques ; c'est une mouche *tsétsé*, la *Glossina palpalis* (fig. 258), qui donne la maladie du sommeil.

Les preuves du rôle de cette mouche sont nombreuses.

Une glossine à laquelle on fait piquer successivement un animal infecté et un animal sain transporte la maladie de l'un à l'autre. Des mouches tsétsés, gorgées de sang sur un nègre malade, furent mises à même de piquer des singes : ceux-ci prirent le mal et en moururent.

Dans toutes les régions où règne la maladie du sommeil, volent des tsétsés ; mais naturellement l'inverse n'est pas vrai, la maladie ne sévit pas partout où vivent des tsétsés ; les mouches ne peuvent véhiculer de trypanosomes que là où il en existe. Il suffit d'ailleurs qu'un individu malade arrive dans un pays indemne, pour que les tsétsés s'infectent et contaminent peu à peu toute la population.

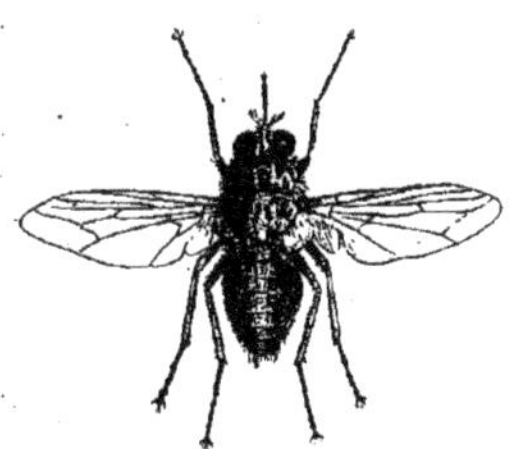

Fig. 258. — *Tsétsé*, mouche qui donne la maladie du sommeil.

Les glossines communiquent la maladie : sont-elles les seuls insectes qui en soient capables ? On se le demande encore aujourd'hui.

« Tel village situé depuis de longues années au bord immédiat d'un fleuve où les mouches sont nombreuses et persistent toute l'année ne présentera qu'un nombre de cas de maladie du sommeil relativement restreint, tandis que tel autre, établi à proximité d'un petit cours d'eau où les glossines sont beaucoup moins abondantes et disparaissent même entièrement pendant une partie de l'année (en saison sèche), verra en peu de temps toute sa population disparaître.

« Or, on constate le plus souvent à proximité des villages ainsi totalement infectés, la présence d'un marais important et de nombreux moustiques.

. . . .

« Les moustiques pourraient donc être les principaux auxiliaires des glossines ayant un rôle redoutable comme agents épidémiques, exerçant leur action dans l'intérieur des cases, dans les familles indigènes, parfois même dans la totalité des villages. » (Dr Gustave Martin.)

Quoi qu'il en soit, une mouche tsétsé, la *Glossina palpalis*, est certainement l'agent le plus habituel d'inoculation des trypanosomes, c'est sur elle que doit se concentrer toute l'attention de ceux qui veulent combattre la maladie.

Mœurs de la Glossina palpalis. — La Glossina palpalis ressemble à nos mouches domestiques, à ceci près que les ailes de l'insecte au repos sont croisées sur son dos comme les lames d'une paire de ciseaux. La mouche se tient exclusivement sous le couvert des arbres enracinés sur le bord des eaux, et encore ne la rencontre-t-on que là où son alimentation est assurée, c'est-à-dire au voisinage d'animaux dont elle puisse sucer le sang, crocodiles, mammifères ou hommes.

Comme les stegomyia, les glossines aiment la chaleur : à une température de 28 à 30° elles sont extrêmement redoutables, harcelant sans trêve bêtes et gens ; au-dessous de 28°, elles sont déjà engourdies. Les glossines ne se nourrissent que de sang frais ; elles le puisent le jour, très rarement la nuit.

Les mouches donnent naissance à des larves qui se transforment en nymphes très rapidement ; les nymphes mettent un mois à devenir des insectes ailés. Larves et nymphes se traînent à la surface du sol ou dans ses couches les plus superficielles ; elles ne vivent pas dans les eaux, comme celles des moustiques.

Que deviennent les trypanosomes dans le corps d'une mouche qui vient de piquer ? Ils se fixent sur la paroi interne de la trompe de l'insecte et se multiplient là, attendant le moment où leur hôte les inoculera dans un nouvel organisme.

Prophylaxie et traitement de la maladie du sommeil

Prophylaxie de la maladie. — La prophylaxie de la fièvre jaune a largement profité de la lutte engagée contre les Stegomyia et la prophylaxie du paludisme de celle menée contre les Anopheles ; il est donc tout indiqué, pour combattre la maladie du sommeil, de prémunir l'homme contre les piqûres des tsétsés.

La disparition de ces mouches est bien plus difficile à obtenir que celle des moustiques, parce que des larves sont beaucoup moins aisées à tuer dans le sol qu'à la surface des eaux.

Comment donc tenter la destruction des tsétsés ?

Les mouches ne vivent que dans les sous-bois, ne pourrait-on, en supprimant ceux-ci, leur rendre l'existence impossible ? L'expérience fut faite et réussit. La coupe des bois, l'incendie de la brousse autour des villages, font disparaître les tsétsés : dès que le soleil, très ardent dans ces régions, peut darder ses rayons sur le sol, la terre s'échauffe tellement que larves et nymphes périssent.

La guerre aux tsétsés est une excellente mesure prophylactique, mais elle ne doit pas faire négliger les précautions que chaque individu doit prendre contre les piqûres. Il faut :

« Choisir l'emplacement des maisons loin des endroits humides et marécageux où abondent les tsétsés et loin des cases où se trouvent des indigènes atteints de la maladie du sommeil. Protéger l'habitation contre la pénétration des mouches au moyen de toiles métalliques. Quand ce n'est pas possible, travailler ou dormir dans une chambre grillagée installée dans le logement, ou sous une moustiquaire. Dans la brousse, surtout sur les rivières, en vapeur ou en pirogue, avoir des souliers hauts, fixer à la coiffure une moustiquaire en tulle qui enveloppera la tête et le cou ; mettre des gants pour garantir les mains et les poignets ; les vêtements devront être assez flottants pour empêcher la trompe de la tsétsé d'arriver au contact de la peau. » (Dr Laveran.)

Traitement de la maladie. — Ce traitement est d'autant plus efficace qu'il est institué plus près du début de l'infection. D'où l'utilité de savoir dépister la maladie du sommeil, alors qu'aucun signe clinique ne la fait encore soupçonner.

Ce diagnostic précoce est aisé : prenez une goutte de sang en piquant le doigt de l'individu suspect et examinez-la au microscope, si vous y découvrez des trypanosomes, vous êtes fixé ; si vous n'en trouvez pas, ponctionnez une veine du bras et puisez quelques centimètres cubes de sang que vous soumettrez, dans un tube, à l'action de la force centrifuge ; le sang renferme-t-il des trypanosomes, ceux-ci se rassembleront avec les globules rouges au fond du tube et une préparation microscopique permettra de constater leur présence.

La maladie, une fois reconnue, sera traitée par des injections sous-cutanées d'*atoxyl* (composé organique d'arsenic). Ce médicament fait disparaître les trypanosomes de la circulation et amène souvent de véritables résurrections. Malheureusement certains malades sont sujets à des rechutes. Des injections intraveineuses d'émétique donnent actuellement des résultats encourageants.

CHAPITRE XXIII

MALADIES DES VERS A SOIE

De l'éducation des vers à soie. — La pébrine. Évolution des vers malades. La pébrine et les corpuscules. Comment lutter contre la pébrine ? — La flacherie.

« Je me souviens encore, raconte Duclaux, du jour où Pasteur, rentrant au laboratoire, me dit avec un peu d'émotion dans la voix : « Savez-vous ce que M. Dumas « vient de me demander ? D'aller dans le Midi étu- « dier la maladie des vers à soie. » Je ne sais, ajoute Duclaux, quelle fut ma réponse ; probablement celle qu'il avait faite lui-même à son illustre maître : Il y avait donc une maladie des vers à soie ? Il y avait donc des pays qu'elle ruinait. »

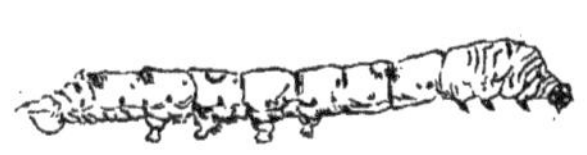

Fig. 259. — Ver à soie adulte [1].

Dumas la connaissait, cette maladie, parce qu'allant souvent à Alais, son pays natal, il assistait depuis une dizaine d'années à la ruine de ses compatriotes, dont l'élevage du ver à soie avait jusque-là fait la fortune.

De 1820 à 1853, la prospérité de l'industrie de la soie avait toujours été en s'affirmant ; jamais on n'avait vu en France les éducations de vers à soie réussir aussi bien qu'en 1853. Les sériciculteurs semblaient avoir des années d'or devant eux, quand brusquement l'abondance se changea en disette, et leur aisance fit place à la misère. En deux ans le poids des cocons recueillis baissa des trois quarts, tombant de 26 000 000 de kilogrammes à 7 500 000, et ne cessa de décroître les années suivantes. En 1865, la récolte de tout le Midi de la France ne s'éleva pas à plus de 4 000 000 de kilogrammes de cocons et la misère de la population devint affreuse.

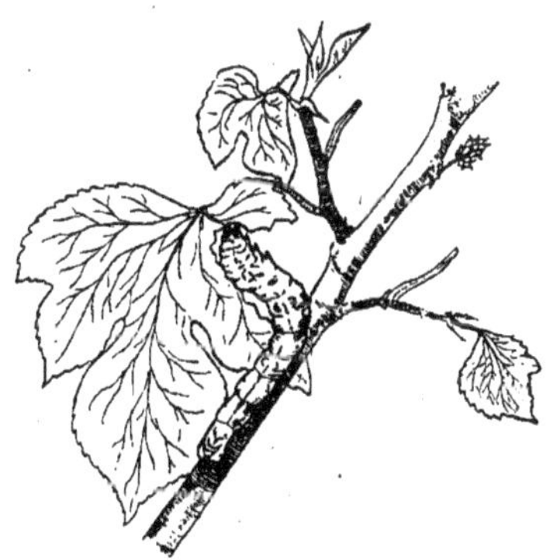

Fig. 260. — Ver à soie sur une branche de mûrier.

« Il faut avoir assisté à ces désastres, écrit Pasteur, pour comprendre leur étendue et les misères

(1) Cette figure et les suivantes ont été dessinées d'après celles données par Pasteur dans son « Étude sur les maladies des vers à soie ».

qui en sont la conséquence. Après avoir donné son temps et sa peine à son cher *bétail* (expression d'Ollivier de Serres), dépensé sa feuille ([1]), payé ses ouvriers, le malheureux éducateur ne recueille que des cadavres en putréfaction. Jadis, l'époque de la récolte des cocons était un temps de fête et d'allégresse. Malgré la fatigue des derniers jours de l'éducation, où l'appétit des vers ne peut être satisfait qu'au prix d'un travail qui ne connaît de repos ni le jour, ni la nuit, des chants joyeux retentissaient partout dans les campagnes, sur les arbres où se faisait la cueillette de la feuille, près des tables où le précieux insecte, le corps rempli de soie, montait avec prestesse sur la bruyère pour

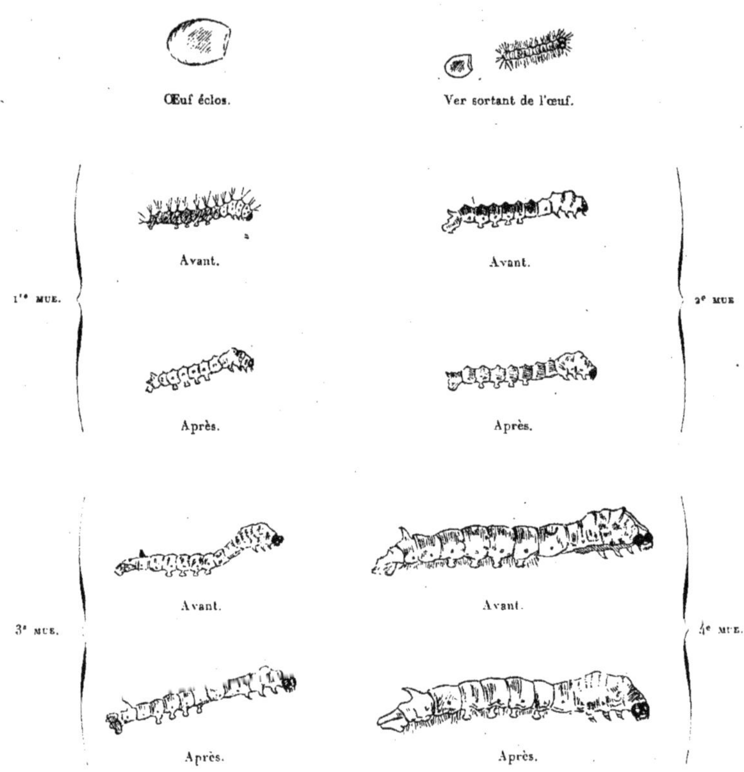

FIG. 261. — Mues successives du ver à soie.

y construire sa prison dorée. Un seul trait dira la place qu'occupait dans la vie des populations la récolte du précieux textile : les paiements de l'année entière, tous les règlements d'affaires avaient lieu quelques jours après l'achèvement des éducations. Cet usage antique et respecté n'est plus aujourd'hui qu'un souvenir. »

A Dumas qui lui demandait de chercher un remède au fléau qui dévastait le Midi, Pasteur répondit :

« Votre proposition me jette dans une grande perplexité ; elle est assurément très flatteuse pour

([1]) On verra plus loin que les vers à soie se nourrissent exclusivement de feuilles de mûrier.

moi, son but fort élevé, mais combien elle m'inquiète et m'embarrasse ! Considérez, je vous prie, que je n'ai jamais touché un ver à soie. Si j'avais une partie de vos connaissances sur le sujet, je n'hésiterais pas ; il est peut-être dans le cadre de mes études présentes. Toutefois le souvenir de vos bontés me laisserait des regrets amers si je refusais votre pressante invitation. Disposez de moi. »

Dumas insista et Pasteur se prépara à partir pour le Midi.

Avant de quitter Paris, il voulut connaître les principaux traits de l'histoire du ver à soie et se mit au courant de ce qui avait été écrit sur la maladie qu'il allait tenter de combattre. Le 6 juin 1865, il se mettait en route pour Alais.

Nous ne pouvons le suivre fructueusement, sans savoir en quoi consiste l'élevage du ver ; apprenons-le rapidement.

De l'éducation du ver a soie. — Dans le courant du mois d'avril, le *magnanier*, ou *éducateur* de vers à soie, met en incubation les œufs pondus l'année précédente. Ces œufs sont si petits qu'il en faut 30 000 pour peser une once (25 grammes) ; leur ressemblance avec des graines de plantes leur a fait donner le nom de *graine* de ver à soie. Placés dans une chambre dont la température s'élève progressivement jusqu'à 23°-24°, ces œufs commencent à éclore au bout de dix jours ; de petites larves en sortent, qui s'alimentent aussitôt avec des feuilles de mûrier (le mûrier est pour ainsi dire la seule plante dont la feuille puisse nourrir le ver à soie pendant toute son existence).

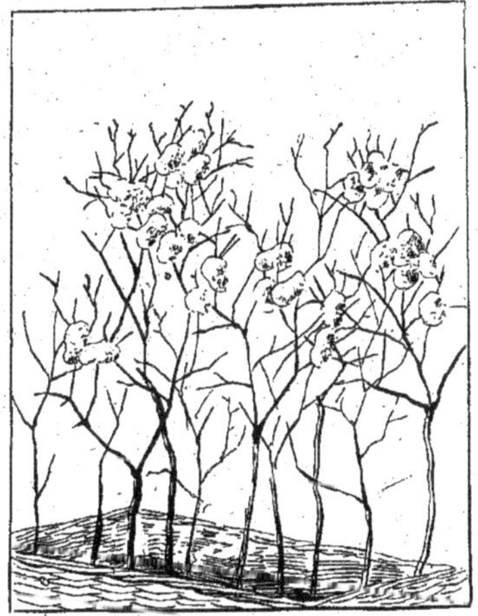

Fig. 262. — Rameaux de bruyère, dans lesquels des vers à soie ont filé leur cocon.

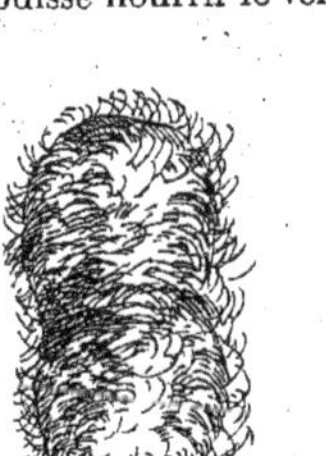

Fig. 263. — Cocon de ver à soie.

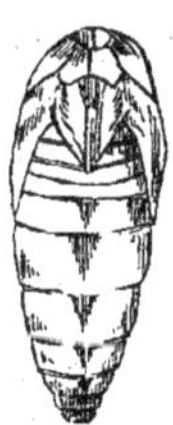

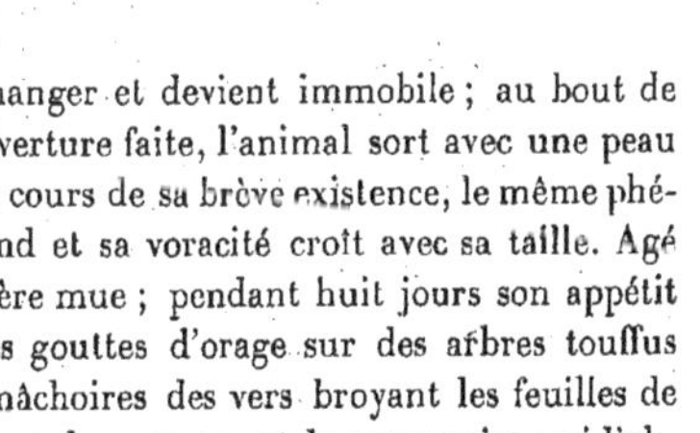

Fig. 264. — Chrysalide de ver à soie : à gauche, face dorsale, à droite, face ventrale.

Cinq ou six jours après sa naissance, le ver cesse de manger et devient immobile ; au bout de vingt-quatre heures, la peau de sa tête se fend et, par l'ouverture faite, l'animal sort avec une peau neuve. Le ver a subi sa première *mue*. Trois fois encore au cours de sa brève existence, le même phénomène se reproduira. Le ver devient de plus en plus grand et sa voracité croît avec sa taille. Agé d'environ vingt et un jours, il subit sa quatrième et dernière mue ; pendant huit jours son appétit est insatiable ; on entend dans les magnaneries comme des gouttes d'orage sur des arbres touffus (comparaison de Pasteur cité par M. Vallery-Radot) ; les mâchoires des vers broyant les feuilles de mûrier produisent ce bruit. Puis le ver devient inquiet, cesse de manger, et le magnanier qui l'observe se hâte de mettre à sa portée des brindilles de bruyère dont il va avoir besoin. Le ver mange de moins en moins et enfin *monte à la bruyère* choisir la place où il va filer son cocon (fig. 263).

De ses glandes soyeuses, il fait sortir un fil qu'il fixe aux branches qui l'entourent puis, tournant sur lui-même, il colle, au fil déjà fixé, le fil qui toujours sort, et parvient ainsi à s'enfermer dans une prison hermétiquement close.

Immobile dans son cocon, il met cinq jours à se transformer en *chrysalide* (fig. 264). La vie de la chrysalide dure vingt à vingt-quatre jours et se termine par la transformation de l'insecte en *papillon* (fig. 266). Le papillon s'échappe du cocon en écartant les brins de soie avec ses pattes.

Si l'on se propose de filer la soie, il faut empêcher la sortie de l'insecte qui, en crevant le cocon, rend impossible la filature du fil. On tue alors la chrysalide en soumettant les cocons à l'action de la chaleur sèche ou humide ou, comme l'on dit en les *étouffant*. Veut-on au contraire se procurer de la *graine* pour les élevages de l'année suivante ? On procède au *grainage*, c'est-à-dire qu'on laisse le papillon sortir et pondre ses huit à neuf cents œufs.

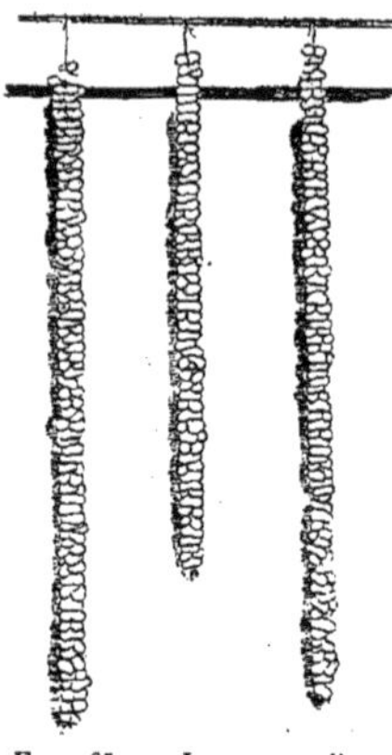

Fig. 265. — Les cocons disposés en *filanes* (c'est-à-dire réunis en chapelet par un fil) sont placés dans la salle de grainage pour la sortie des papillons.

Pébrine

Pasteur, en arrivant dans le Midi, savait qu'un des symptômes de la maladie, désespoir des magnaniers, était la présence, sur la peau des vers, de petites taches noires semblables à des grains de poivre (fig. 267) ; ces taches semblaient si constantes qu'elles avaient valu au mal le nom de *pébrine*. Pasteur savait aussi qu'en 1849 Guérin Menneville avait trouvé, dans les tissus des individus atteints, de « petits *corpuscules* (fig. 33), brillants, ovales, très nettement délimités, dont les dimensions suivant le grand axe ne s'élevaient guère qu'à 2 ou 3 millièmes de millimètre environ » (Pasteur) ; il savait que Cornalia avait constaté la présence de ces corpuscules dans les papillons malades, qu'Osimo les avait vus dans les œufs du ver à soie, mais que Filippi les avait observés dans des papillons sains et avait conclu qu'ils n'avaient aucune relation avec la maladie.

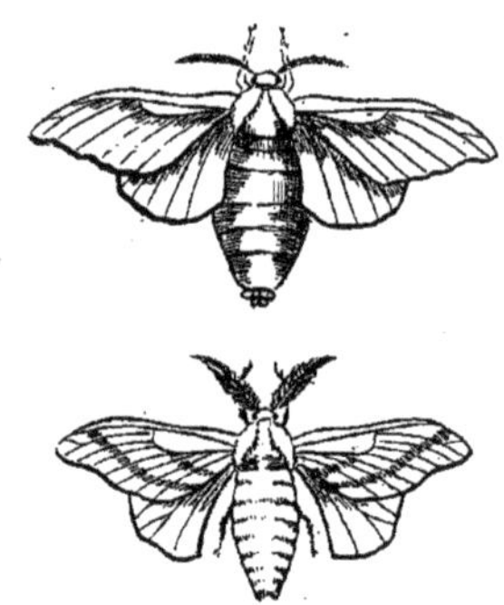

Fig. 266. — Papillons de vers à soie.

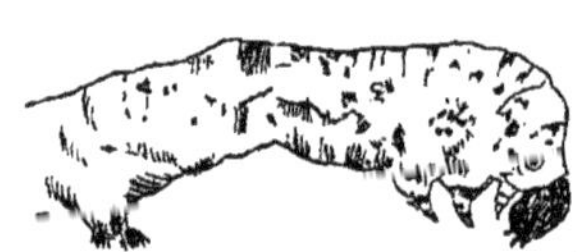

Fig. 267. — Ver *pébriné* ou *corpusculeux* ; sur la peau se voient de petites taches noires ressemblant à des grains de poivre.

Qu'étaient ces corpuscules ? quel était leur rôle ? Tout était mystère.

Évolution des vers malades. — Pasteur s'établit à Pont-Gisquet, près d'Alais, et commença à élever lui-même des vers à soie pour suivre de près la maladie dans toutes ses phases. Voici ce qu'il observa :

« Les vers, au lieu de grossir également et régulièrement, de subir à peu près en même temps leurs mues, et d'arriver ensemble au moment de la montée et de l'encoconnement, s'inégalisaient peu à peu (fig. 271, 272 et 273), cessaient de manger, montraient des retards aux mues, et laissaient à chacune de ces périodes critiques de leur vie une foule de victimes. Au lieu de foisonner sur la litière, comme si leur nombre augmentait tous les jours, ils s'éclaircissaient, se fondaient presque à vue d'œil. Les plus vigoureux réussissaient quelquefois à filer leur cocon, mais trop souvent la récolte devenait nulle, laissant l'éducateur d'autant plus découragé qu'il sentait mieux n'avoir à se reprocher ni négligence ni manque de soins. Et non seulement l'expérience acquise et les précautions les plus minutieuses se montraient impuissantes à éviter ces échecs, mais on était chaque jour témoin de faits qui déconcertaient la raison, et rendaient inutiles les tentatives les mieux combinées en apparence pour sortir de ce désastreux état de choses.

« Une éducation avait-elle, par exemple, très bien réussi, le bruit s'en répandait dans le pays, tant le fait était devenu rare. Tout le monde venait la voir et l'admirer, et chacun tâchait de se procurer quelques grammes de la graine qui en provenait, dans l'espoir tout naturel de voir cette graine se montrer excellente. Eh bien ! il arrivait que presque toujours cet espoir était déçu, et que les vers sortis de cette graine ne ressemblaient nullement à leurs ascendants. Beaucoup périssaient dans les premiers âges, et ceux qui avaient traversé heureusement la quatrième mue ne semblaient guère pouvoir aller au delà ; ils se rapetissaient et finissaient par disparaître presque tous, en ne donnant qu'une récolte nulle ou insignifiante. » (Duclaux.)

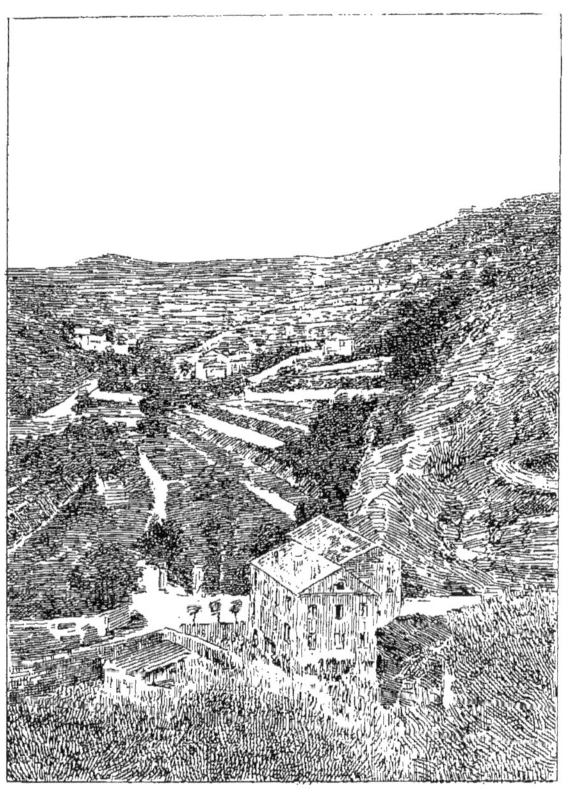

Fig. 268. — Maison de Pont-Gisquet (près Alais) où Pasteur étudia la maladie des vers à soie.

La pébrine et les corpuscules. — Si Pasteur surveillait de très près les symptômes de la maladie, il pensait sans cesse aux corpuscules, aux rapports qu'ils pouvaient avoir avec la pébrine.

Six ans de travail lui furent nécessaires pour éclairer complètement le sujet que Dumas avait confié à sa sagacité.

Son premier soin fut d'établir que les corpuscules n'existent point chez les vers sains. De graine saine sortent des vers qui, élevés dans de bonnes conditions, resteront bien portants, se transformeront en chrysalides saines, devenant elles-mêmes des papillons sains pondant de la graine saine. Tout au contraire, les œufs mis en incubation contiennent-ils des corpuscules même très rares ? ceux-ci se multiplieront à mesure que l'animal avancera en âge, et finiront par envahir l'organisme à tel point que le ver tout entier deviendra une « bouillie de corpuscules ».

Le corpuscule est donc lié à la présence de la maladie. En est-il la cause, ou l'effet ? La question semble bizarre aujourd'hui, tant nous sommes habitués à voir des microbes altérer la santé de l'homme et des animaux ; elle l'était si peu, en 1865, que Pasteur la résolut longtemps dans le mauvais sens. Pendant deux ans, il regarda le corpuscule comme l'effet de la maladie, disant encore, le 12 janvier 1867 : « La maladie est certainement constitutionnelle dans un grand nombre de circonstances et précède l'apparition du corpuscule. »

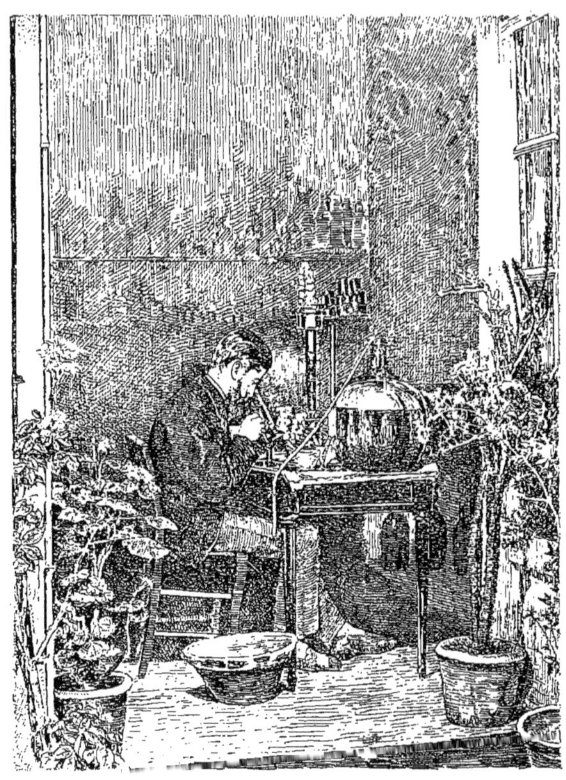

Fig. 269. — Duclaux étudiant à Pont-Gisquet, auprès de Pasteur, la maladie des vers à soie.

Pasteur avait bien cherché à contaminer des vers sains en leur faisant manger des feuilles sur lesquelles il avait répandu des corpuscules, mais les expériences n'avaient pas eu de résultat net ; c'est seulement au prix de très grands efforts qu'il réussit à en exécuter de démonstratives et à prouver, ce qu'il avait nié tout d'abord, que le corpuscule est la cause de la pébrine.

Tout ver sain, ayant mangé des feuilles de mûrier infectées avec des corpuscules, devient inévitablement corpusculeux ; tout ver sain, piqué avec une aiguille chargée de corpuscules, le devient aussi sûrement. Le corpuscule est la cause de la maladie ; sans lui la pébrine n'existerait pas. Comment les vers se contagionnent-ils dans les magnaneries ? en ingérant des feuilles souillées par les déjections des vers malades.

Qu'étaient ces corpuscules ? Évidemment des êtres vivants, puisqu'ils se multipliaient. On sait de plus aujourd'hui que ce sont des protozoaires, appartenant au groupe des *microsporidies*.

Comment lutter contre la pébrine? — Le but que s'était proposé Pasteur, en se rendant au pays séricicole, était moins d'éclaircir la nature de la maladie, que de trouver un moyen de la combattre. Or ce moyen, il n'avait pas mis longtemps à le découvrir.

Dès son arrivée à Alais, ne sachant absolument rien du rôle des corpuscules dans la maladie, il avait constaté que les vers, chrysalides, papillons malades étaient tous corpusculeux et d'autant plus qu'ils étaient plus profondément atteints. Quinze jours lui avaient suffi pour affirmer que la bonne graine provenait de papillons non corpusculeux et pour lui donner le droit de dire aux sériciculteurs :

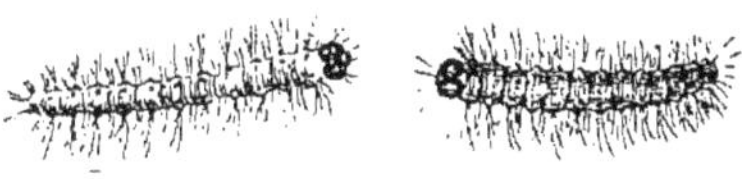

Fig. 270. — Larves de ver à soie à l'éclosion : à gauche, larve corpusculeuse : à droite, larve saine.

Avant de mettre une graine en réserve pour les éducations de l'année suivante, examinez le papillon qui l'a pondu : s'il n'est pas corpusculeux, la graine vous donnera toute satisfaction, s'il l'est, ne prenez pas la peine de la faire éclore, vous n'en feriez rien de bon.

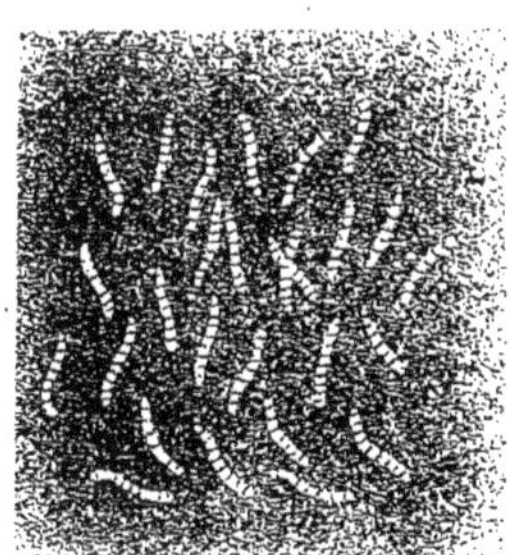

Fig. 271. — Vers sains à la 3ᵉ mue ; tous les vers ont la même dimension.

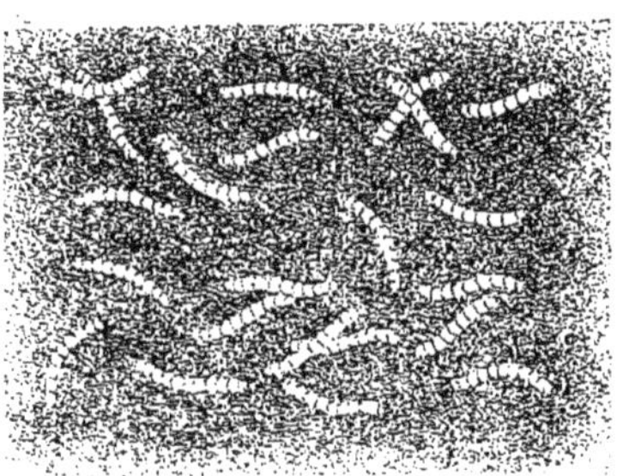

Fig. 272. — Vers sains après la 4ᵉ mue ; tous les vers ont la même dimension.

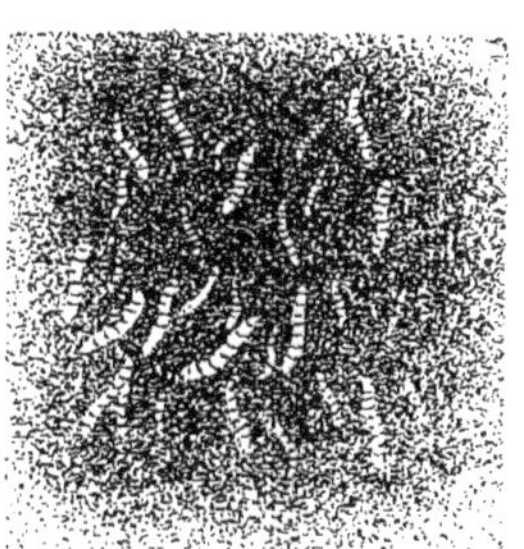

Fig. 273. — Vers très corpusculeux à la 3ᵉ mue ; les vers sont de dimensions très inégales.

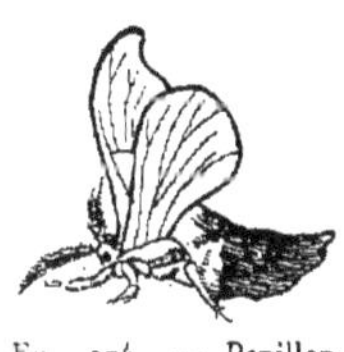

Fig. 274 — Papillon corpusculeux.

Est-ce à dire que les vers ne peuvent se contagionner au cours de leur vie ? Évidemment non, mais, fort heureusement, cette contagion ne peut avoir que peu d'effet sur la filature du cocon : un ver, dans l'organisme duquel pénètre aujourd'hui des corpuscules, ne deviendra malade que dans une trentaine de jours, et, comme depuis sa naissance jusqu'à la filature au cocon, il s'écoule trente-cinq jours en moyenne, ce ver né sain, et infecté au cours de son développement, a les plus grandes chances de monter à la bruyère en temps voulu.

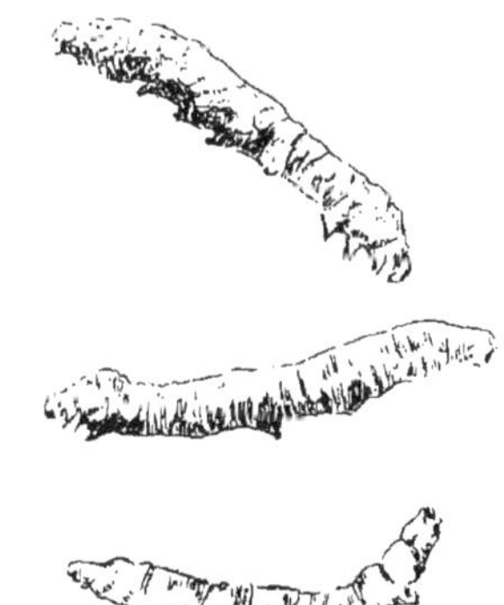

Fig. 275. — Vers morts de *flacherie* ou de la maladie des *morts-flats*.

Le salut des éducations réside donc dans le choix de la graine, et ce choix, expliquait Pasteur, est bien facile à faire. Un papillon vient de pondre ses œufs ? Broyez-le dans un mortier avec quelques gouttes d'eau, mettez une goutte de la bouillie obtenue sur une lame de verre, recouvrez-la d'une lamelle et examinez la préparation au microscope. Présente-t-elle des corpuscules ? Jetez la graine, elle ne vous procurera que des déboires ; n'en présente-t-elle point, vous pouvez garder les œufs pour les faire éclore l'année suivante, l'éducation ne laissera rien à désirer.

Cette méthode, si simple qu'un enfant peut l'appliquer, donne depuis plus de quarante ans des résultats toujours aussi constants et toujours aussi satisfaisants. Elle a assuré l'avenir de la sériciculture.

Flacherie

La *flacherie,* ou *maladie des morts-flats,* a, comme la pébrine, été étudiée par Pasteur. Elle est causée par des vibrions et des streptocoques, qui pullulent dans le tube digestif des vers dont la santé laisse à désirer. Pour combattre cette maladie, éminemment contagieuse, il suffit de veiller à la bonne hygiène des éducations.

Pébrine et Flacherie

Les corpuscules peuvent envahir l'organisme du ver à soie à toutes les époques de son développement, ils peuvent aussi exister dans les œufs ; la pébrine est donc *accidentelle* ou *héréditaire.*

Les microbes qui causent la flacherie ne se trouvent jamais que chez les vers adultes ; ils s'attaquent aux individus affaiblis par de mauvaises conditions hygiéniques, ou chétifs de naissance. La flacherie est donc aussi accidentelle ou héréditaire, mais ce dernier terme n'a pas ici la même signification que dans le cas de la pébrine.

« La pébrine, a écrit Pasteur en 1870, est héréditaire lorsque le parasite passe du corps de la mère dans ses œufs, de ceux-ci dans l'embryon, et de ce dernier dans le ver. Elle est accidentelle, quand elle se produit sur des vers sains par contagion au contact de vers malades ou de poussières fraîches de magnaneries infectées.

« La flacherie est héréditaire non par un effet de parasitisme, mais par cause d'affaiblissement communiqué à la graine par des papillons nés de vers qui, eux, étaient atteints de flacherie. Ce n'est pas, à proprement parler, la flacherie elle-même qui est héréditaire, mais l'affaiblissement dont il s'agit et à la suite duquel la flacherie peut survenir nécessairement, par exemple dans tous les cas où l'éducation génératrice de la graine a éprouvé une mortalité sensible par cette maladie.

« La flacherie est accidentelle toutes les fois que, dans le cours de l'éducation, la feuille vient à fermenter dans le canal intestinal des vers, par le fait d'un développement de vibrions ou du ferment en chapelets de grains.

« Dans la pébrine et dans la flacherie, le parasitisme joue donc un rôle considérable. Il n'en existe pas moins, sous ce rapport, entre ces maladies, une grande différence. Dans la pébrine, c'est la présence de corpuscules qui fait tout le mal, encore faut-il qu'ils soient abondants.

« Dans la flacherie, c'est l'affaiblissement de la race qui permet le développement de ferments organisés dans le canal intestinal des vers, d'où résulte la fermentation de la feuille ingérée. Si elle est accidentelle, c'est le parasite vibrion ou le ferment en petits grains qui amènent l'impossibilité des fonctions digestives et la mort, de sorte que, dans ce cas, on pourrait dire que le mauvais état du ver est, au contraire, consécutif à la fermentation. »

Ainsi, bien longtemps avant les découvertes qui ont fait comprendre l'étiologie des affections microbiennes, Pasteur expliquait avec une merveilleuse sagacité ce qu'il faut entendre par une maladie héréditaire.

A PASTEVR
LE JOVR DE SES 70 ANS
LA SCIENCE
ET L'HVMANITÉ
RECONNAISSANTES
XXVII
DÉCEMBRE
MDCCCXCII

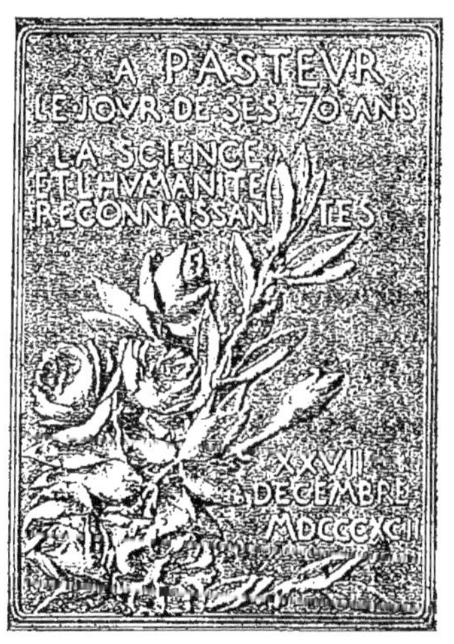

TABLE DES MATIÈRES

DEUXIÈME PARTIE

LES MICROBES BIENFAISANTS

CHAPITRE VII

Qu'est-ce qu'une fermentation ? — Fermentation alcoolique.

CHAPITRE VIII

Fermentations alcooliques spontanées.

CHAPITRE IX

Fermentations alcooliques nécessitant un ensemencement de ferments.

CHAPITRE X

Fermentation acétique.

CHAPITRE XI

Industries relevant de plusieurs microbes.

CHAPITRE XII

Les microbes en agriculture.

CHAPITRE XIII

Épuration des eaux d'égout.

TROISIÈME PARTIE

LES MICROBES MALFAISANTS

BACTÉRIES PATHOGÈNES

CHAPITRE XIV

Bacilles pathogènes.

CHAPITRE XV

Micrococques pathogènes.

CHAPITRE XVI

Cocco-bacilles pathogènes.

CHAPITRE XVII

Vibrions pathogènes.

CHAMPIGNONS PATHOGÈNES

CHAPITRE XVIII

Streptothrix pathogènes. — Teignes. — Mycolevure pathogène. — Champignon proprement dit pathogène.

MICROBES INVISIBLES PATHOGÈNES

CHAPITRE XIX

Rage.

CHAPITRE XX

Fièvre jaune.

PROTOZOAIRES PATHOGÈNES

CHAPITRE XXI

Paludisme.

CHAPITRE XXII

Maladie du sommeil.

CHAPITRE XXIII

Maladies des vers à soie.

CHARTRES. — IMPRIMERIE DURAND, RUE FULBERT.

www.ingramcontent.com/pod-product-compliance
Ingram Content Group UK Ltd.
Pitfield, Milton Keynes, MK11 3LW, UK
UKHW020157250726
13967UKWH00003B/1115

9 782012 979314